高等学校"十四五"医学规划新形态教材

纳米医学

Nanomedicine

主　编　张瑞平

主　审　崔大祥

U0313580

中国教育出版传媒集团

高等教育出版社·北京

内容简介

本教材共分 9 章，对纳米医学的概念和基本知识、纳米医学材料、纳米医学成像、纳米药物与治疗、诊疗一体化、纳米材料在抗菌方面的应用、纳米传感技术在生物医学分析中的应用、纳米生物安全性、纳米酶在医学中的应用、单原子催化剂及其在生物医学中的应用等方面进行了全面系统的阐述。本教材还配套有数字资源，包括各章节的教学 PPT、课后习题及教材正文中所引参考文献。

本教材可作为高等院校纳米医学课程的教材和参考书，也可作为纳米医学领域相关临床及科研工作者的读物。

图书在版编目（CIP）数据

纳米医学 / 张瑞平主编 . －－ 北京：高等教育出版社，2024.6

ISBN 978-7-04-062109-9

Ⅰ. ①纳… Ⅱ. ①张… Ⅲ. ①纳米材料－应用－医学 Ⅳ. ①R

中国国家版本馆 CIP 数据核字（2024）第 081811 号

Nami Yixue

策划编辑　瞿德竑　　责任编辑　瞿德竑　　封面设计　李沛蓉　　责任校对　张　薇
责任印制　存　怡

出版发行	高等教育出版社	网　　址	http://www.hep.edu.cn
社　　址	北京市西城区德外大街4号		http://www.hep.com.cn
邮政编码	100120	网上订购	http://www.hepmall.com.cn
印　　刷	河间市华新印业有限公司		http://www.hepmall.com
开　　本	787mm×1092mm　1/16		http://www.hepmall.cn
印　　张	16		
字　　数	408 千字	版　　次	2024年6月第1版
购书热线	010-58581118	印　　次	2024年6月第1次印刷
咨询电话	400-810-0598	定　　价	39.00元

本书如有缺页、倒页、脱页等质量问题，请到所购图书销售部门联系调换
版权所有　侵权必究
物　料　号　62109-00

新形态教材 · 数字课程（基础版）

纳米医学

主编　张瑞平

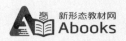

新形态教材网 Abooks

关于我们 ｜ 联系我们　　登录/注册

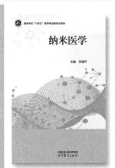

纳米医学

张瑞平

开始学习　　收藏

　　纳米医学数字课程与纸质教材一体化设计，紧密配合。数字课程包括教学PPT、参考文献和习题，在提升课程教学效果的同时，为学生学习提供思维与探索的空间。

http://abooks.hep.com.cn/62109

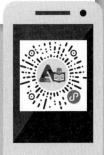

《纳米医学》编委会

主　审

崔大祥　上海交通大学

主　编

张瑞平　山西省人民医院（山西医科大学第五医院）

副主编（按姓氏拼音排序）

范　博　山西医科大学
李利平　山西医科大学
容　烁　山西医科大学
孙菁华　山西医科大学
张晓东　天津大学
郑子良　山西医科大学

编　委（按姓氏拼音排序）

白佩蓉　山西医科大学第三医院（山西白求恩医院）
毕炀辉　山西医科大学第三医院（山西白求恩医院）
卜浩林　山西医科大学第三医院（山西白求恩医院）
卜丽红　武汉大学
蔡雯雯　山西医科大学第三医院（山西白求恩医院）
曹　冰　山西医科大学第三医院（山西白求恩医院）
常松柏　武汉理工大学
陈　琪　山西医科大学第三医院（山西白求恩医院）
杜宝洁　山西医科大学第三医院（山西白求恩医院）
段晓芳　山西医科大学第三医院（山西白求恩医院）
范克龙　中国科学院
范曲立　南京邮电大学
冯彩霞　山西医科大学第三医院（山西白求恩医院）
韩亚红　山西医科大学

贺晓静　山西医科大学

胡　楠　山西医科大学第三医院（山西白求恩医院）

贾微微　山西医科大学第三医院（山西白求恩医院）

金淑秀　山西医科大学第三医院（山西白求恩医院）

康伟伟　山西医科大学

亢叶芳　山西医科大学第三医院（山西白求恩医院）

李　林　山西医科大学

李　青　山西医科大学第三医院（山西白求恩医院）

刘　琴　山西医科大学第三医院（山西白求恩医院）

刘　雪　山西医科大学第三医院（山西白求恩医院）

刘　妍　山西医科大学第三医院（山西白求恩医院）

刘玉龙　山西医科大学第三医院（山西白求恩医院）

马晓伟　中南大学湘雅二医院

孟　建　山西医科大学

庞媛媛　山西医科大学第三医院（山西白求恩医院）

曲波涛　山西医科大学

史海斌　苏州大学

孙　萌　山西医科大学第一医院

孙　耀　华中师范大学

田继华　山西医科大学

温雅婷　山西医科大学第三医院（山西白求恩医院）

邢　洋　山西医科大学

许玮月　山西医科大学第三医院（山西白求恩医院）

杨　帆　山西医科大学

杨　杰　山西医科大学第三医院（山西白求恩医院）

翟少东　山西医科大学第三医院（山西白求恩医院）

张　娟　山西医科大学第三医院（山西白求恩医院）

张　荣　山西医科大学第三医院（山西白求恩医院）

赵慧芳　山西医科大学

赵旭辉　山西省人民医院（山西医科大学第五医院）

郑　吉　山西医科大学

朱鹏琪　山西医科大学第三医院（山西白求恩医院）

序

　　纳米医学是一门将纳米科学与技术的原理和方法应用于医学领域的综合性交叉学科，涉及医学、材料学、物理学、化学、生物学和量子力学等众多领域。其范畴主要包括运用纳米技术发展出更具灵敏性、快速性的医学诊断技术和更加有效的治疗手段；利用纳米技术在更微观的层面理解生命活动的过程和机制。因此，纳米医学不仅是进行纳米尺度材料与器件的研发，而更重要的是，将其应用于疾病的诊断、治疗、预测、监测与预防。纳米医学通过对医用材料、医学成像、疾病的诊断与治疗、药物递送、疫苗开发、抗菌、可穿戴器件、生物传感以及生物安全性等多角度的研究，利用纳米技术助力精准医疗，成为21 世纪"新型医工结合"的重要发展方向。

　　本教材由山西医科大学、上海交通大学、天津大学、山西省人民医院（山西医科大学第五医院）等十三所高等院校、临床及研究单位的纳米医学领域优秀学者共同撰写完成，全面、系统地论述了纳米医学的相关基础理论和知识，介绍了纳米医学近十年来最前沿、最先进的研究进展及其在临床、材料学、物理学、化学、生物学等各个领域的实际应用，并对该学科的发展趋势进行了分析和预测。本教材内容丰富翔实，编排条理清晰，从讲解典型纳米材料的性能特点开始，介绍了各类纳米材料近年来在纳米医学领域的应用及研究进展；随后综合阐述了纳米技术与医学影像技术（CT、MRI、超声、PET 和手术导航）的融合交叉，包括纳米材料在新型光声成像、光热成像 / 治疗、荧光成像中的应用；同时还归纳总结了纳米技术在药物、基因治疗、光学治疗、放射治疗、免疫治疗、化学动力学治疗等治疗手段中的应用及未来发展趋势；此外，本教材还涵盖了对兼具诊断、成像和治疗功能于一身的纳米诊疗一体化制剂，纳米抗菌材料，纳米生物传感技术，纳米生物安全性，纳米酶及单原子催化剂等方面的详细讲解和阐述，并对未来的发展方向进行了展望。

　　纳米医学作为新型交叉学科的发展日新月异，对社会经济科技的作用和价值也与日俱增，目前已经有很多纳米药物制剂实现了临床转化，越来越多的纳米技术和医学领域的专家认可并感受到了纳米医学在疾病诊断和治疗中的发展前景，可见纳米医学学科必将成为 21 世纪迅速发展的引领学科之一。然而就目前来看，我国在纳米医学领域的人才培养还有非常大的上升空间，令人欣慰的是现在各大高校已经高度重视并着手开展该学科的课程建设和人才培养，但现今并没有该学科专用的系统全面且与时俱进的相应教材，而这部《纳米医学》教材的撰写恰好填补了这项空白。本教材内容博而且精，基础知识翔实，知识结构完善系统，涉及知识面广，涵盖了纳米医学领域最领先的知识内容，适合作为高等学校相关课程的教学教材使用。

希望这部教材能对研究纳米医学的科学家、纳米药物研发人员、医生、青年学者以及高校师生有所裨益。

崔大祥

上海交通大学讲席教授

国家杰出青年科学基金获得者

教育部长江学者

纳米重大科学研究计划项目首席科学家

国家纳米工程中心总经理

2024 年 1 月

前　言

　　纳米医学是指运用纳米技术的理论与方法、在现代医学的基础上开展医学研究与临床治疗的新兴边缘交叉学科，在医药卫生、生物技术和健康工程等方面具有重要的研究价值和应用潜力。在科技快速发展的今天，纳米医学正在加速更新着人们对于生命活动机制的认识，同时在重大疾病的诊疗等方面也推动着相关技术的不断发展。例如，纳米探针、医学影像技术和纳米载药系统能够为重大疾病的早期诊断和治疗起到积极的推动作用，同时运用纳米技术也能在更微观的层面理解和阐释生命活动的过程和机制。近年来，国内外科研人员紧紧把握纳米医学蓬勃发展的机遇，高水平的科研成果层出不穷，在纳米医学领域取得了很多重大突破。因此越来越多的高校开设了纳米医学相关课程，旨在培养更多该领域的新生力量。

　　本教材共分 9 章。第一章纳米医学材料，通过对典型纳米材料的性能特点进行总结和分类，综述了近年来纳米材料在纳米医学领域的研究进展，并对其未来的发展方向进行了简要评述。第二章纳米医学成像，综合阐述了纳米技术与医学影像技术（CT、MRI、超声、PET 和手术导航）的融合交叉研究进展；重点介绍了纳米材料在新型光声成像、光热成像 / 治疗、荧光成像中的应用，包括纳米技术在新型近红外二区窗口成像中的研究进展。第三章纳米药物与治疗，对纳米技术在药物、基因治疗、光学治疗、放射治疗、免疫治疗、化学动力学治疗等多种治疗手段中的应用进行了归纳总结，并对其未来的发展趋势及面临的挑战进行了展望。第四章诊疗一体化，通过将具有诊断、成像功能的成分和具有治疗功能的成分整合到同一纳米材料中构成纳米诊疗剂，有望同时实现分子影像诊断、高效治疗以及疗效监测和预后等；并通过总结该领域近几年的研究进展，探讨了纳米诊疗一体化未来发展的方向和挑战。在第五章纳米材料在抗菌方面的应用中，介绍了纳米抗菌剂的特性、抗菌原理与制备技术，各种纳米抗菌材料的抗菌原理、性能、加工方法、应用领域以及国内外纳米抗菌材料与技术的发展状况和发展前景。第六章对纳米传感技术进行了较为全面的介绍，包括其发展历程、设计原理和方法、功能核酸分子及其他生物标志物在生物传感中的应用、可穿戴生物传感器等多角度的代表性成果，并展望了该研究领域的前景和面临的挑战。在第七章中，通过介绍纳米材料经不同给药方式后在体内的吸收和转运及对靶器官的影响，对近年来纳米材料生物安全性的体内和体外研究进行了总结；此外还对纳米材料生物效应机制研究和纳米药物的毒性分析方法、模型及评价进行了阐述，并对未来发展趋势进行了展望。第八章和第九章分别对纳米酶和单原子催化剂的合成、作用机制及在医学中的应用展开了详细的阐述和讨论。考虑到本教材不仅面向高等院校在校生，也面向纳米医学相关领域的临床医师、非医学专业的科研工作者等，书中的表述和医学术语力求简洁，以便不同背景的读者参阅。

　　本教材由山西医科大学、上海交通大学、天津大学、山西省人民医院（山西医科大学第五医院）等单位的有关学者共同编写完成，凝结了纳米医学领域近十年来国内外的研究进展和思考。由于纳米医学的发展日新月异，大量研究成果不断涌现，书中如有遗漏、偏颇之处，敬请读者批评指正。希望本教材能以其知识性、综合性和实用性为各个层次的读者，特别是高等院校在校学生提供有关纳米医学学科的信息源。

张瑞平

2024 年 1 月

目 录

绪 论

　　纳米技术是在纳米尺度上研究物质的结构与反应机制，进行纳米结构表征与检测，是涵盖材料、物理、化学、生物学与医学等多学科交叉的跨领域的新技术。纳米材料的研究是整个纳米技术的基础，纳米材料的新特性、新技术及其在各个领域的应用吸引着科学界、工业界的研发兴趣。纳米技术和纳米材料的发展为医学领域带来了一场深刻的革命，催生了纳米医学这一全新的学科。纳米医学（nanomedicine）是运用纳米技术的理论与方法，开展医学研究与临床治疗的新兴边缘交叉学科。通过生物技术和纳米技术的融合，研究纳米尺度的人造结构与细胞及分子之间的相互作用，利用纳米尺度物质所特有的物理、化学性能，开发针对疾病诊断和治疗的新型功能生物材料、医疗器件以及高效和高灵敏度的检测、诊断和治疗技术。它是基于纳米结构的材料和器件、分子医学及分子机器系统的不断发展、相互重叠的更强大的分子技术。从广义上讲，纳米医学是利用分子水平的工具和知识来诊断、治疗和预防疾病及创伤，解除疼痛，保持和促进人类的健康。本书将逐一介绍纳米医学相关的领域，带领大家走进纳米医学的奇妙世界。

　　首先，我们要考虑一个问题：纳米是什么？其实，纳米是一个长度单位，简写为 nm，$1 \text{ nm} = 10^{-9} \text{ m}$。怎么理解纳米的概念？形象地讲，一纳米相当于人类头发直径的万分之一。若是做成一个纳米的小球，将其放在一个乒乓球表面的话，从比例上看，就像是把一个乒乓球放在地球表面。因此，纳米技术是在和微观世界"打交道"。

　　在物理学领域纳米（nanometer，nm）级别常被规定为 1～100 nm。但在医学和药学领域，纳米级别常被规定为 1～1 000 nm。这是因为人的最小毛细血管内径一般为 5 μm，100 nm（即 0.1 μm）以下的物体可自由通过，同时，由于肾小球可滤过 5 nm 以下的粒子，所以 10 nm 以上的纳米粒子可以避免被肾滤过。另外，很多组织血管内皮细胞直径也在纳米级，如肿瘤组织血管内皮细胞间隙为 380～780 nm，100～200 nm 的粒子可以通过。

　　知道了纳米的概念后，我们来看纳米材料。纳米材料的定义是：当物质被加工到纳米尺度以后，其性能会发生突变，出现一些既不同于微观原子、分子，又不同于宏观物质的特殊性能，即成为纳米材料。值得注意的是，如果仅仅达到纳米尺度而没有特殊性能的材料，不能称为纳米材料。随着研究的深入，对于纳米材料的尺寸也已经没有绝对的100 nm 以下的限制，那些外形尺寸超过了纳米尺度范围却含有纳米结构并表现出特殊性能的材料也被统称为纳米材料。

　　纳米材料其实并不神秘，它早已走进我们的生活。古代铜镜就被证实表面有一层防锈功能的纳米颗粒构成的纳米薄膜。纳米二氧化钛由于可以有效吸收紫外线 UVA 和 UVB，而被用作防晒霜添加剂；自然界中的蜜蜂、信鸽、海豚等具有归巢能力的动物，也是由于它们体内存在磁性纳米颗粒。

纳米材料早已存在，但直到 20 世纪人类的科学技术发生翻天覆地的变化，人类对微观世界才有了更深认识。随着对微观世界了解的逐步增多，人们逐渐认识到微观世界里同样奥妙无穷、别有洞天。

纳米技术的灵感来自物理学家理查德·费曼 1959 年所作的一次题为《在底部还有很大空间》的演讲。他曾预言：人类可以用小的机器制作更小的机器，最后将变成根据人类意愿，逐个地排列原子，制造产品，这是关于纳米技术最早的梦想。1990 年，IBM 公司首次实现了单原子操控技术，把 35 个原子移动到特定的位置，组成了"IBM"三个字母。1990 年 7 月，第一届纳米科学技术学术会议召开，标志着纳米科学技术领域的形成。1993 年，中国科学院操控原子呈现出"中国"二字，标志着我国在国际纳米科技领域占据了一席之地。

人们可以设想未来的纳米机器人在身体内漫游，进行手术和治疗，纳米技术正在用革命性的方法来改变医学。随着医学纳米技术广泛地推动着医疗资源和实践的改进，纳米医学的概念正在成为一个影响深远且发展形势大好的事业。纳米医学的诞生是为了集中力量应用强有力的纳米技术去攻克一系列的医疗挑战，包括基于纳米技术的疾病预警、诊断和治疗等。一是在理论上认识疾病发生的原因，为根治疾病提供理论基础；二是提高疾病诊断的准确性和检测精度，降低成本，有利于早期发现病变，并进行早期治疗；三是提高治疗效果，降低毒副作用和成本。

纳米医学强调的是在纳米尺度上进行直接的医学介入，其主要关注几个领域：生物材料、图像增强、药物递送、诊断纳米设备、有活性的植入物和纳米药物。纳米医学一个引人注目的领域是"治疗诊断技术"——在一台设备上完成诊断和治疗功能的结合，同时能够在症状发生前进行治疗。纳米医学与聚合物疗法（纳米医学合理的设计）、靶向给药（针对特定基因组对单个药物进行剪裁，特别是针对恶性肿瘤）、再生医学（用纳米工程的方法插入基因或是治疗材料进行细胞修复）都有一定的联系。这些医学纳米技术使有效的、个性化的、低剂量和低费用的医学治疗在短期内成为可能，并且发挥重要作用。

本书系统讲述了纳米医学材料、纳米医学成像、纳米医学诊疗，同时特别介绍了纳米技术在抗菌敷料、体外检测、传感中的应用，并对生物安全性进行了客观分析。

（李利平　李　林　刘　妍）

第一章　纳米医学材料

第一节　概述

众所周知，生物体是由多种器官组成的。器官是由各种细胞组成的，细胞的尺度在微米至毫米之间。细胞是生物体器官组织的基本单元，各种细胞的不同组合使不同器官具有不同的功能。无数更小的生物分子（蛋白质、DNA、核酸等）构成了细胞，所以，生物体的最基本成分是生物分子。具有不同生物活性的生物分子在生物体中扮演着不同的角色，有着不同的作用和分工。因此，从微观角度认识的医学诊疗，就是要修复这些出现异常的生物分子，但目前的医学还远没有达到修复生物体内生物分子的水平，而纳米技术可以揭示生物分子的微观构造，它在医学上的应用就是纳米医学。

纳米医学在生物、医学中的应用使得现代医学有了较大的发展空间，使人们在对生命探索、治疗疾病、卫生保健等方面有了进一步发展。目前，国际上纳米生物技术研究已取得一定的进展，美国、日本、德国等国家均已将纳米生物技术作为 21 世纪的科研优先项目予以重点发展。纳米医学的本质就是在分子水平上研究和认识生命组成，解释复杂的生命过程，最终在分子尺度的水平上进行疾病的诊断、治疗及预防。为了实现纳米医学技术，一个重要的内容就是创造可适用分子水平修复的纳米医学材料，实现材料的应用。

纳米材料是指在三维空间中至少有一维处于纳米尺度范围（1～100 nm）或由它们作为基本单元构成的材料。目前，国际上将处于 1～100 nm 尺度范围内的超微颗粒及其致密的聚集体以及由纳米微晶构成的材料统称为纳米材料[1]。利用纳米医学材料改善生命系统，完成医疗使命。例如，修复发生畸变的基因；扼杀处于萌芽状态或发生癌变的癌细胞；及时捕捉侵入体内的细菌和病毒并立即消灭，防止发生疾病；探测体内化学成分和生物化学成分的变化，适时地释放相应的药物或生物体所需的微量物质等，最终实现纳米医学，使人类拥有持续的健康。

纳米医学材料研究是目前纳米医学、材料科学研究的一个热点，也是 21 世纪的主导技术，是当今新材料研究领域中最富有活力，对未来经济和社会发展有着重要影响的研究对象，是纳米科技中最为活跃、最接近应用的重要组成部分。因此，发展纳米医学材料意义重大。

第二节　无机纳米材料

无机纳米材料是纳米材料学研究中最为重要的领域，在医学治疗中具有重要的意义。

近年来，无机纳米材料的研究涉及多个领域，包括药物传递、疫苗研发、抗菌、诊断、癌症治疗和成像工具等。无机纳米材料因其独特的尺寸依赖性的物理化学性质和特殊的光学 / 电磁学特性而受到广泛关注，而这是其他纳米材料所不具备的。在医学治疗中，选择合适的无机纳米材料与搭配方法将为治疗带来更好的效果。无机纳米材料分为无机金属纳米材料和无机非金属纳米材料，下面将进行详细介绍。

一、无机金属纳米材料

无机金属纳米材料与宏观粒子所表现出的差异正是金属纳米颗粒魅力之所在，致使众多工作者为其着迷。无机金属纳米材料的光学性质取决于其材料内部的电子结构，纳米材料的量子尺寸效应使无机金属纳米材料微观结构相对于宏观晶体有很大不同，其光学性能产生了显著变化[2, 3]，更深入地研究纳米材料的光学性质有助于扩大其在现实生活中的应用。当金属纳米材料直径减小，表面原子数增多，相当高的比表面积就会产生一些极为奇特的现象，如由电子结构引起的材料催化性能[4]。尤其自 2007 年我国科学家阎锡蕴院士发现 Fe_3O_4 纳米颗粒作为过氧化物酶模拟物至今[5]，大量基于金属纳米材料的"纳米酶"研究不断涌现。纳米金[6, 7]、纳米五氧化二钒颗粒[8]、纳米氧化铈颗粒[9-11]以及金属有机框架材料[12-14]等都已经被发现具有独特的模拟酶催化活性。除在光学、催化方面表现的特殊性质外，金属纳米材料在热学[15]、磁学[16]以及动力学[17]也有着不同凡响的物理特性。金属纳米材料的使用在科技不断突破发展的当代起到了中流砥柱的作用。按照金属的状态，无机金属纳米材料又可分为纳米金属氧化物材料和纳米金属及合金材料。

（一）纳米金属氧化物材料

纳米金属氧化物材料是由氧元素与另外一种金属化学元素，通过化学键连接组成的二元化合物纳米材料。金属氧化物具有种类结构多样，氧化态多样，可与其他基材结合使其具有活性，易于形貌控制，可掺杂调控等特点，而且金属氧化物具有大的比表面积，可提供更多的活性中心，还拥有可控的化学、电学性质[18]。因此，金属氧化物在纳米医学方面的应用值得广大科研人员继续深入研究。

1. 纳米金属氧化物的制备方法

纳米金属氧化物的制备方法可分为物理法和化学法，其中物理法指通过物理机械作用使固体原料粉碎细化以致材料达到微米、纳米级别，主要以高能球磨法为主，它具有简单，利于大量生产的优点，但是其产物纯度差，能耗大，产物难以实现分子水平上的均匀分散，在应用中存在一定局限性。通常制备纳米金属氧化物采用的是化学方法，常用的化学方法包括：化学共沉淀法、溶胶－凝胶法、水热合成法和原子层沉积法等。

化学共沉淀法是制备纳米材料的常用方法之一，首先按制备目标产物的原子比例配制成金属离子水溶液，然后加入沉淀剂使得金属离子同时从溶液中沉淀出来，形成氢氧化物沉淀，经过离心或者过滤等步骤分离出沉淀物，后经高温煅烧处理，获得纳米金属氧化物[19]。

溶胶－凝胶法是近年来制备纳米材料的主要方法，其产物分散性好，粒度分布均匀，因为凝胶的存在减少了产物前驱体在热处理过程中的团聚现象，因此产物可以实现分子水平的均匀分布。首先制备金属离子水溶液，然后加入络合剂和分散剂制备出离子分散均匀的溶胶，后经水浴干燥脱水，使溶胶转变为凝胶，进而再将凝胶高温煅烧处理，即可获得分散性良好，粒径分布均匀的纳米粉体[20]。由于溶胶－凝胶法只需应用化学试剂在比较温和的条件下形成相应的凝胶，所以它在合成无机纳米材料方面具有十分重要的地位。

水热合成法是指反应物在高温高压下的水溶剂中水解生成粒径均匀、分散性好的纳米粉体。前驱体在水热釜中经历高温高压充分溶解于溶剂中，然后按照一定的方式结晶成核生长出纳米微晶粒子。该方法制备出的纳米材料有较好且均一的形貌，产物的分散性良好，但是对仪器设备要求高，需要耐高压高温的仪器设备，还需要较长的反应时间，生产周期较长，不利于纳米金属氧化物的大量生产，因此该方法常用于在实验室制备特殊形貌的纳米材料研究，通过控制晶化时间、pH、晶化温度等因素可以制备出不同形貌的纳米金属氧化物。

在纳米金属氧化物制备方面，原子层沉积（atomic layer deposition，ALD）是一种先进的气相沉积技术，通过将两种原料的气态分子交替引入反应器，依靠基体表面官能团或原子层化学吸附物发生反应生成沉积物，单个沉积循环控制精度达到原子级[21, 22]。ALD 的自限制性使其能够精确控制金属氧化物（或薄膜）的尺寸、组成及表面特性，这是传统方法难以实现的。ALD 可以作为一种具有优异催化性能的纳米金属氧化物的有效制备方法。

2. 纳米金属氧化物产生活性氧物种的主要毒性机制

活性氧（reactive oxygen species，ROS）是含氧中间代谢产物或含氧衍生物的总称，它们具有比氧更强的氧化能力。ROS 主要包括：羟基自由基（·OH）、过氧化氢（H_2O_2）、单线态氧（$^1O_2$）、超氧阴离子（O_2^-）以及脂质过氧化自由基（ROO^-）。

对于绝大多数的纳米金属氧化物，诱导产生 ROS，进一步引发氧化应激是其产生毒性作用的主要方式。一方面，不同种类纳米金属氧化物产生 ROS 的途径与种类不同。例如，纳米 CeO_2、SiO_2、TiO_2、Al_2O_3 和 Fe_2O_3 可以直接产生 ROS 而引发细胞毒性[23]。纳米 CoO、Ni_2O_3、Mn_2O_3、Co_3O_4 及 Cr_2O_3 通过导带与细胞之间电子传递产生 ROS，引发小鼠急性肺炎[24]。TiO_2 及 ZnO 可以产生三种 ROS，Fe_2O_3 可以产生两种 ROS，而 Al_2O_3、SiO_2 及 CeO_2 只能产生一种 ROS[25]。Mn_3O_4 及 CeO_2 可以产生更高水平的 ROS，减慢小鼠巨噬细胞代谢，减少炎症介质分泌，引发炎症效应[26]。纳米 ZnO、CuO 及 NiO 可引发小鼠胚胎干细胞产生氧化应激，其中，纳米 ZnO 有显著的细胞毒性[27]。纳米 CuO 产生大量 ROS，进一步引发氧化应激，最终导致金黄色葡萄球菌及大肠埃希菌死亡[28]。研究发现，纳米金属氧化物的能带结构与 ROS 的生成密切相关。当纳米金属氧化物的导带底值在细胞氧化还原电位（–4.12 ~ –4.84 eV）之内或接近这一范围时，在这两者间容易发生电子转移生成 ROS 进而诱导氧化应激。对大肠埃希菌的毒性实验也证实了这一结论，大肠埃希菌的毒性与纳米金属氧化物的导带具有显著的相关关系[24]。此外，不同晶体构型的纳米金属氧化物产生 ROS 的水平不同。例如，纳米 Cu_2O 的细胞毒性与其晶体结构相关，八面体型 Cu_2O 产生更高水平的 ROS，引发更强的氧化应激[29]。

另一方面，不同粒径的纳米金属氧化物产生 ROS 的水平存在差异。纳米 TiO_2 的细胞毒性明显高于非纳米相，其毒性主要与胞内 ROS 的产生相关[30]。通过研究不同粒径 TiO_2（10、25、220 nm）对大型水蚤的毒性发现，纳米相 TiO_2 产生 ROS 的水平显著高于非纳米相，其对细胞毒性大小依次为：25 nm > 10 nm > 220 nm。纳米金属氧化物产生毒性作用的国内外进展如表 1-1 所示。

（二）纳米金属及合金材料

纳米金属材料是形成纳米晶粒的金属与合金，具有晶界比例、比表面能、表面原子比例大等特点。粒径由 100 nm 降至 5 nm，颗粒表面能与总能量之比由 0.8% 增至 14%，晶

表 1-1 纳米金属氧化物产生氧化应激的国内外进展

纳米金属氧化物	受试动物	氧化应激	参考文献
Mn_3O_4、CeO_2[26]	小鼠巨噬细胞 肺上皮细胞	Mn_3O_4 减慢小鼠巨噬细胞代谢 CeO_2 减慢肺上皮细胞代谢	[26]
TiO_2、ZnO、CuO、Al_2O_3、 SiO_2、Fe_2O_3、CeO_2[25]	大肠埃希菌	产生 $\cdot OH$：TiO_2、ZnO、Fe_2O_3 产生 $^1O_2$：TiO_2、ZnO、Al_2O_3、SiO_2 产生 O_2^-：TiO_2、ZnO、Fe_2O_3、CeO_2	[25]
CuO、ZnO、NiO、 Co_3O_4[23]	斑马鱼胚胎	Cu^{2+}、Zn^{2+} 及 Ni^{2+} 的释放可以抑制胚胎发育， Co_3O_4 无明显的毒性效应	[23]
TiO_2、ZnO[31]	人类结肠癌细胞	ZnO 能诱导 ROS 的生成 TiO_2 无明显毒性效应	[31]
CoO、La_2O_3[32]	小鼠	CoO 诱导急性肺毒性 La_2O_3 引发慢性肺炎	[32]
CuO、ZnO、$Fe_3O_4CeO_2$、 TiO_2、NiO[27]	小鼠胚胎干细胞	ZnO、CuO 及 NiO 可以引发氧化应激 ZnO 有显著的细胞毒性 Fe_3O_4、CeO_2 及 TiO_2 无明显毒性效应	[27]
八面体型 Cu_2O 立方体型 Cu_2O[29]	大型溞	八面体型 Cu_2O 产生更多的 ROS	[29]

界比例由 3% 增至 50%，表面原子的比例增至 40%；粒径降至 2 nm 时表面原子的比例增至 80%。

1. 纳米金

纳米金是纳米金属材料中研究最早的一大类别，指分散相粒子直径在 1～150 nm 的金溶胶，是有一定金原子数的八面体构造的结构，可以通过分子间相互作用与生物大分子结合，在不改变其生物活性的情况下也可以通过化学键与生物大分子偶联，在生物学应用中表现出特殊的吸引力。并且由于纳米金的直径距离小，增加了纳米金颗粒的比表面积，单位面积可以连接生物大分子的数量也会增加，起到了放大信号的作用，因此标记了纳米金的生物活性分子，其固有的特性由于与纳米金颗粒的结合也会得到很大的提高[33, 34]。纳米金在生物医学领域中的研究是纳米技术中一个重要的研究领域，由于纳米金良好的表面效应、宏观量子隧道效应和特殊的电磁学、光学、化学催化上的独特性能，其在肿瘤的诊断与治疗、药物载体和计算机体层成像（CT）等的研究中也发挥了越来越广泛的作用。

近几年，传统的分离、培养及生化反应，已远远不能满足对各种病原微生物的诊断以及流行病学的研究。纳米金免疫标记技术的出现为临床病原体的快速、准确检测和鉴定提供了一种新的高通量、操作简便、适合临床使用的检测技术。1939 年，Kausche 和 Ruska 把烟草花叶病毒吸附在金颗粒上，在电子显微镜下观察到金离子呈高电子密度，这一发现为纳米金在免疫电镜中的应用奠定了基础。随着生物医学技术的发展，纳米金标记技术也成为现代四大免疫标记技术之一。

由于纳米金粒子具有表面等离子体共振现象，在构建核酸或者蛋白质分析检测中，具有将生物识别反应转换成一个放大的光学或电学信号的作用。因此，纳米金与 DNA、RNA 和氨基酸的结合用来检测核酸、蛋白质的技术取得了较多成果。由于纳米金制备方法简单，并且具有良好的生物相容性、光学性质及抗氧化性等性质，其核酸、蛋白质探针用于生物监测时，方法简单易行，观察方式多样，如目测法、比色法等。

使用贵金属（如金）纳米结构作为光学生物传感器结合检测的方法已成为引人注目的途径，贵金属纳米结构的光学生物传感器是基于局部表面等离子体共振的现象。利用紫外光 - 可见光谱（UV–Vis）和拉曼光谱仪对不同形貌大小的金纳米颗粒进行表征测试，拉曼光谱的结果说明，不同形貌大小的金纳米颗粒可以用作不同浓度分子的探针，这种相互作用同时也受到外周环境介电特性和颗粒尺寸大小的影响[35]，其表现如出现吸收光谱发生蓝移等现象。

2. 纳米银

银具有强效、广谱的抗菌特性，人们很早就利用它治疗感染、加速伤口愈合、净化水、保存食物等，但银离子在溶液中的不稳定性及其对人体的毒性极大地限制了其推广应用。而直径在 1～100 nm 的纳米银具有比常规银更稳定的理化性质、更高的表面活性和更低的体内毒性[36]。由于小尺寸效应、量子效应和极大的比表面积，纳米银具有传统无机抗菌剂无法比拟的抗菌效果。而且银元素没有耐药株，纳米银成为人们期望的理想的抗菌材料[37]。随着纳米科技的发展和制造工艺的进步，越来越多的纳米银产品开始应用于临床。

纳米银的原子排列表面为介于固体和分子之间的"介态"，这种活性极强的纳米银微粒具备超强的抗菌杀菌能力，可杀死病毒、细菌、真菌、支原体、衣原体等病原微生物[38]。纳米银的抗菌机制至今仍未被完全阐明。多数学者认为，纳米银的抗菌作用主要与银离子有关[38, 39]，因为银发挥生物活性，必须以溶液形式存在，如 Ag^+ 或 Ag^0。最近的研究表明，纳米银主要与细菌细胞的三个主要组成部分相互作用从而发挥杀菌作用。①与细胞壁的肽聚糖和质膜作用[40]，使包膜蛋白前体积累，细胞膜被破坏，膜电位降低，胞内 ATP 水平降低；②与细菌 DNA 碱基结合并形成交叉连接，置换嘌呤和嘧啶中相邻氮之间的氢键，从而导致细菌 DNA 结构变性，阻碍细菌 DNA 复制[41]；③与细菌蛋白相互作用[41, 42]，特别是参与细胞代谢作用的一些关键酶，如电子传递链等，纳米银凭借其独特的小尺寸效应和表面效应，能轻易地进入菌体，与菌体中蛋白质巯基迅速结合，使其失去活性[43]。

纳米银作为新一代的天然的非抗生素类杀菌剂，具广谱而强效的杀菌能力，可在数分钟内杀死多种病菌，而细菌对银元素的耐药性极为罕见。纳米银的渗透能力强，可由毛孔迅速渗入皮下，对各种细菌、真菌、支原体、衣原体等病菌引起的感染具有良好的杀菌作用。纳米银也能促进皮肤再生，并能有效地阻止创伤后肉芽肿的形成[37]。

3. 纳米合金

金属纳米合金催化剂由于其优异的性能在化学或医学中得到广泛的应用，近些年来成为研究的热点[44]。在 20 世纪研究人员成功制备出了单金属纳米催化剂，由于受成本和活性的限制，研究人员将多种不同的金属合金化形成纳米合金催化剂，结果发现纳米合金催化剂的活性和稳定性均得到提升，成本也得到了降低，因此纳米合金催化剂作为一种具有重要应用前景的催化材料受到广泛关注。通过文献统计发现，关于纳米合金催化剂的文献数量逐年递增，且不断有突破性成果发表在顶级期刊上。

将纳米合金应用到催化领域的历史可追溯到 20 世纪 60 年代初埃克森美孚公司相关的

研究。20 世纪 80 年代有科学家在书中初次介绍了纳米合金催化剂的概念，提出纳米合金催化剂是指高度分散的具有优异催化性能的合金纳米粒子[45]，书中主要介绍了一些双金属纳米合金催化剂包括 Ni-Cu、Ru-Cu、Os-Cu、Pt-Ir 和 Pt-Ru。在过去的几十年里，通过科学家的大量研究使得纳米合金催化剂的开发得到了显著的进步，其中具有代表性的是双金属纳米合金催化剂，它一直是主要的多相催化剂种类之一[46]。研究人员从基础研究、实验合成、表面分析和催化应用这几个方面对双金属纳米合金催化剂进行了详细研究，并在能量储存、多相催化和生物医药等领域取得了很大进展。

双金属纳米合金催化剂通过添加第二种金属（这里称为客体金属）到第一种金属（称为基体金属），从而调节催化性能（活性、选择性、耐用性等）。通过改变电子结构、组成、尺寸、结构、形貌、载体和配体等因素可以得到想要的双金属纳米合金催化剂性能。例如，通过载体和配体效应可以增强 Pd-Au 双金属纳米合金催化剂的活性和选择性，并且在乙酸乙烯酯合成反应中有效提高了反应速率[47]。纳米合金催化剂根据原子排列的不同可以分为核 – 壳式、混合式、相分离式和洋葱环式。根据维度不同可以把纳米合金催化剂分为零维的纳米颗粒、一维的纳米线和二维的表面合金。根据组分数量不同可以分为双金属纳米合金催化剂和三金属纳米合金催化剂。

由于纳米合金催化剂的多样性，调节催化性能可以通过以下几种方法。首先是结构效应，改变金属原子之间的排列来形成不同的结构，或者通过配体修饰在实验制备过程中得到形貌可控的纳米合金催化剂，例如，通过改变 Ni-Pt 双金属纳米合金催化剂的表面结构来调节电催化 CO 氧化活性[48]。其次是电子结构和载体效应，外加一种金属会改变电荷属性使得电子在主客体之间转移，从而改变吸附性能，也可以通过增加载体与纳米合金催化剂的协同效应来改变性能。

另一个常用来评估客体金属对主体金属的影响指标就是金属的 d 带中心（d-band）[49]。例如，研究人员通过改变 Pd-Pt 双金属纳米合金催化剂的 d 带中心来进行氧化还原反应活性（ORR）活性调控[50]。在大多数情况下，纳米合金催化剂的性能可以通过以上方式来改变[51]。

仅仅通过以上方式对纳米合金催化剂性能进行调控仍然具有挑战性，所以研究人员分别从化学和物理角度来寻找更好的纳米合金催化剂性能调控方式，如温度、压力和应力等。从催化的角度看，纳米合金催化剂还有另一个重要影响——多功能效应，即通过将两种或者三种金属的优势结合起来得到 $1+1+1>3$ 的效果，如 Ag-Cu、Ag-Ni 双金属纳米合金催化剂和 Ag-Cu-Ni 三金属纳米合金催化剂[52]，从而使得纳米合金催化剂的多功能性质得到挖掘。

二、无机非金属纳米材料

无机非金属纳米材料具有电导性、半导体性、光电性、压电性、耐腐蚀、化学吸附性、吸附性和耐辐射性等多种功能[53]。这一类材料品种繁多，具有技术含量高、产品更新换代快、附加值高、经济效益明显的特点。非金属纳米材料种类较多，本书主要介绍 4 种材料，分别是碳化物、氮化物、过渡金属磷化物和硼化物。

（一）碳化物

碳化物纳米材料主要包括碳纳米管、富勒烯和石墨烯及其衍生物等，是目前应用非常广泛的一类纳米材料，现有的研究结果表明，碳化物纳米材料在组织工程、药物／基因载体、生物成像、肿瘤治疗、抗病毒/抗菌以及生物传感等生物医学领域中具有潜在的应用前景。

1. 碳纳米管

碳纳米管是 Lijima 于 1991 年发现的一种新型纳米材料，是一种由碳原子 sp^2 杂化形成的石墨烯片层卷成的无缝、中空的管体[54]。根据管壁层数的差别，一般可以分为单壁碳纳米管（single-walled carbon nanotube，SWCNT）、双壁碳纳米管（double-walled carbon nanotube，DWCNT）和多壁碳纳米管（multi-walled carbon nanotube，MWCNT）。研究表明，碳纳米管不仅具有相当高的强度和韧性，还具有优异的电学、磁学以及吸收等性能，是一种公认的超强一维增强材料，可以很好地解决组织修复领域中存在的一些问题。

碳纳米管独特的中空结构和纳米管径，为容纳药物或生物特异性分子提供了有利的空间，但它不溶于任何溶剂的特性限制了它在生物医学领域的应用。因此，对其表面进行修饰，以提高其水溶性、生物相容性及靶向性成为一个非常热的研究领域。据报道，通过对单壁碳纳米管进行修饰，在其表面连接叶酸就可以靶向叶酸受体阳性的肿瘤细胞，在红外线照射下特异地杀伤肿瘤细胞，但对正常细胞不会造成不良影响[55]。Liu 等合成了可以作为抗癌药物紫杉醇载体的聚乙二醇（polyethylene glycol，PEG）修饰的碳纳米管，结果表明，与紫杉醇相比，碳纳米管载药提高了药物的穿透性及在血液循环中的停留时间，对肿瘤的生长起到了很好的抑制作用，但对正常细胞不产生毒副作用[56]。

碳纳米管本身不具有任何抗肿瘤的特性，但由于它暴露在激光或近红外辐射时，会通过震动产生热能，使肿瘤局部产生大量热能，由于肿瘤组织血液供给不足，热量散发较慢，局部温度升高，导致肿瘤细胞死亡，故碳纳米管可以用于深组织热疗。由于碳纳米管在热疗上的潜在应用，科学家们致力于对其进行改造，以期得到性能更优良的材料。

2. 富勒烯

1985 年，C_{60} 的发现，开启了人们对碳材料认识的新篇章，它是富勒烯家族的重要成员。富勒烯又称巴基球，是一种由碳原子形成的一系列笼形分子的总称。Grausova 等研究了人成骨细胞样细胞 MG63 在富勒烯 C_{60} 薄膜上的生长情况，结果表明，C_{60} 是细胞克隆、黏附、增殖和生长的良好支架材料[57]。Yudoh 等研究了水溶性富勒烯 C_{60} 对破骨细胞分化的影响，体内及体外试验结果表明，C_{60} 抑制破骨细胞的分化，有望用于关节炎或滑膜炎的治疗[58]。

研究显示，C_{60} 羧酸衍生物在可见光照射下能够使 DNA 断裂，抑制毒性细胞的生长，使其有希望用于光动力疗法。由于富勒烯分子中的 π-π 共轭体系可以有效地吸收可见光，产生活性氧，使得其作为光敏剂在光动力疗法领域有极高的应用前景。据报道，富勒烯在避光条件下，能够作为自由基清除剂；而在光照条件下，则成为优良的光敏剂[59]。然而由于富勒烯的高度疏水性，其作为光敏剂的生物利用率差，肿瘤亲合性低，所以需要对其进行表面修饰[60]。

3. 石墨烯

石墨烯是一种由碳原子以 sp^2 杂化轨道组成的六角形呈蜂巢晶格的平面薄膜，只有一个碳原子厚度，它不仅是所有材料中最薄，也是最坚硬的纳米材料。物理学家 Geim 和 Novoselov 由于成功地从石墨中分离出石墨烯，共同获得了 2010 年诺贝尔物理学奖。

功能化的石墨烯可以作为药物分子的载体。2008 年，Liu 等首次报道了功能化的石墨烯可以作为药物分子载体。他们将氧化石墨烯用 PEG 修饰，得到的石墨烯材料在生理条件下和血清中都表现出良好的生物相容性及稳定性，通过 $\pi-\pi$ 堆积将抗癌药物喜树碱衍生物 SN38 负载在修饰后的石墨烯表面，由于石墨烯只有单个碳原子的厚度，两面都可以载药，具有其他纳米材料无可比拟的超高载药率。实验结果表明，所负载的 SN38 对肿瘤细胞的杀伤力是抗癌药依立替康的近 1 000 倍，而且 PEG 修饰的石墨烯衍生物不具有明显的细胞毒性[61]。

（二）氮化物

1. 金属氮化物简介

氮化物为氮与电负性小的元素形成的二元化合物，其中金属型氮化物主要包括氮与过渡金属所形成的氮化物，是氮原子填充在金属结构的间隙中，形成"间隙化合物"，如氮化锰（Mn_5N）、氮化锆（ZrN）、氮化钨（W_2N_3）等。N 元素的插入，使金属晶格发生扩张，晶胞常数变大，金属原子间距增加，其相互作用力减弱，相应地产生 d 轨道收缩，Fermi 能级附近的态密度重新分布，价电子数增加，化合物的结构也随之发生变化。这些结构的调变使得金属氮化物表现出独特的物理和化学特性，具有共价化合物、离子晶体和过渡金属 3 类物质的特性[62]。这些特性使得这一系列氮化物表现为硬度高、熔点高、热稳定性优异和导电性良好等特点，所以该类材料在半导体、超导体、切削工具、能源存储以及催化领域表现出优异的应用前景。

2. 过渡金属氮化物简介

过渡金属氮化物的高导电性以及优良的化学稳定性使其受到越来越多的关注，自 1973 年 Levy 等研究人员发现氮化钨的性质可以与 Pt 相媲美以来，关于能源转化和存储器件所用电极材料的研究越来越多转移到过渡金属碳化物及氮化物材料上[63]。目前，国内外研究者已经在过渡金属氮化物能源存储及转化领域取得了重要进展。

过渡金属氮化物通过将氮原子整合到金属间隙位置而形成，因此被称为间隙合金。在早期研究中过渡金属以 MX 及 M_2X 的形式存在，现在过渡金属氮化物向化学计量 M_3X 形式过渡。此外，过渡金属氮化物基本上是由半径较小的氮原子占据间隙位置，形成相似的结构，如面心立方结构（fcc）、六角密堆积结构（hcp）和简单立方结构（sc）[64]。这种几何构型是根据 Hagg 公式确定的[64]：晶体结构的形成依赖于原子半径比，即 $r = r_x/r_m$，其中 r_x 和 r_m 分别为非金属元素原子的半径和金属元素原子的半径。当 $r < 0.59$ 时，金属排列成简单的普通晶体结构，对于过渡金属元素 Ti、V、Mo 和 W 的碳化物或氮化物，其半径比在 0.491（r_N/r_{Ti}）~ 0.576（r_C/r_V）。此外，Houston 指出，通过氮原子的插入可以改变金属原本的结构，在过渡金属氮化物形成过程中，氮原子的插入会使晶格发生扩张，增大金属原子间的距离，从而导致金属 d 轨道加宽[65]。与金属原本的结构相比，d 轨道收缩会在费米能级附近产生更大的态密度（density of state，DOS）[66]。研究者认为，DOS 的再分配使金属氮化物产生了类似贵金属的催化性能。

（三）过渡金属磷化物

过渡金属磷化物由过渡金属与磷元素组成，且过渡金属与磷元素之间可以以共价键或金属键的形式连接，因此，过渡金属磷化物可以是离子型、金属型或共价化合物，表现出特殊的物理化学性质。

过渡金属磷化物的发现可以追溯到 18 世纪，出人意料的是，在近 200 年的时间里并没有找到过渡金属磷化物的显著用途。直到 1996 年 Robinson 等人第一次报道了过渡金属磷化物用作加氢催化剂后，过渡金属磷化物开始进入了人们的视野[64]。加氢精制是石油加工中的一个重要过程，指的是在氢气环境下除掉油品中的 S、N 等元素的过程，根据所除掉的不同元素，可以分为加氢脱氮（hydrodenitrification，HDN）和加氢脱硫（hydrodesulfurization，HDS）等。由于传统油品硫含量较高，所以 HDS 在油品精制过程中十分重要。此外，微量氮化物的存在会抑制油品的深度 HDS 过程，而 HDN 不但可以减少氮氧化物的排放，还能减少或避免催化剂中毒，进而生产性能稳定和高品质的产品。在 Robinson 等人之后，Prins 课题组紧接着报道了磷化钨和磷化铝催化剂的加氢性质[65]。Oyama 课题组则对 MoP 和 NiP 进行了研究报道，指出过渡金属磷化物有着优越的加氢脱硫活性[66]。由此，过渡金属磷化物逐渐取代传统的 HDN 及 HDS 催化剂用于石油化工中的加氢精制反应。

（四）硼化物

我国的硼储量十分充足，主要集中于东北地区。目前关于硼化物医学领域的研究还处于萌芽状态，有大量的工作等待去研究。硼化物具有各种物理性质，如强度高、硬度高、耐磨、耐高温等，被广泛应用于各种阻燃剂、陶瓷等隔热材料以及航空航天医疗器械等方面[67]。硼几乎可以与所有的金属反应生成硼化物，如 Co–B[68]、Ni–B[69] 等等。这些过渡金属与硼结合后都展示出非常好的电化学性能，研究表明，在这些 TMBs 中，金属与硼之间存在大量的电子转移，活化中心金属往往可以从硼处得到电子，具备非常好的氢的亲和性能[70]。单金属硼化物虽然在电化学方面有着非常好的性能，但是也始终存在着一些不足，于是人们就把眼光放到了双金属甚至多金属硼化物上，根据多金属的各种协同效应来满足催化剂的各项要求，用来制取各项性能更加全面的催化剂。

BN 是一种典型的Ⅲ－Ⅴ族化合物，也是一种硼化物的纳米材料。BN 主要有 4 种晶体结构，分别是六方氮化硼（h–BN）、立方氮化硼（c–BN）、纤锌矿氮化硼（w–BN）和三方氮化硼（r–BN）。其中，B 和 N 原子以 sp^2 杂化的有六方氮化硼（h–BN）和三方氮化硼，B 和 N 原子以 sp^3 杂化的有立方氮化硼（c–BN）和纤锌矿氮化硼（w–BN）。BN 具有多种晶体结构，不同晶体结构也有其各自独特的性质，这使得 BN 具有众多优良的性能。BN 在机械、医药、化学催化、吸附等领域都有着较为广泛的研究及应用。

h–BN 由于结构类似石墨，又被称为白石墨，是 BN 中一种最常见的晶型结构。B 和 N 原子以 sp^2 杂化，B 原子和 N 原子交替排列成蜂窝状，原子层沿 C 轴方向以 ABAB……方式排列，原子间靠范德华力相结合。晶格常数为 a = 2.504 4 Å 和 c = 6.652 2 Å，层间距为 3.33 Å。h–BN 具有优良的物理化学性质，如优异的物理化学稳定性、低介电常数、高导热率、高熔点、电绝缘性等，此外，由于其较弱的层间相互作用，在一些高温的条件下能起到良好的润滑作用，在 1 000℃空气中性质仍能保持稳定，并且呈化学惰性。

r–BN 是具有菱形结构的三方晶系，B 和 N 原子与 h–BN 同为 sp^2 杂化，其结构与 h–BN 相似，不过原子层排列方式不同，以 ABCABC……方式排列。晶格常数为 a = 2.504 2 Å 和 c = 9.99 Å，层间距为 3.33 Å。r–BN 由于与 h–BN 相似，所以在一定条件下可以转换为 h–BN。r–BN 同样具有优异的化学稳定性、抗氧化性宽带隙、高导热率和电阻率等，是理想的高温耐火材料和半导体器件。

c–BN 是具有立方结构的晶体，也称为闪锌矿结构，其晶体结构类似金刚石，B 和 N 原子为 sp^3 杂化。晶格常数为 a = 3.615 3 Å，B 和 N 原子共价结合，原子层紧密堆积，沿晶轴方向以 ABCABC……方式排列。由于与金刚石结构类似，在硬度和抗磨性方面性质突出，虽然硬度稍弱于金刚石，但热稳定性远远高于金刚石。在面对铁等合金时化学惰性更佳,是制备高硬度材料,切削和磨削工具的良好材料[71]。

w-BN 是六角晶系,也称为纤锌矿氮化硼,B 和 N 原子为 sp^3 杂化。晶格常数为 $a = 2.5505$ Å 和 $c = 4.21$ Å,原子层沿 C 轴方向以 ABAB……方式排列。w-BN 是硬度仅次于 c-BN 的高硬度材料,通过冲击波形成的 w-BN 纯度高、粒度细、烧结能力强,是制造新型陶瓷工具、砂轮的优异材料[72]。

第三节 有机纳米材料

有机纳米材料包括有机小分子纳米材料和有机高分子(聚合物)纳米材料。与无机化合物相比,有机分子具有结构多样、成本较低、易于合成、易于修饰等优点,使得有机纳米材料具备无机纳米材料所没有的许多功能[73]。有机类的纳米生物材料因其结构多样性、良好的生物相容性、良好的空间分散性、药代动力学特性、低生物毒性、容易排泄和容易降解等特性,在生物医学领域得到了广泛的研究与关注[74]。例如,由于其荧光发射波长可调且较强的荧光量子产率可用作生物荧光探针;由于较强的光敏化产生活性氧的能力和较高的光热转换效率可实现肿瘤光动力治疗和光热治疗;有机类的高分子纳米材料通常被用作药物载体。相比无机纳米生物材料的结构不明确和生物毒性,可以通过各种有机合成方法制备分子结构明确、分子大小可控以及有序组装的新型有机纳米生物材料。随着近年来生物材料的不断发展,有机纳米生物材料在生物医学领域具有广阔的应用前景[75, 76]。本节主要介绍有机纳米医学材料。

一、有机聚合物纳米材料

共轭聚合物是一类含有饱和键与非饱和键的发光单元共轭构建形成的具有良好的光电子特质的聚合物材料。共轭聚合物本身具有大的 π 电子离域和电子耦合,目前,以有机场效应晶体管、有机太阳能电池、有机存储器为代表的"有机光电子学"已经成为材料领域和高新技术领域的研究热点。另一方面,共轭聚合物的分子线效应使其具有良好的光捕获和光信号放大能力,作为光功能材料在生物材料领域展示的独特性能受到了科学家们的广泛关注[76]。与此同时,以苯、芴、噻吩为基本结构单元的各类水溶性共轭聚合物材料,由于具有良好的生物相容性、高摩尔吸光系数和荧光量子产率等特点,被作为优异的传感材料、荧光探针和药物载体,应用于生物传感、细胞成像和肿瘤治疗等生物医学领域[77, 78]。水溶性共轭聚合物的合成和发展,极大地推动了共轭聚合物在生物医学领域的应用。

(一)共轭聚合物设计合成

对应用于生物体系的材料而言,良好的水溶性是其必须具备的基本条件之一。1999年,Whitten 课题组首次将聚合物进行衍生化,通过在共轭聚合物主链上引入亲水性侧链的方法,得到了水溶性共轭聚合物,开辟了共轭聚合物在生物体系中应用的新领域[79]。在此基础上,各种不同结构的水溶性共轭聚合物迅速发展起来。共轭聚合物因单体不同而呈现不同的光物理特性,设计合成功能各异的共轭聚合物就可以获得光学活性不同的共轭聚合物纳米生物材料。共轭聚合物根据其骨架,可以分为聚亚苯基乙烯(polyphenylene vinylene, PPV)、聚苯醚(polypheylene ether, PPE)、聚芴类(polyfluorene, PF)以及聚噻吩(polythiophene, PT)。上述共轭聚合物主要通过 Heck、Suzuki、Stille 等钯催化偶联

聚合和 $FeCl_3$ 氧化聚合反应进行合成。共轭聚合物的侧链可以根据需求不同进行选择性修饰。因此，改变共轭聚合物主链单元和共轭程度便可以得到覆盖可见光至近红外光的荧光共轭聚合物，同时在侧链修饰特殊功能基团便可以获得多功能共轭聚合物。图 1-1 为以上 4 种共轭聚合物的结构式。

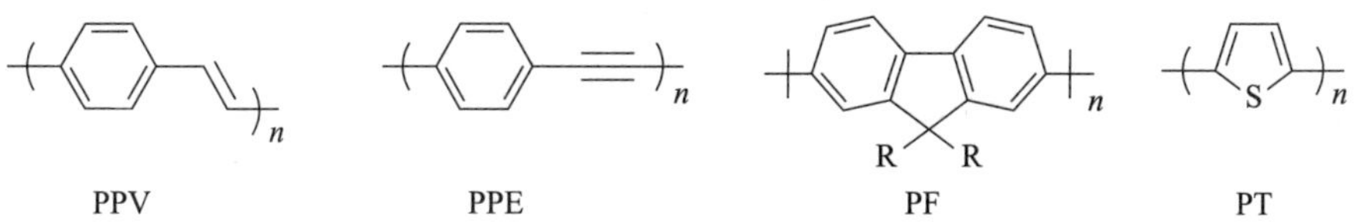

PPV   PPE   PF   PT

图 1-1 常见共轭聚合物的化学结构式

（二）共轭聚合物纳米材料的制备与功能化

共轭聚合物纳米材料的制备方法主要有三种，即自组装法、纳米沉淀法和微乳液法。可以根据具体荧光共轭聚合物的性质选择合适的制备方法，也可以通过精细调控制备方法制备不同尺寸和表面功能的共轭聚合物纳米材料[80]。

自组装法制备荧光共轭聚合物纳米材料是利用共轭聚合物的亲疏水性和表面电荷自组装而成。一种是利用荧光共轭聚合物本身的两亲性（主链骨架的疏水性和侧链亲水性修饰）在水中自组装成一定形貌尺寸的纳米颗粒，该方法只需要简单搅拌便可获得荧光共轭聚合物纳米材料；另外一种是将带相反电荷的水溶性荧光共轭聚合物分散在水溶液中，通过机械力搅拌便可通过静电相互作用自组装成水溶液分散的荧光共轭聚合物纳米颗粒。上述自组装法简单易行，可以获得 100~800 nm 尺寸不同的纳米颗粒，但该方法所得的纳米颗粒一般尺寸较大。

相比自组装法，纳米沉淀法就可以有效调控荧光共轭聚合物纳米结构的尺寸，便于获得尺寸均一、单分散的纳米颗粒。该方法的主要过程是将共轭聚合物溶解在与水互溶的有机溶剂中，然后在超声或是机械搅拌力下注入大体积的水中分散得到澄清的分散溶液，最后去除有机溶剂便得到均一稳定分散的纳米颗粒。该方法简单且可以做到纳米尺寸可调，能够调控共轭聚合物浓度，获得 10~200 nm 尺寸不等的纳米颗粒。

第三种荧光共轭聚合物纳米材料制备方法则是微乳液法。微乳液法主要是将疏水性荧光共轭聚合物溶解在与水不互溶的非极性溶剂中，然后在超声作用下将上述所得有机溶液加入含有表面活性剂的水溶液中，超声乳化后将分散液的有机溶剂去除即得到均匀稳定的纳米颗粒分散溶液。该方法可以制备平均粒径为 30~500 nm 的纳米颗粒。根据微乳液法也可以得到改进的其他方法，如溶剂抽提单分散法、双乳法等。根据共轭聚合物的亲疏水性、纳米颗粒的尺寸需求以及表面功能化，可以按要求选择合适的荧光共轭聚合物纳米材料制备方法。

采用上述荧光共轭聚合物纳米材料制备方法可以获得大小不同、荧光颜色各异的共轭聚合物纳米材料。为了更好地满足荧光共轭聚合物纳米材料在生物医学领域的应用，共轭聚合物纳米材料的生物功能化显得十分重要。共轭聚合物纳米材料的表面生物功能化途径大致可以概括为以下三种方式。第一种就是直接在共轭聚合物的单体侧链上修饰功能分子或是预留可以与功能分子偶联的基团以备后续再修饰，然后通过单体进行聚合就可以得到具有一定生物功能的共轭聚合物，再以该共轭聚合物进行纳米结构制备获得具有生物功能的共轭聚合物纳米材料。相比于第一种生物功能化方法的合成复杂性和高成本，第二种表面生物功能化方法则是利用静电或亲疏水作用组装成纳米颗粒实现的。第三种生物功能化方法就是纳米颗粒表面直接修饰法，该方法主要利用表面包被材料的功能基团进行偶联反应实现共轭聚合物纳米材料的表面生物功能化，该方法相比于前两种方法具有更简单的操作性和可行性，被广泛应用于共轭聚合物纳米材料的生物功能化。

（三）共轭聚合物纳米材料的性质

共轭聚合物纳米材料结合了共轭聚合物独特的光物理特性与纳米结构的优点，展现出许多优良的物理化学特性。共轭聚合物纳米材料的特性主要表现在以下几个方面。①荧光可调：通过采用不同荧光发射能力的共轭聚合物可以制备成覆盖可见光至近红外光区的多色荧光共轭聚合物纳米材料，还可以利用荧光共振能量转移（fluorescence resonance energy transfer，FRET）机制制备更为丰富的荧光共轭聚合物纳米材料，甚至可以制备覆盖整个可见光和近红外光区的全光谱纳米材料，具有荧光可调性。②良好的溶液和光稳定性：共轭聚合物纳米材料作为纳米材料具有良好的溶液稳定性，可以存放 1 年仍保持其尺寸均一的单分散状态，且在各种生物溶液环境中具有良好的分散性。与此同时，正是因为共轭聚合物纳米材料使得纳米结构内部的共轭聚合物与外界环境隔离，再加之共轭聚合物本身具有的光稳定性，共轭聚合物纳米材料展示了增强的光稳定性。③尺寸可调：采用不同的纳米制备方法可以获得不同大小的共轭聚合物纳米材料，尺寸可控，可以满足不同生物医用的尺寸要求。④生物相容性好：共轭聚合物本身就具有良好的低毒性，在制备成为纳米结构后，同时也减少了共轭聚合物与溶液环境的生物大分子相互作用，从而提高了其生物相容性。

（四）共轭聚合物纳米材料的生物医学应用

共轭聚合物纳米材料具有良好的荧光特性、光功能活性以及自组装能力等，这些特性促使共轭聚合物纳米材料成为当前生物医学领域的研究热点。随着近十几年来的不断发展，共轭聚合物纳米材料在生物医学领域取得了一系列的研究成果。如荧光成像[81]、靶向肿瘤成像[82-85]、光功能活性的抗菌抗肿瘤作用[86-88]、基因以及药物递送[89-91]等，并且已成为该领域的研究热点。

二、有机小分子纳米材料

（一）有机小分子的设计合成

在生物医学中用到的有机小分子纳米材料，是一类含有电子离域的 π 共轭组分，其结构中多含有共轭杂环，它们具有光学活性，如小分子染料、聚集诱导发射（aggregate induced emission，AIE）分子等。通过引入烯键、苯环等不饱和基团，可改变其共轭长度，从而使其发光性质发生变化，如罗丹明类衍生物、香豆素类衍生物、1,8- 萘酰亚胺类衍生物等，已被广泛应用于化学 / 生物传感领域。有机共轭小分子通常带有识别基团，当其与被分析物结合时会使荧光基团的化学环境发生变化，从而使其颜色、发射峰位置、荧光强度等发生改变，基于此可实现对被分析物的检测。这些有机小分子的光物理性质主要由电子离域的 π 共轭组分的化学结构和聚集态决定，因此可以通过合理的分子结构设计，如调控其离域的 π 电子特性（引入特殊基团）或调控其聚集方式（调控分子间和分子内相互作用）来调控其光物理性质，进而实现相应的生物光子学应用。

（二）有机小分子纳米材料的制备及功能化

有机小分子纳米材料的制备方法直接影响材料的结构、性能及应用。所以发展普适高效的制备技术十分重要。目前制备有机小分子纳米材料的方法主要有再沉淀法、离子缔合法、自组装法和微乳法等[92]。

1. 再沉淀法

再沉淀法是利用有机化合物在不同溶剂中溶解度的差异通过快速改变有机分子所处的溶剂环境诱导成核并生长成为纳米颗粒的方法。该方法因其简便易操作和对有机分子的普适性而用于多种有机小分子纳米材料的制备[93, 94]。例如，Jana 等[95]首次报道了以单一组分芘 -3- 甲基醇荧光有机纳米粒子作为光敏纳米载体在体外释放抗癌药物苯丁酸氮芥的研究。在光照条件下，Pe-Cbl 纳米粒子可以释放出抗癌药物苯丁酸氮芥，用共聚焦显微镜可实时监测这一过程。从纳米粒子荧光颜色的变化可辨别药物的装载和释放。Breton 等[96]合成三苯胺衍生物荧光有机纳米粒子，并研究其在活体细胞中的应用。研究发现培养 48 h 后，纳米粒子在小鼠成纤维细胞（NIH-3T3）中能够成功内化，在荧光共聚焦显微镜下观察其过程，推测纳米粒子被胞内体捕获并最终在细胞质中内化。

2. 离子缔合法

离子缔合法是采用阴阳离子缔合技术在水溶液中制备离子型有机纳米粒子的方法。这种方法基于阴阳离子在水溶液中缔合而形成疏水的有机纳米粒子，这种方法具有过程简单，技术通用，不需要使用有机溶剂或表面活性剂等特点。例如，Yao 等[97]首次通过离子缔合技术将阳离子花菁染料（PIC）和阴离子四苯基硼酸盐（TPB）在水溶液中制备出有机纳米粒子。他们发现，改变阴阳离子的摩尔比（ρ）可调控纳米颗粒的尺寸，随着 ρ 增大，纳米粒子的尺寸反而减小，这是由于吸附到粒子表面的 TPB 会抑制纳米粒子的生长。随后该课题组又以苯乙烯染料 DASPE 和阴离子 TPB 或硼酸盐 TFPB 通过离子缔合技术制备出纳米粒子，其纳米粒子比单体的荧光量子效率高 20 多倍。他们认为，荧光量子效率增强取决于抗衡离子，抗衡离子使 DASPE 内部单键旋转的摩擦阻力增大，抑制了激发态荧光猝灭而使荧光增强[98]。

3. 自组装法

自组装法一般包括液相自组装、有机凝胶自组装和溶剂挥发自组装等。应用较多的是溶剂挥发自组装，大多数有机分子溶解在某种溶剂中，会随着溶剂的挥发而聚集自组装。这种自组装是通过非共价作用形成具有特定排列顺序的分子聚合体，非共价作用包括氢键、范德华力、静电力、疏水作用力和 π-π 堆积作用等。例如，Lin 等[99]报道了吩噻嗪衍生物在癌细胞的溶酶体中形成荧光有机纳米粒子的发光点，在正常细胞中却不具有这一性质，利用这一特性可识别癌细胞。

4. 微乳法

微乳液是由水相、有机相、表面活性剂以及助表面活性剂构成的，一般有水包油型和油包水型。微乳液制备有机纳米材料的特点在于微反应器的界面是一层表面活性剂分子，在微反应器中形成的纳米颗粒因这层界面膜隔离而不能聚结，可以限制颗粒的生长，是理想的反应介质。这种方法的实验装置简单，操作方便，并且可以人为控制粒径，在有机纳米颗粒的制备中具有广泛的应用前景。

为了进一步满足有机小分子纳米材料在生物医学中的应用，也可以对有机小分子纳米材料进一步功能化。由于有机小分子具有分子结构清晰、易于修饰等特性，可以将生物识别的分子（如酶、多肽、抗体等蛋白质分子）直接修饰到有机小分子上。例如，Dai 等[100]人将 CH1055 与一个小蛋白抗表皮生长因子受体（抗 –EGFR）直接连接，用于被动肿瘤积聚。这种化学生物结合不仅促进了 EGFR 过表达鳞状细胞癌（SAS）肿瘤的 NIR-Ⅱ 荧光靶向成像，也显著提高了肿瘤与正常组织之比，进一步可以实现 NIR-Ⅱ 成像引导的肿瘤切除手术。另一种提高纳米粒子性能的功能化方法，是将有机小分子直接与生物蛋白相结合，例如，Zhang 等人[101]将 FD-1080 与胎牛血清（FBS）结合后，纳米粒子的荧光量子效率从 0.31% 提高到了 5.94%，实现了后肢血管和脑血管的高分辨率深部组织 NIR-Ⅱ 荧光成像，并且 FD-1080-FBS 复合物还可用于活体小鼠肝脏的 NIR-Ⅱ 荧光动态成像，用以量化呼吸频率。

（三）有机小分子纳米材料的性质

有机小分子纳米材料也具有一些特有的性质。①易于清除：由于有机小分子的相对分子质量较小，可以实现快速的肾清除，在肝组织中几乎观察不到聚集。例如，由 Dai 及其同事报道的第一个 NIR-Ⅱ 荧光小分子荧光团 CH1055 用于 NIR-Ⅱ 荧光成像引导手术[100]。通过纳米沉淀法制成的纳米粒子 CH1055-PEG 体积相对较小（8.9×10^3），在静脉注射后 24 h 内通过尿液快速清除约 90%，并且在肝组织中几乎未观察到积聚。②荧光可调：通过采用不同荧光发射能力的基团可以制备成覆盖可见光至近红外光区的多色有机小分子纳米材料，具有荧光可调性。③易于修饰：有机分子结构相对简单，具有多重活性位点，易于修饰，在其结构上修饰功能分子可以得到具有一定生物功能的有机分子，再进行纳米结构制备获得具有生物功能的有机小分子纳米材料。④生物兼容性好：有机小分子本身毒性较低，在制备成为纳米结构后也减少了其与溶液环境的生物大分子相互作用，从而提高了其生物兼容性。

（四）有机小分子纳米材料的生物医学应用

随着有机小分子纳米材料的发展，有机小分子纳米材料已被用于光学成像，如靶向肿瘤成像[102, 103]、血管成像[104, 105]、生理过程动态实时监测[106, 107]等，也被用于光学诊疗，如光动力治疗[108, 109]、光热治疗[110, 111]等，是具有极大临床转化应用潜力的一种纳米医学材料。

三、有机超分子纳米材料

（一）有机超分子纳米材料的合成

超分子是指两个或多个分子通过分子间的弱相互作用（如静电力、氢键、范德华力等）而形成的复杂有序、具有特定功能的组织体系。超分子化学被认为是一个连接生物学、化学和材料的桥梁。分子与纳米自组装是实现材料设计的一种新型技术，这种技术打破了传统的"自上而下"的材料制备原则，而是采取了"自下而上"的分子预建模式，巧妙合理地利用特殊分子结构中蕴含的各种相互作用，从而获得具有多级结构的新型材料。具体来说，分子自组装是在平衡条件下，分子间通过非共价键相互作用，自发组合形成的一类结构明确、稳定、具有某种特定功能或性能的分子聚集体或超分子结构，其中最核心的是分子识别，包括分子间几何识别以及内驱动力的立体效应和长程作用。由于对微观世界的深刻洞察促进了医疗保健和前沿科学的发展，超分子化学继续在科学上攀登新的高度。超分子自组装材料具有独特的光、电、催化等功能，在分子器件、分子调控等领域有巨大的应用价值，也极大地推动了生物医学材料等材料科学的发展。

　　超分子纳米材料的合成依赖于形成超分子的各种相互作用，如可逆的非共价相互作用（包括静电相互作用、π–π 堆积相互作用、疏水作用和效应、范德华相互作用和氢键相互作用），这些相互作用通过分子识别的方式有效地将匹配的片段组织在一起，从而可以产生具有可裁剪大小、形态和功能的有序超分子纳米结构，如胶束、纳米颗粒、囊泡及水凝胶等。

（二）有机超分子纳米材料的性质与应用

1. 多肽超分子自组装

　　与蛋白质不同的是，多肽的结构可调性和可操作性极强，特别是多肽具有特定的二级结构，如 α 螺旋、β 折叠和 β 发夹等，该类多肽可自组装成具有生物活性和特定结构形态的超分子组装体。特定结构的多肽在特定环境条件下组装成一定的纳米结构，如纳米颗粒、纳米螺旋、纳米管、纳米纤维、囊泡、胶束和水凝胶，这类多肽类纳米生物材料在生物模拟、抗癌、抗菌、组织工程以及药物载体等生物医学领域得到了广泛的应用[112, 113]。

2. 超分子药物传递系统

　　迄今为止，药物疗法仍然是处理健康问题最典型和最主要的方法。然而，药物治疗所面临的两个主要挑战涉及由于非特异性攻击性对正常组织的不利入侵和在患病细胞内实现持续释放的困难。基于药物安全性和有效性的需要，基于超分子的门控纳米材料赋予了纳米给药系统灵活性和稳定性。超分子组装技术与高分子载体的结合，由于其具有很低的细胞毒性和克服多种细胞外和细胞内屏障的潜力，越来越受到重视。Zhao[114] 等人采用动态组合化学的方法，成功制订了一种简单的超分子策略，该策略来源于含金刚烷（AD）的二硫键桥接聚丙烯酸（PAA–SS–AD）、β– 环糊精嵌段聚丙烯酸（PAA–CD）和 AD– 共轭 PEG5000（PEGAD）。通过静电作用负载抗癌药物阿霉素（doxorubicin，DOX）的制备系统可以对内质环境中的酸性条件做出响应，并且可剪切的动态二硫键对还原环境敏感。值得注意的是，与游离 DOX 相比，由于 DOX 的一般非特异性毒性，负载 DOX 的纳米粒显示出较低的全身毒性。

3. 超分子开关用于抗菌

　　由于细菌耐药性的出现和抗生素的积累，细菌感染对公众健康的严重威胁，是纳米医学中广泛关注的热点。特别是超分子抗生素开关，它取决于自身的结构多样性，操作简便性。抗菌活性可通过超分子组装 / 拆卸方法进行调节，无须复杂的修饰。Wang 等人利用葫芦[7]脲在阳离子聚（亚苯基乙烯基）衍生物（PPV）中保护抗菌物质季铵盐，通过将季铵盐封装在葫芦[7]脲的空腔中可以"关闭"与细菌的相互作用，然后利用 AD 与葫芦[7]脲进行竞争性结合，从而使抗菌物质暴露在细菌中，达到接近 70% 的大肠埃希菌的杀菌率，证明了超分子开关在抗菌中的应用[115]。

4. 超分子用于诊疗

　　有机超分子纳米材料联合肿瘤免疫治疗在同时激发抗肿瘤免疫和调节免疫抑制肿瘤微环境方面显示出良好的潜力。然而，多种方案的联合免疫治疗具有不同的化学物理性质和不同的药代动力学特征。为了实现免疫调节剂的肿瘤特异性共传递，Yu 等人报道了一种以吲哚菁绿（ICG）为模板的自组装策略，用于制备双载药二合一纳米药物，展示了以 ICG 为模板的紫杉醇（PTX）纳米粒（ISPN）[116]自组装以及 ISPN 在三阴性乳腺癌（TNBC）联合免疫治疗中的应用。该超分子纳米粒子可增强肿瘤组织通透性和保留效应实现靶向性，在激光照射下，ISPN 的 ICG 成分通过光动力疗法激活抗肿瘤免疫反应，高效诱导肿瘤细胞的免疫原性细胞死亡；同时，ISPN 通过抑制调节性 T 淋巴细胞对抗肿瘤微环境，进而发挥肿瘤消退、抑制转移和预防复发等作用。

四、有机脂质体纳米材料

脂质体（liposome）的概念最早于 1965 年由 Bangham 等人提出，现在普遍指将磷脂等类脂质分散于水中所形成的具有双分子层包裹水相结构的封闭小囊泡，因其结构与生物膜类似，故又称为人工生物膜（artificial biological membrane）。作为基于脂质的药物载体，脂质体受到广泛的重视和研究，不仅因为其主要制备原料磷脂是人体细胞的固有组分，使脂质体有良好的生物相容性而没有免疫原性，而且脂质体可制备为纳米级的颗粒，使其更容易透过血管壁和细胞膜等生物屏障。近年来，脂质体纳米粒在临床应用方面取得了极大的成功。无论是已经上市的二十余款小分子给药系统制剂，还是近期 RNA 疫苗研制中发挥的关键作用，都显示出脂质体在生物医学应用领域的巨大潜力[117]。

（一）纳米脂质体的制备

1. 高压均质法

高压均质法早在 1992 年就被应用于商业化生产，适用于大批量生产固体脂质纳米粒（solid lipid nanoparticle，SLN）。高压均质法制备固体脂质纳米粒可分为两种方法：热均质法和冷均质法。

（1）热均质法

热均质法（hot homogenization）在脂肪乳和乳制品加工中广泛应用，而脂质纳米粒是在高于脂质熔点的温度以上分散形成的，因此也称为乳化均质法。在该方法中，药物溶解或者分散于熔化的脂质相中，将含药的脂质相分散于含表面活性剂的水溶液中，高温下搅拌分散，随后用超声波形成初乳，经活塞 – 狭缝均质器或者微射流均质器处理形成热胶质乳剂，待温度冷却至室温后乳剂便形成纳米粒。如果选用凝固点更低的脂质材料，则可能需要对乳剂进行零度以下降温处理才能形成纳米粒。该方法制备的产品粒径在 50～400 nm 范围内。纳米粒的粒径与组成成分（脂质、表面活性剂、分散介质）和均质参数相关，提高表面活性剂的比例，提高均质压力和温度，延长均质时间，可以减小粒子粒径，脂质黏度也是影响粒径的重要参数之一。

（2）冷均质法

冷均质法（cold homogenization）是将已预分散的脂质基质通过高压均质制备脂质纳米粒。先在脂质熔点以下的温度将脂质基质形成微粒，再通过研磨分散对微粒进行高压均质，因此这种方法也称为"脂质混悬液的高压研磨技术"。该方法与热均质法类似，将药物溶解或者分散在已熔化的脂质相并包载于脂质基质中，再以干冰或者液氮对脂质基质快速降温固化，研磨固化的脂质基质形成脂质微米粒，将其分散在含表面活性剂的冷水溶液中，经高压均质形成固体脂质纳米粒。与热均质法相比，这种方法制备的纳米粒单分散性更好。

2. 微乳法

微乳法（microemulsion technique）是从热微乳中沉淀形成固体脂质纳米粒分散液的一种方法。微乳是由水相和油相组成的热力学稳定和光学稳定系统，其稳定性主要依靠加入的表面活性剂。该方法中，分别将脂质相和含表面活性剂或助表面活性剂的水相加热超过固体脂质的熔点，药物溶解在熔化的脂质相中，高温下将两相混合并持续搅拌使两相乳化形成热微乳，再将热微乳分散在 2~4℃ 的冷水中，机械搅拌下形成固体脂质纳米粒。一般情况下，微乳与水相的比例为 1∶25 或 1∶50。

3. 微波辅助微乳法

微波辅助微乳法（microwave-assisted microemulsion technique）是一种新型的制备固体脂质纳米粒的方法。尽管微波辅助法已经被广泛应用于化工行业，但在医药行业的应用仅在少数领域取得成功，如聚合物纳米粒的制备。在该方法中，脂质、药物、水相和表面活性剂经微波加热使温度超过固体脂质的熔点，持续搅拌形成热微乳，再将热微乳分散在 2~4℃ 的冷水中形成固体脂质纳米粒。用该方法制备的硬脂酸纳米粒，粒径范围在 200~250 nm，并且稳定性良好，包封率和载药量较高。微声波的控制系统是微波辅助微乳法的关键因素，必须要能满足对原辅料的精准加热。

4. 溶剂蒸发法

溶剂蒸发法（solvent evaporation method）最早用于制备假乳胶（pseudo-latex），也曾用于从磷脂酰胆碱稳定的 O/W 乳剂中沉淀制备胆甾醇乙酸酯。该方法用有机溶剂溶解固体脂质和脂溶性药物，常用的有机溶剂为环己烷、三氯甲烷、乙酸乙酯等。溶解脂质和药物的有机相与含有表面活性剂的水性溶液形成乳剂，再通过减压蒸发除去有机溶剂，形成脂质纳米粒。

5. 复乳法

复乳法（double emulsion method）最早用于制备脂质球，用 W/O/W 复乳的内水相包载水溶性药物，能避免药物在溶剂蒸发过程中因结构不稳定而泄漏到外水相中。该方法的制备过程是将药物的水溶液和熔化的脂质相混合形成 W/O 乳剂，通常会在水相中加入明胶或者泊洛沙姆作为稳定剂。形成的 W/O 初乳再分散在含有稳定剂的第二水溶液中，持续搅拌形成 W/O/W 复乳，最后经长时间搅拌除去有机溶剂沉淀出脂质纳米粒。

6. 溶解扩散法

溶剂扩散法（solvent diffusion method）最早用于制备聚合物纳米粒，最后发展成制备脂质纳米粒的新技术。该方法最关键的是对溶剂的选择：选具有一定水溶性的溶剂溶解脂质和药物，加入一定量的水形成饱和有机相；在含有表面活性剂的水溶液中加入一定量的有机溶剂使水溶液形成饱和水相；将两者混合，形成初乳；用水分散初乳，因水的比例增加，固体脂质纳米粒在外水相中形成。该方法中乳剂和水的比例一般为 1∶5 或 1∶10。

7. 溶剂注入法

溶剂注入法（solvent injection method）在溶剂扩散法的基础上发展而来，最早用于制备脂质体和聚合物纳米粒。该方法中，药物和脂质溶解于半极性的水溶性溶剂中，或者是水溶性的半极性混合溶液中，常用的半极性溶剂有乙醇、丙酮、异丙醇和甲醇等。将脂质相注入含有表面活性剂的水相中并快速搅拌，随着有机相在水相中的持续分布，逐渐沉淀出脂质纳米粒。纳米粒的粒径与溶剂注入速度有关，通常为 100~200 nm。溶剂注入法可以与冷冻干燥结合在一起，形成一种新的制备方法，称为"溶剂注入冻干法"，即将脂质相（通常为叔丁醇和水的共溶剂）注入含有冻干保护剂的水相中，冷冻干燥除去溶剂后再水化冻干后的脂质，形成脂质纳米粒混悬液。

8. 高剪切均质超声法

高剪切均质超声法（high shear homogenization and ultrasonication method）最早用于制

备粒径在 80~800 nm 的口服脂质纳米丸，是一种分散技术。该方法是将固体脂质加热到高于脂质熔点 5~10℃，在该温度下将脂质相与含表面活性剂的热水溶液经高剪切混合乳化，之后通过超声减小乳剂粒径。对粒径已经减小的乳剂缓慢降温，使温度降低到凝固点以下形成脂质纳米粒，再通过离心富集纳米粒。

9. 膜接触法

膜接触法（membrane contactor method）是近几年刚兴起的一种技术，常用于制备乳剂，也用于生产硫酸钡和碳酸钙的沉淀物。该方法将熔融状态的脂质相经膜的微孔进入流动的水相。此时膜孔相当于毛细管，使通过的脂质相形成小液滴，小液滴在膜孔出口进入到流动的水相中并均匀分散，形成脂质纳米粒。该方法中脂质的用量越多，脂质纳米粒的粒径就越大，脂质含量越高脂质相的流速就越慢，膜的通透性就越差。脂质纳米粒的粒径主要与膜的表面积、反应时间、脂质通量、乳化剂的种类和浓度有关。

10. 乳剂超临界流体萃取法

超临界流体（supercritical fluid，SCF）技术常用于制备药物和微米粒，其原理是从压缩的反溶剂中沉淀出药物微粒。该技术是将溶质溶于溶剂中，超临界流体能完全或者部分溶于溶剂中，但不能溶解溶质。当溶液喷洒到超临界流体中时，不溶于超临界流体的溶质就会沉淀而出形成微米粒。

11. 凝聚法

凝聚法（coacervation technique）最常用于聚合物纳米粒的制备，在近几年的发展中，通过酸化形成胶束的脂肪酸盐，用于制备脂肪酸脂质纳米粒。该方法先将聚合物稳定剂溶解于热水中，再将脂肪酸盐溶液均匀分散到聚合物稳定剂溶液中，并将温度升高到克拉夫点（三相点），持续搅拌形成均一透明的溶液。以乙醇溶解药物，注入上述的溶液中，持续搅拌形成单相溶液。往单相溶液中逐渐加入凝聚溶液，使溶液酸化（质子交换）形成悬浮液，持续搅拌并经水浴降温便可形成载药脂质纳米粒。

12. 相转变温度法

相转变温度法（phase inversion temperature technique）是通过改变温度诱发 O/W 乳剂转变成 W/O 乳剂的方法，该温度便是相转变温度（phase inversion temperature，PIT）。利用这种方法后对乳剂快速冷却，可以形成稳定性良好的脂质纳米胶囊。该方法将脂质相和水相分别加热后混合，高剪切形成乳剂，经三次升温和降温后（室温升到 85℃，降温到 60℃后升温到 85℃，再降温到 60℃后升温到 85℃，最后降至室温），降温速率为 4℃/min。最后，在低温环境中稀释三次升降温的乳剂，在稀释液中形成脂质纳米粒。

根据制备方法和制剂的物理化学性质，脂质纳米粒可分为 5 类，它们是脂质体（liposome）、非离子表面活性剂脂质体（niosome）、转运体（transfersome）、固体脂质纳米粒（solid lipid nanoparticle，SLN）和纳米结构脂质载体（nanostructured lipid carrier，NLC）。

以上 5 种不同类别的脂质体性质各异。由磷脂和胆固醇构成的脂质体具有强大的药物保护能力和靶向能力[118]。与处于循环系统的游离药物相比，这些特性使得脂质体具有更低的毒性和更好的疗效[119]。但是脂质体在角质层中缺乏穿透能力，使其在皮肤给药中的应用受到了限制。其他缺点包括亲水性药物的包封性差，以及由于药物在介质中泄漏而导致的储存稳定性差[120]。非离子表面活性剂脂质体是一种脂质体的类似物，是由非离子表面活性剂和胆固醇在水相条件下形成的脂质体，它比脂质体具有更好的稳定性[121]。此外，与带正电的脂质体相比，它们的中性壳具有相容性。尽管具有优越的性质，但由于缺乏离子排斥作用，非离子表面活性剂脂质体也会发生药物泄漏和颗粒聚集，这一直是美国食品药品监督管理局（FDA）批准的障碍[122]。转运体是由磷脂、边缘激活剂（edge activator，EA）和胆固醇组成的弹性或可变形纳米颗粒。EA 的加入增强了它们的柔韧性，促进了其组织渗透性，转运体包载亲脂性分子时，具有最高的穿透能力和包封效率。它们的氧化降解和高昂的材料成本仍然是大量生产此类颗粒的挑战。所有这些具有亲水核的亲脂性双层多层纳米颗粒都能够在没有化学干预的情况下包载亲水性和疏水性药物。疏水性药物优先夹在外部双层中，而亲水性分子则进入水腔中。因此，这些颗粒被认为是广谱药物的有效载体，能够对药物提供足够的保护、实现可持续的药物释放和提高的生物利用度。

脂质体的稳定性有限、毒性、低载药能力和复杂制造相关的缺点引起了研究人员的兴趣，他们致力于开发了一类旨在提高包载效率的新型颗粒[123, 124]。固体脂质纳米粒（SLN）由固体脂肪和表面活性剂制成，形成具有固体脂质核和单层壳的球形纳米粒[125]。与脂质体相比，因为固体脂质纳米粒没有亲水核，对疏水性药物的包封效率更高。与脂质体和聚合物纳米颗粒相比，这种刚性核还提高了 SLN 的稳定性。事实上，水介质中的 SLN 至少可以储存 3 年[126]。SLN 的生产不需要有机溶剂，从而消除了溶剂残留引起的毒性风险。此外，SLN 可以实现大规模生产的能力和良好的重现性是下游商业和临床应用的重要特性。在 SLN 之后，纳米结构脂质载体（NLC）已被开发用于增强药物包载和防止药物泄漏。NLC 由非结构脂质内部和单层表面活性剂外围组成。与 SLN 由于固体晶格导致载药量趋于饱和不同，NLC 的核心由固体和液体脂质的混合物构成，形成的内部结晶可以增加载药量。此外，NLC 中的这种液相可以在储存期间抑制药物释放[127]。

此外，脂质 – 聚合物杂化纳米颗粒也得到研究，以实现脂质基纳米颗粒和聚合物颗粒之间产生协同作用。事实上，Zhang 等比较了用于包载顺铂的脂质纳米粒、聚合物纳米粒及其两者的杂化纳米粒，体内数据表明载顺铂的脂质 – 聚合物杂化纳米粒能最有效地抑制卵巢癌[128]。此外，在基因传递应用中也考虑了这些杂化粒子[129]。通过优化脂质纳米粒的性质，可以控制其安全性、包封能力、稳定性、药代动力学、生物分布和治疗获益。

（二）纳米脂质体的性质

纳米脂质体由于其生物相容性非常好，可以同时包载亲水和疏水性药物，再加上磷脂本身是细胞膜成分，因此生物利用度高，不会引起免疫反应，被认为是药物递送和基因的万能载体。纳米脂质体具有以下性质：①载药范围广：脂溶性药物可定位在双分子层脂质膜之间，两亲性药物可定位在水相和膜内部交界处的磷脂上，亲水性药物定位在水相中。也可保护所载药物，防止体液对药物的稀释和被体内酶的分解破坏。②给药途径多样：除了最常见的注射给药途径，脂质体还适用于口服给药、眼部给药、肺部吸入给药以及经皮给药途径。③具有靶向性：普通脂质体具有肝、脾组织靶向性，经过单克隆抗体和其他抗体修饰后脂质体可具有特定靶向性。④具有长效性：长循环脂质体可延长药物在血液中的滞留时间，有利于增长药效。⑤组织相容性好：凭借与生物膜类似的结构，脂质体有很好的细胞亲和性和组织相容性，可长时间吸附在靶细胞周围，还可以直接进入细胞，经溶酶体消化释放药物。⑥可降低药物毒性：药物被脂质体包封后，在心、肾中累积量比游离药物低得多，因此可将对心、肾具有毒性的药物制备成脂质体达到降低药物毒性的作用。⑦可提高药物稳定性：对于一些在特定环境中不稳定的药物可受到脂质体双分子层的保护，而提高这些药物的稳定性。

（三）纳米脂质体的生物医学应用

纳米脂质体主要由磷脂和胆固醇合成，磷脂和胆固醇本身是细胞膜的主要成分，由于其自身仿生物膜的特点，可以通过其与细胞膜的融合和（或）胞吞作用将目的基因导入细胞，并且对脂质体进行修饰以逃避巨噬细胞的吞噬，实现靶向性、智能化的基因传递，具有很好的临床应用前景。因此其在生物医学中具有非常重要的应用。例如，肿瘤细胞表面存在一些相对特异性的高表达的膜分子受体，对脂质体进行高亲和力配体的修饰可实现配体靶向基因传递。针对靶细胞表面受体的抗体与脂质体偶联可形成免疫脂质体。脂质体凭借其独特的优势在肿瘤治疗中显示出了巨大的潜力[130, 131]。纳米脂质体也可用于抗炎、抗感染的药物载体，从而增加疗效[73, 74, 78, 132]。纳米脂质体还可以用于 mRNA 疫苗递送[133]。mRNA 疫苗是一类新型核酸疫苗，此类疫苗不需要进入细胞核，没有整合到基因组的风险。但是，mRNA 也存在着易被核酸酶降解的缺点。因此，选择一个合适的递送载体对 mRNA 疫苗来说十分重要。其中，以脂质体为载体的 mRNA 疫苗递送系统凭借其靶向性强、包封率高、细胞亲和性好的特点而备受关注。

第四节　复合纳米材料

复合纳米生物材料是一类新型复合材料，它是指一种或多种组分以纳米量级的微粒即接近分子水平的微粒复合于基质中所构成的一种复合材料[134]。复合纳米生物材料中各成分不仅具有纳米材料的小尺寸效应、表面效应、量子尺寸效应等原有特性，而且由于协同作用可以提升复合组分当中各自原有的性能，将给材料的物理和化学性质带来特殊的改变，因此可以集多种特异性能于一身。复合纳米材料是纳米材料在医学应用的重要平台，因为它们可以结合各组分的特性来发挥协同作用，从而达到多重目的[135-140]。通过选择合适属性的组分来制备复合材料可以克服单一组分解决不了的难题[141-143]。根据复合组分不同，复合纳米医学材料包括无机/无机、有机/无机、有机/有机杂化的纳米医学材料。

一、无机/无机复合纳米材料

（一）无机/无机纳米复合材料的制备策略

无机/无机纳米复合材料以其独特的光学、电学、催化性能和广泛的应用受到人们的关注，成为纳米材料领域的研究热点，到目前为止，许多方法已经被用于无机包覆的纳米复合材料的制备。一般来说，这些方法包括：表面沉淀法、超声沉降法、化学镀层法、无机胶体颗粒的可控沉降（自组装法）等。

1. 表面沉淀法

表面沉淀法是制备无机包覆材料比较常用的一种方法[144-147]。早期的研究表明，包覆材料通过表面沉淀能在固体颗粒表面沉降一层无机包覆层。这些包覆材料通常包括二氧化硅、碱式碳酸钇、二氧化钛、氮化钛和二氧化锆。然而，在包覆过程中，包覆材料的聚集和沉降经常同时发生，所以最终所得的产物往往包覆不均匀，或者产物不含有中心颗粒。1993 年，Ohmori 和 Matijevic[148] 优化了制备条件，在 $\alpha\text{-Fe}_2\text{O}_3$ 颗粒上包覆了一层均匀的二氧化硅。在包覆过程中，二氧化硅包覆层通过硅酸乙酯（tetraethyl orthosilicate，TEOS）在丙醇溶液中水解获得。这种方式控制了 TEOS 的动力学水解速度，从而有效地控制了二氧化硅在固体颗粒非均相反应，防止了二氧化硅反应体系中的均相成核。用同样的方法，可以得到均匀包覆的二氧化硅/二氧化钇，二氧化钇/二氧化硅核壳粒子[149]。

在上面所提到的无机包覆过程中，中心颗粒的尺寸和数量、反应物的相对比例（包括烷氧化合物、有机溶剂和水）也会对包覆的质量和厚度产生影响。例如，当要求获得比较厚无机层时，无机包覆材料通常以纳米粒子的形式沉降，并与中心固体颗粒发生非均相聚集，最终导致不均匀的包覆或者包覆材料的聚集。因此，需要系统的实验去优化包覆条件。为了获得均匀的无机层，可以通过表面改性，通常要求固体颗粒的表面和包覆材料的前驱体溶液有较好的兼容性，固体颗粒与无机包覆材料有较强的化学或静电亲和性。

2. 超声沉降法

化学超声法也是制备核壳结构复合材料的一种重要方法。它是利用超声波产生的能量来还原、氧化、溶解和分解体系中的物质[150-152]。超声过程的化学效应起源于液体中气泡的形成、生长和内破裂过程（即所谓的声穴现象）。在超声过程中，体系形成三个不同的区：①破裂气泡的内环境（气相），超声使得气泡内部的温度（几千度）和压力（几百个大气压）升高，这种压力和温度足以使水分子分解成为 ·H 和 ·OH；②气液界面，气液界面的温度（几百度）低于气泡内的温度，但仍然可以促使超声化学反应；③溶液的体相，体相的湿度与环境相同。超声化学反应主要发生在气液界面。到目前为止，超声过程已经广泛地用于制备金属、氧化物以及复合纳米粒子[153, 154]。例如，Dhus 等人[155]用超声法在包含 SiO_2 颗粒的 $Zn(Ac)_2$ 和硫代乙酰胺溶液中制备了核壳结构的 SiO_2/ZnS 复合纳米粒子。

超声沉降也可以用于金属纳米壳的制备[156, 157]。它是利用超声过程产生的 H 自由基的强还原性来制备金属纳米颗粒。通过静电亲和力或者配位相互作用，金属纳米颗粒可以沉积在固体颗粒表面。这些沉积的金属颗粒可以作为催化剂，进一步还原金属离子，从而获得比较致密的金属层。

3. 自组装法

自组装法也被广泛地用于无机纳米壳的制备[158-161]。通过层层（layer-by-layer，LbL）组装法，纳米粒子能够获得多层包覆。很多研究组已经运用这种方法制得了固体颗粒表面包覆的一层、多层同种材料或者交替包覆不同材料的复合颗粒。

（二）无机/无机纳米复合材料的性质

包覆通常改变粒子的表面性质。例如，包覆能够改变粒子的表面带电性质、表面的反应性，同时能够增强颗粒的稳定性与分散性。而且由于包覆材料与中心颗粒之间的相互作用及包覆粒子之间的相互作用，核壳结构复合纳米材料通常显示出独特的磁性、光学性质和催化性质，因此有望在生物医学等领域发挥重要的作用。

（三）无机/无机纳米复合材料的生物医学应用

由于纳米颗粒的比表面积大，表面的键态和电子态与颗粒内部不同，表面原子的配位不全等性导致了表面的活性位置增多，使得无机纳米颗粒具备了作为催化剂的基本条件。且无机/无机复合纳米颗粒中具有作为催化活性中心的金属粒子（如 Pt、Pd、Rh、Ag、Ni、Fe、Co 等）以及一些金属氧化物和半导体颗粒（如 TiO_2、ZnO、CdS、ZnS 等）。这些无机金属粒子中的电子结构会引起材料的催化性能，例如，2007 年我国科学家阎锡蕴院士发现 Fe_3O_4 纳米颗粒可以作为过氧化物酶模拟物[162]，此后，大量基于无机金属纳米材料的"纳米酶"研究不断涌现。此外，无机金属纳米材料的光学性质取决于其材料内部的电子结构，并且纳米材料的量子尺寸效应使无机/无机复合纳米材料微观结构相对于宏观晶体也具有很大不同，利用其光学性质可以实现光学成像方面的应用[163]。利用其磁学性质可以实现磁共振成像方面的应用[164-166]。由于无机材料的多孔结构，无机/无机纳米复合材料也可以用于药物的输送[167-169]。

二、有机/无机复合纳米材料

从有机组分和无机组分的性质和功能来看，有机/无机纳米复合物的构建具有重要的意义，因其综合了有机物和无机物各自的优点，并且可以在力学、热学、光学、电磁学和生物学等方面赋予材料许多优异的性能。通常，有机部分的稳定性、分散性、生物相容性以及与无机纳米颗粒不同的光学/磁性性质是不可替代的。虽然无机纳米颗粒的功能被广泛应用，有机部分及其可用于纳米复合材料中的功能仍是值得期待的[170]。

有机/无机纳米复合材料设计的亮点在于有机和无机部分的协同性质和功能，这是纳米复合材料最吸引人的优点。有机/无机纳米复合材料由于其自身尺寸和特性，具有一般纳米材料不具有的优良性能，其在生物医学领域也具有广阔应用前景。随着对生物系统的深入了解和对纳米复合物的需求，材料设计的概念将更加实用，纳米复合材料在影像引导治疗中的应用值得关注，因为它代表了一种有利于诊断和监测治疗过程的新途径。多功能的有机/无机纳米复合材料可以为未来的临床研究和个性化治疗提供一个方向和思路。

（一）有机/无机纳米复合材料的制备策略

构建有机/无机纳米复合材料总的来说有三种主要的方法，包括表面功能化、一锅合成法和包裹法。

无机纳米颗粒的表面功能化是制备纳米杂化材料最广泛使用的方法，因为表面工程不仅产生了有机和无机组分的结合，而且提供了一种调整纳米杂化材料性能的强大工具。通常，聚合物的表面功能化能够赋予纳米杂化物生物相容性，用以与生物分子（如用于靶向或递送的肽或基因）协同工作[171]。当聚合物链通过一个链端以适当的接枝密度和涂层厚度共价连接到表面或界面时，它们可以定义为聚合物刷[172]。无机纳米粒子表面的聚合物刷可以通过"接枝到（grafting onto）"或"接枝自（grafting from）"的方法制造。

1. "Grafting onto"策略

为了将纳米粒子和聚合物结合起来，最简单的方法是将所需的聚合物或生物分子直接接枝到所合成的纳米粒子表面。在这种情况下，接枝聚合物的相对分子质量是固定的，这一过程可以被认为是化学方法，其中接枝密度由于空间位阻效应受到限制。例如，金属-硫键可用于将带有巯基的聚合物接枝到金属表面。最著名的例子是金-硫醇键，它构成了金纳米粒子与硫代聚合物的主要相互作用。最常用的聚合物PEG可以通过将巯基端PEG（PEG-SH）接枝到金表面，形成具有各种形态的金纳米粒子[173-176]。

酰胺键（由氨基和羧基组成）是将聚合物接枝到NPs表面的另一种众所周知的键。带有羧基的聚合物很容易接枝到氨基官能化NPs的表面；反过来，含氨基的聚合物将与NPs表面的羧基反应，形成酰胺键合的纳米杂化物。1-乙基-3-［3-(二甲氨基)丙基］碳二亚胺（EDC）、二环己基碳二亚胺（DCC）和NHS是偶联反应中形成酰胺键的常见羧基活化剂。3-氨基丙基三乙氧基硅烷（APTES）被广泛用于获得胺官能化表面，用于随后的聚合物接枝。PEG-NHS接枝到各种APTES修饰的NPs上，包括二氧化硅以及基于二氧化硅的核壳结构纳米粒子和量子点[177-181]。

2. "Grafting from" 策略

与 "Grafting onto" 策略相反，"Grafting from" 策略中聚合物通过纳米粒子表面引发聚合而生长，它可以控制聚合物刷的结构，如接枝密度、涂层厚度和单体的选择，可以获得对聚合物的多功能性和化学稳定性的控制，同时合成方法的灵活性能够容易地引入其他官能团。例如，表面引发可控自由基聚合是一种应用广泛且方便的聚合物纳米杂化材料的制备方法，具有可控的结构、组成和相对分子质量。例如，为了提高生物相容性和分散性，Xu 等人应用牛血清白蛋白（BSA）在 EDC 和 NHS 存在下与 α- 溴代异丁酸（BIBA）反应制备 BSA–Br，该 BSA–Br 可作为引发剂容易地结合到金纳米棒的表面，通过 ATRP 接枝聚阳离子 PDMAEMA 后，可以构建 PDMAEMA/Au 纳米杂交体作为多功能基因载体[182]。在硅烷化学的帮助下，APTE 通过硅氧烷键与二氧化硅表面共轭，生成末端氨基，与 2- 溴代异丙基溴（BIBB）反应生成 ATRP 引发剂 SiO_2–Br[183]。

3. 自组装法

随着仿生学的蓬勃发展，自组装被认为是构建智能纳米杂化材料的一种很有前途和实用的方法。自组装是若干个体之间同时自发地发生关联并集合在一起形成一个紧密而又有序的整体，是一种整体的复杂的协同作用，基本结构单元在基于非共价键的相互作用下自发地组织或聚集为一个稳定、具有一定规则几何外观的结构。在这些相互作用中，主客体分子识别具有固有的选择性和可切换性，尤其是经典的环糊精 – 金刚烷（CD-Ad）组装系统，由于其尺寸匹配及所需的亲水性和疏水性，具有强大的结合亲和力。β-CD 以其合适的分子尺寸和良好的生物相容性被广泛用于构建门控释放。例如，Gan 等人设计了均一的 $UCNP@SiO_2@mSiO_2$ 核心 – 壳 – 壳球形 NPs（一个核加两个壳）通过单线态氧敏感的连接器与客体金刚烷连接。在与 β– 环糊精主客体相互作用之后，光响应型纳米复合物可以在中间的固体二氧化硅壳里面的 NIR 光和光敏剂的帮助下，从最外层介孔二氧化硅壳实现药物的可控释放[184]。

4. "一锅法"

"一锅法"提供了一种简单而有效的方法来构建有机 / 无机纳米复合物，其中无机部分通常在有机部分的存在下，在一步反应期间直接形成，以用作表面稳定剂或模板。大多数情况下，有机部分不参与反应仅起到包覆的作用。例如，可以通过一锅溶剂热合成简单地获得不同尺寸的聚乙二醇化 MoS_2 纳米片[185]。$(NH_4)_2MoS_4$ 同时作为 Mo 和 S 的前驱体，PEG 在合成过程中能有效地锚定在 MoS_2 纳米片的表面。

5. 包裹法

包裹法是通过有机组分与无机组分之间的非共价相互作用来构建有机 / 无机纳米复合材料，在某些情况下，有机组分通常形成纳米粒子，通过沉淀或化学反应过程包覆全部或部分无机纳米粒子，有机部分的自组装纳米结构也可以包覆无机纳米粒子，产生纳米复合材料。例如，Jiang 等人[186] 开发了一种简单的非溶剂诱导反离子络合方法来制备壳聚糖（chitosan，CS）基质和封装金纳米棒的纳米复合材料。在合成过程中，乙二胺四乙酸通过静电作用与带正电的 CS 和十六烷基三甲基溴化铵稳定的金纳米棒作用。采用乙醇作为非溶剂沉淀纳米杂化物，然后用戊二醛交联 CS 部分以封装金纳米棒。CS 基质可结合抗癌药物顺铂或吲哚菁绿（indocyanine green，ICG）用于化学治疗或光动力疗法（photodynamic therapy，PDT），而光热金纳米棒可用于光热疗法（photothermal therapy，PTT）[187, 188]。

（二）有机/无机复合纳米材料的性质

有机/无机纳米复合材料的综合性能值得期待，这在很大程度上取决于纳米复合材料的组成、尺寸、形状和表面性能，人们对纳米复合材料的性质和相应功能的深入了解，有助于揭示材料的合成、结构和性能之间的关系。有机/无机纳米复合材料的自组装由于其有序排列而具有广阔的应用前景，因此也引起了人们的广泛关注。

有机部分的有机链段如小分子、合成聚合物和生物分子在纳米复合物的稳定性和生物相容性中起重要作用，如有机/无机纳米复合材料中有机部分的几种常用特性和功能，包括刺激响应性、靶向性、客体分子载荷和多功能性等。

有机/无机纳米复合材料中的无机组分是连接可控合成和潜在生物医学应用的桥梁，有助于功能纳米复合物的合理设计和预测。无机纳米粒子具有特殊的一些性质，如光学、磁性、电学性质等，对无机纳米粒子的研究主要侧重于无机部分给相应纳米复合体带来的典型性质和相关功能。

除了有机组分与无机组分的性质和功能的结合外，纳米复合物由于有机和无机部分之间的协同特性而具有诱人的吸引力，也可以产生显著的协同效应和新的功能，在多功能结构纳米复合物中具有很大优势。

（三）有机/无机复合纳米材料的生物医学应用

多功能的有机/无机纳米复合材料可以为未来的临床研究和个性化治疗提供一个先进的平台。目前报道的由纳米复合物介导的生物医学应用大致分为三部分，包括生物检测[189, 190]、生物成像[191-193]、药物运输[194-196]和成像引导治疗[197-200]等。

三、有机/有机复合纳米材料

有机/有机复合纳米材料是由两种或两种以上的有机物复合而成的纳米材料，可以集各组分有机物的特性于一身，从而发挥有机/有机复合纳米材料的最大作用。有机/有机复合纳米材料的制备方法与有机聚合物、有机小分子的制备方法类似，包括纳米沉淀法、自组装法、微乳液法等。下面介绍一下有机/有机复合纳米材料的生物医学应用。

（一）有机/有机复合纳米材料在成像中的应用

由于活体组织对外界激发光源的吸收和散射作用以及活体组织强的自发荧光，会显著降低体内荧光成像的灵敏度，因此荧光共振能量转移（fluorescence resonance energy transfer，FRET）体系具有一定的局限性。近年来科研工作者开发了许多基于复合纳米粒子的生物发光共振能量转移（bioluminescence resonance energy transfer，BRET）体系用于体内成像。Rao 等制备了近红外自发光的 BRET-FRET 联用复合纳米粒子用于体内淋巴结和肿瘤成像[201]，在没有外界光激发的条件下，实现了活体近红外成像。首先以 MEH-PPV 为基底与 PS-PEG-COOH 及近红外发射染料 NIR775 共沉淀得到表面为羧基的复合纳米粒子（RET$_1$IR），再将生物发光酶 Luc8 通过酰胺键连接到纳米粒子上得到 RET$_2$IR，为了使纳米粒子可以靶向肿瘤细胞，在其表面进一步连接靶向基团 cRGD。选用 MEH-PPV 作为基底是因为其具有低毒性、高的荧光发射强度以及优良的光稳定性，并且 MEH-PPV 最大吸收在 503 nm，刚好与生物发光的光谱很好地重叠，所以当加入 Luc8 的底物时，生物发光转移到 MEH-PPV 上，发生有效的 BRET，而 MEH-PPV 发射的光刚好可被掺杂的 NIR775 吸收从而发出近红外光，整个过程联用了 BRET 和 FRET，最终得到 BRET-FRET 近红外纳米粒子（RET$_2$IR@cRGD）。纳米粒子粒径为 30～40 nm，不含有毒金属，在体内表现出长的循环时间和高的血清稳定性，并且发出强的近红外发射。由于 cRGD 的存在，复合纳米粒子可以很好地靶向接种在裸鼠体内的人胶质细胞瘤 U87MG 上，纳米粒子近红外自发射的特点可以清晰地成像非常小的肿瘤（直径为 2~3 mm），通过尾静脉注射纳米粒子 5 min 后，肿瘤部位与背景的信号比已经达到 100 以上，这一方法比荧光成像灵敏度高出一个数量级。

刘育教授课题组报道了一种由四苯乙烯衍生物与甲氧基乙烯基吡啶盐（TPE-2SP）、葫芦[8]脲（CB[8]）和 β- 环糊精修饰透明质酸（HA-CD）组成的三元超分子组装体，其具有双光子近红外发光性[202]。在水溶液中，TPE-2SP 在 650 nm 处有极弱的荧光发射，与 CB[7] 相互作用后，TPE-2SP 发射增强，红移至 660 nm。在水溶液中与 CB[8] 组装形成纳米立方后，TPE-2SP 的发射增强并红移至 680 nm。将癌细胞靶向剂 HA-CD 引入 TPE-2SP/CB[8] 中，可以通过二次组装形成纳米粒子，进一步增强近红外发射。并且这种双光子激发的超分子纳米颗粒成功地用于癌细胞 A549 的线粒体靶向成像，这种新型的超分子组装体系解决了以往超分子成像体系的短波长激发和发射问题，可以实现生物靶向成像。

（二）有机 / 有机复合纳米材料在治疗中的应用

多肽药物以其高活性、特异性以及毒副作用小等优点，在肿瘤和自身免疫性疾病治疗等方面具有重要的临床应用。然而在生理条件下，多肽药物稳定性差、易于被清除的特性降低了其对肿瘤的治疗效果，同时肿瘤部位富集能力差也制约了多肽药物的临床发展。Zhang 等提出了一种简便高效的超分子多肽治疗策略用于肿瘤治疗[132]。该策略基于多肽 N 端的苯丙氨酸与 CB[7] 较强的主客体相互作用（结合常数 ~ 10^6 M^{-1}），在溶液中将 PEG 与 CB[7] 的共聚物 Poly-CB[7] 同 N 端含苯丙氨酸的多肽简单混合，即可获得极高包封率（>97%）的超分子多肽纳米药物。该超分子多肽治疗策略适用于在 N 端引入苯丙氨酸的抗肿瘤多肽，也将可能适用于多种原本在 N 端就含有苯丙氨酸单元的临床多肽药物，如人胰岛素、比伐卢定等，以提高它们的体内稳定性和治疗效果。因此，有机 / 有机复合的超分子多肽治疗策略有望为具有生物活性的多肽和蛋白类药物的药剂制备及其临床转化提供一个通用的、有潜力的方法。

美国西北大学 S. I. Stupp 等报道了一种纳米级纤维的超分子支架，它整合了两种不同的正交生物信号，分别是层粘连蛋白信号 "IKVAV"（可促进神经干细胞向神经元的分化延伸轴突）和成纤维细胞生长因子 2 "FGF-2"（模拟肽 YRSKYSWYVALKR，激活受体 FGFR1，促进细胞增殖和存活）。这两个信号被放置在两个不同的带有烷基尾的肽的末端，在水介质中非共价共聚形成超分子纤维，将其用在严重脊髓损伤的小鼠模型可以促进脊髓损伤小鼠的细胞再生和逆转瘫痪，使它们在治疗后的 4 周内再次行走，显著改变细胞在体外的生物反应以及小鼠体内脊髓损伤的功能恢复[203]。

第五节 其他纳米材料

一、天然纳米材料

自然界通过数千万年进化出来的生物体有着人们无法想象的复杂性。从微观角度看，很多生物体特殊的功能都与纳米息息相关。更加令人惊奇的是，不仅生物体所用的材料尺度是微观的，而且生物体还对有机、无机材料进行了进一步的处理，使得整体显示出一种微观上的高度有序性。同时，正是由于这种微观尺度上的有序组装，使得材料的性质与普通宏观材料显示出极大的不同。进一步研究发现，生物体采用这些组装结构都与其所需性能密切相关。首先，在材料的机械性质上，微观尺度的组装能够极大地提升特定的机械性能。通过对贝壳、牙齿、骨骼等的研究发现，这些生物体中最坚硬的部分，其主要组成为各种无机矿物质，如碳酸钙、二氧化硅、羟基磷灰石等。尤其是碳酸钙，其被大量用作无脊椎动物的保护部分，如贝壳、甲壳等。这种常见的化合物，在建筑上随处可见，其本身的强度和硬度是有限的，原本不足以抵抗外界很大的压力。然而，生物体却创造性地使用了有机、无机杂化的方法，并通过微观尺度上的组装，增强了其机械性能，使得这种矿物质能够满足生物体保护自身的作用。以软体动物贝壳为例，经研究发现，其主要成分为碳酸钙的两种最稳定的晶型之一：方解石或文石。这些碳酸钙按照一定的方式组合起来，尤其是珍珠质部分，这部分材料呈一种有序的堆叠结构。这种结构与建筑上常用的砖泥结构相类似，以碳酸钙晶体（多为文石）单元为"砖"，以有机体如蛋白质等为"泥"，使用层层堆砌的方式形成。研究发现，这种结构比普通碳酸钙矿物有着更高的强度和硬度，可以很好地分散外界的压力，从而起到保护和支撑生物体的作用。

生物体选用的有序材料不仅用于提升机械性能，在光学性能的提高上，生物体也显示出强大的实力。一种被称为结构色的生物体显色方式被发现是纳米层次上的有序和无序结构相互作用的结果。许多生物如蝴蝶、鸟类、蛾子等有着非常绚丽的色彩。研究发现，这些色彩不一定是色素产生的，很大一部分与生物体微观结构有关。电镜观察发现，这部分生物体通过将微观材料在特定空间的排列，使得某一波段的可见光在期间发生干涉、衍射或散射等，过滤出特定波长的光，从而显示出美丽的色彩。其中最著名的是光子晶体，这是一类特殊的晶体，其原理很像半导体，有一个光子能隙，在此能隙里电磁波无法传播。蛋白质就是其中的典型，它的组成仅仅是宏观透明的二氧化硅，其立方密堆积结构的周期性使其具有了光子的能带结构，随着能隙位置的变化，反射光也随之变化，最终显示出绚丽的色彩。

除结构色外，生物体还用特殊组装形式来完成对外界光线的感应，如形成复眼结构等。以蚊子的复眼为例，其不仅仅是由无数微米级的小眼组成，而且每个小眼表面都有无数纳米结构的整齐排列，这使得蚊子复眼具有了优异的超疏水性，从而具有很好的防雾能力。

生物体还通过纳米层次的组装来实现各种特殊而令人惊奇的能力。部分植物叶和昆虫、鸟类等的翅膀上有特殊的疏水性能，这是由其表面微米或纳米尺度的规则或不规则排列所产生的，这种组合所产生的超疏水性能使水滴在其表面轻易地形成水珠，通过重力作用自然滚落，同时带走叶面上的污染物，这种行为称为植物等的自清洁能力，这种性质以荷叶为代表，又称为荷叶效应。还有一些更加令人惊奇的现象，例如水龟可以在水面上自由行走，研究发现，水龟的这种本领来源于其腿部数千根同向排列的多层微米尺寸刚毛。这些刚毛使水龟的腿部能够在水中划出多倍于己的水量，从而使其具有非凡的浮力。还有，壁虎能够自由地在光滑的墙壁上行走，经研究发现，壁虎脚上有无数微米级的刚毛阵列，而这些刚毛每个又由无数纳米级的刚毛排列组成，如此众多的微结构单元，最终使得壁虎能够通过范德华力粘附在物体上，从而在光滑平面上行走自如。如此种种，随着研究的深入，可以发现许许多多奇特的生物现象均来自纳米世界。

二、半导体纳米材料

半导体纳米材料常被用在生物传感方面。虽然半导体纳米材料近年来被广泛用作敏感元件材料，但考虑到在实际复杂情况下的实用性，仍需进一步优化其抗干扰能力、选择性、稳定性等传感参数。为了解决以上问题，有多种从改善材料方面提高半导体纳米材料传感器性能的方法，如构建异质结、调控形貌结构、调控氧空位、负载贵金属、掺杂元素、多组分复合等。下面主要对其中几种方法进行介绍。

（一）异质结构建

半导体纳米材料可分为 N 型和 P 型。在半导体中掺入施主杂质，自由电子浓度远大于空穴浓度，即为 N 型半导体；在半导体中掺入受主杂质，空穴浓度远大于自由电子浓度，即为 P 型半导体[204]。当晶体结构、晶格常数、原子间距相似的两种不同材料接触，载流子扩散，N 型区的多子电子向 P 型区扩散，同时 P 型区的多子空穴也向 N 型区扩散，在界面区域容易构成同型或异型的异质结构[205]。

气敏反应中，对于 N 型半导体，空气中的氧被吸附晶粒上，易吸引来自晶粒的电子，形成氧负离子（O^-、O_2^-、O^{2-} 等），诱导电子耗尽层变厚以增加表面电势，因此，在相邻晶粒之间形成势垒，阻止电子从一个晶粒迁移到另一个晶粒，当暴露于还原气体后，氧被消耗，势垒高度降低，利于晶粒间的电子传输。对于 P 型半导体，则是由晶粒的空穴决定自由载流子的输运，空气中氧把材料上的电子夺走形成氧负离子，材料上形成大量空穴，导致电阻减小，当暴露于还原气体后，氧负离子发生氧化还原反应释放电子导致电阻增大。对于 P-N 异质结，两者的功函数不一致，接触后功函数大的一方会转移电子给功函数小的一方，费米能级的差异使得电子在两者之间传输，直至费米能级平衡，这时候还伴随着势垒和耗尽层厚度的改变，这些变化可改善气敏性能。Yang[206] 等采用水热一步法和退火工艺成功合成了 Co_3O_4-ZnO 纳米复合材料。由于 Co_3O_4 与 ZnO 的 P-N 异质结效应，以及 Co_3O_4 的催化和高氧吸附性能，与纯 ZnO 传感器相比，在钴含量为 1at% 时，Co_3O_4-ZnO 复合材料的传感器对三乙胺具有更高的灵敏度、更好的选择性和更快的响应恢复速率。

（二）形貌结构调控（模板合成法）

半导体纳米材料的形貌调控对改变其传感性能、拓展传感器应用有重要意义，目前已成功设计了许多不同形貌结构的生物传感器，如纳米片、纳米管、纳米球、纳米花和纳米立方体[207-210] 等，其中模板合成法可以满足纳米材料对微观形貌、晶体组成和结构、粒径大小的严格要求，进一步促进了功能化纳米材料的研发应用。不同形貌的材料对同一待测分子具有不同的灵敏度，其中具有有序排列、较大表面积等形貌的敏感材料，其反应位点的增加可改善灵敏度。

从概念上讲，模板合成法就是合成或选择具有特殊的纳米结构、易控制的形貌、低廉成本的物质作为材料生长的基底，通过物理或化学的方法将材料沉积生长到模板的表面或穿插在孔中，从而可以调控反应过程中合成材料的形貌结构、大小尺寸、分布形式等，而后将模板去除，即可得到所需的目的材料。由于模板合成法可以对材料结构形貌和大小精准调控，合成相对简单，且在材料生长过程中，可以实现自组装，得到多层次的、复杂的纳米材料，所以模板合成法是纳米材料研究中应用最广泛的方法之一，可以满足实际需要。按模板的特性、限域能力及组成成分的不同，可分为硬模板和软模板。

硬模板，主要是指可以自支撑的刚性模板，一般为多孔或多通道连接的中空结构，由共价键作用维系模板。常见的硬模板有多孔硅、金属模板、碳布、泡沫铜、泡沫镍、碳纳米管、导电玻璃等。硬模板具有较窄的限定空间、较高的稳定性，有些可以直接作为电极基底。Liu[211]等通过将静电纺丝制备的 CuO 纳米纤维（CuO NFs）直接生长于导电玻璃基底 ITO 上，热处理制成 CuO NFs-ITO 电极，对 0.20 ~ 1.3 mM 范围内的葡萄糖，灵敏度为 873 μA mM^{-1} cm^{-2}，检出限为 40 nM（S/N = 3），CuO NFs 与 ITO 之间的直接电子转移保证了对葡萄糖的快速反应。中国科学院山西煤炭化学研究所覃勇团队[212]以碳纳米螺旋（CNC）为模板，利用原子层沉积（atomic layer deposition，ALD）方法在 CNC 表面先后沉积 Pt 纳米簇 / 单原子和 TiO$_2$ 层。经过空气中焙烧去除 CNC 模板，同时非晶态的 TiO$_2$ 结晶收缩转变为多孔的锐钛矿 TiO$_2$，得到多孔 TiO$_2$/Pt 光催化剂。然后再利用 ALD 在 TiO$_2$ 纳米管的外壁沉积 CoO$_x$ 纳米簇，最终得到多孔 TiO$_2$ 负载空间分离的 Pt 和 CoO$_x$ 双助剂的 CoO$_x$/TiO$_2$/Pt 光催化剂。

软模板，主要是指柔性有机物模板，一般为天然生物分子和高分子自组织结构，由分子间弱相互作用维系模板。常见的模板有蛋白质、微生物、聚丙烯酰胺、支撑液膜等。软模板具有生物矿化模拟性、丰富的形态多样性等优势，但是结构稳定性较差，因此效率不高。

（三）氧空位调控

半导体纳米材料因其低成本、高稳定性、优良催化特性而备受关注，并广泛应用于传感器、环境修复、催化等领域[213, 214]。然而半导体纳米材料的应用也受到其固有的宽带隙、选择性差、易受环境干扰等因素的限制[215]。除调整材料的组分、形貌和原子排列方式以外，引入氧空位也可以有效地提高材料的催化性能，特别是在半导体纳米材料的晶格结构中引入。氧空位可通过调控材料表面微结构与电子结构，改变载流子浓度，引入更多的高活性位点，从而改善材料光、电传输性能[216-218]。Ou[219]等人开发了一种高效简单的室温锂还原法，在半导体纳米材料（TiO$_2$、ZnO、SnO$_2$ 和 CeO$_2$）中生成氧空位，在一定量太阳光强度的照射下，富含氧空位的 TiO$_2$ 的光催化析氢速率比原始未经表面处理的 TiO$_2$ 纳米粒子高出约 3 倍。

随着纳米技术的快速发展，近年来出现了许多将氧空位引入半导体纳米材料的方法，如火焰还原法、结构重组、氢处理、固相扩散富集表面杂质等[221, 222]。虽然目前的方法可以有效地产生氧空位，但在优化合成工艺方面仍然存在争议，通常因合成过程复杂、成本昂贵、操作危险，或不适合大规模的商业应用而受到限制。因此，探索高效、易控制、低成本的新型含氧空位金属氧化物材料的创新方法非常重要。

（四）贵金属负载

贵金属（Au、Ag、Pt、Pd 等）负载是一种常用的提高材料传感性能的方法。负载的贵金属可作为催化剂，降低待测物质在材料表面发生吸附 - 解析反应的势垒，提高金属氧化物的电子传输速率，从而加快反应速率，优化材料的传感性能。Houlihan[223]利用 Au 修饰了 CeO$_2$，形成 Au-CeO$_2$ 离子体膜，其在无氧环境中对氢的探测比其他等离子体 H$_2$ 传感器强 4 倍。Zhong[224, 225]等采用液相法制备 Cu$_2$O 八面体前驱体，在液相条件下加入不同 Pd 离子含量对表面改性，合成的新型带刺 2.5 wt%Cu$_2$O@CuO-Pd 蛋黄壳微纳米结构，在 0.01 ~ 6.50 mM 葡萄糖检测中灵敏度为 545.8 μA mM^{-1} cm^{-2}，检出限为 3 μM。

由于贵金属制备成本高且储量越来越少，大大限制了贵金属负载的实际应用，原料来源广泛、含量丰富、价格低廉且电催化活性好的非贵金属材料越来越受到科研人员的重视。

三、仿生纳米材料

仿生纳米材料是由仿生材料和纳米材料组成，通过将仿生材料（如细胞膜、脂蛋白、病毒或细菌等）与纳米材料进行特殊的整合，形成具有一定生物特性的仿生纳米材料，通过这种方式合成的仿生纳米材料不仅有效降低了原纳米材料对细胞的毒性作用和免疫原性作用，同时提高了纳米材料的组织相容性和生物靶向性等特点，进而实现对疾病更好地诊疗[225]。

（一）细胞膜包被纳米粒的应用

细胞膜包被纳米粒（membrane-coated nanoparticle，M-NP）由细胞膜涂层和纳米粒制成，涂层包括红细胞膜、白细胞膜、肿瘤细胞膜和干细胞膜等，能够表现出细胞原有的生物学特性[226]。例如，白细胞在维持机体免疫系统平衡方面起重要作用，研究发现，将白细胞膜包被在载药材料上，可以增强药物的功能[227]。Zhang 等[220]制备的中性粒细胞膜包被的纳米粒，继承了源细胞外膜的抗原和相关功能，在小鼠关节炎模型中显示出显著的治疗效果，展示了一种基于仿生型纳米粒治疗类风湿关节炎的策略。

（二）脂蛋白仿生型纳米粒的应用

脂蛋白是一类由富含固醇脂、三酰甘油的疏水性内核和由蛋白质、磷脂、胆固醇等组成的外壳构成的球状微粒。脂质体具有生物相容性、生物降解性等性质，是一种用于生物活性物质包封和传递的新型纳米材料，可以将活性分子运送到特定的作用位点，并提高材料的生物利用度和稳定性[228]。纳米粒的细胞毒性以及药物不能在肿瘤部位集中有效地释放是限制纳米粒给药系统抗肿瘤疗效的两大障碍。Li 等[229]受低密度脂蛋白（low density lipoprotein，LDL）的生物学结构和功能启发，研究制备了一种基于纳米脂质载体（NLC）对酸碱度敏感的 ApoB-100/ 油酸 -dox/NLC（AODN）纳米颗粒，这种纳米颗粒的生物组成与 LDL 相似，可以有效提高循环时间和靶向效率，通过 LDL 受体介导的内吞作用使更多药物被吞噬，从而使更多药物在肿瘤部位积聚，在乳腺癌细胞株 4T1 细胞中表现出较高的细胞毒性，而降低了全身毒性。多西紫杉醇是一种难溶性化学治疗药物，将其装入弹性类多肽疏水性核内，可以有效靶向作用于前列腺癌细胞。

（三）其他

除了以上研究较多的仿生纳米材料外，其他仿生纳米材料（如病毒、外分泌体、细菌等）的研究也越来越多。Zhang 等[230]应用基因工程技术制备病毒抗原并将其植入到细胞膜中，形成一种球形的仿病毒纳米囊泡，其大小、形态和独特的免疫原性都与病毒相似，具有病毒包膜糖蛋白和多种抗原决定簇，可用于抗包膜病毒的疫苗制备。Gao 等[231]以大肠埃希菌为模型病原体，收集细菌外膜囊泡（outer membrane vesicle，OMV），并将其包裹在直径为 30 nm 的小金纳米颗粒（AuNPs）上制备成 OMVs-AuNPs，得到的新型仿生纳米粒在生物缓冲溶液中表现出更强的稳定性，提示将天然细菌膜包被在纳米粒设计抗菌疫苗的方法可行。

第六节 小结与展望

纳米材料代表了从药物、基因和疫苗等疗法的诊断到组织工程和成像的各种应用。每个纳米材料平台，包括脂质体、聚合物纳米材料、金属 / 非金属纳米材料、仿生细胞膜涂层纳米材料、量子点、碳纳米管和树状大分子等，都提供了独特的物理化学和生物特性。因此，这些纳米材料有可能为癌症、心脏和脑部疾病、糖尿病、传染病和呼吸道疾病的常规治疗提供替代策略。尽管纳米材料已经在生物医学领域确立了重要地位，但该领域仍处于初级阶段。这些纳米材料中的很大一部分仍处于研发阶段，无法从实验阶段过渡到临床。由于具有严重的毒性，许多纳米材料在临床实验的后期都面临失败的可能，这取决于其物理化学性质，如尺寸、形状和表面性质（如表面电荷和疏水性）。开发稳定有效的纳米材料需要全面了解其物理化学特性及其应用，需要采取进一步的策略来克服与制造成本和监管标准相关的问题。此外，正确理解纳米材料的安全性和毒性以及与使用纳米材料相关的健康风险至关重要。在目前取得显著进展的基础上，借助先进的技术和工程，研究人员将有可能优化这些治疗和诊断模式。因此，纳米材料无疑有望彻底改变生物医学领域，并为治疗无数重要的人类疾病提供机会。

（李利平 杨 杰 温雅婷 许玮月）

数字课程学习

参考文献　　　教学PPT　　　复习题

第二章 纳米医学成像

第一节 纳米探针与分子影像技术概述

概括来说，医学影像是借助某种介质（如 X 线、电磁场、超声波等）与人体相互作用，把人体内部组织器官结构、密度以影像方式表现出来，诊断医师根据影像提供的信息进行判断，从而对人体健康状况进行评估的技术。医学影像技术的发展最早可追溯到 1895 年伦琴首次发现了 X 线。1942 年奥地利科学家将超声应用于脑肿瘤诊断，1954 年开发出荧光增强器，1971 年第一台 CT 诞生，亨斯菲尔德在英国放射学年会上首次公布将 CT 成像用于颅脑检查。1973 年，美国物理学家保罗·劳特伯尔开发出基于磁共振现象的成像技术，1974 年建立了最早的进行体层成像的正电子发射体层成像（PET）扫描仪原型，整合了所有现代 PET 扫描仪的基本原理。20 世纪 90 年代后期，基于光声效应的光声成像技术迅速发展起来，并广泛应用于生物医学领域。因此按照发展时间来看，当前的医学影像技术主要分为以 CT、磁共振成像（MRI）、PET 为代表的传统成像和以荧光成像、光声成像及多模态成像为代表的新兴成像。

在临床诊断中，常规的医学成像技术只是将生物体内的物理特性及分子改变终效应作为成像对比的依据，从而对疾病进行诊断。近年来提出的分子影像技术是用特异性探针对体内特定组织、细胞或分子进行标记，从而将基因表达、生物信号传递等复杂的过程转变为直观的图像，在细胞分子水平上了解疾病的发生发展机制及特征，在活体上实现无创、实时可视化观测并评估药物或基因的治疗机制和效果。对于肿瘤来说，常规的医学成像只能反映肿瘤大小的变化等疾病后期的症状，而分子影像学通过特定的体内免疫靶标可提高诊断的准确性，力争实现早期检测与诊断。分子影像学是现代分子生物学技术与先进医学影像技术相结合的产物，是一门新兴的交叉学科，它涉及医学、放射学、化学、材料科学、数学、生物等多个学科，在疾病的早期诊断、活性药物筛选，甚至实时评价治疗效果等方面都发挥着越来越重要的作用，具有传统成像手段所没有的无创、实时、活体、特异、精细显像等优点。

分子影像学的关键技术有分子探针、靶向技术、信号放大技术及具有高空间分辨率和高敏感性的成像系统。分子成像探针对分子影像学的发展起着不可忽视的作用，探针的构建及性能直接影响最终的成像效果。理想的分子影像探针应满足如下 4 个条件：①对靶标具有高度的特异性结合力和亲合力；②具有良好的通透性，能迅速穿过生物屏障，如血管及细胞膜等；③不会引起机体明显的免疫反应，在活体内保持相对稳定，在血液循环中有适当的清除期，既能与靶生物分子充分结合又不会有明显的不良反应；④能与影像信号分子偶联，在一定程度上将需要探测的信号进行放大，便于成像并产生有效的检测信息。

目前常用的分子影像探针有各类常规的非特异性造影剂、带有特异分子配体的分子探针以及近年来随着纳米技术而发展起来的纳米探针。相对于传统的分子探针，纳米探针在生物医学成像中得到应用主要在于其具有如下优势：①尺寸形状可调。纳米粒子的大小与其在体内的生物分布、血液循环半衰期、细胞摄取、肿瘤穿透性和靶向性密切相关。直径 < 10 nm 的纳米粒子会被肾清除；直径 10 ~ 100 nm 的纳米粒子具有良好的药物代谢动力学，在长时间循环后积聚在肿瘤部位且不易被肝肾清除，最适用于体内；而 > 100 nm 的纳米粒子则易被巨噬细胞识别，并在具有单核巨噬细胞系统的器官（如淋巴结、肝、脾和肺）中蓄积。肿瘤血管内皮间隙为 380 ~ 780 nm，因此直径 < 780 nm 的粒子可以穿过内皮间隙到达血管外，渗透到肿瘤组织，且能穿过肿瘤基质屏障。纳米粒子进入细胞的吸收率与其形状也有很大关系，有研究表明，棒状粒子的吸收率高于其他形状的纳米粒子。②易于表面修饰，实现体内长循环，提高生物利用率。一般来说，纳米粒子的表面性质对造影剂的吸收摄取有重要影响，亲水表面和中性表面不容易被单核吞噬细胞系统识别吸附。通过表面修饰，可以改善纳米颗粒的亲水性能和生物相容性，延长颗粒在体内的循环时间，避免其被单核吞噬细胞系统过早清除，提高负载药物的生物利用率。例如在纳米粒子表面附着亲水聚合物聚乙二醇（PEG），可大大改善纳米粒子的亲水性能和在体内的相容性，同时还保护蛋白质免受体内酶的降解；③高靶向定位能力。纳米颗粒在肿瘤组织中可同时表现出主动和被动靶向效应。肿瘤组织中血管丰富，血管壁间隙较宽，结构完整性差，纳米颗粒借助"渗透滞留效应"被动渗出易漏的血管，并倾向性地积蓄在肿瘤中，称为纳米颗粒的被动靶向效应。主动靶向是指用化学、物理或生物等方法将表面修饰有多肽、抗体、整合素等分子的纳米颗粒输送到病变部位，使其能特异性地识别靶细胞，从而形成对病灶的针对性治疗。按照识别方式的不同，主动靶向主要有受体介导和抗体介导两种靶向作用机制。受体介导主要是在纳米载体上连接适宜的配体，通过配体 – 受体相互作用使纳米载体与靶部位表达的受体特异性结合，如维生素定向靶向（叶酸、维生素 B_{12}）、蛋白质定向靶向（转铁蛋白、低密度脂蛋白）、多糖定向靶向（半乳糖、甘露糖、透明质酸和凝集素等）。抗体介导主要是纳米载体通过抗体修饰，特异性地与靶细胞上过度表达的抗原结合。常见的抗体有：单链抗体、各类癌细胞表面抗原抗体、抗表皮生长因子受体抗体等。④设计性强，能够实现联合递送。纳米材料具有较大的比表面积，可将多种成像对比剂和药物整合到一个体系中，可实现靶向、多药联合、多模成像和诊疗一体化等功能。

分子影像学的核心是快速、高灵敏、高分辨的成像设备与高特异性、高亲和力的影像探针的完美融合。通过纳米技术，构建高特异性纳米探针可以同时实现分子探针、组织靶向和信号放大三方面功能，在高空间分辨率和高敏感性成像系统下实现疾病的精准诊断。

第二节　纳米技术在传统成像中的应用

一、纳米技术在计算机体层成像中的应用

计算机体层成像（computed tomography，CT）是用 X 线束对人体层面进行扫描，取得信息。经计算机处理而获得的重建图像是数字成像而不是模拟成像，它开创了数字成像的先河。CT 所显示的断层解剖图像，其密度分辨力明显优于 X 线图像，使 X 线成像不能显

示的解剖结构及其病变得以显影，从而显著扩大了人体的检查范围，提高了病变检出率和诊断准确率。从 1971 年制造出第 1 台 CT 扫描仪到 20 世纪 70 年代末，CT 已经发展成为成像的主力军[1]。80 年代末出现的螺旋 CT 实现了从层扫描到螺旋式容积扫描的飞跃，在 CT 技术发展史中具有里程碑意义。之后出现的超高速 CT 则彻底消除了呼吸、心搏形成的伪影，可清晰显示心脏、大血管解剖与运动功能，是 CT 发展史上一次质的飞跃。

CT 的主要特点是密度分辨率高，能准确测量各组织的射线吸收衰减值，并通过计算进行定量分析；X 线穿过人体不同组织时，会产生不同程度的衰减，这是产生影像对比的基础。一般来说，组织越致密，对 X 线的吸收越多。虽然平扫 CT 比普通 X 线检查的密度分辨率高得多，但是仍有某些病变在 CT 平扫上呈等密度改变，或者已显示在平扫 CT 上的病灶，但不能明确其血供是否丰富，有必要借助于造影增强病变。造影剂进入体内后在各部位的数量和分布，根据不同组织器官及其病变的内部结构（主要为血管结构）的特点呈现一定的密度和形态差异，临床实践充分证明，增强扫描显著改善了某些器官 CT 检查的分辨率和诊断准确率。一般来说，具有较高密度或高原子序数的材料均能吸收 X 线，如碘、钡、金、铋等元素，都可用作 X 线成像的造影剂。

在过去的 10 年里，纳米技术取得了巨大的进步，各种纳米材料已被应用于生物医学。纳米颗粒具有较长的循环时间，而且它们可以被设计传递到目标组织，此外，易于表面修饰的纳米颗粒可以制备各种多功能材料，从而实现多模态成像及诊疗一体化，因此，纳米尺寸的 CT 造影剂具有巨大的潜力。

（一）碘基 CT 造影剂

碘化造影剂因其原子序数高而广泛应用于临床 CT 造影。自 20 世纪 20 年代以来，碘化造影剂有很长的历史。第一个碘化 X 线造影剂是碘化钠，但其毒性妨碍了它的进一步应用。目前大多数碘化造影剂是 1,3,5- 三碘苯的衍生物。在碘化芳环中加入羧酸和胺等官能团，以增加生物相容性和水溶性。第一种碘化 X 线造影剂，包括泛碘酸盐，由三碘苯单体与离子苯甲酸组成。由于 CT 成像需要注射大量的造影剂，所以离子造影剂的高渗透性是一个很大的问题，为了解决这个问题，开发了非离子型水溶性碘造影剂。这些造影剂的渗透压较低，导致不良反应的风险较小。通过增加每个分子中碘原子的数量，可以进一步降低造影剂的渗透性，明显降低过敏反应的发生及概率。然而需要注意的是，这些碘化造影剂在给药后通过肾排泄迅速，成像时间很短，此外，这些药物在血管内和血管外间隙非特异性分布，会导致 CT 图像不清楚。为了解决这些局限性，目前已经开发出了纳米尺寸的碘造影剂，如脂质体、聚合物造影剂以及金、钽等其他重金属纳米造影剂。

1. 脂质体碘造影剂

脂质体作为最早和最广泛应用的纳米给药技术之一，已广泛应用于碘造影剂（ICM）的给药。脂质体由天然磷脂双分子层包围的水核组成，可用于将水溶性 ICM（如碘伏咪唑和碘己醇）封装在水核中，并在疏水双分子层中负载碘化油。20 世纪 80 年代报道了第一批含有造影剂的脂质体制剂，实现了血管和肝成像的增强。然而，这些脂质体可以被免疫系统快速识别和清除。聚乙二醇（PEG）和含 PEG 的聚合物是生物和医药领域最常用的长循环给药系统的开发材料。这是因为 PEG 链提供了较高的水合水平、较大的水动力和较强的空间位阻，不仅可以增强体内的稳定性，还可以防止血清蛋白的附着，阻碍单核吞噬细胞系统的吸收，导致循环清除率显著下降。因此，PEG 修饰脂质体表面可广泛应用于制备具有改善药效学性能的长循环脂质体，应用于多种医药、生物医学和生物成像领域。

例如，PEG 磷脂如 1,2- 二硬脂酰 –snglycero–3– 磷酸乙醇胺 –PEG（DSPE–PEG）被广泛应用，并被成功证明能够提高脂质体的稳定性，提高包封效率，延长脂质体的血液循环时间。水溶性 ICM 如碘克沙醇，被封装到 PEG 包被的脂质体的核心，作为有效的血池造影剂，用于肺动脉的长期成像，可在家兔体内维持数小时的对比度增强[2]。相反，碘克沙醇能在几分钟内迅速从体内清除。此外研究发现，肾过滤是清除血液中脂质体的非主导途径，它可以降低对比剂引起的肾毒性的风险。

除了脂质体外，近年来在利用装载 ICM 的纳米乳液作为一种有效的造影剂方面也取得了显著的进展。纳米乳液型造影剂一般为粒径在 20～200 nm 的 ICM 的胶体分散形式。装载 ICM 的纳米乳状液通常由水不溶性碘化油和不同类型的脂质作为油相，PEG 表面活性剂或含 PEG 的嵌段聚合物作为水介质中的分散稳定剂[3]。这些碘化纳米乳液主要用于血池或肝 / 脾临床前成像，在临床前 CT 造影剂市场上占有重要地位。与脂质体制剂相比，纳米乳剂更多的优点。首先，纳米乳液的稳定性更高。它们在稀释和加热下相对稳定。此外，它们的配方和制备工艺更简单，成本更低，尤其是纳米乳液液滴的制备工艺。与脂质体相比，纳米乳液对 ICM 具有更高的包封效果，对水不溶性 ICM 或疏水药物具有更高的负载能力。最后，PEG 或特定的配体可以更容易地引入液滴表面，赋予它们较强的隐身性能或靶向性。脂质体在有效的 ICM 传递方面具有巨大的潜力，然而，这些纳米载体仍然存在内部有效载荷泄漏和载药能力极低的问题。

2. 聚合物碘造影剂

在过去的几十年中，聚合物及其相关纳米材料因其独特的生物相容性、可设计性、生物降解性、易合成性和修饰性而受到人们的广泛关注，并在生物医学和医药领域展现出巨大的应用潜力。聚合物 NP 可通过包封或偶联与药物或 ICM 结合，为提高 ICM 的生物相容性、传递效能和诊断敏感性开辟了新的途径。

聚合物胶束是一种由两亲性聚合物在水中自组装而成的聚集胶体，已经证明是解决药物或诊断试剂释放的有效方法。胶束是一种独特的核 – 壳纳米结构，它们的亲水壳主要由 PEG 或类似的亲水聚合物组成，如聚乙烯吡咯烷酮、聚乙烯醇、葡聚糖、壳聚糖、透明质酸和聚丙烯酸等。外壳上的亲水聚合物为胶束在水中提供了稳定性。疏水核一般来源于疏水链的聚集或亲脂链与疏水药物因疏水相互作用而产生的共组装。聚酯，包括聚己内酯、聚乳酸、聚乳酸 – 共甘油酯和聚氨基酸，由于其优良的生物相容性和生物降解性，被广泛用于疏水聚合物构建胶束。通过改变每个聚合物链中结构重复单元的数量和链的组成，可以很容易地定制出亲疏水链。制备碘化胶束的主要策略之一是通过 ICM 与两亲体疏水尾的共价连接，然后碘化的部分自组装到胶束的中心。例如，Torchilin 等人[4] 通过将亲水性 PEG 链与 12- 重复单元聚赖氨酸偶联，开发了一种两亲性嵌段共聚物（mPEG–PA–PLL）。然后，将 2,4,6- 三碘苯甲酸共轭到 mPEG–PA–PLL 链的氨基上，制备出碘化两亲性嵌段共聚物（形成 ICM 的共聚物）。所制得的共聚物具有形成碘含量约为 17.7% 的聚合物胶束的能力。注射 2 h 后，在大鼠心脏、肝脏和脾脏仍可观察到超过 50 HU 的强烈对比。这种碘化聚合胶束在长期血池造影剂方面具有很大的潜力。

多聚体是两亲性嵌段共聚物自组装的囊泡结构，由两亲性共聚物的双层壳和水相核组成，其结构与胶束不同，但与脂质体非常相似。然而与脂质体相比，多聚体具有一些显著的优点，如体内循环的稳定性更高，膜的可调性和化学合成的多功能性，这些使其成为封装和传递各种药物的一个有吸引力的选择。Zhong 课题组设计开发了一种环状 RGD 靶向的、二硫交联的富含碘的可生物降解聚合物体（cRGD-XIP）[5]。通过 PEG-b- 聚二硫烷碳酸三亚甲基酯 – 共碘化碳酸三亚甲基酯共聚物［PEG-P（DTC-IC）］和 cRGD 功能化的 PEG-P（DTC-IC）［cRGD-PEG-P（DTC-IC）］共组装，制备了 cRGD-XIPs。这些新型治疗性多聚体的大小约为 90 nm，碘的含量非常高（55.5 wt.%）。此外，cRGD-XIPs 通过 pH 梯度法负载了高含量的阿柔比星（15.3 wt.%）。由于二硫交联纳米结构，聚合体 cRGD-XIPs 和负载阿柔比星的 cRGD-XIPs（cRGD-XIPs-dox）在血液循环中具有优越的胶体稳定性，但在还原性微环境下，肿瘤细胞内的药物释放速度很快。此外，cRGD 还可作为 αvβ3 整合素的活性靶向配体，作用于过表达的癌细胞，因此，靶向 cRGD 的多聚体可以主动传递并在肿瘤组织中优先聚集。与碘己醇相比，cRGD-XIPs 处理小鼠的体内 CT 成像显示出更强的肿瘤对比。这些结果表明，cRGD-XIPs 可以作为一种强大、无毒、智能的治疗药物，能够显著增强肿瘤的 CT 成像。此外，cRGD-XIPs-Dox 对肿瘤的靶向性增强，在肿瘤中积累增加，对 B16 黑色素瘤模型的生长具有显著的抑制作用。

树枝状大分子是另一个非常重要和稳定的纳米平台，开发用于 CT 的聚合物基造影剂。树枝状大分子是一种通用的、定义明确的纳米尺度结构，是一类独特的聚合分子。它们是逐步合成的，通常从树枝状大分子的多功能核心开始，然后向外，逐层增加单体单元。随着代数的增加，树枝状大分子的形态结构逐渐向球状转变。这些超支的大分子通常是单分散的，但具有高度分枝和树状的分子结构，具有均匀的组成、明确的几何形状和丰富的末端官能团。这些末端官能团不仅可以在分支末端提供多个功能化位点，还可以在分子可用端提供多个反应基团用于药物偶联。与线性聚合物对比，树枝状大分子在各种溶剂中通常有较高的溶解度，在相同的条件下显示出较低的黏度。除了纳米级的尺寸范围、跨生物膜的渗透性和相对较高的生物相容性外，树枝状大分子还显示出作为药物和诊断药物传递系统的巨大潜力。聚酰胺（PAMAM）是一种典型的树枝状大分子，由乙二胺核、叔胺分支和烷基胺插层组成，通过其表面的氨基实现功能化和药物偶联。PAMAM 已被广泛应用于 ICM 加载和递送，以增加成像时间，降低毒性和提高特异性。例如，以乙二胺为核心、以氨基为末端的第三代和第四代 PAMAM 树枝状大分子与四碘苯衍生物偶联，制备用于 CT 成像的血池造影剂[6]，所制备的 13 ~ 22 nm 大小的单分子树枝状造影剂水溶性强，在血池中表现出高对比度增强，有效延长了其血液半衰期。

尽管聚合物胶束和聚合体已被证明在提高 ICM 的传递效率和循环时间方面具有显著的潜力，但其固有的不稳定性限制了其更广泛的应用。因此，迫切需要开发高稳定性的聚合物纳米粒。聚合物固体纳米粒子（SNP）具有稳定的核心结构，由于交联或多种相互作用，可以作为 ICM 递送的优秀平台。例如，一些核交联聚合物固体纳米粒子被设计和开发用于造影剂的传递。Ding 等人[7]报道了用于 CT 的核交联丙烯酸纳米粒子（INP）大规模合成的"一锅法"。他们利用丙烯酸作为交联剂，通过聚合诱导自组装实现 INP 的高稳定性和良好的分散性。INP 不仅毒性较低，循环时间较长，而且与丙烯酸相比，成像能力强，在肿瘤中积累明显。Hainfeld 等人[8]报道了一种 PEG 包覆核交联聚合物碘化纳米粒子，其尺寸约为 20 nm，是一种 PEG 包覆的聚合三碘苯化合物，不仅具有超长的血液半衰期（40 h），可更好地被肿瘤吸收，而且在静脉注射 4 g/kg 后也无毒。

（二）其他金属基纳米 CT 造影剂

1. 金基纳米 CT 造影剂

金纳米颗粒因其独特的性质和高的生物相容性，在生物医学领域得到了广泛的研究。

这种高生物相容性对于需要大剂量造影剂的 CT 具有很大的优势。金纳米颗粒的平均粒径为 1.9 nm，虽然金纳米颗粒的排泄途径与常规的碘化 CT 造影剂相似，但它们的清除速度较慢，因此成像时间更长。静脉注射金纳米颗粒后，体内 CT 可以显示肿瘤和直径 < 100 μm 的血管等详细的解剖结构[9]。除了球形金纳米颗粒外，金纳米棒也可以用作 CT 造影剂。虽然 CT 造影剂的造影剂效果不受纳米颗粒形状的影响，但金纳米棒在近红外（NIR）区域具有较强的消光性，有利于多功能造影剂的开发。此外，与球形纳米颗粒相比，纳米棒能够更好地逃避吞噬细胞的清除，表现出更长的循环时间。在十六烷基三甲基溴化铵（CTAB）和 AgNO$_3$ 的存在下，通过小的金纳米颗粒（约 1.5 nm 直径）种子介导生长来制备金纳米棒。随后，细胞毒性 CTAB 被生物相容性配体（如硫代聚乙二醇）取代。将金纳米棒（约 1 μmol Au）直接注射到肿瘤中，CT 检查可以明显观察到其在肿瘤中的分布情况[10]。

由于 EPR 效应，被动靶向可以检测肿瘤，但主动靶向更有效、更特异。金纳米颗粒表面修饰容易，具有靶向成像的优势。例如，用 N- 乙基 -3-(3- 二甲胺丙基) 碳二亚胺（EDC）和 N - 羟基琥珀酰亚胺（NHS）将一种靶向鳞状细胞癌（SCC）的 UM-A9 抗体偶联到包被聚丙烯酸（PAA）的金纳米棒上，靶向金纳米棒培养的 SCC 细胞的 CT 值是非靶向金纳米棒培养的细胞的 5 倍[11]。

2. 镧系纳米 CT 造影剂

基于高原子序数镧系元素的材料也可以用作 CT 造影剂。将镱（Ⅲ）2,4- 戊二酸悬浮液悬浮在聚氧乙烯山梨醇单油酸酯和磷脂中合成 Yb 纳米胶体。所得的 Yb 纳米胶体用于多色光谱 CT 成像，光谱 CT 可以区分 Yb 和钙（骨）的 k 边缘信号，比常规 CT 具有更高的成像灵敏度[12]。

3. 钽基纳米 CT 造影剂

氧化钽具有较高的生物相容性和良好的辐射特性，在 CT 造影剂方面具有巨大的潜力。通过钽（Ⅴ）乙醇的溶胶 – 凝胶反应，再用硅烷涂层制备 T 型氧化钽纳米颗粒。< 6 nm 的氧化钽纳米颗粒在静脉注射后几秒钟内就从循环中清除，而较大的经 PEG 稳定的纳米钽颗粒循环时间很长，最终在肝和脾中积累[13]。

尽管新型 CT 造影剂取得了巨大的进步，但是远不能应用于临床实践，许多挑战亟待克服。

二、纳米技术在磁共振成像中的应用

磁共振成像（magnetic resonance imaging，MRI），是利用磁共振原理，依据所释放的能量在不同结构的物质内部衰减不同，通过外加梯度磁场检测所发射出的电磁波，即可得知构成这一物体原子核的位置和种类，据此绘制物体内部的结构图像。20 世纪 70 年代初期，美国伊利诺伊大学的 Paul C. Lauterbur 发明了 MRI 技术，其利用磁场叠加的方式精确激发不同的组织并对相应的磁共振信号进行精确的定位[14]。这项技术随后由英格兰诺丁汉大学的 Peter Mansfield 开发，并于 1976 年首次成功对活体进行了手指的 MRI[15]。1980 年，由 John Mallard 设计的第一台能够产生临床上有用图像的全身 MRI 在 Fonar 公司问世，在美国第一台医用 MRI 仪器于 1984 年获得 FDA 认证。

几十年来，MRI 技术突飞猛进，目前已普遍应用于医学检测成像。人体正常和病变组织的纵向弛豫时间（自旋 – 晶格弛豫时间，T1）和横向弛豫时间（自旋 – 自旋弛豫时间，

T2）以及质子密度 N（H）值是 MRI 能够区分正常与病变组织以及诊断疾病的基础。MRI 具有无辐射损伤的安全性，软组织和解剖结构显示清晰，可任意方位断层扫描等技术灵活性，加以涵盖质子密度、弛豫、加权成像以及多参数特征的优势，已成为当代临床诊断中最有力的检测手段之一。然而，临床发现某些组织或肿瘤组织的弛豫时间相互重叠，导致诊断困难，不能进行动态扫描和测定器官功能。因此人们开始开发可以增强信号对比度、提高图像分辨率的造影剂。其作用主要是通过注射造影剂来改变组织局部弛豫特性，提高成像的分辨率和灵敏度，提高图像质量，增强对比度和可读性，从而提高诊断的准确性。造影剂是一类化学合成的其密度高于活体组织的物质，造影剂本身不产生信号，通过改变体内局部组织中水质子的弛豫效率，与周围组织形成对比，从而达到造影目的。据早期文献报道，大约 30% 的 MRI 检查需要使用造影剂，并且预计随着新的造影剂及应用的出现，这一比例还会增加[16]。

（一）传统 MRI 造影剂

传统的造影剂根据作用原理的不同，可分为阳性造影剂（T1 类制剂）和阴性造影剂（T2 类制剂）；根据 MRI 造影剂磁性中心不同，可分为顺磁性物质、超顺磁性物质和铁磁性物质；根据药物代谢动力学特点可分为非特异性细胞外造影剂、细胞结合及细胞内造影剂和血池性造影剂；根据造影剂是否带有电荷分为非离子型造影剂和离子型造影剂。传统的 MRI 造影剂包括顺磁性阳性造影剂和超顺磁性物质，通过改变体内水中质子的特征弛豫时间 T1 和 T2，从而改变有造影剂分布的组织的 MRI 信号，提高图像的分辨率。前者常用的有 Gd-DTPA（马根维显，磁显葡胺）、Mn-DPDP 等，其主要使 T1 缩短，在 T1 加权像上呈高信号；后者常用的有超顺磁性氧化铁颗粒（SPIO）、AMI-25 和 Resovist 等，其主要使 T2 缩短，在 T2 加权像上呈低信号。然而，传统的 MRI 造影剂具有不良反应，如缺乏靶向性、半衰期较短、弛豫效能较低，大量使用可能在体内产生残留，导致患者出现肠胃不适、恶心呕吐的情况，还有可能导致呼吸不畅，皮肤红肿或者瘙痒等过敏反应及肾损伤等毒副作用[17]。

（二）纳米 MRI 造影剂

目前，已有较多文献报道将钆、锰、铁类等造影剂制备成纳米制剂，从而使其具有良好的水溶性和选择性，体内稳定，血中滞留时间长，弛豫效能高，毒性低且能够完全被排出体外从而降低毒副作用等。此外，可对所得纳米制剂进行修饰从而赋予纳米制剂特殊功能，如具备被动靶向和（或）主动靶向能力，使得病变部位纳米制剂浓度提高，增加利用率，同时又降低了对正常组织的不良反应。

1. 钆基纳米 MRI 造影剂

制备钆造影剂纳米制剂，旨在增加钆造影剂的弛豫效能 r_1（钆造影剂主要被用作 T1 对比增强剂），使钆造影剂具有靶向性，适当延长钆造影剂的半衰期，减少钆造影剂的剂量从而降低其毒副作用，赋予钆造影剂一些特殊的功能等，从而有利于更好地诊断疾病。目前，研究较多的钆基纳米制剂主要包括脂质体、聚合物纳米粒、树状分子、胶束、碳纳米管、二氧化硅纳米粒和富勒烯等。Panich 等[18]测试了 PVP 涂层的钆接枝纳米金刚石生理盐水悬浮液作为一种新型 MRI 造影剂，与普通示踪剂钆特酸葡胺（gadoterate meglumine）相比具有更高的信号强度，增加了其在临床更安全使用的潜力。Zhu 等[19]利用癌症高发病率、高死亡率和高侵袭性癌症表型的主要因素之一为肿瘤细胞外低 pH 的原理，用 pH 响应的嵌段共聚物对 Gd 纳米颗粒进行表面修饰制备 MRI 造影剂，从而实现非侵入性且精确的在体内测量肿瘤细胞外低 pH。此外,部分研究人员探究钆造影剂用于 T2 成像,如 Zhang 等[20]利用萘促进 Gd-螯合物的自组装作为一种新的 T2 MRI 造影剂用于干细胞移植的可视化。Hai 等[21]研制出了一种由 γ-谷氨酰转肽酶诱导的细胞内原位组装钆纳米颗粒的策略,实现了高强磁场下肿瘤的 T2 MRI 增强,这种新型的 T2 MRI 造影剂有望应用于临床上 γ-谷氨酰转肽酶相关疾病(包括癌症)的诊断。

2. 铁基纳米 MRI 造影剂

以超顺磁 Fe_3O_4 为代表的金属铁氧化物纳米粒子(如 MFe_2O_4,M = Fe、Co、Zn、Ni 等)由于磁性强、信号强、毒性低、价格低廉等特点,通常被用作 T2 加权的 MRI 造影剂。部分研究人员在此基础上研究出多种更低毒性和(或)具备特殊功能的新型 T2 加权 MRI 造影剂,如 Wang 等[22]制备了以 9 nm Fe_3O_4 为核,表面包覆当归多糖(ASP)的纳米颗粒 Fe_3O_4@ASP NPs,具有超顺磁性,可被体内循环系统中的肝和脾巨噬细胞吸收,是一种生物相容性好、低毒性的 T2 加权的 MRI 造影剂。Liu 等[23]开发了一种双功能纳米颗粒偶联物 Au-Fe_3O_4,在 T2 加权 MRI 检测下行 HER2 靶向奥沙利铂的传递和 pH 触发的细胞内药物释放,用于胃癌的 MRI 追踪及 HER2 靶向化学治疗。负增强信号容易引起图像的混淆和失真,与"阴性"造影剂(T2)的暗信号相比,"阳性"造影剂(T1)的亮信号更适合高分辨率成像。临床上使用的 T1 加权 MRI 造影多为钆剂,有发生肾源性纤维化的风险。对此,2012 年 Zeng 等[24]采用改进的无机盐水解辅助水浴陈化方法,在常温水相中制备出了超小 MFe_2O_4(M = Fe、Zn、Ni)纳米粒子,具有优异的 T1 加权 MRI 性能。Li 等[25]研制了一种基于 Fe-TA 配位网络的类鳄梨状 Fe^{3+}/Fe_2O_3 组成的 T1-T2 双模造影剂,并可实现高效的化学-光热联合疗法。

3. 锰基纳米 MRI 造影剂

由于钆剂与肾纤维化相关,以及超顺磁氧化铁纳米颗粒固有的暗成像特性,近年来具有良好生物相容性和明亮图像的锰基对比剂成了 MRI 纳米制剂研究的前沿。锰基对比剂可分为两大类:Mn^{2+} 复合材料和锰氧化物纳米粒子。如 Xu 等[26]制备了基于 Mn^{2+} 螯合的超小水溶性黑色素纳米颗粒(MNP-PEG-Mn)新型 MRI 造影剂用于肿瘤靶向成像。Wu 等[27]利用 Mn^{2+} 和氨甲蝶呤(MTX)合成了 MTX-Mn@PEG,具有相对均匀的大小、pH 响应特性和较长的血液循环,通过 EPR 效应在肿瘤部位富集,实现了 MRI 引导下化学治疗。Li 等[28]人合成的 PEG-MnO NPs,其 T1 弛豫速率为 12.942 mM^{-1} s^{-1},3.0 T 时 r_2/r_1 比值为 4.66,是临床使用的钆剂的 3 倍。值得注意的是,高剂量的 Mn^{2+} 可在大脑积聚,导致锰中毒[29]。

造影剂在高质量 MRI 的应用中起着至关重要的作用。随着 MRI 技术的快速发展,迫切需要设计构建各类新型纳米 MRI 造影剂,以满足临床使用造影剂的需求。在过去的数年中,广泛研究了纳米 MRI 造影剂,其在疾病可视化治疗中显示出潜在的应用前景。然而,为了加快其在临床医学中的应用,还需要对其可靠性进行大量的研究,包括生物安全性、性能稳定性等。

三、纳米技术在正电子发射体层成像中的应用

正电子发射体层显像(positron emission tomography,PET)技术是一种利用正电子放射性核素标记的特异性示踪剂进行成像的分子影像技术,具有高灵敏、高特异以及无创的优点,已在临床前研究和临床诊疗中广泛应用。将某种物质,一般是生物各项活动过程中

必需的物质，如葡萄糖、蛋白质、核酸、脂肪酸、受体和抗体等，标记上短寿命的正电子放射性核素（如 ^{18}F、^{11}C、^{68}Ga、^{64}Cu 等），注入人体后，通过 PET 成像可以反映其代谢、三维分布和浓度，从而提供各种生物代谢、功能、分子表达的信息，达到诊断的目的。自 2001 年第一台 PET/CT 问世，现代 PET 与 CT 成像的结合，实现了多模态影像的优势互补。同时，医学影像技术与现代分子生物学技术的融合，形成了现代分子影像学，已成为医学影像技术发展的热点，而目前广受关注的 PET-CT、PET-MRI 就是多模态分子影像发展的代表。分子影像的发展有可能使人类对疾病的诊断由传统的结构影像时代进入到分子功能影像时代，从而提供疾病诊断和治疗决策的分子水平信息，而分子影像的广泛应用，更是促进了医学影像技术的迅速发展。

随着纳米技术的发展，各种类型的纳米材料开始应用于生物医学领域，其中用作分子显像剂具备诸多优点，如对其表面可以实现更多维的修饰，能够在单一载体中装载或附着各种靶向分子、诊断或治疗药物，实现多靶点或者多模态成像，同时还具备如药物递送、光热治疗等多种功能。而将纳米材料进行放射性核素标记制备成 PET 显像剂，则进一步发挥了两者的功能，在医学生物学研究及临床诊疗中都发挥着重要的作用。本章主要介绍一些正电子核素标记的纳米材料在 PET 显像方面的应用。

（一）传统 PET 显像剂与纳米 PET 显像的发展需求

在疾病发生发展的病理过程中，它们通常具有某些特殊的生物学特征，如肿瘤组织因快速生长和异常增殖对葡萄糖等能量底物的需求增加，也可能过度表达某些蛋白质或受体，神经系统疾病时会伴随神经递质、相关受体和转运体等发生变化。利用一些放射性核素标记的特异性分子识别这些生物学特征并进行 PET 显像，就能够对疾病进行高特异、高灵敏的诊断、功能判定、疗效监测。因此，发展 PET 显像剂是一个颇具潜力的领域。

目前，研究和应用较多的 PET 显像剂按其成像机制大致可分为以下几类：①结合型显像剂：包括化学小分子、多肽和抗体等，这些显像剂主要是能够特异性识别某种疾病相关的分子，进入体内之后能够与之结合，然后通过显像判断显像剂的分布即可了解相应靶分子的表达水平与分布情况。如 ^{18}F 标记的黑色素靶向小分子探针 ^{18}F-P3BZA、^{68}Ga 标记的前列腺特异性膜抗原（^{68}Ga-prostate-specific membrane antigen，^{68}Ga-PSMA）、^{89}Zr 标记的抗 PD-L1 单抗（^{89}Zr-atezolizumab）、^{11}C 标记的多巴胺转运体显像剂（^{11}C-CIT）等。②血流和血容量显像剂：某些分子通过静脉注入体内后，通过血液循环进入各组织器官中，其在组织中分布的量与局部组织血流量成正比，并且能在一定时间内滞留在组织中，通过在体外用 PET 探测各组织器官局部放射性分布状态，即可获得血流灌注图像。如 $^{13}NH_3$ 用于心肌血流灌注显像、^{15}O-H_2O 等。③代谢型显像剂：采用正电子核素标记生物体内的代谢底物，在引入体内后即可观察身体对该类物质的代谢情况，如糖代谢显像剂（2-^{18}F-FDG）、氨基酸代谢显像剂（^{11}C-MET 等）、脂肪酸代谢显像剂（^{11}C-PA 等）、核酸代谢显像剂 ^{11}C-胸腺嘧啶和胆碱代谢显像剂（甲基 –11C 胆碱）、多巴胺局部代谢显像剂（6-^{18}F-FDOPA）等。④酶活性底物类分子探针：利用放射性核素标记酶的特异性底物，其进入体内后，能够被特定的蛋白酶识别并分解，而分解后的小分子则会积累在细胞中或以共价键结合于蛋白酶上，从而能够显示蛋白酶的活性和分布，如 ^{64}Cu 标记的半胱氨酸组织蛋白酶探针（^{64}Cu-BMV101）等。

目前临床工作中使用最广泛的显像剂是 ^{18}F-氟脱氧葡萄糖（^{18}F-2-fluro-D-deoxyglucose，^{18}F-FDG），作为一种葡萄糖类似物，它通过细胞膜上的葡萄糖转运蛋白进入细胞，因无法参与进一步生化反应而滞留在细胞中，显像设备可显示其在体内或病灶中的分布情况。利用 ^{18}F-FDG 进行 PET-CT 显像对于多数恶性肿瘤的诊断具有较好的敏感性，尤其是对头颈部肿瘤、肺部肿瘤、食管癌、结直肠癌、妇科肿瘤、恶性淋巴瘤、黑色素瘤和乳腺癌等灵敏度较高，其阳性率在 95% 以上，准确度和特异度大于 80%，明显优于常规影像技术。对于绝大多数肿瘤而言，肿瘤组织对 ^{18}F-FDG 的摄取水平也反映肿瘤的恶性程度，是评估肿瘤患者预后的重要参考指标。例如脑胶质瘤患者，^{18}F-FDG 在病灶的摄取与肿瘤的恶性程度呈正相关，通常在Ⅰ、Ⅱ级胶质瘤病灶摄取很少或不摄取，而Ⅲ～Ⅳ级胶质瘤摄取超过正常脑皮质。然而这一显像剂也存在明显的不足，仅仅依靠目前常规的 ^{18}F-FDG 行 PET-CT 显像仍有部分恶性肿瘤与结核病灶、炎性肉芽肿等无法鉴别，部分恶性肿瘤摄取 ^{18}F-FDG 很少甚至不摄取，如胃肠印戒细胞癌、肾透明细胞癌、部分原发性肝癌以及其他高分化癌等。针对 ^{18}F-FDG 特异性差的不足，研制新的特异性显像剂是当前面临的严峻挑战。

除上述问题外，小分子显像剂还存在代谢较快，功能相对单一的不足。尽管有些探针可以实现多模态或者双靶点、诊疗一体化等，但在实际需求中有可能需要一个更加多元的系统来实现更多的诊疗目的。纳米材料具有诸多优良的特性，如易于表面修饰、改性及结构优化，增加生物相容性、改善药代动力学、增强靶向能力及提升负载能力，可作为载体用于药物的递送和缓释，并且可实现多药物同时递送，这其中可以包含一种或多种诊断或治疗分子，也包括放射性药物和磁性成分。另外，由于纳米颗粒通常比细胞小 100～10 000 倍，因此可以容易地被修饰以令其进行细胞内化[30]。这些优势使其在各种基础、临床前和临床研究领域都发挥着重要的作用。对于一个纳米粒子，可以标记多个放射性核素，从而将数百个放射性核素运送到目标部位，核素有效载荷的增加使纳米材料不但成为高效的显像剂，同时也可高效负载治疗性放射性核素成为有效的放射治疗药物。此外，还可将多种功能互补的放射性核素以及其他成像分子整合在一个纳米粒子上，从而利用多种模态的同时成像进行不同视角的疾病研究与观察。放射性核素也是追踪和研究纳米粒子生物特性的一个重要方法，将放射性核素整合到纳米粒子中，可以利用 PET 或单电子发射计算机断层成像（SPECT）进行动态、定量成像，从而对其体内生物学特性进行研究，以评估其作为治疗药物或载药药物在临床应用的潜力，这对于评估和验证纳米材料潜在的临床应用至关重要。诸多的优点，使得纳米材料已成为一种非常有前景的分子探针载体，它是实现多元化诊疗药物的有效基质，因此，基于纳米材料的 PET 探针也有着广泛的应用前景。

（二）新型纳米 PET 显像剂

随着纳米技术和纳米医学的快速发展，新型纳米材料的研究也取得了不少进展，它们既可以在体内实现分子和细胞成像，又可以作为治疗药物，还能够提供原位药物或放射性药物。分子成像的目的是通过使用能够识别和结合特定生物标记物的靶向探针来探索生理病理条件。但每种成像方法都有其优势与不足，而纳米探针最大的优势就是其多功能性，对纳米探针采用双标记甚至多标记并同时给予其靶向性或治疗能力，以实现集多模态成像与治疗一体的诊疗一体化是纳米医学研究的主要方向。因此，放射性核素标记进行显像通常与其他影像或治疗目的共存。本部分内容将重点阐述不同的纳米颗粒修饰进行核素标记的技术及一些示例应用，略微介绍纳米颗粒的合成及其他成像功能。

PET 成像具有极高的灵敏度和较深的穿透深度，在人体范围内几乎不受限制，同时成像需要的探针化学浓度非常低，因此化学毒性小。另外，如果换用具有治疗特性的核素（如 ^{225}Ac）标记具有理想的病灶分布的纳米探针，合成方法上几乎没有差别，却简单地实现了治疗功能，因此可容易地实现功能转化。随着示踪技术的快速发展，有很多放射性核素本身就具有诊断和治疗一体的特性（如 ^{177}Lu，既能发射 γ 线成像，又能发射 β 粒子产生治疗作用），将其标记纳米颗粒就可以直接获得诊疗一体化纳米药物。因此，纳米颗粒标记放射性核素用于 PET、SPECT 和内照射放射治疗在科学研究和临床实践中都有着广阔的前景。

一般来说，纳米探针合成应使其具有至少以下特性：良好的生物相容性和药代动力学特性、较高的灵敏度和特异性、良好的探针与放射性核素的化学特性、无毒性以及理想的生物分布，通常还具有多功能性。为了实现这些目标，通常需要对其进行必要的表面修饰，如连接靶向分子、改善表面特性的材料等。这些修饰改善或者增加了纳米的特性，如特异性靶向，对生物分子更高的亲和力，增强对细胞的吸收，改善生物相容性和更长的循环时间，在此过程中也可以连接用于放射性核素标记的分子，进行某种正电子放射性核素标记，就同时实现了 PET 显像的能力。也有的方式是将一些特定的放射性药物包被载入纳米颗粒中，使其同时能够被 PET 探测以显像。

此外，用于标记的放射性核素的选择也是 PET 纳米探针设计的关键。在开发和设计探针时，需要考虑核素应该具有与所选纳米探针药代动力学特性相匹配的半衰期，同时化学特性适合标记[31]。用于标记纳米药物的正电子核素，根据半衰期不同，可分为短半衰期核素和长半衰期核素。例如，^{68}Ga 和 ^{18}F 是短半衰期的放射性核素，用于具有快速分布动力学的药物的成像目的。半衰期较长的放射性核素，如 ^{64}Cu、^{89}Zr，通常用于标记在体内循环时间较长或者有长时间观察目的的材料，如抗体和一些纳米材料。

1. 核素标记方法

根据化学性质不同可分为金属放射性核素和非金属放射性核素。金属放射性核素如 ^{68}Ga、^{64}Cu、^{89}Zr 等通常需要利用螯合剂进行标记（如对纳米表面修饰以 NOTA、DOTA、DFO 等螯合剂进行标记），也可直接掺入无机纳米合成过程中（如 ^{64}Cu 标记的氯化铜纳米颗粒）或者通过吸附负载到一些纳米材料中（如 ^{64}Cu 标记的黑色素纳米颗粒）。非金属放射性核素，如 ^{18}F、^{124}I 等，通常需要采用取代反应或者形成化合物进行标记，少数情况也可通过掺入或吸附进行标记。

根据放射性核素和纳米的性质的不同，标记方法主要包括：

（1）表面修饰与标记

对纳米材料进行表面修饰，然后通过螯合或者其他化学反应标记放射性核素。

（2）纳米内包裹

将放射性核素或核素标记的化合物包裹进纳米颗粒形成 PET 纳米探针也是较为常用的方法。但该方法需要考虑放射性核素的半衰期，因此，需要包被及纯化过程尽量快，以防止过多的放射性核素衰变。另外，需要考虑被包被的放射性核素或其标记化合物从纳米颗粒内释放的速度与量，以避免其释放出纳米后重新定位，产生假性分布信息。

（3）合成时掺入

在合成纳米颗粒尤其是无机纳米颗粒时，有时主体成分与某种放射性核素具有相同或类似的化学性质，一般无须螯合剂即可在合成时直接将放射性核素掺入合成材料，一体合成放射性核素标记的纳米颗粒，如 ^{18}F 标记的量子点，^{64}Cu 掺入的氯化铜纳米颗粒等。

（4）离子交换法

阳离子交换反应已经被利用了几十年，在几乎不改变原始形态的情况下将纳米中的一些离子替换为其他离子。例如，通过离子交换，用 ^{64}Cu 替代 CdSe/ZnS 量子点中的痕量阳离子，进而形成稳定的 ^{64}Cu 标记的量子点。该方法在 1 h 内的标记率几乎达到 100%，是一种高效的方法[32]。

（5）吸附法

一些纳米材料具有多孔结构或者带某种电荷，可将放射性核素直接吸附到纳米材料中，快速制备成放射性纳米颗粒，效率高，便捷，制备条件温和。如利用黑色素纳米颗粒吸附 ^{64}Cu 可以制备成 PET 纳米黑色素探针。

（6）回旋直接加速器轰击

医用回旋加速器是生产医用正电子放射性核素的主要方法之一。利用回旋加速器将质子不断加速提高能量，最后引出轰击某些稳定的原子即可得到放射性核素。如 ^{18}F 就是利用回旋加速器轰击 ^{18}O 水获得的。利用这一原理，也可以在合成纳米材料时预先引入 ^{18}O，然后利用回旋加速器轰击，即可得到含有 ^{18}F 的放射性纳米探针[33]。

2. 常用核素标记的 PET 纳米探针

表 2-1 中列出了一些 PET 纳米显像剂，以下将根据核素的不同分别介绍一些常用的 PET 纳米探针。

表 2-1　一些正电子放射性核素标记的纳米探针及其应用情况

核素	纳米材料探针	结构、包被、修饰、螯合剂、直径等特征	应用和研究成果
^{124}I	TCL–SPIOs	IONPs，PEG 修饰，酪氨酸包被，39 ± 8 nm	通过适应 Cerenkov 辐射的光学 /PET/MRI 三模态成像探针
	Exosomes	纳米颗粒，神经氨酸酶修饰，~ 100 nm	PET 影像诊断，神经氨酸酶修饰 EV 表面，并进行放射性标记定量示踪
^{18}F	SNs and SNs–RPM	纳米乳液，^{18}F–FBEM 共轭，PEG 修饰，~ 130 ~ 150 nm	PET 影像诊断，酯基纳米载体的 ^{18}F–放射性标记技术
^{64}Cu	^{64}Cu–DO3A–KRAS–PNA–peptide	NPs，DO3A	PET 影像诊断，放射性标记的 PNA–肽 NPs 的特性
	BPT–DPP	NPs，球形，PEG 修饰，NOTA，31.3 ± 2.8 mm	PET/PAI 双模态探针
	MNPs	NPs，PEG 修饰 ~ 11 nm	可对 A431 肿瘤进行 PET 成像，有良好的成像能力，并能评估预后，在靶向放射治疗中具有潜力
	QDs	胺化，DOTA，~ 20 ~ 25 nm	对于表达 VEGRF 的肿瘤进行 PET/NIRF 双模式成像
	MDIO–^{64}Cu–DOTA	IONPs，葡聚糖包被，DOTA，~ 62.7 nm	PET/MRI 双模式成像

核素	纳米材料探针	结构、包被、修饰、螯合剂、直径等特征	应用和研究成果
^{64}Cu	HAS–IONPs	多巴胺和 Cy5.5 包被，DOTA，~ 29.4 ± 1.2 nm	PET/NIRF/MRI 三态成像探针
$^{64}Cu/^{68}Ga$	Exosomes	纳米颗粒，Cy7，NOTA，~ 100 nm	光学/PET 双模态成像，研究外泌体在小鼠体内的生物分布对细胞类型的依赖性
	Nano–GO sheets	PEG 修饰，NOTA，10 ~ 50 nm	PET 影像诊断，TRC105 抗体功能化靶向性肿瘤新生血管的研究
^{68}Ga	^{68}Ga–NOTA–MSA（human）	NPs，SCN– 甘露糖修饰的 HSA，NOTA	乳腺癌前哨淋巴结（SLN）PET 影像诊断
	CBT–^{68}Ga–NPs	NPs，258.3 ± 127.85 nm	PET 影像诊断，肿瘤靶向成像探针
	Zeolite Y	纳米晶体，叠氮化，~ 55 nm	PET 影像诊断，将 ^{68}Ga– 吸附仅叠氮功能化的 NaY 沸石纳米孔隙中，合成双功能分子靶向载体
	多分枝聚合物	NPs，NOTA 和 DOTA	PET/MRI 双模式成像
^{89}Zr	HDL	NPs，PL 或 apoA–I 修饰，8.6 ± 1.3 nm	PET 影像诊断，用于 HDL 的 ^{89}Zr–TAM 显像，巨噬细胞特异性，巨噬细胞定量 PET
	DFB	纳米载体，PEG 修饰，~ 15 nm	PET 影像诊断，^{89}Zr 标记的 PEG–SN–38 前药（PLX038）研究
	Metal oxides	纳米棒，纳米球，NPs，PEG 修饰，~ 140 nm	诊断性 PET/MRI 成像
	^{89}Zr/Fe–DFO micelles	DFO 修饰，~ 25 ~ 50 nm	PET/MRI 双模态成像，具有高肿瘤 – 血流比及肿瘤 – 肌肉比
	Exosomes	外泌体，不进行表面修饰，核素进入外泌体内部，< 150 nm	PET 影像诊断，^{89}Zr–Oxate4 对未经表面修饰的 EVs 直接放射性标记

（1）^{18}F 标记的纳米药物

^{18}F 是目前临床上应用最多的正电子放射性核素，通过医用回旋加速器生产，半衰期为 109 min，适合小分子的标记。通过取代反应，可实现对分子的高效标记，对分子结构改变较小，是非常理想的放射性核素之一。^{18}F 标记通常需要在特殊合成器中进行，这就限制了利用它进行纳米探针标记。一般 ^{18}F 标记纳米探针主要采用间接法，通常是将 ^{18}F 标记于一个小分子中间体，然后再通过一个高效、快速的化学反应标记到提前修饰过的纳米颗粒上，例如利用 ^{18}F 先标记末端带有叠氮的小分子，然后再利用点击化学反应连接到末端具有炔基的纳米表面修饰分子上对纳米颗粒进行标记。具体如将 ^{18}F 先标记氟苯甲酰胺（^{18}F–fluorobenzamide–n–ethylmaleimide，^{18}F–FBEM），再将其连接到 PEG 修饰的脂质体纳米颗粒上，即可获得 ^{18}F 标记的脂质体纳米颗粒用于体内的生物分布和 PET 成像

研究[34]。除了间接标记外，还可将 ^{18}F 先与 $AlCl_3$ 反应获得 $Al^{18}F$，然后利用 NOTA 进行螯合标记，这一方法相对更加方便，在小分子的 ^{18}F 标记上已广泛应用，也可应用于表面已修饰了 NOTA 的纳米探针的标记。也有少数研究团队采用直接标记法，用 ^{18}F 取代纳米表面修饰分子末端的基团进行标记，但应用较少。

（2）^{64}Cu 放射性标记纳米药物

^{64}Cu 是一种中长半衰期正电子核素，通过医用回旋加速器轰击固体靶生产，半衰期12.7 h，具有良好的化学性质，易于通过螯合剂快速标记多肽、抗体、蛋白质和纳米材料等，且标记效率高，可长时间进行 PET 成像观察与研究，在基础和临床研究中都已得到了较为广泛的应用。此外，^{64}Cu 的半衰期相对较长，便于在给药后长时间观察，对于 ^{64}Cu 标记的大分子，一般在48 h 内都能获得较高质量的图像，另外，也有报道探讨了利用 ^{64}Cu 发射的高能粒子产生内照射治疗特性，这使其成为一种集诊断和治疗一体化的理想放射性核素。

1）^{64}Cu 放射性标记脂质体纳米药物

脂质体纳米颗粒（lipid nanoparticle，LNP）是应用最广泛的 NP 之一。它是由两亲性磷脂组成的球形囊泡，具有脂质双分子层结构，允许包封疏水和亲水分子，这为纳米平台提供了多样化的性质。脂质体的优点是制备方法简单，只需在制备过程中使用不同的衍生磷脂就可以改变其构成，从而能够很好地调节药代动力学特性。例如聚乙二醇（polyethylene glycol，PEG）修饰的磷脂能够形成所谓的"隐形脂质体"，其能够避免单核吞噬细胞系统（mononuclear phagocyte system，MPS）的清除，并在循环中保持完整性。因此，脂质体在纳米医学研究和临床应用中被广泛应用。它通过 EPR 效应在肿瘤中积累，LNP 在血液循环中的半衰期更长，因此被用于药物输送和癌症成像。脂质体的放射性标记，主要是使用金属放射性核素 ^{64}Cu，有时也会使用其他金属放射性核素如 ^{99m}Tc、^{68}Ga、^{177}Lu 等。大多数使用放射性标记的脂质体的研究旨在跟踪粒子在体内的动态分布，以了解 NP 的药代动力学，并定量地测量放射性在不同组织中的体外分布。Seo 等人[35]报道了一种新颖简便的标记 ^{64}Cu 脂质体的方法，其标记率为95%，在小鼠血清中具有良好的稳定性。在小鼠体内进行的研究表明，同未与 LNP 偶联的游离 $^{64}CuCl_2$ 相比，其循环延长，相反，在肝脏中快速积累。注射后48 h 的生物分布显示，与游离的 $^{64}CuCl_2$ 和其他 NP 相比，^{64}Cu-LNP 在尿液、血液和脾脏中的活性更高。因此，作者认为该方法有望用于脂质体跟踪的 PET 成像。随后，Wong 等人[36]在一个乳腺癌小鼠模型中，比较了 ^{64}Cu 标记 LNP 和 ^{18}F-FDG 标记 LNP 的 PET 图像，得出结论，它们在癌症检测和体积估算方面具有可比性对比。

2）^{64}Cu 放射性标记多模态纳米探针

充分利用纳米探针本身的多种优良特性非常有利于其在生物医学研究中的推广应用。例如，通过磷脂聚乙二醇（DSPE-mPEG5000）以及连接了 NOTA 的 DSPE-mPEG5000进行自组装形成纳米颗粒，同时内部包裹苯并二噻吩 – 二酮吡咯（diketopyrrolopyrrole-benzodithiophene，DPP-BDT）共轭聚合物，再对其进行 ^{64}Cu 螯合标记，合成多功能生物相容性纳米探针[37]。该纳米探针具有较强的近红外吸收并产生超声信号，从而可进行光声成像（photoacoustic imaging，PAI）和 PET 双模态成像。显像结果表明，其在 HepG2肿瘤中显著蓄积，并且具有良好的药代动力学特性。用 ^{64}Cu-DOTA 和近红外染料 Cy 5.5标记人血清白蛋白（human serum albumin，HSA）包裹的氧化铁纳米颗粒（iron oxide nanoparticle，IONP），则形成了 PET- 光学 -MRI 三模态一体化纳米探针[38]，通过体内三模态成像，从不同的角度研究探针在 U87MG（胶质母细胞瘤细胞）荷瘤小鼠模型的瘤病灶中的累积过程与浓度，进而研究探针和肿瘤生物学特性。

3）^{64}Cu 放射性标记靶向纳米探针

为了增强与癌细胞的结合，有时需要对 NPs 的表面进行靶向修饰，如单克隆抗体（mAbs）或其片段（Fabs）、蛋白质、多肽和其他小分子等。其中单克隆抗体由于具有高度的特异性和结合能力，应用较为广泛。研究较为广泛的癌症靶向抗体是曲妥珠单抗（赫赛汀），这是一种抗 Her 2/neu 抗体（在乳腺癌中过表达）。当与 NPs 偶联时，这些探针显示出较高的体内肿瘤靶向性，通过用 ^{64}Cu 对 NPs 进行放射标记，可以发挥 PET 成像具有高灵敏度的优势，从而支持了它们在人类肿瘤和转移组织识别中的应用。Paiva 等人[39]将肽 GE11 功能化聚合物胶束用于靶向表皮生长因子受体（epidermal growth factor receptor，EGFR），在体外显示，与 EGFR 阴性细胞相比，在结肠癌中表达高水平 EGFR 的细胞的 NPs 内在化增加，^{64}Cu 标记胶束的体内研究显示血液循环和肝胆清除率延长。通过将其与非靶向胶束的小鼠体内生物分布进行比较，PET 显示前者具有更高的肿瘤 – 肌肉比例，这表明通过增强主动靶向，有可能增加图像引导治疗的效果。Wong 等人[40]研究了癌胚抗原（carcinoembryonic antigen，CEA）作为功能化 NP 的生物标志物，并对 ^{64}Cu–DOTA–Anti–CEA PEG 化脂质体纳米颗粒（LNDs）在 CEA 转基因小鼠 PET 成像中的有效性进行了评估。与非靶向的 ^{64}Cu–DOTA–LNDs 相比，经放射标记的靶向 NPs 显示肿瘤摄取更高，而肝脏摄取更低，因此提示使用全单抗靶向 LNDs 治疗表现出 CEA 过表达的特异性肿瘤。研究人员还探索了几种蛋白质的使用，如弹性蛋白、牛血清白蛋白和人血清白蛋白，以促进 NPs 与癌细胞的结合。不同组的结果一致，^{64}Cu 蛋白基 NPs 可能是适合 PET 显像的放射药物。

4）^{64}Cu 放射性标记黑色素纳米颗粒

天然黑色素具有极好的生物相容性，并且具有螯合各种金属离子的固有能力，同时还有光声特性。将黑色素制备成水溶性的黑色素纳米颗粒（melanin nanoparticles，MNPs）后，其仍然保持了螯合金属离子的特性，于是便可将放射性金属核素或者 Gd 等常用的磁共振增强离子非常快速地螯合在黑色素纳米颗粒上，进行 PET、MRI 和光声成像。基于纳米颗粒的 EPR 特性，^{64}Cu-MNPs 能够被动聚集在肿瘤组织中，可以同时进行多模态成像和光热治疗。同样，多巴胺黑色素纳米颗粒（dopamine melanin nanoparticles，DMNs）也表现出金属螯合特性。DMNs 被用来螯合各种放射性金属（^{64}Cu、^{89}Zr 和 177Lu）用于肿瘤 PET 成像或者核素治疗[41]。

5）^{64}Cu 放射性标记无机纳米颗粒

^{64}Cu 还被用于标记无机纳米颗粒。一些金属（如金、银、铜和铁等）及其氧化物，很容易设计和合成无机纳米颗粒。这类纳米颗粒具有独特的生物相容性、较大的单位体积表面积、优良的稳定性和易于修饰的特性，同时对活细胞和环境也具有极低毒性或无毒性（在应用剂量范围内观察不到毒性），使得这些材料成为诊断和治疗应用中比较有利的药物平台或成像探针。^{64}Cu 标记的氯化铜纳米颗粒是最容易获得的 ^{64}Cu 标记纳米探针。其合成方法较为简单，只需要将 ^{64}CuCl$_2$ 和 CuCl$_2$ 的混合物在 95℃与 Na$_2$S 反应 1 h 即可获得。合成时再加入一些表面修饰成分，如含有巯基的聚乙二醇（如 SH–PEG2000）或人血清白蛋白等，还可进一步连接一些靶向分子使其获得靶向性。采用类似的掺入法，有学者合成了

^{64}Cu 标记的 PdCu@Au 纳米颗粒，并用 D-Ala1- 肽 T- 酰胺（DAPTA）修饰以靶向 CCR5，用于 4T1 小鼠的乳腺肿瘤 PET 成像，并进行成像引导的光热治疗[42]。超顺磁性铁氧化物纳米颗粒（superparamagnetic iron oxide nanoparticles，SPIOs）也是非常常用的无机纳米探针，对其表面进行环精氨酸肽（cRGD，αvβ3 整合素靶向肽）修饰后，其能够靶向肿瘤新生血管，在肿瘤血管中显示出良好的分布，利用其超顺磁性可以进行 MRI 成像，而将其表面同时修饰连接 1,4,7,10- 四氮杂环十二烷（DOTA）后，通过螯合标记 ^{64}Cu 则立刻成为 PET/MRI 双模态靶向纳米探针，同时具有肿瘤新生血管靶向性。另外，对神经元干细胞标记 SPIOs 后植入一名脑部创伤患者体内，可通过 MRI 图像显示标记的干细胞植入后在整个脑组织中增殖和迁移[43]。当然也可以在合成 SPIO 时掺入 ^{64}CuCl$_2$ 直接获得 ^{64}Cu 标记的 SPIOs，然后再进行修饰和功能化[44]。金纳米颗粒具有非常好的特性，是可用作 CT、拉曼或光声成像（PAI）的显像剂，在生物医药领域应用非常广泛，在合成金纳米颗粒时，直接掺入少量的 ^{64}Cu 即可获得 ^{64}Cu 标记的金纳米颗粒，用于进一步研究，发现 ^{64}Cu-AuNPs 在生物体内具有良好的分布和药代动力学特性[45]。其他无机纳米材料，如基于介孔二氧化硅的纳米结构、氧化石墨烯和沸石，也已经被尝试应用于 PET 成像探针，可通过螯合剂或者直接吸附、掺入标记多种放射性核素，如 ^{64}Cu、^{68}Ga、^{89}Zr、^{18}F 和 ^{124}I 等[46]。例如，通过共价连接将 PEG 包被于纳米氧化石墨烯片上，随后在 PEG 末端连接 NOTA，便可通过螯合法进行 ^{68}Ga 和 ^{64}Cu 标记，用于 PET 成像[47]。如前文所述，量子点在纳米探针中占据着非常重要的地位，在医学生物学领域中广泛应用。利用正电子放射性核素也可以标记量子点（quantum dots，QDs），以合成光学 -PET 双模纳米探针，为体内成像研究提供了重要方法[48]。

（3）^{89}Zr 放射性标记纳米药物

^{89}Zr 是一种长半衰期正电子核素，半衰期为 78.4 h，与大多数单克隆抗体片段的生物半衰期大致相当，因此主要用于对抗体进行标记，行免疫 PET 显像。研究人员认为，^{89}Zr 标记的 NPs（脂质体 NPs、纳米胶体、中孔二氧化硅 NPs、葡聚糖 NPs、壳聚糖 NPs 等）在肿瘤检测、纳米颗粒药物开发、药物传递监测、炎症成像和肿瘤相关巨噬细胞（tumor associated macrophage，TAM）成像等方面也具有广阔的应用前景。

TAMs 可通过调节肿瘤微环境介入肿瘤细胞的疾病进展，是抗癌治疗的潜在靶点。为了预测抗 TAMs 治疗的疗效，监测 TAMs 的数量和分布至关重要。天然高密度脂蛋白（high-density lipoprotein，HDL）纳米颗粒对巨噬细胞具有良好的特异性。利用重组 HDL 合成纳米颗粒并以 ^{89}Zr 进行放射性标记，可用于乳腺癌模型中 TAMs 的 PET 成像[49]。^{89}Zr 标记的 HDL 纳米颗粒显示出了良好的肿瘤摄取，同时可以在组织细胞水平通过荧光成像观察到纳米探针与巨噬细胞的共同定位。这些结果表明，^{89}Zr 标记的 NPs 可以作为监测抗 TAMs 治疗的一个工具。

一些研究提供了 ^{89}Zr 标记的纳米胶体白蛋白作为前哨淋巴结定位 PET 显像剂的证据。在早期结肠癌或口腔癌患者中，PET 检测前哨淋巴结具有非常高的敏感性。由于 ^{89}Zr 的半衰期较长，可使用其进行 ^{89}Zr-NPs 标记用于前哨淋巴结定位，即使手术需要隔天进行，也可以通过单次注射放射性示踪剂完成 PET 成像和术中探针检测。

此外，^{89}Zr 标记的 NPs 可用于炎症成像。模拟 HDL 输注作为一种降低心血管风险的方法已被研究多年，高密度脂蛋白模拟输注失败的原因之一是其靶向输注量低。^{89}Zr 标记的天然高密度脂蛋白和高密度脂蛋白模拟物被用在巨噬细胞中运送到动脉粥样硬化斑块。

^{89}Zr 标记的高密度脂蛋白模拟物（CER-001）在斑块中的摄取量略高于非斑块壁，并且与 MRI 的对比度增强有良好的相关性。最近的动物研究表明，^{89}Zr 标记的右旋糖酐或透明质酸 NPs 具有检测动脉粥样硬化斑块和监测抗感染治疗的能力[50]。

类似于 ^{64}Cu 的掺入标记法，^{89}Zr 也可以标记各种金属氧化物（MxOy，x = 1 – 2，y = 2 – 5）纳米材料，作为 PET/MRI 或 PET/光学多模态探针用于肿瘤或淋巴结成像[51]。由于亲氧的 ^{89}Zr^{4+} 与 MxOy 表面的氧原子之间有非常强的结合力，因此，金属氧化物纳米颗粒具有极高的标记率，并且在血清中具有非常好的稳定性。需注意的是，金属氧化物的纳米结构或不同形态会影响其表面修饰物与目标配体的亲和力以及药代动力学。

（4）^{68}Ga 放射性标记纳米药物

在 20 世纪 60 年代早期，Anger 和 Gottschalk 用第一个正电子相机系统进行实验时使用的是 ^{68}Ga。然而直到 21 世纪初，^{68}Ga 才被广泛应用于核医学成像中。^{68}Ga 半衰期适中（67.7 min），多用于小分子多肽的标记。其能够通过 ^{68}Ge–^{68}Ga 发生器淋洗方便获取，并且可以利用 NOTA、DOT 等螯合剂进行快速标记，操作简便，标记率高，体内稳定性好，已成为目前用于 PET 的最突出的金属放射性核素之一。近两年已有多个 ^{68}Ga 标记的小分子多肽药物被批准应用于临床诊断。类似于 ^{64}Cu 标记，^{68}Ga 也可用来标记脂质体、QD、黑色素纳米颗粒等多种纳米材料，进行靶向成像研究。以下列举一些较为常见的 ^{68}Ga 标记纳米探针的应用。

利用 ^{68}Ga 标记 PEG 包被的 IONP 注入 HT-29 皮下荷瘤小鼠体内，通过 PET-MRI 成像发现该纳米探针可在肿瘤中高度特异性聚集，使肿瘤清晰地显示出来。此外，对 IONP 进一步以 PSMA 修饰使探针具有前列腺癌特异性，再进行 ^{68}Ga 标记，可对小鼠前列腺癌异种移植模型进行活体 PET-MRI 双模态靶向成像。探针的标记率和最终放射标记纳米探针的放射化学纯度均高于 99%。Pellico 等人[52]通过微波辅助合成将 ^{68}Ga 掺入葡聚糖包被的 IONP，同时通过 1,4-(丁二醇)二甘油酯双功能交联剂进行修饰，末端再连接 RGD 多肽，也获得了 ^{68}Ga 标记的靶向氧化铁纳米颗粒，通过 PET-MRI 显像监测皮下黑色素瘤小鼠模型的血管生成。其放射标记率为 93.4%，同时体内 PET 和 T1 加权 MRI 成像证实，^{68}Ga-C-IONP-RGD 探针在肿瘤中特异性聚集。

除了标记金属无机纳米材料，^{68}Ga 和脂质体的结合同样不容忽视。Helbok 等人[53]使用放射金属 ^{68}Ga 标记 PEG-DTPA 脂质体，DTPA 作为螯合配体存在于脂质体表面。这些纳米颗粒的 ^{68}Ga 放射标记率达到了 98%，20 min 后大鼠活体 PET-MRI 融合图像显示肝脏和脾脏有大量富集。随后，Malinge 等[54]合成了 DSPE-PEG 化脂质体，同时在腔内加载赤铁矿纳米颗粒用于磁靶向，并将其用作 MRI 造影剂。他们将葡萄糖作为额外的肿瘤靶向部分加入到脂质配方中，以 NODAGA 为螯合剂，用 ^{68}Ga 标记脂质体。在室温下获得的放射标记产率低，仅为 10%，但在 80℃时可达到 70%。这些放射性纳米示踪剂通过 U87MG 荷瘤小鼠的眶后窦注射，注射 30 min 后获得的 PET 图像显示，在使用磁靶向的小鼠中，放射性纳米示踪剂的积累增加。

同其他金属放射性核素用于肿瘤、炎症、淋巴结成像相比，^{68}Ga 标记的甘露糖基化人血清白蛋白球体在肺灌注显像中有新的应用[55]。^{99m}Tc-MAA 是一个经典的临床上用于肺灌注显像以及评估 ^{90}Y 微球介入治疗前静脉分流和剂量计算的放射性药物。但由于 ^{99m}Tc-MAA 有时会因 ^{99m}Tc 的供应短缺而无法生产，利用 ^{68}Ga 标记的 MSA 是一种非常好的替代方案。^{68}Ga 标记简单而快速，并且可以利用自动合成装置按照 GMP 指南生产，可以成为

一种有效的替代 ^{99m}Tc-MAA 的显像剂。

Thomas-Friedenreich（TF）抗原是一种在大多数腺癌（包括乳腺癌和前列腺癌）表面表达的双糖 Ga1b1-3Ga1NAc，对 galectin-3 具有较高的结合力。Galectin-3，也被称为 G3-C12，是一个包含 16 个氨基酸的多肽，属于 β- 半乳糖结合的凝集素家族，它能够与生物分子上的半乳糖残基特异性结合。在乳腺癌等多种肿瘤中均过度表达。Galectin-3 纳米颗粒（GNP）具有良好的生物相容性和生物可降解性，可作为胶体载体系统用于药物输送。研究发现，GNP 表现出了很好的药物递送效果。对 GNP 进行 ^{68}Ga 标记后，其具有很高的放射化学纯度和血清稳定性，已成功用于 GNP 的药代动力学研究[56]。

除了将放射性核素直接标记纳米颗粒或将其载入纳米颗粒中进行标记外，还有一类有趣的研究。研究者们[57]利用 ^{68}Ga 标记了一类特殊小分子，注射进体内后，小分子会在细胞内聚集并被蛋白酶水解，从而发生自组装，在细胞内形成纳米颗粒。这种方法利用了小分子的快速分布特性，使得纳米在细胞内聚集所需的循环时间大大缩短，能够在较短的时间内观察到纳米颗粒在组织中的最终分布，并能够反映相关蛋白酶的活性与分布。例如，对含有福林蛋白酶（furin）特异性底物的小分子 2- 氰基苯并噻唑（CBT-Ga）进行 Ga 标记，然后注入体内，其能够被 furin 激活后进行自组装形成纳米颗粒（CBT-Ga-NPs）。结果表明，它能够在 MDA-MB-468 乳腺肿瘤小鼠体内快速分布并在肿瘤中自组装形成纳米颗粒，反映了肿瘤中 Furin 的活性[58]。

（5）^{124}I 放射性标记纳米药物

^{124}I 是碘的正电子放射性同位素，半衰期为 4.18 天，主要用于多肽、抗体或蛋白质等大分子药物组织分布研究。通常采用氯胺 T 法或 Iodogen 法置换酪氨酸苯环上羟基邻位的氢原子进行标记，也可通过亲电取代反应进行标记，标记方法相比金属放射性核素会复杂一些。目前应用不如上述几种核素广泛，但也是临床和基础研究较为常用的正电子放射性核素之一。有一些研究报道了 ^{124}I 标记纳米颗粒进行 PET 显像。

康奈尔点（"C 点"）是一个超小无机混合纳米颗粒，利用 ^{124}I 标记的 RGD 多肽 - 聚乙二醇（^{124}I-cRGDY-PEG-C）对 C 点进行修饰后便获得了 ^{124}I 标记的新生血管靶向 C 点，可用于肿瘤成像研究[59]。也有团队合成了 < 20 nm 的生物相容性多巴胺黑色素纳米颗粒（DMNs），再通过取代反应将放射性核素 ^{124}I 标记到叶酸 -PEG 上，用其来修饰 DMNs。该纳米颗粒能够有效地减少巨噬细胞的识别与吞噬，实现更佳的肿瘤组织分布。

正电子核素标记的外泌体：除了上述纳米材料外，放射性核素也被用于标记外泌体（exosome，EV），其作为新型纳米级分子探针也初步体现出了广阔的应用前景。近年来，人们对外泌体进行了广泛的研究，以深入了解这些复杂的囊泡及其在细胞系统中的参与，以及探索潜在的临床诊断和纳米医学的治疗方法[60]。目前，有研究调查了外泌体对 SARS-CoV-2 冠状病毒的影响，并有可能开发出基于外泌体的治疗方法来应对这种致命的病毒[61]。显而易见，外泌体不仅在消除细胞中不需要的蛋白质方面起着关键作用，而且在其他重要的细胞通讯和功能方面也起着关键作用[62, 63]。身体内多种细胞都会产生外泌体，包括间质基质细胞、神经系统细胞、神经元、上皮细胞、树突状细胞、成纤维细胞，以及免疫系统的细胞（如 T 细胞、B 细胞和巨噬细胞）。此外，这些纳米颗粒囊泡也存在于体液中，如血液、母乳、尿液、精子、羊水、唾液和脑脊液等[64-66]。外泌体在细胞间的交流中发挥着重要作用，它作为一种"运输工具"，携带着生物活性物质（如蛋白质、脂质、RNA 和 DNA），目标细胞将这些物质吸收，以激发对身体系统的调节、再生和保护等非常重要的信号。此外，已有报道证实外泌体参与癌症进展，如肿瘤源性外泌体（tumor-derived exosomes，TDEs）参与了癌症的进展[60, 67]。这些外泌体最大的优势之一是能够轻易穿越生物屏障（如血脑屏障），因此，避免了传统细胞治疗所产生的潜在不良反应[65, 68-70]。例如，可以避免在大脑中移植间充质干细胞可能产生的肺栓塞[71]。利用外泌体的优势特性，可以在临床诊断和治疗工具方面提供无穷的潜在应用。

在对外泌体进行修饰时面临的一个挑战是保持外泌体的完整性。不管是简单的表面标记，还是其他任何类型的修饰都可能影响外泌体的特性。同时，不同给药途径对 EV 药代动力学的影响对于相关药物设计也非常重要。因此，对外泌体进行放射性核素标记后，通过 PET/CT 成像和生物分布实验对其分布进行动态量化监测，可以明确外泌体进入体内的分布情况及药代动力学特性。同时放射性核素标记外泌体对于临床转化中获取全身成像明确全身分布非常有用。这些都能够为药物研究提供有力的支撑[72, 73]。目前主要通过两种技术对外泌体进行放射性核素标记：（a）表面标记和（b）腔内标记。其中，表面标记方法包括遗传物质的修饰、放射性核素的直接标记以及通过双功能螯合剂法标记。下面将分别介绍表面标记（3 种）和腔内标记方法的实际应用。

首先，外泌体表面的糖基化分子被修饰后能够进行 ^{124}I 标记，通过 PET/CT 成像和生物分布实验可以在不同的时间间隔内对目标器官的放射性进行量化，进而研究不同给药途径对 EVs 的药代动力学影响。有趣的是，在大脑中也检测到了糖基化的 ^{124}I-EVs 的存在。这说明表面修饰 EVs 将影响其分布，且不同的给药途径也会导致 EVs 有不同生物分布[68]。其次，通过与外泌体表面的氨基进行共轭反应，将 NOTA 连接到外泌体表面，然后用金属放射性核素 ^{64}Cu 或 ^{68}Ga 分别标记后进行 PET 成像，发现 ^{64}Cu 或 ^{68}Ga 标记的外泌体在目标部位显示出类似的积累结果。但由于两种放射性核素的半衰期和标记效率不同，^{64}Cu 对 100 μg 外泌体的标记效率为 13.3%，而 ^{68}Ga 对 100 μg 外泌体的标记效率为 2.22%。长的半衰期更利于长时间观察。最后，使用双功能螯合剂（如 NOTA）对外泌体进行放射性标记，可以减少对细胞类型的依赖，因为大多数细胞都含有胺类官能团可以连接螯合剂[74]。由于对细胞类型的依赖性较小，更多来自不同肿瘤和细胞的外泌体可进行放射性核素标记。

腔内放射性标记是将放射性核素标记的分子封装在外泌体的腔内空间[75]。首先采用 ^{89}Zr 标记亲脂性 - 中性 oxinate4 复合物，再利用其能够通过外泌体囊泡的脂质双分子层特性将其包裹入外泌体中，与此同时配体氧化解离在外泌体内释放出游离 ^{89}Zr，再与囊内蛋白质和核酸等具有金属螯合特性的物质结合，实现了对外泌体的腔内标记。这一方法的优点在于外泌体的表面不受影响，一般不影响其本身的功能、结合与代谢特性。采用这一方法，研究者们利用 ^{89}Zr 标记了源自胰腺癌细胞（PANC1）的外泌体，并进行了 PET 成像和生物分布研究。结果表明，^{89}Zr-PANC1 外泌体在静脉注射后 1 h 内在肝脏、脾脏、膀胱、淋巴结和大脑中积累[76]。开发更多的新探针来标记这些纳米大小的外泌体可能有助于在核医学中创造新的临床诊断和治疗工具。尽管具有优越的敏感性和深层组织穿透能力，但受限于外泌体修饰与标记的复杂性，目前只有少量论文报道放射性标记的外泌体的研究[77]。

纳米材料已经在生物相容性、体外稳定性、体内生物分布和动物成像方面得到了广泛的探索。随着使用核素标记的纳米探针的发展，可以利用其揭示分子水平的病理过程，从而助于各种疾病的早期检测和干预。但在纳米材料作为核素诊断和（或）治疗性工具应用于临床之前，仍有一些挑战需要克服。例如，各种纳米材料的可重复性需要系统地确定，合成方法需要标准化，以确保其生物相容性，这样才能指导纳米材料整合的理论模型，用于细胞追踪和细胞内化。但可以预见，核素标记纳米材料（包括外泌体）将有助于推动纳米药物的发展，并有可能逐步解决纳米药物的瓶颈问题，从而为疾病的研究与治疗带来模式上的转变。

第三节 纳米技术在新型成像诊断中的应用

一、纳米技术在光学成像中的应用

（一）光学成像概述

1. 光学成像

光是一种可以引起视觉、具有波粒二象性的电磁波，既具有波动性，又具有粒子性。按照波长可以将整个电磁波谱分为以下波段：在电磁波谱中人眼可以感知的部分，称为光或者可见光。可见光谱并没有精确的范围，其波长为 400 ~ 780 nm。其中，波谱范围在 400 ~ 430 nm 称为蓝光，波谱范围在 620 ~ 760 nm 称为红光[70]。

光学成像技术具有高时空分辨率，灵敏度高，特异性强，无创，可提供实时成像等优点，能够实时、多维可视化地在生物分子、细胞、组织层面进行监测，已成为生物医学领域的一种非常重要的研究方法。目前，光学成像技术已被广泛应用于生物分子检测成像、药物代谢分布追踪、疾病检测与诊断等领域。特别是针对早期肿瘤诊断和影像引导的治疗中，光学成像技术具有良好的应用前景[71]。

光学分子成像技术因其操作简便及实时性成为小动物活体成像的一种常用方法，在生命科学研究中得以不断完善。利用这种成像技术，可以直接、实时地观察标记的基因、分子及细胞在动物活体内的活动及反应。通过光学分子成像，利用灵敏的光学检测仪器，可以直接检测生物活体内的动态代谢过程，检测活体内部的细胞分子和基因的表达。通过这些技术，还可以观测活体动物体内肿瘤的生长及转移、疾病的发生发展、特定基因的表达等生物学过程。利用光学标记的转基因动物模型可用于研究疾病的发生发展过程，以及药物的开发及筛选等。

现代光学分子成像技术主要依托波长更长的非可见光进行成像，相比传统可见光成像方式，在成像分辨率、信噪比、组织穿透深度都获得了显著提升。光子在生物组织体内的传递过程，会受到组织本身吸收及散射的影响，光子的穿透深度、吸收和散射程度通常取决于波长本身。因此，波长越长，越靠近红光区域，越多的光子将可以穿透组织和皮肤而被检测到。光学分子成像通常通过引入特定波长的荧光探针，在特定波长的激光（如 660 nm，808 nm，1 520 nm 等）照射下激发荧光探针，使其发出波长更长的荧光，或通过引入某些报告基因，其表达产物可自发产生荧光，而射出的光中携带着与吸收和散射相关的组织生化信息，通过光学成像设备可以检测发射出的荧光，并充分挖掘和利用这些光学信息，定量地研究荧光分子的分布，从而直接记录和显示分子事件及其动力学过程，这就是光学分子成像的基本原理。

2. 光学成像特点

光学分子成像的最突出特点就是非侵入性地对生物体内病理及生理过程进行定量或定

性的可视化观察，由于其灵敏度高、特异性强、无创和实时成像等优点，在生命科学领域中具有重大应用前景。

光学分子成像技术可通过不同性能的探针来特异性反映生物体内的各种信号。新型多模态诊疗一体化探针的出现在提供更高的空间分辨率、更强的组织穿透深度的同时也代表了肿瘤治疗学的新趋势，即在单个纳米粒子或系统中将诊断和治疗融为一体[72]。

3. 光学成像分类

迄今为止，活体动物体内的光学成像主要分为生物发光和荧光成像两种技术。

（1）生物发光

生物发光是指生物体发光或生物体提取物在实验室中发光的现象。它不依赖任何激发光源。生物发光来源于几种蛋白质在酶反应中产生光的能力。生物发光是一个消耗氧气和ATP的生物过程，由荧光素酶催化，氧化底物荧光素，从而发光。目前应用较为广泛的基因是萤火虫荧光素酶（firefly luciferase）基因，其表达产物萤火虫素酶可以和导入的萤火虫素（luciferin）发生反应而发出近红外荧光。用于生物成像的检测是通过敏感的 CCD 相机完成，但由于缺乏外部光源进行激发，背景信噪比较低，灵敏度相对较高[1]。

（2）荧光成像

荧光成像则采用各种有机、无机荧光报告基团对细胞或 DNA 进行标记。目前应用较多的是绿色荧光蛋白（green fluorescent protein，GFP）基因，其表达后产生的绿色荧光蛋白，在体外激发光激发下发出荧光，也可被 CCD 相机捕获。

近红外荧光成像不涉及报告基因，它的成像探针包括非特异性荧光探针（如 dyes）和特异性荧光探针（如 Cyt）。近红外荧光成像就是以合适的荧光探针作为标记物，用特定波长的红光激发荧光染料，使其发出波长长于激发光的近红外荧光，应用近红外线光学成像设备进行检测。该技术在肿瘤检测、基因表达、蛋白质分子检测和药物受体定位等方面有着很大的应用潜力。目前应用于近红外线光学成像的技术，包括光学相干层析成像反射荧光成像（fluorescence reflectance imaging，FRI）、荧光成像（transillumination fluorescence imaging，TFI）、荧光断层成像（fluorescence molecular tomography，FMT）等[73-77]。

4. 荧光分子成像系统

荧光是指一种光致发光的冷发光现象。当一个分子或原子吸收了被给予的能量后，即刻引起发光，停止能量供给，发光亦瞬间停止。荧光的产生与某些具有特殊光学特性的荧光物质吸收和释放能量有关。当一个分子或者原子吸收了给予的能量后，从一种电子态向另一种能量较低的电子态弛豫引起发光，停止能量供给时发光亦瞬间停止（持续 10^{-8} ~ 10^{-7} s），这样的发光称为荧光。具体而言，荧光的产生过程是指荧光分子或者原子吸收能量后跃迁到激发态，通过非辐射内转化等方式转移到激发态的最低能级，短暂停留后发出荧光并回到基态。

荧光分子成像系统按照成像方式分为平面成像和断层成像两种。

（1）平面成像系统

平面成像为直接用照相机采集某一个投影方向的光信号，具有开发及操作简单、高通率等优点，因而获得了广泛的应用，在荧光分子成像领域中也取得了较多的进展。然而由于其检测信号是来自多个深度的信号的叠加，因而图像模糊，分辨率低，只能应用于浅表物体的成像。另外，平面成像中得到的信号强度与深度及生物组织光学特性之间是非线性关系，定量化相对困难。

（2）断层成像系统

荧光断层成像系统则可以较好地解决平面成像存在的问题，如荧光断层成像（fluorescence molecular tomography，FMT）。FMT又称为诱发荧光断层成像，它采用特定波长的激发光激发荧光分子产生荧光，通过图像重建能够提供目标的深度信息和对目标物进行立体成像，克服了平面成像的局限性。此外，FMT还具有使用低能量的激发光，染料稳定，成本低，无电离辐射，能进行长期定量监测等诸多优点，因而在近几年发展迅速。

5. 近红外区荧光成像

（1）近红外一区成像技术

荧光成像技术利用荧光染料的特性，当染料被较低波长的光激发时，可发出较长波长的光。运用适当的滤光片，高灵敏度的CCD摄像机可以检测到荧光，滤光片只允许发射光（荧光）通过，而不允许激发光通过。荧光成像技术已逐渐成为一种新的很有前景的活体可视化检测工具，它可以提供实时的亚细胞分辨率并且成像效果好，可广泛应用于医学领域检测和治疗。

在光学活体成像过程中，光子的穿透深度主要取决于组织元素的吸收和散射。同时，组织自身产生的荧光和散射光会对光子穿透过程产生干扰噪声和背景辐射。因此，荧光成像技术在实际应用中也存在局限性，生物体中的一些活性成分（如黑色素、血红蛋白、细胞色素等）在可见光波段（400~700 nm）具有较高的光吸收和光散射，这会降低可见光的穿透深度。由于生物体中富含许多发光大分子（通常位于可见区域），这些生物分子在可见光激发下也能产生非特异性荧光发射，从而干扰成像结果[78-80]。

对于荧光成像来说，近红外一区成像技术（NIR-Ⅰ）利用了700~900 nm的光学窗口，光可以穿透组织，散射和吸收少的特点。而血红蛋白和水在这些波长的吸收相对较低，因此光的穿透深度相对较高。此外，机体组织在近红外范围内的自身荧光较可见光范围小，避免了组织器官自身荧光对于成像的干扰。

荧光成像技术运用光化学原理，结合有机合成方法，通过设计构造荧光功能化的分子，可建立用于细胞或动物体内的成像方法。并以其灵敏度高，重复性好，所得信息丰富等特点，成为近年来发展较快的成像技术之一，在生物医学领域得到了广泛的应用。该技术是多种现代学科的交叉，随着共聚焦显微镜和荧光探针的不断发展，其应用范围不断拓展，引起了人们的广泛关注。

（2）近红外二区成像技术

传统的NIR-Ⅰ区波长降低了生物体内血液和水的近红外吸收和散射，被认为是第一个生物窗口，近红外荧光生物成像的穿透力大于可见光。事实上，NIR-Ⅰ区荧光生物成像仍然受到组织自身荧光（背景噪声）的干扰，以及光子散射的存在限制了组织穿透深度。而相比常规的NIR-Ⅰ区荧光成像，最新发展的近红外二区（1 000~1 700 nm，NIR-Ⅱ）荧光成像可以产生更高的信噪比，更好的时空分辨率，更深的组织穿透能力，特别是其高分辨的术中实时成像能力，在肿瘤诊断和手术引导切除中展现出巨大的临床应用潜力[81, 82]。

而最新的实验结果表明，生物成像的信噪比在NIR-Ⅱ区可以显著提高，也被称为第二生物窗口。NIR-Ⅱ区生物成像能够探测深层组织信息，并在毫米深度获得微米级分辨率，这远远超过了NIR-Ⅰ荧光成像的性能。

此外，光声成像与光热治疗在癌症诊疗领域极具应用前景，而目前光声成像与光热治疗的应用主要集中在 NIR-I，受限于其较浅的穿透深度，难以实现临床转化。相较而言，NIR-II 光由于较少被皮肤组织吸收和散射，不仅穿透深度显著增加，而且具有更高的最大允许照射量（maximum permissibl exposure，MPE），同时背景信号较低，光声成像的信噪比得到了显著提升，从而大大降低了光热治疗过程中对正常组织的潜在损伤。

（二）基于纳米技术的光学成像

1. NIR-II 生物成像在肿瘤成像和图像引导手术中的应用

实体瘤患者常因局部复发而治疗失败。细胞减量手术是利用荧光成像指导肿瘤的特异性切除，提高肿瘤分期，减少肿瘤的发生，可显著改善预后。近年来，这一应用领域已成为研究热点。

最近，FDA 批准了吲哚菁绿（ICG）在 NIR-II 窗口中作为荧光素的临床应用。ICG 在等离子体或极性介质中，在约 780 nm 的激光源激发下，可在 1 000 ~ 1 400 nm 的窗口内发射 NIR-II 荧光，可通过 InGaAs 相机探测到。使用 ICG 进行的活体 NIR-II 成像研究能够以比 NIR-I 窗口更高的对比度 - 噪声比（CNR）显示深层结构。高灵敏度 NIR-II 荧光团的可用性为纳米粒子剂的开发打开了大门[83]。

2. NIR-II 生物成像在医疗检验中的应用

荧光生物成像可以检测到 NIR-II 窗口内的深层组织，具有较小的自荧光和组织散射。然而，在活体 NIR-II 的临床应用中，荧光团检测仅应用于病变或活体器官成像，实时动态生成 NIR-II 荧光生物传感器面临着不少挑战。近年来，该领域取得了新的突破，如比值计荧光探针定量检测概念的提出和研究。

该领域有学者报道了一种使用 NIR-II 荧光发射技术使谷胱甘肽联合超细镧系纳米颗粒对体内炎症进行精确成像的方法。虽然纳米探针有独特的 EPR 效应，但无法在目标位置有效富集，因此探针已成为提高检测能力和效果的关键。而体内纳米颗粒的交联可以增加 EPR 区域（如炎症区）的富集，纳米颗粒被 RES 吸收，导致非靶器官的单向交联。基于这些困难，该策略的原理是通过使用 10 nm 谷胱甘肽联合镧系纳米颗粒增强体内成像，这些纳米颗粒与炎症区活性氧（ROS）反应，在 NIR-II 窗口对活性氧进行快速定位和成像。与此同时，由于这些纳米探针的尺寸小，它们可以迅速排出体外。基于探针的原位交联和快速排泄能力，该方法可以实现精确的生物成像，适用于其他微颗粒造影剂。

3. NIR-II 在生物血管成像中的应用

随着心脑血管病患者人数的增加，心脑血管病发病率的增加，各种检查技术如超声、CT 和磁共振（MRI）得到了广泛的应用。然而，这些技术敏感性低，成本高，不能用于外科手术的实时检测或临床实践。近年来，一些研究小组设计将 NIR-II 荧光探静脉注射到小鼠体内，然后利用 NIR-II 荧光在体内进行血管成像。结果表明，NIR-II 荧光能深入穿透小鼠颅骨，不仅能成像小鼠头部血管的分布，还能清晰地显示毛细血管的精细结构[84]。

（三）光学成像临床应用面临的问题与挑战

非侵入性光学成像技术是研究疾病动物模型的生理和病理生理学以及开发分子成像特异性配体的有力工具。由于光学成像技术使用具有高灵敏度的非电离辐射进行标签检测，材料相对简单，设备相对便宜，并且易于使用，使其适用于目标筛选和临床前药物开发，此外，它们还可以与组织显微镜结合用于研究细胞的免疫组化。考虑到所有因素，光学成像技术非常适合肿瘤学研究和其他领域的临床前研究。在临床中，其主要缺点是检查范围窄，局限于特定身体区域，无法像 MRI 和 PET-CT 一样提供广泛的成像系统。使用荧光造影剂时，光学成像由于这种成像技术的物理性质而产生缺陷。与核医学一样，造影剂通常需要处理背景信号，这是由于注射探针的非特异性定位所造成的，这可能会使信号检测困难，特别是当信号强度较低且位于血液供应丰富的组织之外时。基于以上问题，现仍需找到相应有效的解决方案，以便使光学成像技术在未来有越来越广泛的临床应用前景。

二、纳米技术在光声成像中的应用

（一）光声成像概述

1. 光声成像

生物成像是了解生物体结构与功能的重要工具。超声成像（USI）、磁共振成像（MRI）、计算机断层扫描（CT）、拉曼成像（RI）和荧光成像（FI）是过去几十年的常用技术，可以提供生物体的有效信息，但由于这些成像方式均存在一定的局限性，限制了其在生物医学领域的应用。

光声成像（photoacoustic imaging，PAI）是近几年发展起来的一种新型无损、非侵入式的生物医学成像技术，受到了大家的广泛关注。当短脉冲激光照射生物组织时，由于热弹性效应，组织受热膨胀产生瞬时应力，从而反射出不同强度的超声波，经体外宽带超声换能器检测并重建图形，从而获取组织结构及病理生理信息。

光声成像的历史可以追溯到 1880 年，A.G. 贝尔（Alexander G. Bell）在实验过程中，意外发现用周期性可调制的太阳光照射一个光学吸收体时，该物质吸收光会产生信号，即首次发现了光声效应[85]。此后，20 世纪 60 年代激光器取得了突破性的发展，产生了大量的新型激光器，可以满足光声传感应用所需的大峰值功率和高光谱纯度，在此期间，光声效应首次被用于气体分析，10 年后这项研究扩展到固体和生物材料的表征，逐渐在工业和科学领域中应用。直到 90 年代中期才开始对其进行生物医学成像研究，并产生了第一幅光声医学图像[86-92]。21 世纪初到中期，正式诞生了第一批真正意义上的光声体内图像。从那时起，该领域在仪器开发、图像重建和分子成像以及生物学研究等方面取得了重大进展。目前，光声成像作为一种新兴的生物医学成像模式，其前景备受关注与期待，发展与创新具有无限的空间。

2. 光声成像原理

（1）基本原理

光声成像是基于光声效应得以实现的。当纳秒级短脉冲激光照射生物体时，生物体感兴趣区域（ROI）吸收光子的能量，并在内部扩散传播，进而引起温度升高（大约几毫度，远低于会在物体内部产生物理损坏或相变的量）。轻微局部加热，导致温度升高 ΔT，导致热弹性膨胀，并产生瞬时应力，使得初始压强升高：$P_0 = \beta * \Delta T / \kappa$，其中 β 是热膨胀系数，κ 是等温压缩率[93]。通过组织传播后，光声信号被体外宽带超声换能器检测、过滤、放大，最终将声信号转化为数字信号，并通过滤波反投影法进行图像重建，得到光学吸收分布的高分辨率二维或三维图像。

（2）生物组织的光吸收特性

光和生物组织相互作用的几种表现形式，包括吸收、反射、折射和散射等。组织的吸收是一种基本形式，是各个分子成分共同作用的结果。当具有合适能量的光照射生物组织时，其光子的能量与分子的能级间隔匹配，则吸收体分子的电子从低能级跃迁到高能级而处于激发态，然而处于激发态的电子极不稳定，当电子从高能级向低能级衰变的过程中，既可以发射光，也可以采用无辐射跃迁的方式向周围发出热而将多余的能量消耗掉，从而引起生物组织局部温度升高，导致热膨胀而产生超声波向外扩散，即光声信号。

光在通过生物组织体时由于部分光能转换成热或分子的某种振动而导致光强度衰减的过程，一般用朗伯（Lambert）定律进行描述：$I = I_0 \cdot e^{-(\mu_s + \mu_a)z}$，$I_0$ 为初始光强，Z 为光学介质的厚度，μ_s、μ_a 分别为介质对光的散射和吸收系数[94]；表明随着光进入介质深度的增加，直线向前传播的光强按指数规律衰减。由于光声成像反映了组织的光吸收特性，所以光吸收系数 μ_a 对于光声成像有着极其重要的意义。

（3）光声成像的优势

1）安全、无电离辐射

目前常用的成像方式，如 X 线平片、CT 等传统成像方式，依赖于 X 线对人体的穿透能力，具有一定的电离辐射；如正电子发射体层成像（PET）和单光子发射计算机断层成像（SPECT）等功能化成像方式，依赖于放射性同位素来探测伽马射线，同样对人体具有一定的危害。而光声成像利用不同组织对光的吸收差异成像，安全无毒，无电离辐射。

2）高穿透深度与高分辨率

光声成像结合了光学成像与声学成像，优势互补。首先，在人体组织中，光的散射会阻碍穿透深度，而在光声成像中，利用组织散射较低的声信号构建图像，可以实现出色的深度穿透；其次，不同组织的超声成像对比度小，而光声成像以脉冲激光为激励源，以不同生物组织的吸收差异为信息载体，可构建出更高空间分辨率的光声图像，突破了光学成像深度"软极限"（约 1 mm），可实现 50 mm 的深层活体内组织成像[95]。

3）功能化成像与分子成像

A. 无需外源分子显像剂：传统的血管成像方式通常依赖于造影剂的引入，而光声成像系统因血红蛋白对可见光和近红外光具有很强的吸收能力，将其作为内源性试剂，可安全可靠地替代血管造影术，避免不良反应的风险。并且比超声多普勒图像对小血管更敏感，更有利于疾病的早期诊断[96, 97]。

B. 区分生物组织的化学成分：组织成分的固有光学吸收特性可用于识别组织成分，光声成像可以利用不同发色团的光学吸收光谱来区分生物组织的化学成分。由于血红蛋白的光吸收系数取决于它是否与氧结合，光声成像可以利用不同波长监测血氧饱和度水平[98]。由于已知肿瘤[99]、血管类疾病和关节炎等会引起微环境的改变，如乏氧状态或有新生血管的生成，均可以被光声成像技术探测到，从而用于临床疾病诊断。

C. 分子成像：外源分子显像剂，大部分是小分子染料，如吲哚菁绿（ICG）、亚甲基蓝染料（MBD）或其他纳米颗粒等。这些小分子可以针对某些特定的分子靶向性结合或由于肿瘤微环境的增强型渗透和滞留效应（EPR）而聚集，实现微观化的分子成像[100]。

3. 光声成像与超声成像

（1）超声成像概述

超声波（ultrasound）是一种机械波，具有反射、散射、衰减及多普勒效应等物理特性，通过各种类型的超声诊断仪，将超声波发射到人体内，在传播过程中遇到不同组织或器官的分界面时，将发生反射或散射形成回声，这些携带信息的回声信号经过接收、放大和处理后，以不同形式将图像显示于荧光屏上，即为声像图（ultrasonogram 或 echogram）。

超声检查（ultrasound examination）即根据观察分析声像图并结合临床表现对疾病做出诊断[101]。自 1842 年奥地利数学家和天文学家多普勒（Christiano J. Doppler）提出多普勒效应至今，超声诊断及医学影像技术经历了数次革命，使得显示解剖结构的黑白超声成像技术逐步发展到显示动态血流的频谱和彩色多普勒技术，为无创地观察心血管系统和其他系统脏器血液循环情况提供了技术支持，并可获取相关血流动力学数据[102, 103]。超声成像的优点在于：①无放射性损伤，属于无创性检查技术。②能取得多种方位的断面图像，并能根据声像图特点对病灶进行定位和测量。③实时动态显示，可观察器官的功能状态和血流动力学情况。④能及时得到检查结果，并可反复多次重复观察。⑤设备轻便，易操作，对危重患者可行床边检查[104]。

现阶段超声技术的应用主要包括：

1）超声解剖学和病变的形态学研究：超声检查可获得各脏器的断面声像图，显示器官或病变的形态及组织学改变，对病变做出定位、定量及定性诊断。

2）功能性检查：通过检测某些脏器、组织的生理功能的声像图变化或超声多普勒图上的变化做出功能性诊断，如用超声心动图和多普勒超声检测心脏的收缩及舒张功能；用实时超声观察胆囊的收缩和胃的排空功能。多普勒超声技术的发展使超声从形态学检查上升至"形态 – 血流动力学"联合检查，使检查水平进一步提高。

3）器官声学造影的研究：声学造影即将某种物质引入"靶"器官或病灶内，以提高图像信息量的方法。此技术在心脏疾病的诊断方面已经取得良好效果，能够观察心腔分流、室壁运动和心肌灌注情况，测定心肌缺血区或心肌梗死范围及冠状动脉血流储备。目前此技术已推广至腹部及小器官的检查。

4）介入性超声的应用：介入性超声（interventional ultrasound）包括内镜超声，术中超声和超声引导下进行经皮穿刺、引流等介入治疗。高能聚焦超声还可用来治疗肿瘤等病变[105]。

新型声学造影方法成功地开辟了全新的超声造影领域。超声造影剂（ultrasound contrast agent，UCA）是一类能够显著增强超声检测信号的诊断用药，应用于人体微循环和组织灌注检查与成像方面，具有简便、实时、无创、无辐射的特点[106]。新型造影增强超声（ultrasound contrast enhanced，UCE）成像技术，可清楚显示微细血管和组织血流灌注，图像对比分辨率增强，显著提高病变组织在微循环灌注水平的检测能力，能改变以往超声造影技术的不足，进一步开拓了临床应用范围，是超声医学发展历程中新的里程碑[107]。因此，超声造影目前已成为超声领域中前沿且跨学科的研究重点。声动力疗法（sonodynamic therapy，SDT）将低强度超声和声敏剂组合，是一种新型的非侵入性诊疗一体化方案。将纳米技术与 SDT 相结合可以有效提高 SDT 的效率，并可能从根本上改善传统 SDT 组织穿透深度低等缺点，提供了更有效和更安全的诊疗方案[108]。

然而，超声技术也存在一些不足：①超声对骨骼、肺和胃肠道的显示较差，影响成像效果和检查范围。②声像图表现的是器官和组织的声阻抗差改变，缺乏特异性，对病变的定性诊断需要综合分析并与其他影像学表现和临床资料相结合。③声像图显示的是某局部断面，对脏器和病灶整体的空间位置和构型很难在一幅图上清晰显示。三维超声技术可部分解决此问题。④病变过小或声阻抗差不大，不引起反射，则难以在声像图上显示。⑤超声检查结果的准确性与超声设备的性能以及检查人员的操作技术和经验有很大关系[109–112]。

（2）光声成像与超声成像的比较与联合

1）光声成像与超声成像原理对比

超声成像技术利用超声波扫描人体，通过接收、处理反射和折射信号获得体内器官图像；光声成像通过纳秒激光脉冲照射目标区域实现成像，吸收短脉冲的激光后受热膨胀而产生宽带超声波，经超声传感器检测并解析重构后产生图像。与超声成像类似，光声成像也取决于能量在组织中的传播、能量与组织的相互作用以及所产生声能的接收，而这种能量的接收与超声成像的过程几乎相同。所以光声成像与超声成像有许多共同之处，但光声成像与超声成像的主要区别在于其能量形式的差异，光声成像使用激光照射组织，而不是声波。

光声成像通常使用可见光（400～750 nm）和近红外（750～1 800 nm）波长范围内的激光进行照射。为避免混淆，必须指出，光声效应与声光效应不同，声光效应是声音通过介质传播产生的激光衍射[113]。然而，与高频声波通过组织的传播过程不同（声波主要的损耗机制是组织吸收），光在组织的传播往往以散射为主，而超声波的衍射往往会限制超声成像系统的横向分辨率[94, 114]。对于大多数光学成像系统，光子的扩散或散射限制了系统的空间分辨率。在纯光学成像系统中，只有扩散的影响极小时，才能达到衍射极限分辨率。当光传播距离小于或等于组织中的传输平均自由程，或等效散射事件之间的平均距离的倒数时，就会达到上述状态，这种情况称为弹道状态。对于组织中的光来说，这个深度往往约为1mm，光学聚焦无法超过这个深度[115]。但光声成像不需要弹道（或准弹道）光子传播，只需要足够强度的光子达到所需的目标组织。同时光散射往往有助于光声成像，因为它可以更均匀地照射吸收结构，从而有助于整个目标组织中光声信号的产生[116]。

2）光声成像与超声成像效果差异

光声成像通常能提供与诊断超声相当的分辨率，在软组织对比度方面，超声成像性能更佳，所以光声成像通常使用与超声成像相同的阵列探测器。当组织中的成像深度超过约1 mm时，分辨率取决于检测到的超声换能器中心频率和带宽，对于3.5～20 Mhz的换能器中心频率，轴向分辨率为30～210 μm[117]。与超声成像一样，光声成像的横向分辨率随着接收阵列数值孔径的增加而提高。虽然光声成像深度并不容易达到常规诊断超声轻易实现的10 cm成像深度，但在活体内已实现4 cm的光声成像深度，而通过组织仿体材料或鸡胸肌成像时已实现超过5 cm的成像深度[118, 119]。

与超声成像不同，光声成像仅限于显示具有足够光吸收的组织。在组织中对激光强吸收并产生光声信号的常见光吸收体是血色素，光声成像的对比度决定于血液相对于周围介质的吸收对比度，同时，光声成像可对组织深层的层状结构进行结构分析成像，探测分层组织中的隐藏目标或组织内部深层的血管分布，所以基于光声的解剖成像通常仅限于血管系统或正在发生血管生成的区域，如肿瘤成像[120]。因此在癌症早期阶段，可以在小动物模型中对乳腺癌、胰腺癌、结肠癌、脑癌和其他癌症类型进行成像[121-123]，纳米颗粒可进一步增强细微血管的对比度[124]，显示其前哨淋巴结[125]。利用光声成像能够探测组织成分的吸收特性的能力，现已开发出诸多光声成像应用，包括评估和监测组织特性（如血氧饱和度或贫血监测）、血液情况（如缺血或血管生成评估）以及通过纳米造影剂在体内实时成像等。

3）光声/超声联合成像

单独使用超声成像存在一定的局限性，不能纠正靶区的旋转误差、操作耗时，且不适用于颅骨和肺，所以结合光学成像系统来弥补轮廓和体表信息的缺失成为一种趋势。光声－超声联合成像是一种实时无创成像方法，它结合了激光脉冲组织激发和组织反应的超声检测，因此，光声－超声联合成像技术不仅具有强大的图像对比度和高达几厘米的组织穿透深度的优点，而且还可以补充器官的结构和功能信息。相对于已知器官、筋膜平面或血管定位观察到的光声信号，超声部分能够提供临床需要的组织解剖结构图像。鉴于两者所需的声学硬件相似，光声成像与超声成像可以近乎完美地联合成像。利用配准的超声图像提供的解剖信息，可以将光声图像匹配到重要器官的特征或边界位置上。除了提供解剖学信息外，超声成像还可以用多普勒血流成像或基于超声的弹性成像来补充光声成像提供的功能信息。联合光声功能成像技术可以利用组织吸收光谱不同的特性，进一步对光声图像所反映的光学信息进行定量分析和标定，根据所测对象的光声信号强度与相应生理学参数的对应关系，从而实现多种临床指标无创评估，进而研究各种代谢过程[126-128]。

　　虽然光声效应是一个多世纪前发现的，但直到最近，其临床前应用才取得一定进展。光声成像如果直接集成到临床环境中，可以提供强大的分子和功能成像信息，但是也面临着临床应用中更深的穿透深度、全身清除率以及造影剂的监管问题的挑战。基于光声的技术已经被证明可以提供可靠的解剖、功能和细胞分子成像，光声－超声成像更是具有广泛的临床应用前景，如肿瘤环境中缺氧的无创评估、特定器官中分子靶向性增强的特定细胞受体检测等。由于临床光声－超声成像与诊断超声的相似性，它可以迅速融入临床实践，其诊断和治疗潜力仍然巨大。随着传感器技术和造影剂研究的不断发展，光声－超声成像可为临床成像提供新的思路。

（二）基于纳米材料的光声成像

　　在光声成像中，脉冲激发的光能被造影剂吸收，温度逐渐升高后转化为热能，短时间内的温度升高导致热弹性膨胀，被超声波探测器接收到，转化为超声图像，因此光声成像造影剂在光声成像（PA）中发挥着重要作用。光声成像对比度主要取决于造影剂的光吸收性能和热声转换效率，各种 PA 造影剂被逐渐研发出来。

　　通常用于光声成像的造影剂包括内源性发色团（如黑色素、氧血红蛋白／脱氧血红蛋白、脂质、胶原蛋白）和外源性造影剂。造影剂通过改变局部组织的光学和声学特性，增强图像对比度，提高分辨率，从而显著提高图像的质量。可以应用的造影剂应具有高摩尔消光系数、高近红外（NIR）窗口吸收峰、高靶标亲和力和高组织特异性、高生物相容性、优良的光稳定性以及低毒性和低免疫原性等特性[129]。

　　1. 无机光声纳米探针

　　（1）金属纳米材料

　　局域表面等离子体共振效应（LSPR）是指金属纳米材料正负介电常数界面上的自由传导电子，在入射光照射下发生的等离子体共振荡。基于 LSPR 产生的优异光吸收性能和优异的光热转换能力，大量金属纳米探针被开发用于光声成像[130]。

　　1）金纳米粒子

　　A. 金纳米粒子（AuNP）：具有可调节的光学吸收特性，长期以来一直被广泛应用于光声成像[131]。AuNP 包括纳米棒、纳米柱、纳米笼、纳米球、纳米星、纳米盘、纳米板、纳米壳、纳米三角架、双金字塔和菱形十二面体等结构。

　　B. 金纳米棒（AuNR）：是利用其特殊的棒状结构，通过长宽比可调整的近红外区吸收性能[132]，例如，Gambhir 课题组合成了长宽比为 3.5 的金纳米棒，表现出优异的体外和体内光声成像性能[133]。此外，AuNR 可以很容易地被封装在二氧化硅纳米颗粒中，形成二氧化硅包覆的金纳米颗粒，促进细胞摄取，进而增加金纳米颗粒的光声信号强度[134]。

C. 棱镜状金纳米晶体（AuNPr）：是各向异性的，在近红外区域显示很宽的 LSPR 波段，具有作为 PA 成像造影剂的极大潜力。制备聚乙二醇包裹的 AuNPr，具有良好的生物相容性，LSPR 波段主要定位在 830 nm，这是 PA 造像剂的合适波长。再通过在聚乙二醇化的棱镜状金纳米晶体上偶联一个环状的精氨酸 – 甘氨酸 – 天冬氨酸（cRGD）肽，在980 nm 处形成一个 LSPR 峰，是一种很好的光声造影剂[135]。

D. 金纳米笼（AuNC）：是一种具有中空纳米结构的立方纳米粒子，其吸收带范围为600 ~ 1 200 nm。Tao 研究团队开发了以 AuNC 为基础的纳米制剂，该探针通过微波加热方法快速制备，并将其应用于眼科疾病的 PA 影像诊断和治疗[136]。

E. 金纳米星（AuSt）：具有星形的纳米构象，具有可调谐到近红外区域的等离子体带，是近年来研发的一种 PA 造影剂。例如，有长刺的 $Fe_3O_4@Au$ 纳米星，通过种子介导的生长方法制备，且具有优异生物相容性，可以应用于多模态成像引导的光热治疗和光动力治疗[137]。

F. 金纳米板：是在近红外区域具有可调谐 LSPR 的二维纳米材料，因此它们也可以作为 PA 显像剂。例如，通过种子生长方法制造了聚乙二醇（PEG）壳包裹的 Pd@Au 纳米板，聚乙二醇修饰的 Pd@Au 纳米板具有优异的稳定性和较高的肿瘤摄取效率，在肿瘤中具有较高的 PA 信号[138]。

2）MXene

由几个原子层厚度的过渡金属的碳化物、氮化物或碳氮化物构成。其通式为 $M_{n+1}X_n$（$n = 1 – 3$），其中 M 代表过渡金属，X 代表碳或氮。MXene 是从块状三元碳化物和氮化物中提取的。由于 MXene 材料表面有羟基、末端氧、氟等，MXene 是一种亲水性二维结构，这有利于 MXene 在生物成像中的应用。同时 MXene 在近红外区有吸收峰和优异的光热转换效率，这使它成为一种光声成像的造影剂[139]。

二维 Mxene 结构的 $Ti_3C_2@mMSN$ 由包裹着一层介孔二氧化硅的 Ti_3C_2 纳米粒子组成。进一步连接 cRGD 序列增强肿瘤靶向性，在活体成像中具有灵敏的成像引导，可以实现对肿瘤的实时监测[140]。另外一种 2D Nb_2C MXene 作为 PA 成像对比剂和光疗剂，还可用于肿瘤光热治疗。用聚乙烯吡咯烷酮（PVP）对表面进行功能化处理后，所制备的 Nb_2C–PVP 纳米制剂表现出酶响应性的生物降解性和对髓过氧化物酶的良好生物相容性[141]。最近研发的一种 Ta_4C_3 MXene 相比 Ti_3C_2 具有更好的光热转换性能、生物相容性和光热稳定性，已经广泛应用于光声成像。

（2）碳基纳米材料

碳基纳米材料在近红外窗口中具明显的吸收效应，目前主要包括两类：碳纳米管（CNTs）和石墨烯基纳米材料。

1）碳纳米管

非等离子体单壁碳纳米管（SWCNT）具有宽带吸收，包括近红外窗口，可以提供增强的 PA 信号。通过将等离子体金属纳米材料或小分子合成到碳基纳米材料中，可以进一步提高光声成像的强度。例如，陈小元教授团队研究了一种新型的包覆金的碳纳米管环（CNTR@AuNPs），它以碳纳米环为模板，表面附着氧化还原活性聚合物，这种嵌入在紧密连接的金纳米颗粒间隙中的碳纳米环束的纳米结构可以作为检测癌细胞的拉曼探针和用于成像引导癌症治疗的光声造影剂。CNTR@AuNP 的拉曼信号和光信号明显高于涂有完整的金壳层的 CNTR（CNTR@AuNS）和直接的 CNT@AuNP。CNTR@AuNP 在 808 nm 处的消光强度约为 CNTR 的 120 倍，而 CNTR@AuNP 的表面增强拉曼散射（SERS）信号约为 CNTR 的 110 倍。通过在碳纳米管环表面生长金纳米颗粒制备了一种新型 PA 造影剂。利用金纳米颗粒的等离子体耦合，CNTR@AuNPs 的 LSPR 峰随着 AuNP 尺寸的增加而红移，通过改变包覆的金纳米颗粒的密度和尺寸，可以很容易地将 LSPR 波长从可见光调谐到近红外区域[142]。

2）石墨烯

石墨烯基纳米材料是另一类常用的碳基纳米 PA 成像材料，由于其独特的物理和化学性质在生物医学领域得到了广泛的研究。与碳纳米管相比，石墨烯基纳米材料，特别是还原石墨烯氧化物（rGO）具有更大的比表面积和更好的分散性。但是由于石墨烯在生物组织中的毒性大，而常与其他低毒性的生物材料构成复合 PA 成像纳米材料[143]。

PA 成像的效率主要取决于光的吸收率和光吸收体的热容。而使用两种不同材料构成 PA 成像剂可以显著提升光声成像效果和信噪比。例如，将还原石墨烯氧化物（rGO）包裹金纳米棒，石墨烯壳层可以显著放大 PA 信号，多相复合材料对近红外光的吸收增强，并极大地降低了从金纳米颗粒吸热到产生物理形变的热阻。rGO-AuNR 放大的 PA 信号高度依赖于石墨烯氧化物的还原状态和 AuNR 的存在。实验测定了不同还原状态石墨烯氧化物包裹的金纳米棒的光声信号，随着 rGO 增加，光声信号显著增强，并且无 AuNR 时 PA 信号也会下降[144]。

如上文所述，氧化石墨烯（GO）和还原石墨烯氧化物（rGO）作为石墨烯的衍生物，在 PA 成像方面已经有了广泛的应用，而原始石墨烯由于表面缺少官能团而没有被进一步研究。但是原始石墨烯具有不依赖于波长的光谱吸收，从可见光到近红外（NIR）光区均有吸收，且具有高效的光声转换性能，如何应用原始石墨烯来作为 PA 造影剂成为近年来研究的重点。Gaio Paradossi 研究团队将原始石墨烯与柔软的聚合物聚乙烯醇（PVA）表面的活性基团相结合，基于表面活性剂辅助的石墨烯被直接剥离成单层和几层石墨烯薄片。这些薄片随后通过 PVA 表面的活性官能团被拴在 PVA 微泡表面，该复合材料具有更好的生物相容性和显著增强的光声信号。综上所述，石墨烯及其衍生物如还原石墨烯氧化物（rGO）有显著增强 PA 信号的效果[145]。

（3）其他无机材料

除了上述的纳米材料，研究人员还研究了其他各种基于无机纳米材料的光声成像造像剂，如碲纳米片、硼纳米片、黑磷纳米片、磷量子点、碳化钽纳米片、硒化钼、硫化钴纳米片、二硫化铼纳米片、硫铋基 NPs 和二硫化钒纳米结构，以及一些纳米杂化物，如 $Fe@\gamma-Fe_2O_3@TiO_2$ 纳米复合材料、$Cu-Ag_2S$ 纳米颗粒、Ti_3C_2 基复合材料（MnO_x/Ti_3C_2）和 $CuS@Cu_2S@Au$ 纳米杂化物等。综上所述，以无机材料为基础的光声成像纳米材料仍然有广阔的发展空间和研究潜力[129]。

2. 有机光声纳米探针

（1）有机小分子

有机小分子 PA 纳米探针，包括卟啉、黑色素、菁染料和方酸染料等，由于其良好的生物降解性和生物相容性，在 PA 成像中得到了广泛的应用。

1）菁染料纳米粒子

吲哚菁绿（ICG）及其类似物是菁染料的重要组成部分，它在近红外区有强吸收，使它有光声成像的潜力。但是菁染料光稳定性差、易降解等缺点使其难以用于 PA 成像，因此常把菁染料及其衍生物包裹或接枝在生物相容性聚合物中，以形成稳定的纳米颗粒用于 PA 成像。例如，用聚（马来酸酐 1- 十八碳烯）（C18PMH）- 聚乙二醇（PEG）包裹 ICG 的类似物 IR825，同时把光敏剂二氢卟吩（Ce6）通过短 PEG 链连接到复合体中，该复合物使 IR825 在生物体中稳定存在，同时实现 PA 成像和光动力治疗[146]。

2）卟啉化合物

卟啉化合物在紫外可见区域的 420 nm 处有一个强吸收峰位置（又称 Soret 带），在 500 ~ 750 nm 处有若干个弱吸收带（称为 Q 带），因此卟啉结构可以广泛应用于 PA 成像中。例如，郑刚教授团队通过超分子自组装方法将卟啉与磷脂共轭连接，并将卟啉包裹在纳米微囊中，构成了卟啉复合体。卟啉体由密集的卟啉双分子层组成，通过分子间的相互作用产生强烈的自猝灭效应，形成强烈的非辐射热，从而增强了 PA 信号。此外，卟啉 - 脂类复合物具有良好的金属离子螯合能力、可调节的近红外吸收峰和显著的生物降解性。郑刚教授团队随后利用单层卟啉 - 磷脂结合物，原位合成了一种卟啉光子微泡（pMBs），由细菌叶绿素 - 脂壳包裹全氟化碳气体作为超声造影剂，用于 US/PA 联合造影。在低频超声作用下，pMBs 可以碎裂为小颗粒（pNPs），pNPs 更容易进入深层肿瘤组织进行成像。研究显示，pMBs 相比卟啉本身的吸收峰向 824 nm 红移且吸收强度增加，证明在单层壳中形成了卟啉的 J 聚集体，J 聚集体比卟啉本身的吸收峰更强。以上研究均表明，卟啉复合体在 PA 成像中具有很大的潜力[146]。

3）黑色素

黑色素是一种常见的天然色素，具有广泛的近红外吸收和优异的螯合性能，在生理条件下具有优异的稳定性，在 PA 成像中广泛应用。文献报道可合成 4.5nm 的黑色素基 NPs，黑色素基 NPs 与 $Fe^{3+}/^{64}Cu^{2+}$ 等金属离子具有显著的螯合作用，可用于肿瘤的多模态成像（MRI-PA-PET）。

4）方酸染料

方酸染料纳米粒子（SQs）在可见光区域有高吸收系数，而方酸染料的聚集体由于具有红移的吸收峰，近年来被研究用于 PA 成像的造影剂。例如，可以将卤代双氰基功能化 SQs 包裹在脂质体疏水双层中，功能化后的 SQs 更容易形成 H- 聚集体，导致荧光猝灭，进而放大 PA 信号。通过改变复合物中 SQs 和磷脂的混合比例，可以调节 SQ 单体在脂质双层中可逆地自组装成 H- 聚集体，进而实现对于 PA 信号的控制。在小鼠体内注射该种方酸染料复合体后，同一部位的 PA 信号强度相比脂质体增强了 10 倍，证明方酸染料聚集体是一种富有潜力的 PA 成像有机小分子[147]。

此外，通过将两种或两种以上近红外染料结合可大大提高其稳定性，并赋予它特定的新功能。例如，开发了一种化学交联法制备的白蛋白 - 染料纳米复合物（C-HSA-BOPx-IR825）对比剂，该对比剂由 pH 响应染料苯并苯恶嗪 BPOx 和封装的 pH 惰性染料 IR825 组成，对肿瘤区域的 pH 进行比值 PA 和荧光成像检测[148]。其他染料如酞菁、萘酞菁、可可碱、普鲁士蓝均可以用于 PA 成像。

（2）半导体聚合物纳米材料

半导体聚合物（SPs）是一种具有 π 共轭骨架的光学活性有机材料，这使它们有比小分子染料更好的光学性能。而半导体聚合物纳米颗粒（SPNs）具有 NIR 区吸收系数大、光稳定性高、抗氧化能力强等优良特性，可作为 PA 成像的造影剂，这些特性是小分子染料和金属纳米颗粒所没有的，因此 SPNs 是一种独特的 PA 成像造影剂[149]。研究人员设计了一种自猝灭 SPNs 用于活体小鼠肿瘤的 PA 放大成像，将苯并噻二唑（BT）作为电子缺乏结构单元引入 SPNs 骨架，且可以自发聚集成均匀的 SPNs，相比单纯 SPN，PA 信号提升了 1.7 倍，同时由于其可以自组装，不易从肝中代谢，可以长期停留在肿瘤内部。综上所述，半导体聚合物纳米颗粒是一种新型的、发挥重要作用的 PA 造影剂。且通过研究发现，纳米颗粒包裹的 SP 具有很低的光子散射和在介质中的发光衰减，例如，通过将硫代异铟蓝为基础的 SP 包裹在纳米颗粒中，在纳米颗粒浓度仅为 40 μg/mL 下，1 064 nm 激发光时，穿透组织深度约为 5.3 cm，信噪比约为 86（ca. = 86）[150]。

另外，将半导体聚合物与 NIR 染料相结合，具有很好的 PA 成像性能和其他独特的化学特性。半导体低聚物是半导体聚合物的一种，其具有更低的相对分子质量和更容易降解的特性，可以借助这样的特性设计一种可降解和可激活的 PA 造影剂。例如，将半导体低聚物（SO）和 ROS 惰性染料 NIR775 通过自组装方法组成，其中半导体聚合物作为可激活降解的纳米载体，进入肿瘤部位后，半导体低聚物在次氯酸根（ClO⁻）刺激下降解，而 NIR775 染料保持完好，可用于 ClO⁻ 的活体成像并产生很强的 PA 信号[151]。

近年来，出现了各种新型、多功能 PA 造影剂，但对造影剂的研究仍停留在实验室阶段。不同类型的造影剂各有优点，但大多数用于 PA 成像的纳米材料都存在着各种问题，如生物相容性较差，对纳米造影剂的需求大，靶向效果差，组织生物分布不理想，缺乏适当的药代动力学评价以及难以准确量化等。因此，PA 造影剂进一步的研究应着重以下两个方面，以开发出高效、稳定、低成本、功能化、新颖的造影剂。①优化光学特性：包括摩尔吸收系数和近红外吸收波长；②优化生物学特性：包括免疫原性、毒性和粒径[129]。设计和合成具有优良光学和生物学性能的生物材料将成为生物成像领域的一个热点。通过对生物材料的广泛系统研究，人们对纳米材料的结构和性能有了更深入的了解。有了这些知识和高质量成像技术的帮助，PA 成像技术和 PA 造影剂将得到迅速发展和广泛应用。

三、纳米技术在多模态成像中的应用

（一）多模态成像概述

分子成像概念提出于 20 世纪末，由分子生物学和在体成像组成，旨在使用非侵入性方法在细胞和分子水平上识别或描述活体生物过程，从而揭示导致疾病的细胞和分子异常[152]。各种现代成像技术已被广泛用于监测癌症组织的结构、功能和分子变化，包括光学成像（通过生物发光或荧光）[153]、计算机体层成像（CT）[154]、磁共振成像（MRI）[155]、正电子发射体层成像（PET）[156]、单光子发射计算机断层显像（SPECT）[157] 和超声波（US）[158]。与常规成像相比，分子成像可以更准确地监测病变并确定早期病变的性质，从而使临床医生可以在疾病的发生和形成阶段进行有效干预[159]。

随着计算机成像技术可视化的快速发展，医学影像学已从平面向立体、统计向动态描述、形态向功能成像发展，在现代医学诊断中发挥了重要作用。CT、MRI、PET、SPECT、US 和光学成像通常是临床成像方式的选择，每种成像方式都有其独特的优势和固有的局限性，如空间 / 深度分辨率和灵敏度欠佳，难以在疾病部位获得准确可靠的信息等，为了克服这些弱点，近年来出现了多模态分子成像[160]。多模态分子成像是指结合了两种或两种以上的检测技术，形成一种新的成像方式，便于在诊断、治疗和监测中获得进一步的信息。多模态分子成像提高了临床医生进行疾病筛查、分期、治疗指导、监测疗效和评估复发的能力，在各种疾病的临床诊疗中发挥重要作用。

目前，多模态分子成像已被广泛用于优化医学研究和临床实践，对心血管疾病[161, 162]、神经精神疾病[163-166]等多种临床疾病[167-170]的早期诊断具有重要意义。同时，它能显著增强肿瘤边界的定位，有效指导肿瘤的手术切除[171-173]。例如：①心血管疾病：Yoo[174]等提出了结合光学相干断层扫描和荧光寿命成像的多模态血管内光学成像。通过同时可视化斑块形态和生化组成，为研究血管病理生物学和诊断心血管疾病提供新的契机。②神经系统疾病：Voss[175]等使用多模态功能成像技术对颅骨成形术后神经功能恢复的患者进行研究，结果提示，颅骨成形术前后通过功能性 MRI 获得的静息态网络和听觉反应以及通过 PET 获得的脑代谢，显示了与受试者神经功能恢复相关的显著功能变化。Wang[176]等围绕神经化学是否与脑解剖结构和脑功能相关联以及如何相互作用的科学问题进行了神经精神障碍脑机制的多模态影像学研究。③其他临床疾病：Tang[171]等开发了一种新型多模态视频内镜，并评估了其在胃肿瘤病变早期检测中的有效性。该成像平台是一种改良的上消化道内镜，能够在单次内镜插入中进行白光成像（WLI）、宽视野活性染料荧光成像（VFI）和高分辨率显微内镜检查（HRME）。

综上所述，尽管多模态分子成像仍处于初始研究阶段，但该领域的发展将会带来医学影像学和分子生物学的重大突破，具有广阔的应用前景。

（二）基于纳米材料的多模态成像

近年来纳米技术不断发展，纳米材料正在生物、医学工程和药学领域大显身手，特别是在肿瘤的诊断与治疗中有着独特的优势。与传统的诊断和治疗方法相比，纳米材料具有以下 4 个优点：①与小分子造影剂、药物不同，纳米材料可以更容易地整合多种药物（成像剂 / 治疗剂），成为具有诊断和治疗疾病功能的纳米平台。②由于纳米材料有较大空间（如大的比表面积或内部空间），多种成像剂或治疗药物能够通过简单的方法载入纳米材料中。③与单分子相比，由于纳米材料的多价效应，易于进行大小和表面理化性质修饰，因此可以对疾病部位进行靶向药物传递和成像。④合适的大小和相应表面修饰可以增加纳米材料血液循环时间，减少单核吞噬细胞系统对纳米材料的摄取和清除。

通过多模态成像获得个体的整体信息，包括结构、功能和分子变化，对于实现精准医疗是必不可少的。每种成像模式都有其固有的缺陷，没有一种单一的分子成像方式能够提供需要的所有信息，例如，光学技术的组织穿透能力欠佳；MRI 成像分辨率高，但灵敏度低；而放射性同位素成像灵敏度较高，但分辨率相对较低。将两种及以上的成像模式组合形成多模态成像技术，能够提供更好、更全面的诊断信息，提高诊断效能。

1. 正电子发射体层成像（PET）- 磁共振成像（MRI）双模态成像

MRI 是临床诊断的重要成像方法之一。MRI 通过对位于静磁场中的人体施加某种特定频率的射频脉冲，使人体组织中的氢质子吸收能量而发生共振现象。终止射频脉冲后，质子在弛豫过程中产生磁共振（magnetic resonance，MR）信号；通过对 MR 信号的接收、空间编码和图像重建等处理，就可以得到 MR 图像。然而，MRI 的灵敏度有一定局限性，常需要造影剂辅助成像。目前常用的基于钆（Gd）的 MRI 造影剂具有明显的不良反应，钆配合物在代谢过程中所释放的游离钆离子存在肾毒性，具有导致组织纤维化和脑部沉积的风险。为了克服这些缺陷，许多新的基于 MRI 的造影剂被大量开发，包括新的磁性纳米材料，其可以被功能化用来靶向特定的生物靶点。同时，PET 或 SPECT 成像技术与磁性纳米粒子的结合在过去 10 年中一直是一个活跃的研究领域。PET-MRI 可以明显提高软组织对比度和空间分辨率，降低辐射剂量。

Lee[177] 等采用共沉淀法合成了聚天冬氨酸（PASP）包覆的氧化铁（IO）纳米颗粒（PASP-IO），并使用精氨酸-甘氨酸-天冬氨酸（RGD）偶联标记纳米颗粒，用于 PET-MRI 双模态肿瘤成像，显示了偶联 RGD-PASP-IO 纳米颗粒的整体传递和显著的单核吞噬细胞系统摄取。这种双功能成像方法可能使早期的肿瘤检测具有高度的准确性，为深入了解癌症的分子机制奠定了基础。

Torres[178] 等开发了一个双膦酸盐双功能系统，通过修饰螯合单元，可以结合 ^{99m}Tc 用于 SPECT 成像或 ^{64}Cu 用于 PET 成像。例如，^{64}Cu 放射性标记的氧化铁纳米颗粒的 PET-MRI 图像，显示了淋巴结摄取的双模态成像。Chen[179] 等利用无螯合剂策略开发了一种稳定的双模态 PET/MRI 放射性药物。在超顺磁性氧化铁纳米粒子表面标记放射性砷，可用于肿瘤诊断中 PET/MRI 双模态淋巴结成像，以及潜在的内部放射治疗，从而实现肿瘤诊疗一体化。

2. 计算机断层扫描（CT）/核磁共振（MRI）双模态成像

CT 适合于钙化、骨等高密度组织成像，MRI 则更适合于软组织成像。结合 MRI 和 CT 的优点，双模态 CT/MRI 成像获得了越来越多的临床研究和基础研究人员的兴趣。

Zeng[180] 等最近报道了一种 LA-LAPNH 纳米材料，该药物是一种 CT/MRI 双模态成像和光热治疗协同的多功能治疗药物。首先，Au 纳米材料与多巴胺（PDA）孵育，诱导 Au@PDA 核心壳结构的形成。ICG 被静电吸附到 PDA 的表面并作为光热治疗剂。用钆-四乙酸和乳酸（LA）修饰的脂质在外表面自组装为壳，生成 LA-LAPNH 纳米材料。LA-LAPNH 纳米材料可以通过与唾液糖蛋白受体的相互作用，选择性地内化到肝细胞系中，MRI 和 CT 成像显示 LA-LAPNH 的水溶液可以缩短 T1 弛豫时间。

Kim[181] 等开发了一种包裹钆螯合物的金纳米粒子作为 CT/MRI 双模态造影剂。这种造影剂作为基于金纳米颗粒的高效 CT 造影剂，克服了基于碘的造影剂的局限性。对该纳米材料进行细胞增殖功能检测，显示在 MRI 成像中其细胞毒性很低，具有很高的生物安全性。Wang[182] 等通过简单的水热法合成多功能 FePt-Au 杂化纳米粒子作为 CT/MRI 双模态造影剂。体外和体内的 MRI 和 CT 扫描图像表明，FePt-Au 杂化纳米粒子作为双模态 CT/MRI 成像造影剂，在肿瘤高精确度早期诊断方面具有巨大潜力。

3. 正电子发射断层扫描（PET）/光学双模态成像

作为分子成像极其重要的方式，PET 成像可以直接反映早期疾病的异常，已广泛应用于临床。然而，由于 PET 成像的空间分辨率有限，功能改变的准确解剖定位是一个问题。而光学成像能够实现随时间推移纳米材料的生物分布图像。将放射性同位素添加到光学成像纳米颗粒中，实现光学与核成像的结合，能够提供高灵敏度的生物分布数据。通过结合核敏感成像特性与直接光学实时成像生物过程的特性，可以获得高度特异性的核和光学成像探针。最近，基于 ^{64}Cu 量子点、ZnO、具有良好生物相容性的 ^{86}Y 和 ^{111}In 标记的近红外纳米材料已被广泛应用于各种研究中。

Hong[183] 等开发了新型的红色荧光 ZnO 纳米粒子，将 ^{64}Cu 和 ^{TRC}105（一种抗 CD105 的嵌合单克隆抗体）通过表面酶成功偶联到 ZnO 纳米粒子上，所产生的双模态 ZnO 纳米粒子在肿瘤 PET 和肿瘤血管荧光成像方面显示出良好的成像能力。

Blanco[184]等开发了一种SapC–DOPS纳米颗粒，用$^{124/127}$I进行放射性标记。PET成像用于术前定位胶质母细胞瘤，光学染料可作为手术标记，确保侵入性脑手术中所有癌组织被切除。Chang[185]等通过筛选结合胰岛素和添加氟原子后的具有增强荧光的分子探针，构建了含有^{18}F放射性同位素的双模态PET/荧光探针PiF。通过尾静脉注射，PiF特异性染色小鼠的胰岛B细胞，并允许在体胰岛成像。

4. 光学 – 磁共振成像（MRI）

与其他成像相比，光学成像通常用于体外生物实验。光学成像具有许多优点，如使用简单，荧光团可调节，无电离辐射等。然而，有限的光穿透能力限制了其在体内非侵入性深层组织成像的应用。MRI造影剂的光学成像克服了MRI的低灵敏度，并允许在体外评估过程中实时收集信息。

目前较为成熟的制备光学–MRI显像剂的方法是在氧化铁纳米颗粒表面结合一种有机染料，通过简单的化学修饰，实现双模态成像。Josephson[186]等用Cy5.5染料标记交联氧化铁纳米颗粒用于无创术中胶质瘤成像。

自MRI技术发明以来，有几种纳米颗粒造影剂已被批准用于临床诊断成像。提高磁性剂的分辨率和灵敏度的策略包括设计响应性纳米平台，分子的靶向聚集，以及与其他成像方式相结合。可激活的PCyFFGd[187]利用磷酸基作为底物，可被碱性磷酸酶（ALP）水解，采用NIR成像定量荧光恢复，检测ALP活性。此外，通过原位膜定位自组装聚集Gd增强MRI信号，对ALP进行成像。

5. 荧光和光声成像

光学成像在临床诊疗中具有一定应用，目前被FDA批准用于人体内成像的荧光染料包括吲哚菁绿（ICG）、NIR荧光染料Cy7和二烷基碳氰荧光素。然而，由于它们的尺寸小，病灶部位滞留时间短，以及强血液背景信号干扰病变处的可视化等缺陷，限制了其广泛应用。2005年，Maslov[188]等设计了一种具有暗场激光脉冲照明和高数值孔径超声检测的反射模式光声显微镜，通过成像血管的形态和血管内物质的变化来识别肿瘤或疾病部位，开辟了光声成像的领域。

目前，研究人员通过开发荧光和光声双模态成像纳米材料，克服了单一成像模式的缺点。Au–Apt–TPE@Zn在体内近红外荧光激发下表现出深度穿透、肿瘤靶向荧光成像和光声成像的特性，能够实现早期识别细胞凋亡、双模态成像和光热治疗的诊断治疗一体化功能[189]。Chen[190]等开发了一种新型的双重刺激响应纳米颗粒，利用HS–CyBz对一氧化氮和酸性的反应，纳米材料可以聚集在肿瘤部位，用于体内比率光声和光学成像。此外，该纳米颗粒造影剂对肿瘤可以进行有效的光热治疗。

6. 荧光和超声成像

超声是一种无电离辐射的深层组织成像。研究人员在开发其分子成像造影剂方面投入了相当大的精力。纳米液滴和气体微囊泡是目前研究最多的超声成像造影剂。将由纳米液滴和荧光分子组成的多功能纳米粒子应用于超声和荧光的双模态成像，可提高体内深层组织的分辨率。

Gambhir[191]等开发了一种用于癌症超高频射频声学分子成像的靶向纳米液滴，其中含有的超渗盐水纳米液滴，可以被超高频射频稳定检测到2周内的声学成像。通过在纳米液滴表面偶联GRPR抗体，实现了小鼠胰腺肿瘤的GRPR的分子靶向性，从而产生与非靶向纳米液滴相比2倍的信号增强。

7. 三模态成像

多模态成像可以结合不同造影剂的成像优势，弥补其单独使用时的不足，如荧光素的组织穿透率低以及 MRI 和 CT 的分子分辨率较差。多模态生物医学成像技术的出现，极大地丰富了当前医学成像模式，并为其在病理诊断中的应用提供了更准确的空间信息。Liu[192] 等报道了一种氟化的 BDPF 造影剂，其具有三重成像特性：近红外荧光、光声和 ^{19}F MRI 成像。其中 BDPF 在近红外区域表现出良好的光物理性质，在 734nm 处具有较强的光声吸收。该材料优良的三模态成像性能和低细胞毒性促进了其在体内肿瘤成像的应用。

总而言之，与单一成像方式相比，多模态成像能提供更详细的解剖学和生物学信息。构建纳米探针指导的多模态成像在生物医学领域具有重要的意义。

（孙菁华　郑子良　马晓伟　容　烁　李　耀　赵旭辉
蔡雯雯　韩亚红　董　杰　白佩蓉　李　青）

🌐 **数字课程学习**

　📖 参考文献　　📼 教学 PPT　　📝 复习题

第三章　纳米药物与治疗

第一节　概述

　　纳米技术作为 21 世纪世界各国经济发展的驱动力之一，在医药领域的应用极为广泛。纳米技术的发展也不断渗透和影响着当今世界药物的研究和开发，为实现安全有效的药物递送奠定了基础，"纳米药物"这一新名词也随之产生。纳米药物是指运用纳米技术，特别是纳米制备技术研究开发的一类新的药物制剂，是纳米科技中最接近产业化、最具发展前景的方向之一[1]。

　　近年来，国内外在纳米递药系统产业化技术开发和进军高端制剂品种等方面取得了一些突破，已有多个纳米药物进入市场或处于临床研究阶段。据不完全统计，全世界制药企业作为新型药物制剂开发的纳米药物立项多达 270 余项，其中已上市和正在进行临床研究的药物共 56 个，按治疗的疾病分类包括抗肿瘤药物、抗炎镇痛药物、激素类药物、抗真菌药、免疫抑制剂、糖尿病药、降血脂药和抗焦虑药等，给药途径也涵盖了注射给药、经皮给药、口服给药和吸入给药。国外对纳米药物的研发起步较早，投入了巨额资金建立数量众多的技术平台。例如，美国国家自然科学基金投资 6 900 万美元，在加州大学伯克利分校、斯坦福大学等 6 所著名大学建立了 6 个纳米科技中心。美国国家肿瘤研究所投入巨资建立了肿瘤纳米技术平台，主要研究纳米技术在肿瘤的检测、诊断、治疗、预防和控制等方面的应用。据 FDA 统计，在 1970—2015 年，一共有 359 份含有纳米材料的药物产品申请向隶属于 FDA 的药物评价与研究中心提交。近 20 年来，我国纳米药物的基础研究突飞猛进，达到了国际先进水平。许多单位开展了纳米药物的研究与开发。2004 年，科技部"创新药物和中药现代化"第四批课题共设立 52 项制剂课题，其中纳米制剂项目为 21 项，约占 40%。由此开始，我国的纳米药物研究进入了一个新的阶段。我国《2006—2020 年的国家中长期科学和技术发展规划纲要》（后文简称《纲要》）将"纳米研究"列为四个重大科学研究计划之一，在《纲要》优先主题"先进医疗设备与生物医用材料"中，明确将"研究纳米生物药物释放系统和组织工程等技术，开发人体组织器官替代等新型生物医用材料"作为核心研究内容。加强纳米药物的基础研究与产业化开发，促进我国医药产业的成长和发展，是提高我国医药产品国际竞争能力的重要手段。2009 年，科技部批准组建国家纳米药物工程技术研究中心，全面研究开发纳米药物的产业化共性技术、纳米药物质量标准与纳米药物安全性问题。这一系列现象都表明，我国的纳米药物研究在政府和企业的支持下正蓬勃发展，并已经开始进入产业化阶段。

一、纳米药物的特点

纳米药物的粒径一般为 10 ~ 1 000 nm。药物经纳米化后，其物理化学性质如饱和溶解度、溶出速度、晶型、颗粒表面亲水/疏水性、物理响应性以及生物学特性都发生了改变，这些都会影响药物的吸收、分布、代谢和排泄，导致药物的生物药剂学和药物动力学行为呈现出与常规制剂明显的差异。

与普通药物制剂相比，纳米药物具有基于纳米结构的尺度效应，显示出独特的优势：第一，增加药物的溶解度，提高难溶性药物的口服吸收，或显著降低食物效应和个体间差异。第二，通过包载或复合药物，提高药物的体内外稳定性，或改善药物的溶出或释放行为。第三，制成特殊制剂后实现新的给药途径，优化药物联合治疗策略，或提高候选药物的成药性。第四，改变药物的最终制剂形态、贮存条件或给药方式等，降低贮存和运输成本，提高药品生产和使用的便利性，或改善患者顺应性等。第五，改善药物对组织器官或细胞的选择性，提高药物疗效和（或）降低药物的不良反应。例如，紫杉醇白蛋白纳米制剂比普通的紫杉醇注射剂具有更好的顺应性，有效降低了不良反应，并且扩大了肿瘤治疗的适应证。第六，基于新型成像技术同步可视化肿瘤治疗效应。第七，有助于实现多样性和智能性。利用纳米技术将生物活性分子与载体材料相复合，所携带的成分可以是烷化剂、抗代谢类药物等小分子化合物，也可以是多肽、蛋白质、核酸药物等大分子或造影剂等。

二、纳米药物安全性问题

纳米药物由于其特殊的纳米尺度效应和纳米结构效应等理化特性，具有较为特殊的生物学特性。同样，由于纳米药物的特殊性，适用于普通药物的非临床前安全性评价策略并不一定完全适合于纳米药物。除了常规毒理学评价外，还有许多特别关注之处。首先，免疫原性和免疫毒性问题。纳米药物主要经单核吞噬细胞系统的吞噬细胞清除。由于吞噬细胞主要由聚集在淋巴结和脾的单核细胞和巨噬细胞以及库普弗（Kupffer）细胞等组成，因此纳米药物更容易聚集到肝、脾和淋巴组织等器官。此外，纳米颗粒在体内可能会与体液的不同成分相互作用，在纳米材料表面吸附不同生物分子，通常是以蛋白质分子为主，形成生物分子冠层（如蛋白冠），进而被免疫细胞表面受体识别，容易被免疫细胞捕获吞噬，或者蓄积于单核吞噬细胞系统，产生免疫原性和免疫毒性，还可导致类过敏反应。因此，在纳米药物的研发和使用过程中，应关注纳米药物由于其特殊性质、靶点情况、拟定适应证、临床拟用人群的免疫状况和既往史、给药途径、剂量、频率等相关因素导致的免疫原性和免疫毒性风险，必要时结合追加的免疫毒性研究进行综合评价。应考虑到纳米药物可能存在免疫增强、免疫抑制、补体活化、炎症反应、过敏反应、细胞因子释放等风险，设计特异性的试验进行评估。其次是纳米药物的神经系统毒性。纳米药物与普通药物相比更容易透过血脑屏障，在某些情况下可能会增加安全性问题。一些纳米药物透过血脑屏障后进入中枢神经系统，产生相应的生物学效应和（或）导致神经毒性。因此，应关注纳米药物透过血脑屏障的情况，如血脑浓度比值，评估其潜在神经毒性作用。某些纳米药物由于其药代特征的改变可能引起外周神经毒性，应根据品种具体情况进行针对性研究。第三，纳米药物的遗传毒性。新药物活性成分的纳米药物和新纳米载体/辅料需要开展遗传毒性评价。由于纳米药物对活性成分的载药量、释放行为和细胞摄取程度有影响，也与药代动力学、生物分布和清除途径以及药物递送机制等密切相关，因此，应根据纳米药物的作用特点，以遗传毒性标准组合试验为基础，设计合适的试验并开展研究。某些纳米药物细胞摄取程度可能不同于普通药物，因此进行体外遗传毒性试验时应分析其细胞摄取能力。第四，毒代动力学。纳米药物受其尺度、表面性质和形状等物理化学性质的影响，药物的转运模式发生变化，其体内吸收、分布、代谢、排泄等药代动力学行为均可能发生明显变化，进而引起有效性与安全性方面的改变。部分纳米药物可能在组织中存留的时间较长，组织暴露量高于系统暴露量，尤其毒性剂量下在组织中的存留时间可能会明显比药效剂量下长，在体内某些组织器官发生蓄积，这种蓄积作用在纳米药物多次给药后，可能产生明显的毒性反应。因此，应通过毒代动力学研究纳米药物在全身或局部组织的暴露量、组织分布和清除以及潜在的蓄积风险，为纳米药物的毒性特征的阐释提供支持性数据。除此之外，还应该关注纳米药物的致癌性、生殖毒性和制剂安全性等方面，通过获得较为全面的非临床安全性研究数据，充分考虑和全面评估纳米药物的潜在风险，从而为其临床试验设计和临床合理用药提供信息。

第二节　纳米技术在药物递送中的应用

　　纳米技术从诞生起很快就被药学科技人员关注，并迅速应用于药物递送研究中。纳米药物制备的核心是实现药物的纳米化，主要包括两个方面：药物的直接纳米化和纳米递药系统。

一、纳米药物晶体

　　纳米药物晶体（drug nanocrystal）是将原料药直接微粉化处理至纳米级，同时添加部分稳定剂，粒径在 1 000 nm 以内的"纯"药物固体粒子[2]。纳米药物晶体是一种无载体的亚微米胶体分散体系，仅含活性成分 API 和稳定剂，稳定剂的存在可以减少药物晶体的聚集，提高产品的稳定性。因此，纳米药物晶体具有安全性高，载药量高，可显著提高药物溶解度、溶出速率和生物利用度，适用于多种给药途径以及易于实现大规模生产等特点[3]。

　　纳米晶技术是一种新颖的增加药物溶解度的药剂学技术，它可以提高难溶性药物，尤其是生物药剂学体系 BCS Ⅱ类药物的溶解度，改善药物的吸收，大幅度提高药物的成药性并能降低食物影响，减小个体差异，是解决药物难溶性问题最前沿的研究方向之一[4]。有数据表明，在相同溶出条件下，当西洛他唑的粒径由 13 μm 减小至 220 nm 时，药物的溶出速度提高至原来的 5 100 倍。溶出速率和溶解度的增加是纳米药物晶体的两个重要特征，也是改善药物吸收、提高生物利用度的根本原因。

　　目前，纳米药物晶体制备方法主要可以归纳为 3 类[5-6]："Bottom–up（自下而上）"技术、"Top–down（自上而下）"，以及 Top–down 和 Bottom–up 结合技术。Bottom–up 技术亦称为"沉淀法"，基本原理是从药物的过饱和溶液中沉淀出药物纳米晶体，它是基于药物分子形式，控制药物沉淀和纳米结晶形成的过程，主要分为溶剂 – 反溶剂沉淀法、超临界流体法、溶剂蒸发和喷雾干燥法等。Top–down 技术通常称"自上而下"技术，是从药物本身直接微粉化处理成产品，但更为合适的叫法应该是分散法，指通过机械力将粒径较大的药物颗粒减小至纳米尺寸粒子的方法，主要包括介质研磨法、高压均质法等。Top–down

和 Bottom-up 结合技术是将两者结合起来，通常以 Bottom-up 技术制备粗晶体，Top-down 技术再控制产品粒径和存在形式，形成粒径小且均一的纳米晶体。不同技术的联用和一些减少药物粒径的前处理过程的运用，克服了各技术单独使用的不足，进一步提高了纳米药物晶体的制备效率。

经过多年的发展，多款纳米晶产品陆续上市，且适应证广泛[7]。2009 年以前，纳米晶产品以口服递送为主，剂型多为缓释片剂和胶囊。纳米晶唯一的口服液体制剂为酮醋酸孕甾酮口服混悬剂，是一种刺激食欲的孕激素，用于治疗确诊的获得性免疫缺陷综合征（简称艾滋病）患者厌食、恶病质或无法解释的体重明显下降。2009 年以后，纳米晶产品以注射混悬剂为主。Anjeso 是 2020 年上市的全球首个用于静脉注射的纳米晶产品，为美洛昔康纳米混悬液，单独使用或与其他非甾体抗炎药联合使用，用于治疗中度至重度疼痛。相比口服美洛昔康片，Anjeso 的达峰时间缩短 50 多倍，药峰浓度增加 4.6 倍，生物利用度提高约 1 倍，通过增加载药量将止痛时间延长至 24 h。2021 年 9 月 1 日，杨森制药公司宣布每 6 个月给药 1 次的棕榈酸帕利哌酮纳米晶上市，这是治疗成人精神分裂症的第一个也是唯一一个每年注射 2 次的注射剂，将以每年最少次数的治疗提供长期的症状控制，这有助于提高治疗依从性，改善预后。

总之，纳米晶产品众多，由口服到注射，由胶囊片剂到注射剂，依然有巨大的发展前景，采用先进的技术对产品进行升级处理，能开发治疗效果更为显著的产品[4]。纳米晶体技术是使药物本身纳米化，不受载体材料和包封率的限制，适用于所有水溶性差的药物，不仅易于规模生产而且可经多种途径给药，为难溶性药物提供了切实有效的成药手段，因此，日益受到药剂工作者和制药公司的关注，逐渐成为国际药学领域改善难溶性药物吸收、提高生物利用度的前沿性热点课题。但是现有的纳米药物晶体技术主要是针对溶解度差、渗透性较好的药物问题，改造原有剂型，提高生物利用度和患者顺应性，较少涉及药物在体内的缓释、靶向等行为，而改变药物体内行为的纳米技术主要借助纳米递药系统来实现。

二、纳米递药系统

纳米递药系统是将纳米技术和纳米材料应用于药学领域、粒径在 10 ~ 1 000 nm 的药物递送系统。"药物递送"来源于英文"drug delivery"，也常称为药物传递、药物输送等。药物递送的意义已突破传统药剂学中普通制剂获得的扩散、吸收、分布等作用，更加关注药物的体内过程和药物分子实体（drug entity）、给药系统（drug delivery system）与体内组织、器官、细胞等的相互作用，并以获得最佳效果为目的。药物递送目标和功能的实现一般需要借助药物递送系统。所以，纳米技术发展到今天已成为实现药物递送的一项常规技术，是高端药物制剂重要的研究方向之一，在遇到药物相对分子质量大、稳定性差、难吸收、需要靶向或控释等问题时，纳米递药系统往往成为解决方法之一。当药物通过化学键合、物理吸附或包裹在纳米载体内部或表面后，纳米递药系统能够有效地增加药物的生物相容性和溶解度，改善药代动力学性质，提高药物的靶向性，控制药物的释放并实现多模态诊断或治疗。

随着材料学的不断发展，一系列天然或经合成得到的具有合适粒径、形态及化学性质的纳米材料纷纷被用做纳米载体。根据实际需求，纳米载体还能通过精确的设计以达到研究者期望的理化性质，如比表面积、粒径、几何形态、表面电位、刺激响应性质等。常见的纳米载体通常包括脂质体、纳米粒、聚合物胶束、微乳、抗体、量子点、树状大分子、富勒烯、铁蛋白及病毒纳米载体等。

（一）脂质体

脂质体（liposome）是第一个被成功应用于临床的纳米递药系统，它是由天然无毒的磷脂和胆固醇等脂质分子通过有序排列形成的含有水性核心和脂质双层的球形囊泡。1965年，英国学者 Bangham 首次将脂质体作为研究生物膜的模型提出，而后因其具有粒径可塑、生物相容性好、毒性和免疫原性低等优点以及可负载亲水性和疏水性药物的能力，脂质体从最初的人造细胞模型演变为如今成功应用于临床的药物递送系统，在制药领域受到越来越广泛的关注。据统计，1973—2015 年 FDA 受理的 359 项纳米制剂产品申请中占比最高的是脂质体，约为 33%；第二是纳米晶，占比为 23%。目前，脂质体制剂已开发出多种给药途径，如注射、口服、经皮、经鼻、经肺、眼用等，但在市售与临床研究中最常用的仍然是注射给药途径。

脂质体按照性能可分为传统脂质体和特殊性能脂质体两类，前者指由一般普通脂质组成的传统脂质体，后者包括添加了功能性材料的热敏脂质体、pH 敏感脂质体、免疫脂质体、长循环脂质体、光敏脂质体和磁性脂质体等。脂质体的膜材主要由磷脂和胆固醇构成，这两种材料是形成脂质体双分子层的基础物质。此外，在制备不同性能脂质体的过程中还会加入各种附加剂，起到提高脂质体的稳定性和赋予脂质体不同的功能（靶向性、环境敏感性）等作用。

脂质体载药系统最大的优势在于：第一，脂质体具备类似生物膜的脂双层结构，且磷脂的细胞亲和性和组织相容性均较好，因此脂质体具有良好的生物相容性。第二，脂质体具有严格分开的亲水性和疏水性区域，能够同时包载水溶性和脂溶性药物，水溶性药物包封于内部的水性腔内，脂溶性药物则能负载于脂双层中；此外，脂质体可通过加入阳离子脂质材料带正电荷，进而高效携带 DNA 或 RNA 等基因药物而不需要复杂的制备过程，降低基因药物的免疫原性。因此，脂质体具有高荷载性的特点。第三，脂质体具有高效靶向的优势。脂质体可进行粒径控制和功能性修饰，机体器官对不同粒径微粒的阻滞能力不同，可通过脂质体注射剂的粒径控制实现药物被动靶向效果；同时，脂质体注射剂的脂质表面可修饰膜蛋白、糖等在体内具有相关受体的配体，引导含药脂质纳米颗粒主动靶向至特定部位，提高药物在病灶区的浓度。第四，脂质体注射剂的制备技术具有简便易行、易扩大生产等特点。多种方法均被开发用于批量化生产脂质体注射剂。第五，脂质体的给药途径多样。除了最常见的注射给药途径，脂质体还适用于口服给药、眼部给药、肺部吸入给药以及经皮给药途径。第六，药物被脂质体包封后，在心、肾中累积量比游离药物低得多，因此可将对心、肾具有毒性的药物制备成脂质体来达到降低药物毒性的作用。总之，脂质体无论在安全性还是有效性上都有其独一无二的优势，所以近年来是发展最为迅速的制剂新技术之一，也是各大高校、科研单位、制药企业重点关注的项目之一。

Doxil® 是 FDA 批准的第一个脂质体纳米制剂，被用于治疗与艾滋病相关的卡波西肉瘤、复发性卵巢癌、恶性淋巴瘤、多发性骨髓瘤等肿瘤的治疗，每年的销售额经常超过数亿美元[8]。Doxil® 是一种多柔比星脂质体制剂。多柔比星普通注射液具有半衰期短、严重心脏毒性和重度脱发等不良反应，患者耐受性差。但是，当其被脂质体负载后，Doxil® 有效克服了游离多柔比星药物心脏毒性大的缺点，脱发症和呕吐等毒性反应的发生率也显著降低，因此扩大了其适应证。

（二）聚合物纳米载体

聚合物纳米载体通常是由天然或合成的高分子聚合物材料为载体制得的胶体微粒载药系统，药物通过物理包载、吸附或化学共价结合的方式与载体材料相连。天然来源的高分子材料通常有肝素、壳聚糖、明胶和白蛋白等，人工合成的聚合物材料如 PEG、聚乳酸（PLA）、聚乳酸－羟基乙酸嵌段共聚物（PLGA）、聚己内酯（PCL）、聚乙烯醇（PVA）、聚丙烯酸酯和聚甲基丙烯酸酯等都是美国 FDA 及其他国家药品管理部门批准可用作不同医疗目的的高分子聚合物材料。除聚合物纳米粒外，以金属作为基本组成成分的无机纳米粒近年来也引起了广泛的关注。

根据结构和组成，聚合物纳米载体一般可分为聚合物纳米粒、聚合物胶束、聚合物－脂质杂化纳米粒、聚合物－药物共聚物和树状大分子等。与脂质体相比，聚合物纳米载体的优势在于其物理稳定性较好，载药量较高，但其生物相容性不如以磷脂为原料的脂质体，因此在药物递送系统的制备中，对于材料的选择不仅需要考虑功能性质，还应着重考虑材料的生物学行为，优先选择可生物降解、生物相容性好的载体材料。

1. 白蛋白纳米粒

白蛋白（albumin）又称清蛋白。白蛋白是一种内源性物质，能维持稳定的血浆胶体渗透压，保证细胞内液、外液和细胞液间的交流，其黏性和胶质性能保护球蛋白，同时又能络合重金属离子，发挥解毒作用。白蛋白含有游离巯基和 8 个二硫键，水溶性良好。作为一种非专属转运蛋白，白蛋白能与难溶性或者外源性物质形成复合物，成为这类物质在血液循环中的"轮渡"。因此，白蛋白独特的运输能力加上其生物相容性、非免疫原性和可生物降解特性，使其成为一种优良的药物递送载体[9]。白蛋白纳米粒是将药物包载于白蛋白纳米粒递送系统中，药物可以通过共价结合在白蛋白的空间结构内，也可以通过物理吸附附着于递送系统的表面，目前也有更先进的技术将药物掺杂入纳米粒的基质中。白蛋白纳米粒结合了纳米载体和白蛋白性质两方面优势而受到广泛关注。以人血清白蛋白（human serum albumin，HSA）为例，HSA 作为药物递送系统具有如下优势：第一，生物相容性好。白蛋白作为内源性物质，相容性较好，无毒，无抗原性，代谢产物安全，不会引发自身免疫反应，也不会有其他不良反应。第二，稳定性好。白蛋白在一定的温度和酸碱度下能保持良好的稳定，对于大多数外源性药物，白蛋白通过将其包载提高稳定性。第三，载药性能好。白蛋白独特的空间结构，能通过物理包埋或化学键合的方式包载药物。不仅能够增加疏水性药物在血浆中的溶解度，并且能较好地保护易氧化药物。第四，靶向性。白蛋白可以躲避单核吞噬细胞系统的识别与吞噬，同时因为白蛋白表面的结合位点多，可以通过表面修饰实现对受体的靶向递送。第五，体内半衰期时间较长。白蛋白在血液中呈现负电荷，使其不易被巨噬细胞清除而延长递送系统在循环系统的时间[10]。

Abraxane® 是应用白蛋白结合技术制备的载紫杉醇纳米粒的一个重磅产品[11]。由于紫杉醇是一种难溶性药物，传统的紫杉醇注射液需要使用聚氧乙烯蓖麻油作为溶剂以便给药，但是给药过程中极易发生溶剂引起的过敏反应。Abraxane 是以人血清白蛋白为载体，白蛋白用于药物递送系统具有生物相容性好，稳定性好，载药性能好，靶向性和体内半衰期时间较长的特点。因此，相比于紫杉醇注射液，白蛋白结合型紫杉醇纳米粒不仅去除了聚氧乙烯蓖麻油的不良影响，而且将载药量提高 50%，并能高效地进入癌细胞内部，实现了紫杉醇的靶向转运，获 FDA 批准用于乳腺癌治疗。明显的临床优势让 Abraxane 的销售额在 2015 年就迈入了 10 亿美元的重磅药门槛，并将适应证扩展至非小细胞肺癌和胰腺癌。

2. 聚合物胶束

聚合物胶束是一种由共聚物在水中通过疏水作用、静电作用等多种驱动力自组装形成的纳米尺寸的胶体溶液。根据自组装原理不同，聚合物胶束可分为嵌段聚合物胶束、聚电解质胶束、非共价胶束和接枝共聚物胶束等。①嵌段聚合物胶束：由亲水链段和疏水链段组成，根据分子中疏水链段和亲水链段数目不同将其分为双嵌段聚合物胶束（A–B）和三嵌段聚合物胶束（A–B–A）。构成嵌段共聚物的亲水部分通常有聚乙二醇（polyethylene glycol，PEG）、聚乙烯醇（polyvinyl alcohol，PVA）、聚羟丙基甲基丙烯酰胺（polyhydroxypropyl methylacrylamide，PHPMA）和聚乙烯基吡咯烷酮（polyvinylpyrrolidone，PVP）等，疏水部分通常有聚己内酯（polycaprolactone，PCL）、聚羟基乙酸（polyglycolide acid，PGA）、聚乳酸（polylactide，PLA）、聚丙烯酸酯（polyacrylate，PA）、聚苯乙烯（polystyrene，PS）和聚乳酸–聚羟基乙酸共聚物（polylactic acid–polyglycolic acid copolymer，PLGA）等。②聚电解质胶束：由以聚电解质复合物为内核和以不带电荷的嵌段为外壳组成，是嵌段聚电解质和带有相反电荷的另一电解质聚合物混合时在溶液中形成的复合物，故也称为聚电解质复合胶束。因为聚电解质具有大分子链段，同时又具有小分子的电离特性，可用于药物的缓控释递送技术。③非共价胶束：是指核壳间为非共价键连接的聚合物胶束。不同种类的聚合物链段之间通过氢键或金属配位的作用可形成较强的非共价键，形成非共价聚合物。非共价键具有可逆性和协同性，使得非共价键的聚合物材料具有功能性和响应性。④接枝共聚物胶束：是由两亲性接枝聚合物形成，如天然高分子经两亲性化改性的衍生物，包括改性壳聚糖、纤维素衍生物等。当接枝共聚物分散在水性溶液中时，便会自组装形成具有核壳结构的纳米载体，亲脂性链形成胶束内核，亲水性链朝外形成外壳。

聚合物胶束包载药物的方式主要有物理包埋、化学键合和静电作用。①物理包埋载药：是以物理手段将药物包载于胶束内核中，利用胶束内核的疏水性和难溶药物的疏水相互作用及氢键力，将药物增溶于聚合物胶束中，适用于大部分疏水性药物。物理包埋载药过程中，药物和胶束内核的相容性影响着胶束对药物的增溶效果，相容性越好载药量越高，但是当药物与胶束内核的相容性越好或者药物与胶束内核的氢键作用越强，药物释放速率越慢。②化学键合载药：是通过化学键合将药物分子和两亲性聚合物材料的疏水末端连接，在材料自组装形成胶束的过程中，连接在疏水末端的药物直接进入胶束内核中。化学键决定了胶束对药物的包载量，影响胶束的稳定性。③静电作用载药：是通过静电作用将荷电药物与聚合物紧密结合，在胶束形成的过程中发生载药，主要用于核酸类和蛋白类药物的包载。核酸类药物的每个单元结构都带负电，而蛋白类药物上可能同时带正电荷和负电荷而发生电中和，使得核酸类药物比蛋白类药物更易于通过静电作用包载。药物与胶束内核之间的静电作用，通过阻碍药物与介质中离子的交换，可以实现药物缓释，因此，胶束内核的疏水性越强，药物释放越缓慢。

聚合物胶束作为一种极有前景的药物递送载体，具有延长药物体内循环时间，增加血浆半衰期的特点，这主要归功于其外壳的亲水性长链[12]。如 PEG 链可避免血液的调理化作用，降低单核巨噬细胞系统对胶束的吞噬，延长其在血液中的循环时间。此外，聚合物胶束的临界胶束浓度（CMC）很低，结构高度稳定，这是胶束在体内递送的关键所在，但它进入血液循环后仍然可能被大量血液稀释后浓度降到 CMC 以下，导致胶束解离，造成提前释药，无法发挥长效及靶向作用，因此可采用化学交联等方法固定内核或外层，提高聚合物胶束的稳定性。

Genexol® PM 是由韩国 Samyang 公司开发、第一个获得美国 FDA 临床研究申请批准的聚合物胶束。该产品为包载紫杉醇的不含聚氧乙烯蓖麻油的聚合物胶束，采用甲氧基聚乙二醇 –b– 聚 D,L– 乳酸（mPEG–b–PDLLA）聚合物材料，粒径为 20～50 nm，载药量为 16.7%，最早在韩国上市，用于治疗转移性乳腺癌、非小细胞肺癌和卵巢癌[13]。

3. 纳米乳

纳米乳又称微乳，是粒径为 10～100 nm 的液滴分散在另一种液体中形成的热力学稳定的胶体溶液。纳米乳是由油相、水相与适当的表面活性剂和助乳化剂形成的一种分散体系，通常分为水包油型、油包水型以及双连续相型微乳。与普通乳剂不同的是，纳米乳的形成通常不需要外界做功，各种组分比例达到匹配时即可自发形成。因此，纳米乳最重要的一个特点就是稳定性好，它是各向同性的透明液体，属热力学稳定系统，可经灭菌处理。第二，纳米乳可对药物形成保护作用，减少药物的酶解，提高药物溶解度和生物利用度。第三，纳米乳具有天然的淋巴系统亲和性，在体内能够定向靶向至淋巴系统，因而具有缓释和靶向作用，对于肿瘤转移的治疗是具有重要意义的。此外，纳米乳还具有黏度低，适用于多种途径给药，易于实现大规模生产的特点。需注意的是，受限于剂型的形式，纳米乳的载药量通常偏低，而且由于需要的表面活性剂的量比较大，易产生毒副作用和过敏反应。因此，如何降低表面活性剂的用量，从而提高纳米乳的生物相容性，是目前探讨比较多的问题之一。

三、纳米药物的靶向性

纳米技术应用于药物递送最重要的优势是实现药物对病灶的靶向性。早在 19 世纪末，德国细菌学家 Paul Ehrlich 最早提出了"魔法子弹（magic bullet）"的概念，即在体内能够精确地在疾病部位选择性发挥治疗作用而对正常组织无损伤的药物，这也是靶向药物传递这一概念的雏形。普通药物制剂给药后，通常自由分布于体内，然后被细胞和器官摄取。由于体内存在着各种生物屏障，如血脑屏障、血视网膜屏障，药物仅有少部分到达靶部位。靶向制剂可借助纳米载体使药物选择性聚集于病变部位，病变部位可以是靶组织、靶器官，也可以是靶细胞或细胞内的某靶点。根据药物到达部位，靶向作用可以分为三级：第一级指到达特定靶组织或靶器官，如肝靶向、肺靶向等；第二级指到达特定细胞，如脑肿瘤靶向制剂若能精准地靶向脑肿瘤细胞，则可减少对正常的神经元、小胶质细胞的伤害；第三级指到达特定组织、特定细胞内的某一细胞器，如靶向细胞内的线粒体或细胞核。靶向制剂的靶向原理可以分为被动靶向原理、主动靶向原理和物理化学靶向原理，因此利用这些靶向机制可以提高纳米药物对病灶部位的递送效率。

（一）基于 EPR 效应的被动靶向制剂

被动靶向是指依靠肿瘤部位的生理、病理特点以及纳米递药系统本身的性质，使纳米递药系统能够有效蓄积在病灶部位。血管内皮细胞构成了纳米载药系统向组织内部传递的首要屏障，不同于小分子药物能够以扩散的方式通过毛细血管网进入组织，纳米载药系统的传递则必须依赖于血管内皮细胞间的孔隙。由于纳米载体的粒径比大多数组织器官内皮细胞的截留孔径大，因此纳米载药系统本身即具备蓄积在特定组织的能力。通常，纳米药物的被动靶向方式主要包括两种：一是纳米载体被网状内皮系统的单核 / 巨噬细胞摄取，通过正常生理过程，被动转运至肝、脾或淋巴结，这一被动靶向方式是药物递送过程中不希望发生的；另一方式是由于一些病灶组织特点，例如肿瘤组织的脉管系统不完整，渗漏增加且缺少有效的淋巴回流，产生增强的渗透和滞留（enhanced permeability and retention，EPR）效应，纳米药物可以通过 EPR 效应被动靶向到肿瘤组织。通过 EPR 效应增强纳米药物在肿瘤组织中的蓄积是目前最重要的被动靶向策略。这主要与纳米药物的理化性质有关，其中最主要的影响因素是粒径、表面电荷及表面性质。首先，粒径是最重要的影响因素。不同粒径的纳米载体在肿瘤部位的分布存在较大差异：粒径过大的纳米载体无法穿过肿瘤部位内皮细胞的间隙进入肿瘤；粒径过小的纳米载体虽然能够穿过内皮层进入肿瘤部位但也很容易重新回到血液中而无法实现大量蓄积；粒径 100 nm 左右的纳米载体既能进入肿瘤间隙，又能在此大量蓄积滞留，因此具有较优的 EPR 效应，肿瘤组织摄取最高。其次，纳米载体的表面电荷和性质主要影响载体的血液循环时间和组织分布。纳米载体在血液循环中的时间越长，通过 EPR 效应被动靶向到肿瘤部位的药量就可能越多。一般而言，强正电性的纳米载体进入血液循环后极易与带负电的血浆蛋白结合形成聚集物，这些聚集物在肺毛细血管内会形成局部血管栓塞而导致纳米载体的肺内蓄积，解聚后的纳米载体又会重新分布入肝，从而被单核巨噬细胞系统清除；而带较强负电荷的纳米载体极易被巨噬细胞吞噬，迅速从血液中清除；只有电中性的纳米载体能够延长血液循环时间，并且避免被巨噬细胞吞噬，起到较好的长循环效果。此外，为了延长纳米载体在体内的作用时间，通常将载体设计为亲水性表面，使其能通过电荷屏蔽、空间位阻或模拟内源性物质等方式，避免调理素的识别以及 RES 系统的吞噬，实现体内长循环。其中最常用的就是 PEG 修饰，包括脂质体、纳米粒、胶束等多种类型的纳米载体经 PEG 化后均能够显著降低其被巨噬细胞吞噬的效率，延长其血液循环时间，进而通过 EPR 效应蓄积至肿瘤。

（二）主动靶向制剂

主动靶向是指依靠纳米系统表面的特定分子与病灶部位的特定分子间、蛋白间的主动识别而结合，达到药物选择性浓集于靶区的目的。例如，肿瘤细胞通常会过量表达某些特异性的受体，与 EPR 效应被动蓄积到肿瘤组织不同，纳米载药系统经能与肿瘤细胞表面高表达的受体特异性结合的配体或抗体修饰后，在靶头带领下主动识别肿瘤细胞，介导纳米载体与特异性受体结合。按照识别方式的不同，主动靶向主要有受体介导和抗体介导两种靶向作用机制。前者主要是在纳米载体上连接适宜的配体，通过配体与受体的相互作用使纳米载体与靶部位表达的受体特异性结合。后者主要是纳米载体通过抗体修饰，特异性地与靶细胞上特异或过度表达的抗原结合。

1. 受体介导

受体是细胞膜上或细胞内能识别生物活性分子并与之结合的成分，它能把识别和接收的信号正确无误地放大并递送到细胞内部，进而引起生物学效应。随着细胞分子生物学的不断发展，在细胞表面如肿瘤细胞或脑瘤相关血管发现了一系列受体，其在病变组织过度表达与疾病发生密切相关。纳米载药系统通过与细胞表面特异性受体结合，实现特定组织和细胞的靶向。受体介导的内吞摄取是由多种配体对生理受体的识别作用实现的。这些配体可以是维生素、蛋白质、糖类、整合素等生物分子。①叶酸：是相对分子质量较小的维生素，与叶酸受体有高度亲和性。叶酸受体在肺、胸腺、肾中呈低水平表达，而在一些肿瘤组织尤其是卵巢癌中呈高水平表达，转移瘤比原位、恶性程度低的肿瘤表达更多的叶酸受体。叶酸受体收集胞外叶酸及叶酸衍生物，通过内化方式将其带入细胞，这是介导叶酸进入细胞的主要途径。②转铁蛋白：是向细胞内转运铁的一种糖蛋白，铁与转铁蛋白结合后可通过转铁蛋白受体介导的内吞作用进入细胞。转铁蛋白受体的快速再循环使得每个细胞每分钟约有 2×10^4 个转铁蛋白被内吞进入细胞。转铁蛋白受体在增生和非增生的正常组织细胞表面都有表达。但在肿瘤细胞中的表达高度向上调节。③半乳糖：是一种单糖，肝细胞表面有半乳糖受体的表达，以半乳糖为配体修饰的脂质体有肝靶向作用。将抗肿瘤药物与含半乳糖残基载体偶联，是药物进入体内后靶向作用的导向基团，它能特异性识别末端糖基为 D- 半乳糖或 N- 乙酰 –D- 半乳糖胺的复合物。④透明质酸：是一种带负电荷的线性多糖，主要存在于细胞外间质，结合位点多，主要为糖蛋白 CD44 以及跨膜蛋白、透明质酸胞吞受体等，而透明质酸受体的水平与多种肿瘤的发生相关。⑤凝集素：是一种从各种植物、无脊椎动物和高等动物中提纯的糖蛋白或结合糖的蛋白，因其能凝集红细胞，故名凝集素。常用的为植物凝集素（phytoagglutin，PNA），通常以其被提取的植物命名，如刀豆素 A（conconvalin A，Con A）、麦胚素（wheat germ agglutinin，WGA）、花生凝集素（peanut agglutinin，PNA）和大豆凝集素（soybean agglutinin，SBA）等。凝集素有专一的糖基结合特性，生物体不同的器官与组织含有不同的糖基，因此凝集素可以专一地与不同的器官或组织相结合。由于凝集素的器官与组织结合专一性，它们一直被认为是最好的药物靶向输送和定位载体而受到药物学家的青睐。绝大部分已知的凝集素的相对分子质量都大于 10 000，大相对分子质量凝集素作为药物靶向输送和定位载体将可能导致毒性和免疫原性等严重不良反应，小相对分子质量凝集素则可克服这些缺陷而作为理想的药物递送载体分子。

2. 抗体介导

肿瘤细胞的表面通常会特异表达或过量表达某种抗原，表面修饰相应的抗体可制备得到有免疫性纳米药物，被靶组织或细胞所识别，而将治疗药物定向运送至靶组织。靶向治疗肿瘤的抗体可按来源分为鼠源性单抗、部分人源化单抗及全人源抗体。按抗体结构可分为完整的抗体分子、抗体分子片段、新型抗体分子及抗体库抗体等。

（三）物理化学靶向制剂

物理化学靶向制剂是指通过设计特定的载体材料和结构，使其能够响应于某些物理或化学条件而释放药物。例如，肿瘤靶向纳米载药系统不仅需要高效地将药物递送至肿瘤部位，还应当实现载药体系在血液循环中保持稳定不释放药物，传递至肿瘤部位后再触发式释药，如此才能既降低药物在循环系统中的毒性，又能够通过控制病灶局部高浓度的药物释放以提高疗效，并减少多药耐药性的发生。

在诸多纳米递药系统中，具有刺激响应特性的纳米载体因为在实现精准给药、控制释放、降低耐受等方面都具有较好的潜能而被越来越多地用于纳米药物的传递。其设计理念是基于靶组织异于正常组织的微环境特征增强药物在靶区内蓄积和实现药物更多、更快释放，并在发挥治疗作用的同时降低对正常组织的毒性。刺激药物响应性释放的信号包括酸化、缺氧、酶过表达、高水平谷胱甘肽、活性氧和 ATP 等[14]。

根据环境信号类型，一般可以分为内源性刺激和外源性刺激两大类[15]。

1. 内源性触发刺激

内源性触发刺激主要是基于内源性生理刺激来激活生物活性物质的释放。常见的刺激因素包括酸碱度、低氧、酶、氧化还原等。

（1）pH 响应性纳米递药系统

pH 是最常用的一种内源性刺激。pH 响应性纳米载体利用正常组织与病灶组织或细胞器（如溶酶体或内涵体）的 pH 差异递送或释放药物。炎症、原发肿瘤及转移瘤的 pH 都低于正常组织。在正常生理条件下，细胞外组织和血液的 pH 维持在 7.4 左右。但是，肿瘤组织中不规则的血管生长迅速，引起氧气和营养物质的迅速减少，导致糖酵解代谢过程改变，引起肿瘤间质产生酸性代谢物。因此，肿瘤组织 pH 降至 6.5 ~ 7.0。利用肿瘤细胞外基质的低 pH 特征可作为药物控释系统的特异性刺激。此外，肿瘤细胞内的细胞器酸性更强，如早期内涵体的 pH 为 5 ~ 6，晚期溶酶体的 pH 为 4 ~ 5。基于这些固有的 pH 梯度，pH 响应型纳米载体能够在特定的 pH 下实现构象转变或 pH 敏感键的断裂，从而使其递送的药物在所需位置释放。

目前，pH 响应型纳米载体的设计主要有两种类型：一是使用多元酸或多元碱类聚合物，其特征是具有可电离的基团、构象和（或）溶解度随环境 pH 的变化而变化。常见的有聚丙烯酸、聚甲基丙烯酸、聚谷氨酸、聚乙烯吡啶、壳聚糖和甲基丙烯酸氨基烷基酯共聚物。二是设计含有 pH 敏感断裂键的聚合物体系（如腙原酸酯、苯亚胺和乙缩醛等酸敏感键），当酸敏感键断裂后可以引起与聚合物骨架相连的分子的释放、聚合物电荷改变或靶向基团的暴露。

PEG 化是一种增强纳米载体稳定性、延长体内循环、增加肿瘤蓄积的有效手段。但是，PEG 冠高度亲水性产生的空间位阻减少了纳米粒的细胞摄取。柔性 PEG 链也会影响纳米粒的胞内行为（如溶酶体逃逸或细胞器的靶向定位）。因此，利用肿瘤细胞外 pH 比正常组织相对较低的特征，设计可酸性响应的 PEG 脱除、表面电荷转换、非靶向细胞穿膜肽激活或特异性配体暴露，可显著增加纳米粒被肿瘤细胞摄取和有效的细胞内递送。

（2）低氧敏感纳米递药系统

低氧是恶性肿瘤发生和发展的最重要因素之一。一旦癌细胞开始生长，整个肿瘤组织中就会出现异常增生、发育缺陷的微血管系统，引发氧消耗和氧供给的不平衡，造成低氧微环境特征。此外，在改变肿瘤细胞新陈代谢、促进癌细胞侵袭和转移以及增强放射和化学治疗的耐受性等方面，低氧也起到了重要的作用。因此，由于低氧在肿瘤增殖中的独特作用，它已成为恶性肿瘤治疗的主要靶点。硝基咪唑是应用最为广泛的低氧激活基团。低氧条件下，疏水性硝基咪唑因结构转变为亲水性的氨基咪唑会引起药物释放。偶氮苯是一种低氧可降解化合物，在纳米药物治疗中也常被用作低氧敏感功能基团。虽然低氧敏感纳米治疗技术已经成为一种有前景的智能控释和靶向给药系统，但它的发展受到许多限制。一个重要的障碍就是携带纳米治疗药物的血液不能充分进入高度低氧的肿瘤深部组织。因此，设计具有高渗透性、安全性和敏感性的纳米载体是未来低氧敏感性纳米治疗药物实现临床转化所需要的。

（3）酶响应纳米递药系统

酶在细胞调控中起着至关重要的作用。酶的功能失调与多种疾病相关，是药物开发和治疗的重要靶点。在肿瘤进展的病理生理变化中，许多酶出现了调控紊乱的现象。因此，基于肿瘤组织异常过表达的酶可以构建响应体内酶水平变化的智能纳米药物载体，实现载体性质的可控改变或药物的有效控制释放。现已研发出的酶响应性纳米递药系统主要是针对氧化还原酶、磷脂酶和蛋白酶而设计的，这些酶可引起纳米载体或前药发生缩合、水解、膨胀、磷酸化、去磷酸化等结构变化，导致药物在靶部位释放。

（4）氧化还原响应型纳米递药系统

氧化还原响应型纳米递药系统又可以细分为还原响应型纳米递药系统和氧化敏感

型纳米递药系统。与正常细胞相比，肿瘤细胞内过量产生的谷胱甘肽（GSH）和活性氧（ROS）导致肿瘤细胞内存在高氧化还原的微环境。此外，肿瘤细胞氧化还原微环境还存在异质性，即不同的肿瘤可能产生不同浓度的谷胱甘肽和活性氧，同一肿瘤的不同区域也可能存在细胞微环境的氧化还原异质性，在肿瘤的不同生长阶段也存在氧化还原异质性。这种特殊的氧化还原细胞微环境已经被广泛用来设计氧化还原刺激响应型的药物递送系统。然而，目前大部分基于肿瘤细胞氧化还原微环境而设计的刺激响应型前药或纳米药物传递系统都只对其中一种刺激（GSH 或 ROS）产生响应，即还原敏感或氧化敏感的前药或纳米药物传递系统。

还原响应型纳米载体通过响应体内还原环境控制药物释放。肿瘤组织的还原环境通常存在于细胞内，研究发现，肿瘤细胞内还原物质谷胱甘肽（GSH）的浓度是细胞外 GSH浓度的 1 000 倍以上；而且，乳腺癌、前列腺癌、结肠癌和胰腺癌等肿瘤的细胞内还原物质浓度比细胞外环境和血液中的浓度高 100～1 000 倍。肿瘤细胞内除了 GSH，还存在硫氧蛋白还原酶、二价铁离子、溶酶体硫醇还原酶（GILT）、半胱氨酸等还原性物质。还原响应型智能纳米药物载体结构中常用的还原敏感化学键包括：二硒键、琥珀酰亚胺－硫醚键、二硫键等，其中对二硫键的研究最为广泛。目前报道的还原敏感纳米药物载体大多为聚合物胶束，二硫键可位于亲水和疏水链段连接处、药物和载体材料之间以及两亲性高分子材料的疏水链段，亦可作为交联剂构建交联胶束。

ROS 响应型智能纳米递药系统是常见的氧化敏感型纳米递药系统，其仅在产生过量氧源性化学物质（ROS）的特定位点释放治疗剂，常见的有过氧化氢（H_2O_2）、羟自由基（·OH）、单线态氧（$^1O_2$）和超氧化物（O^{2-}）。内源性 ROS 一般包括线粒体代谢或还原型烟酰胺腺嘌呤二核苷酸磷酸酶催化反应。至今不同类型的 ROS 响应型 DDS 主要包含硫醚、硒／碲、缩硫醇、硼酸酯、酞酸酯、聚脯氨酸、聚多糖和氨基丙烯酸等基团。

2. 外源性触发刺激

外源性触发刺激一般包括光、声、磁场等。与内源性刺激相比，基于外源性刺激（如光）的智能药物递送系统具有易操作性、精准的时空可控性特点。

（1）光敏感型药物递送系统

许多光敏感性智能递送载体是基于紫外或可见光激发下释放药物，但是由于紫外可见光在组织内有限的穿透深度而限制了其体内应用。为了克服此问题，波长在 650～900 nm的近红外光近年来报道较多，而且相比于常用的可见光以及近红外一区（NIR-Ⅰ，750～900 nm）荧光成像技术，近红外二区（NIR-Ⅱ）由于发射波长（1 000～1 700 nm）更长，可显著降低在穿透生物组织时的光散射及自荧光效应的影响，使探测深度更深、空间分辨率更高。

（2）磁敏感型药物递送系统

氧化铁特别是具有纳米晶磁铁（Fe_3O_4）核心的纳米粒在肿瘤医学方面具有极大的治疗潜能。氧化铁纳米粒具有生物相容性好，可生物降解，易于合成和功能化修饰的特点而得到广泛应用。粒径＜20 nm 的球形磁性纳米粒具有提高磁共振成像对比度的超磁性特点。通常，粒径减小会增强纳米粒的药代动力学、组织分布和细胞渗透能力。小粒径的磁性纳米粒比表面积大而易于到达目标位置。因此，当磁性纳米粒治疗时予以外加磁场，许多药物在体内可特异性地到达目标部位。在肿瘤治疗方面，磁性纳米粒通常用于以下方面：化学治疗、磁热治疗、光动力治疗和光热治疗。超磁性氧化铁纳米粒作为磁性核心用做磁共振成像对比剂，然后外面包覆生物相容性物质可提供丰富的功能性基团用于连接肿瘤靶向基团或治疗药物。目前，许多抗肿瘤药物如替莫唑胺、阿霉素、紫杉醇和 5- 氟尿嘧啶已与超磁性氧化铁纳米粒联合用于肿瘤治疗，为磁性纳米粒在不远将来用于临床奠定了基础。

（3）超声敏感型药物递送系统

超声敏感也是较为常用的外源性刺激手段。众所周知，超声技术在临床上主要用于疾病诊断。由于超声具有易得、价廉、便携和高精确地非侵袭性聚焦靶区域的特点，近年来，超声被广泛用于成像引导下药物的体内递送。超声敏感型药物递送系统能在超声波激发下，利用声孔效应使药物在特定组织或器官中释放。微泡是一种含有气体的中空粒子，因具有不同于等离子体的声学特性，可作为超声造影剂使用。通过超声微泡介导的空穴作用会在血管壁上产生瞬时或永久的孔道而极大地提高了治疗剂在靶区域的血管外递送。超声散射和超声空化效应是超声波的重要生物学效应。前者可以使血液和组织温度升高；后者可以使血细胞和组织破裂，促使空腔、气泡的形成及加强其振荡，导致毛细血管及细胞膜的通透性增高。超声敏感的药物载体在超声诊断及肿瘤、神经系统和心血管系统疾病的治疗上发挥着越来越重要的作用。基于超声的促细胞摄取机制被广泛研究。研究发现，低声波压力可以提高细胞内吞作用，而较高的声波压力主要通过膜致孔提高摄取率。因此，弄清楚是将纳米粒包入微泡中还是仅仅需要将两者物理混合就可以提高跨膜递送是一个重要的问题。

第三节　纳米药物的生物屏障及解决策略

纳米药物进入生物体内后仍面临着严峻的挑战。这些微小的药物粒子不仅需要克服物理障碍（如血液剪切力），还必须应对生物屏障（如蛋白质的吸附和迅速清除）的多重阻碍。这些因素极大地制约了纳米药物被运送至靶部位的效率[22]。尤为复杂的是，生物屏障的异质性通常与疾病类型和患者个体差异密切相关，难以采用"一刀切"的方法来应对[23]。尽管局部给药为纳米药物提供了绕过某些屏障的巧妙途径，但这伴随着更复杂的技术要求和侵入性操作。而且，局部给药因其固有的局限性，更适用于那些病变范围明确且可触及的疾病，例如某些实体肿瘤或创伤性损伤。相比之下，系统给药以其普适性在纳米药物的应用中扮演着更为重要的角色[24]。因此，通过深入了解系统给药后纳米药物在宏观层面、病灶组织或细胞层面的生物屏障，我们才有可能设计出最优化的纳米药物平台[25]。

一、提高纳米药物在循环系统中稳定性的策略

经系统给药后，纳米药物在血液循环中面临多重挑战，包括血流变化、冠状动脉的阻碍以及吞噬细胞的清除等因素。这些环境因素对纳米药物的影响取决于其物理化学特性。因此，通过调整这些物理化学特性有利于提高纳米药物的稳定性和递送效率。就纳米药物的大小而言，粒径小于 10 nm 的纳米药物通常会被肾脏迅速清除，而不进行其他工程化修饰且大于 200 nm 的纳米药物，则有激活补体系统的风险[26]。许多纳米药物中引入聚乙二醇（PEG）作为"隐形衣"避免被快速清除。聚乙二醇"衣层"不仅能够改变药物的大小和溶解度，延长其在血液中的循环时间，而且还能为药物表面提供保护，使其免受降解、

外排和清除作用的酶或抗体的识别。然而，PEG 化并不能完全阻止巨噬细胞或免疫系统其他细胞对纳米药物的识别。因为会激发机体产生 PEG 抗体。高浓度的 PEG 抗体甚至可能加速 PEG 化纳米药物的清除速度。临床试验中发现，即使首次使用的 PEG 化纳米药物也并非在所有患者中都能长时间稳定地循环[28]。借用血小板膜是延长纳米药物血液循环时间的另一种方法。血小板膜不仅能减少巨噬细胞的摄取和补体的激活，还能帮助药物更好地靶向损伤部位，并在血小板周围聚集。这种与血小板相似的"伪装"，使得药物在体内更加难以被识别[29]。各种表面修饰和掩蔽技术为纳米药物提供了"隐形斗篷"，使它们在血液循环中得以长时间循环。

提高药物的稳定性也可以延长血液循环时间。毕竟，药物的稳定性直接关系到其疗效的发挥。通过添加赋形剂可以增加药物的稳定性，调整组成材料的组分也能达到这个目的。以脂质和聚合物为基础制备的相对较"软"的纳米药物在运输和储存过程中容易出现不稳定性和聚集现象。通过引入如辅助脂质、胆固醇和聚乙二醇化脂质等赋形剂，可以增强其稳定性。而聚合物纳米药物也通过一些特殊的处理使其更加稳定[30]。此外，为了便于运输和储存，很多纳米药物通过冻干的方式进行保存，以提高其体外稳定性。

在血液中，血液流速的变化会引起剪切应力的变化，这会破坏载体与药物进而引发药物泄露。剪切应力会剥去纳米药物的外表面，使其难以从血管壁外渗到靶组织[31]。研究显示，较大颗粒更容易定位于血管壁，非球形颗粒更容易从血管壁外渗。具体而言，椭球、盘状和纳米棒具有更高长径比的纳米药物，比球体更好地定位于血管壁[32]。在定位血管后，如果纳米药物对内皮细胞缺乏足够的亲和力，则会在剪切应力的作用下从细胞膜上撕裂并脱落。而且，血液剪切应力的变化也极大地影响纳米药物的分布和递送[33]。

纳米药物还受到悬浮在血液中的生物分子和细胞的影响。非特异性粘附的血清蛋白质和脂质会在纳米药物表面形成蛋白冠。蛋白冠的组成取决于血液中存在的生物分子以及纳米药物表面的物理化学特征。通过纳米药物表面的电荷性质，促进蛋白冠形成能够增强其靶向性。蛋白冠形成之后会决定纳米药物的分布，但也会损害纳米药物及其组分的稳定性。研究显示，蛋白冠相关生物分子会改变纳米药物分布和组织特异性[34]。例如，低密度脂蛋白受体可以靶向冠状动脉中的载脂蛋白 E（ApoE），但会导致纳米药物递送到肝细胞，甚至在某些情况下会通过血脑屏障（BBB）[35]。当蛋白冠中含有调理素或模式识别受体的配体时，则导致纳米药物被先天免疫系统细胞快速清除[36]。这通常是与单核吞噬系统（MPS）或网状内皮系统相互作用的结果[37]。这些清除系统以吞噬细胞（主要是巨噬细胞）、单核细胞和树突状细胞为特征，纳米药物被摄取后积聚在脾和肝脏中。这个问题在刚性较好的纳米粒子中更为突出[36]。

除被血液循环系统清除外，纳米药物与单核巨噬细胞的相互作用还会导致毒性的产生。这是由于这些细胞在接触纳米药物后，会引发一系列的免疫反应，包括分泌肿瘤坏死因子、白细胞介素和干扰素，从而导致炎症或组织损伤[38]。纳米药物的大小、形状和表面性质等特性，能极大地影响免疫反应的类型与程度。例如，在小鼠卵清蛋白免疫耐受模型中，球形纳米药物会导致辅助性 T 细胞向 M1 极化（细胞免疫）反应，而微米长的杆状纳米药物则会导致辅助性 T 细胞向 M2 极化（体液免疫）反应。相对而言，球形纳米药物会诱导更强的免疫反应[39]。三角形和杆状纳米粒子比星形或球形纳米药物更容易被摄取，而杆状纳米药物在巨噬细胞中诱导更多的炎症[40]。总之，纳米药物的结构和表面修饰对其引发的免疫反应有着深远的影响，可能会诱发炎症和不良反应。所以，在设计纳米药物时，应尽可能地降低这些风险，确保其安全有效[37]。

二、提高纳米药物生物分布的策略

外渗是纳米药物从体循环到达靶组织的过程。较小的纳米药物通常比大的纳米药物更容易穿过毛细血管壁。病理环境会改变尺寸依赖性分布，当的细胞间隙变大时更易于使较大的纳米药物离开血管。外渗也会导致非特异性分布，这给纳米药物的特异性分布带来了挑战[41]。

优化给药途径可以改善生物分布。许多研究探索了不同给药途径对纳米药物的分布的影响。例如，经静脉注射的聚合物纳米粒子主要在肝脏和脾脏中积聚，而经皮下或经淋巴管注射，则会在局部淋巴结中积聚。这些替代给药途径可使纳米药物能够在体循环之前到达淋巴系统，有利于用于免疫治疗。肺部给药是另一种绕过外渗的方法，尤其是吸入式给药方式，已被越来越多地用于纳米药物的递送[42-43]。与静脉给药相比，肺部给药避免了暴露于体循环而直接到达肺部，从而避免了肝脏首过代谢，增加了树状大分子纳米药物对肺部和淋巴结的递送效率。尽管吸入式纳米药物对肺组织的递送有所改善。肺部递送仍面临着黏液和肺表面活性物质等物理屏障，并且与患者和疾病类型密切相关[42]。

最近一项研究在小鼠模型中对比了三种常见的肺部给药方式（气管内滴注、气管内喷洒和鼻内滴注）对纳米药物分布的差异。结果表明不同的给药方式导致聚合物纳米药物在肺部的沉积速率不同，且总体分布不均匀。这提示，在评估纳米药物的肺部给药途径时，需要采用有效且一致的给药方法[43]。获得临床批准的纳米药物制剂（如 ATTRO、VYXEOS 和 NBTXR3）可通过肿瘤内或静脉给药，但这些药物的给药途径仍有待优化[44]。总之，选择最佳的纳米药物给药途径可以带来更理想的分布效果，但目前许多给药途径仍会导致纳米药物的广泛分布，难以实现所需的靶向性和特异性分布。

在纳米药物表面添加靶向部分可以优化递送，防止非特异性分布。靶向部分包括抗体、葡萄糖、转铁蛋白、叶酸、递送蛋白和整合素配体等，其利用与靶细胞表面分子的相互作用实现特异性药物递送，如配体 – 受体、酶 – 底物或抗体 – 抗原介导的相互作用。因此，靶向纳米药物必须按照靶标的密度进行设计，以便能够与细胞表面相互作用。了解受体与配体的比率和相互作用的次数，以及克服纳米药物摄取所需的初始能量屏障就非常重要。

主动靶向还能改善纳米药物在靶组织内的分布。例如，III 型胶原结合肽能增加纳米药物在关节中的积累，并使纳米药物优先与患有骨关节炎的软骨结合而非与健康组织结合[45]。此外，使用肿瘤靶向肽 CREKA 可以增强纳米药物在实体瘤乳腺癌小鼠模型中的渗透和均匀分布。尽管主动靶向具有诸多优势，但靶向组分的选择仍受到限制[46]。纳米药物结合高度特异性的抗体会引发与单核 – 巨噬细胞相互作用，导致被快速清除。因此，不仅要考虑其特异性，还要关注其与免疫系统的相互作用。与高度特异的抗体相比，选择特异性较低的抗体，如广泛表达的递送体能降低免疫原性，但也带来了其他的挑战。当标记物或靶点同时在患病细胞和健康细胞上表达，就会出现脱靶现象。对于那些病变细胞广泛分布的情况，脱靶问题将更为复杂，也就限制了局部给药的应用[47]。综上所述，尽管纳米药物靶向疾病标志物有助于特异性给药，但主动靶向目前仍未发展为理想的解决方案。

纳米药物分布的物理屏障还包括血脑屏障（静脉给药）和胃肠道（口服给药），其由内皮细胞和上皮细胞之间的紧密连接构成。血脑屏障阻挡了药物进入中枢神经系统的路径，使得治疗某些神经疾病变得困难。受体介导的内吞作用可以使纳米药物被血脑屏障的内皮细胞吸收突破这些屏障，将其传递到中枢神经系统的另一侧[48]，精准地到达目标位置[49]。借助诸如葡萄糖递送体、转铁蛋白受体等分子，有望突破血脑屏障[50]。就转铁蛋白受体系统而言，只有大约 5% 的全身给药纳米药物剂量能到达中枢神经系统，而到达靶细胞的剂量则更少。总之，在进行系统给药时，血脑屏障仍然是纳米药物试图到达中枢神经系统组织的主要挑战。因此，鼻腔给药被越来越多地视为向大脑递送纳米药物的一种选择，其可以评估血脑屏障并避免系统递送的许多限制[51]。然而，受限于给药量有限以及患者充血和黏液引起的变量等因素，鼻内给药途径也不是最理想的给药方式[52]。

口服给药是应用最广泛、最广为接受的给药方式，但胃肠道对纳米药物构成了诸多屏障。对于依赖被动扩散的纳米药物来说，浓度梯度和 P- 糖蛋白的限制了药物穿过内皮细胞。纳米药物的某些特性会促进胃肠道的递送。对于口服蛋白质药物，较小的带负电的二氧化硅纳米颗粒通过打开紧密连接增强了肠道渗透，在穿过上皮屏障时避免了被细胞摄取[53]。不过，对于依靠内吞和随后的通过消化道外吞的纳米药物来说，尺寸仍然是一个重要因素。例如，小尺寸带来的大比表面积有益于增加口服后的聚合物纳米药物与胃肠道的相互作用[54]。

胃肠道递送系统中，纳米药物的平均最佳尺寸约为 100 nm[55]。该尺寸范围允许通过胃肠道向肠细胞和微褶细胞（分别优先吸收直径为 20 ~ 100 nm 和 100 ~ 500 nm 的纳米药物）递送纳米药物。棒状纳米药物通常比球状颗粒更受青睐，因为纳米棒比球状颗粒更容易地被上皮细胞吸收。然而，即使纳米药物被肠道上皮细胞吸收，也只有一小部分会被胞吐到靶组织[56]。这提示，仅仅依赖于改变尺寸和形状是不够的，还需要探索主动靶向的方法。以转铁蛋白途径为例，利用转铁蛋白包被的纳米药物在肠内实现跨上皮运动。这对于治疗结肠癌和肠应激综合征等疾病具有巨大潜力，因为这些疾病会导致肠黏膜转铁蛋白受体过度表达。然而，除了上述主动靶向的局限性外，胃肠道中的靶向策略也因胃冠状静脉和杯状细胞（产生黏液覆盖内皮表面）而受阻。这两个问题都限制了纳米药物和胃肠壁之间的相互作用。更为复杂的是，病理因素如炎症性疾病会导致这些屏障发生变化，进而增加上皮通透性、改变黏液生成、pH 和胃肠道微生物群。这些都为通过口服给药实现有效的生物分布带来了巨大的挑战。

三、克服病理微环境屏障的策略

纳米药物到达目标部位也将进入病灶微环境，其面临的屏障包括化学条件的变化或阻止渗透的物理屏障。通常，病理微环境的条件特征与血液循环中的条件不同，这种差异会影响纳米药物的物理性质和稳定性。例如，胃肠道的 pH 变化和极端酸性环境条件，再加上普遍存在的降解酶，使胃肠道成为许多纳米药物面临的不稳定环境。此外，胃肠道的微环境在疾病的影响下会发生变化，从而引发对生物材料的不同反应。例如，对结肠癌和结肠炎的微环境比较发现其表面氨基的密度不同。通过这类细微的差别，可以设计应对不同条件的生物材料。许多疾病微环境的 pH 是变化的，如在肿瘤中观察到的低 pH 或伤口愈合各阶段观察到的 pH 波动。针对此，开发了许多 pH 敏感的纳米药物平台，仅允许在特定 pH 条件下释放药物。另外，利用伤口部位的高温特性设计出了温度响应系统，只在特定温度下释放药物。在狭窄血管和动脉粥样硬化中，狭窄的动脉会导致剪切力升高，设计在剪切力增加的条件下分解的纳米药物有利于有效成分的释放[57]。

四、改善纳米药物局部病理分布的策略

纳米药物在实体瘤中的渗透性和稳定性成为抗肿瘤药物发挥药效的又一大挑战。肿瘤微环境中的许多特征，如血管系统、间质流体压力和细胞外基质（extracellular matrix，ECM）密度，给纳米药物的渗透带来了困难[58]。只有少数的设计趋势有利于纳米药物达到肿瘤深部。如具备流体动力学直径超过 100 nm、杆状结构、近中性电荷或无机材料组合等特性，有助于纳米药物在肿瘤中积聚。

由于肿瘤内的血管系统的异常与异质性，使得纳米药物可在肿瘤中积聚。因为渗漏的血管使纳米药物外渗的现象被称为增强渗透和滞留（EPR）效应[59]。EPR 效应在纳米药物积聚过程中的发挥的作用极具争议。有些研究认为，由于 EPR 效应的影响，高达 10%～15% 的注射纳米药物能够在肿瘤部位聚集。然而，最近在小鼠肿瘤模型中基于计算分析和成像技术的研究显示，只有一小部分纳米药物在肿瘤中的积累可归因于被动递送，这其中包括了 EPR 效应。相较于其他机制，免疫细胞相互作用、蛋白冠和分子相互作用机制在增强纳米药物的肿瘤蓄积中发挥了重要作用。一项回顾了 232 个数据集的研究结果显示，仅有 0.7% 的注射纳米药物剂量能够到达肿瘤，这大大降低了 EPR 效应对纳米药物递送的影响。然而，这些发现具有局限性，因为非标准化的计算方法会产生误导性结果，从而导致研究结果产生偏差。为了深入探究 EPR 效应对纳米药物积累的影响，未来的研究必须严谨地评估用于量化药物递送和分布的指标。同时，EPR 效应是依赖于整个肿瘤血管系统的异质性形成的，这种异质性还受到患者的个体差异（如年龄、遗传、生活方式、甚至过去的抗肿瘤治疗经历）的影响。因此，在探索 EPR 效应的过程中，需要综合考虑各种因素，以更全面地了解纳米药物在肿瘤中的积累机制。此外，由于肿瘤微环境的异质性，纳米药物的传递面临多重挑战。这些挑战包括肿瘤内部渗透性降低和细胞过度产生或改变 ECM 成分，导致致密的 ECM 形成，阻碍纳米药物的渗透。特别是阳离子纳米药物，它们会粘附在带负电的肿瘤 ECM 上，进一步降低渗透性[60]。同时，肿瘤淋巴管系统的异常导致间质液体引流减少，增加肿瘤间质压力，从而影响纳米药物的灌注。这些问题导致大多数肿瘤细胞无法与纳米药物有效结合。研究发现，即使有抗体靶向，纳米药物仅与 2% 的肿瘤细胞相互作用，远低于治疗所需水平[61]。

另外，有限的灌注也是纳米药物进入大脑的屏障。无论是全身还是局部给药，一旦药物穿越血脑屏障，由于细胞外空间有限以及与细胞外基质的非特异性粘附，纳米药物在脑部微环境中仍无法穿透组织。因此，需要探索更为先进的递送方法，如对流增强递送和纳米药物表面改性。这些方法有助于纳米药物更广泛、更均匀地分布于整个大脑，并提高对胶质母细胞瘤的渗透能力。纳米药物的分布还面临其他屏障，包括生物膜和黏液。在黏液层内，相邻聚合物链之间的距离决定了筛孔大小，其大小可以在 10 到 1 000 nm 之间变化，因此粒径较小的纳米药物会扩散通过，而粒径较大的纳米药物会被束缚。除了按大小过滤外，黏液还可通过非特异性相互作用捕获纳米药物，从而使其迅速被从上皮细胞表面清除。尽管全身的黏液具有相似的功能，但由于其组成、水合作用和黏弹性的不同，其特性因器官而异且发生动态变化。例如，胃肠道中的厚层黏液起着黏附性的作用，而肺中的黏液往往更薄、流动性更强[24]。在胃肠道，黏液屏障的厚度在胃中为 40 至 450 μm，在结肠中为 110 至 160 μm，纤维摄入等因素会影响黏液厚度和周转率。此外，当黏膜屏障

在接近中性的内皮细胞表面和酸性肠腔之间转换时，其在微米厚度上会出现陡峭的 pH 梯度变化，使得纳米药物面临着非常不稳定的环境。同样，肺部病变也会改变组织中的黏液行为。肺部黏液是一种严重影响吸入性纳米粒子分布的屏障，其特征是高浓度的 MUC5AC 和 MUC5B。在囊性纤维化病变中，黏液中 MUC5B 表达增加并过度交联导致孔径减小和黏液清除率降低，因为这种黏液具有较高的黏度，从而通过包裹病原体促进生物膜的形成，并限制中性粒细胞的流动性。同时，在原发性纤毛运动屏障和香烟烟雾诱发的慢性支气管炎病例中 MUC5B 浓度也升高。而哮喘患者中 MUC5AC 升高。总之，已经发现黏液的性质因患者的饮食、生活方式和疾病等因素而有很大差异，这使得它成为吸入式纳米粒子所面临的复杂环境[62]。

五、克服细胞摄取和细胞内分布屏障的策略

当纳米药物与其靶细胞接触时，仍然存在阻碍摄取和细胞内递送的屏障，这些屏障决定了最终的递送效果。细胞表面由带负电的、选择性渗透的磷脂双分子层组成，生物大分子贯穿于流体镶嵌结构中。细胞膜是不断变化的，膜成分中脂筏和跨膜蛋白分布不均。在人类细胞中已鉴定出 400 多种细胞表面转运体[63]。此外，细胞膜的刚性及其成分流动性受到细胞骨架的影响。细胞骨架可对外部物质作出反应，使细胞膜的特征动态化。因此，与同一细胞相互作用的纳米粒子会因为其在细胞膜上的位置或接触时间不同而产生不同的相互作用。阴离子纳米药物因排斥力难以与细胞表面接触。而阳离子纳米药物因正电荷过多，则会破坏细胞膜，甚至引起细胞毒性。因此，纳米药物和细胞之间的首次接触会因纳米药物和细胞特性的不同而不同，这会决定纳米药物的分布，从而决定其疗效。

关于纳米药物的最佳形状和尺寸在下一步递送过程中对细胞摄取的影响，目前尚缺乏明确的趋势。一些研究表明，在非吞噬细胞中球形纳米药物比杆状颗粒会被更好地吸收，但其他研究却显示了相反的结果[26]。类似地，许多研究表明，非吞噬细胞仅摄取粒径为 10～60 nm 的纳米药物，较小的纳米药物更容易被内化。而其他研究表明较小的纳米药物更倾向于引起细胞毒性。纳米药物的吸收过程可分为被动扩散和主动递送。由于细胞膜具有选择性和渗透性，被动扩散主要局限于不带电小分子沿浓度梯度移动。因此，纳米药物通常依靠主动递送穿过细胞膜。具体而言，纳米药物倾向于利用内吞途径，即质膜折叠成囊泡，在细胞表面吞噬纳米药物，然后在细胞内释放它们。纳米药物所经历的内吞类型可影响其在细胞内的分布，受到包括细胞类型、纳米药物大小和受体相互作用的影响。例如，在非特异性细胞膜相互作用中，较小或较大的纳米药物将分别被吞噬或胞饮内化[63]。然而，细胞与带负电荷的纳米药物发生更复杂的相互作用，会导致小窝蛋白介导或网格蛋白介导的内吞作用。小窝蛋白介导的内吞作用可发生在小于约 60 nm 的纳米药物中，并在吞噬后利用脂筏产生专门的囊泡。这种形式的内吞作用在纳米棒中更为常见。纳米球的摄取通常是由网格蛋白介导的内吞作用（非特化哺乳动物细胞摄取纳米药物的最常见途径）。依赖于网格蛋白表达区域内纳米药物和细胞膜之间受体介导的疏水或静电相互作用。纳米药物的不同特性诱导不同的内吞途径，如硬度和尺寸。较硬的纳米药物通常更容易被细胞摄取。实验和理论分析都表明，刚性颗粒的内吞作用需要较少的能量。此外，太小（＜30 nm）的纳米药物则无法充分驱动膜包裹以激活内吞过程。多项研究显示，当直径约为 50 nm 时，纳米药物的细胞吸收和细胞内递送效果良好。因此，纳米药物摄取过程由许多因素决定，包括细胞膜的特性以及纳米药物的性质，这也会影响随后的内化过程[26]。

在内化过程中，囊泡或小内涵体会经历不同阶段，包括化学成分和 pH 的变化，直到成为溶酶体。溶酶体的特点是 pH 低、含有高浓度的离子和蛋白水解酶，这些酶会影响纳米粒子及其代谢产物的稳定性。具有质子海绵效应的材料，可以帮助纳米颗粒从内涵体逃逸，避免过早降解。最经典的例子是脂质体纳米粒子（包括阳离子和可离子化材料），通常用于将核酸携带到细胞。纳米药物的设计也可以对还原性内涵体环境作出反应[64]。随着内涵体氧化还原电位的增加，设计还原力作用下裂解的连接体使得纳米药物降解、破坏内涵体膜并在细胞内释放其载荷。除了响应型纳米药物外，复杂形状的纳米药物（如纳米星）也可以改善核酸物质的细胞内传递，因其可以有效地进入细胞并逃逸内涵体[65]。进入胞质溶胶后，药物仍然需要到达某些细胞内环境。由于细胞内区域的高度分化，到达特定的细胞器仍需要穿过额外的胞质膜。例如，核膜是基因组编辑或 DNA 传递的屏障。靶向递送到线粒体的纳米药物面临类似屏障，例如针对特定癌症或神经再生或心血管疾病的治疗。pH 响应性的纳米药物系统可以精确递送到线粒体环境，有望克服这个难题[66]。

除上述一般细胞屏障外，在患者体内和患者群体中会形成细胞异质性。许多细胞变异是基于个体的特征而发生的。例如，在来自胎儿肺的人成纤维细胞和来自胎儿结肠的上皮细胞中，较年轻的细胞比较年老的细胞更易于摄取纳米药物，较年轻的细胞对毒性的敏感性也较低[67]。纳米药物递送面临的细胞耐药性所导致的细胞异质性挑战尤为突出[68, 69]。例如，铂（Ⅱ）类药物（如奥沙利铂和顺铂）会扭曲 DNA 结构以诱导细胞凋亡，但是当癌细胞过度表达外排泵或提高其 DNA 修复率时，则会产生耐药性。因此，必须设计智能纳米颗粒平台来克服这些屏障。例如，胶束能更有效地将纳米药物递送到细胞核，细胞获得耐药性的机会更少。因此，虽然导致异质性细胞群体的细胞类型和获得性表型对纳米药物的递送构成了不同的屏障，但纳米药物设计的新发展可能有助于克服这些屏障[70]。

六、小结

本节详细探讨了纳米药物克服生物屏障的多种设计策略。这些策略针对不同的治疗目的进行了优化，旨在克服患者群体和不同疾病中存在的生物屏障。这些生物屏障因疾病类型、疾病进展的不同阶段和独特的生理结构而变得复杂。纳米药物的运用可以满足这些多样性需求，其设计可以针对不同的患者群体、疾病或二者交叉而进行优化。纳米药物平台具有各种可调节的特性，如尺寸、形状、电荷、表面性质和响应性，可根据不同的应用场景、治疗方案和患者群体定制最优化的给药策略。而在设计这些纳米药物时，需要综合考虑影响因素，以提高药物递送的精准性，从而增强治疗效果。在众多的纳米药物特性中，尺寸和形状的设计已经在许多应用案例中得到了广泛的研究和探索。在某些情况下，已经观察到用于智能纳米药物设计的趋势。然而，为了实现纳米药物更广泛的临床应用，仍面临着诸多挑战。这需要深入研究不同病理和患者群体的共性与差异所带来的药物递送障碍。同时，也需发展更先进、更出色的生物材料以满足这些递送需求。

第四节 基因治疗

基因治疗（gene therapy）是指通过分子生物学方法，将正常或有治疗作用的基因导入靶细胞，以纠正或补偿因基因缺陷引起的异常表现，从而达到治疗或者改善某种疾病的效果[71]。基因治疗目前仍处于起步阶段，但在医学科学领域发展迅速。基因疗法的概念在

20世纪70年代初形成，但直到90年代才得到应用。随着人类基因组知识的获得和针对疾病的各种靶基因的发现，以及基因递送载体和递送系统的发展，未来可以针对在人体功能中起关键作用的特定基因和途径进行靶向干预从而治疗疾病。

基因治疗包括两种类型，即体细胞基因治疗和种系基因治疗。体细胞基因治疗是指通过对体细胞进行基因改造，使其变化仅限于患者本身从而治疗疾病；种系基因治疗旨在纠正生殖细胞如卵子和精子或早期胚胎中的遗传疾病，因此，通过这种类型的基因疗法引入的任何遗传改变都是可遗传的。目前，将核酸（DNA或RNA）导入靶细胞来完成基因治疗是可以实现的。其中对mRNA的研究近些年层出不穷。mRNA具有疫苗接种、蛋白质替代疗法和遗传病治疗的潜力。自20世纪90年代第一次临床前研究以来，通过mRNA制造和细胞内递送方法设计的进步，mRNA治疗的临床应用取得了重大进展。mRNA的可翻译性和稳定性及其免疫刺激活性是针对特定治疗应用进行优化的关键因素。mRNA帽的修饰可以通过抑制RNA解封闭和提高对酶促降解的抗性来增强mRNA翻译。RNA碱基的化学修饰可用于修饰mRNA免疫刺激活性。mRNA必须穿过细胞膜才能到达细胞质发挥作用。除了细胞膜的屏障，mRNA还面临大量存在于皮肤和血液中的细胞外核糖核酸酶的降解。由于核酸分子的负电荷和细胞膜的负性，一些核酸类的药物不能通过简单的被动扩散方法穿过细胞膜。因此，需要使用载体辅助将核酸分子转移到细胞中。无论是体外还是体内，体细胞基因治疗和种系基因治疗都需要载体将基因导入细胞。

一、基因治疗的载体

载体大致分为病毒载体和非病毒载体这两大类[72]。

（一）病毒载体

病毒可以携带基因进入细胞。病毒可高效地将遗传物质转移到宿主细胞中。基因治疗利用了病毒的这一特性，将治疗基因导入靶细胞。病毒载体由于具有将自身遗传物质转导至宿主细胞的天然能力，已成为基因治疗中的高效递送系统。

常用的病毒载体类型有逆转录病毒、慢病毒、腺病毒和腺相关载体。这些病毒将基因转移到它们识别和感染的细胞的效率不同，它们永久或暂时改变靶细胞DNA的能力也不同。病毒载体具有高包载量，可包载各种类型的单链和双链遗传物质，这显著扩大了它们的治疗应用范围[73]。病毒载体可用于治疗癌症[74]、神经障碍[75]、视网膜疾病[76]、血友病[77]和关节炎[78]等。然而，病毒载体的缺点也较为明确，即增长迅速无法实现工程化发展和具有免疫毒性。

基于RNA基因组，慢病毒和逆转录病毒载体具有共同的特征和相似的结构，因为它们来自相同的分类学家族——逆转录病毒科。慢病毒是有包膜的球形病毒，具有直径为80~100 nm的单链RNA基因组的两个拷贝。一些慢病毒如人类免疫缺陷病毒（HIV）、猿猴免疫缺陷病毒（SIV）和猫免疫缺陷病毒（FIV），具有基因整合特性，使得它们非常适用于基因治疗。逆转录病毒颗粒（完整的病毒颗粒）包含一个被脂质包裹的蛋白质衣壳，直径范围为80~130 nm。该病毒的基因组（3.5~10 kb）有2个单链RNA拷贝，包含一套完整的遗传指令。基因组与整合酶（一种能够将病毒DNA整合到靶细胞中的逆转录酶）和逆转录酶蛋白一起被包裹在衣壳中。慢病毒载体在穿过靶细胞的核膜并永久改变细胞方面非常成功，这一优势潜在地增加了治疗的功效和寿命。当治疗基因整合到靶细胞的基因组中，会随着新细胞有丝分裂进行传递。在有丝分裂或核分裂中，子细胞在遗传上与母细胞相同。被慢病毒载体感染的靶细胞的子细胞也含有治疗性基因，这保证了治疗性基因的稳定和长期表达。所有类型的逆转录病毒都可以有效地整合到靶细胞的基因组中，有可能实现持久的基因转移。与大多数慢病毒载体相关的缺点是可插入的最大基因组为 5 kb，而某些种类的逆转录病毒具有 7~10 kb 的克隆能力。然而，逆转录病毒通常难以大量生长。慢病毒和逆转录病毒载体之间的主要区别在于慢病毒可以感染静止的（非分裂的）和有丝分裂活跃的细胞，而逆转录病毒只能在分裂期间感染靶细胞。因此，逆转录病毒载体只能用于体外基因治疗，慢病毒载体可用于体外和体内基因治疗。慢病毒载体可以感染更广泛的细胞类型，并通过稳定的载体整合到靶细胞的基因组中来维持基因递送。此外，慢病毒载体的病毒包膜蛋白可以与靶细胞表面的大量受体相互作用，这种特性称为病毒嗜性。慢病毒基因疗法的第一次临床试验是在 2006 年，用于 X 染色体连锁肾上腺脑白质营养不良（一种中枢神经系统脱髓鞘疾病）的治疗。腺病毒载体来源于腺病毒，包含大约 36 kb 的双链 DNA 基因组。细胞接触后，载体通过内体进入靶细胞，内体是一种包被的囊泡或靶细胞内的膜囊，这个过程被称为胞吞作用。从内体释放后，腺病毒 DNA 进入靶细胞的细胞核，并以染色体外的形式存在。腺病毒载体具有高转染效率，这意味着它们可以有效地将 DNA 添加到靶细胞中。腺病毒载体类似于慢病毒载体，因为它们也能感染活跃分裂和静止细胞。治疗基因的腺病毒递送优于慢病毒递送的一个优点是腺病毒 DNA 不整合入靶细胞的固有特性。这一特性避免了额外 DNA 碱基的添加和诱发突变的可能性。

病毒通常可以感染一种以上的细胞。因此，病毒载体可能会同时感染健康细胞和靶细胞。一旦被身体识别，或者疫苗或治疗失败，在患者体内二次有效使用病毒载体是十分困难的。相同的病毒载体很可能无法用于患者的不同未来疫苗或基因治疗。此外，一些患者可能对病毒载体具有预先存在的免疫力，最终导致基因治疗无效。此外，整合酶具有将遗传物质插入靶细胞基因组内任意位点的先天能力。如果遗传物质被插入错误的位置，就会发生插入突变，这已在针对 X 连锁重度联合免疫缺陷患者的临床试验中得到证实，在这些试验中，造血干细胞被转导，并导致少数患者出现 T 细胞白血病。可通过插入序列来控制位点整合，并使用工程 DNA 结合蛋白在指定的位置产生双链 DNA 断裂，从而解决诱发突变问题。

（二）非病毒载体

所有形式的非病毒递送系统都被视为非病毒载体，包括物理方法（如电穿孔、超声和磁干扰）以及化学构建的载体（如纳米颗粒和聚合物）。与病毒载体相比，非病毒载体更安全，因为它们不太可能引起免疫反应，并且成本更低，更容易生产。但是目前不存在通用的载体，因此在选择载体时，研究人员必须权衡各种因素，选择合适的载体。

传统的非病毒载体包括各种基于脂质体的制剂和阳离子碱性蛋白，它们通过静电相互作用促进 DNA 进入细胞。非病毒载体大多为纳米粒子（粒度在 1~100 nm 之间的粒子，又称超细微粒），基于性质不同又可分为有机纳米粒子和无机纳米粒子。

1. 有机纳米粒子载体

两种主要类型的有机纳米粒子是脂质纳米粒子和聚合物。脂质纳米粒可分为阳离子脂质、阳离子脂质体、阳离子固体脂质和阳离子乳液。阳离子脂质是带正电的两亲性分子，具有 4 个主要成分：阳离子极性头基、疏水链、间隔基和主链。阳离子极性头基的作用是它可以与 DNA 形成自组装相互作用。脂质双分子层的物理性质（如流动性）受到疏水链的影响，从而影响载体的基因转移效率。在阳离子极性头基和疏水链之间有一个间隔基，它影响基因转染效率、生物降解性和化学稳定性的测定。阳离子脂质的最后一种成分通常是以甘油为基础的主链，并作为支架起作用。阳离子脂质体是由天然或合成磷脂和类固醇或其他表面活性剂组成的球形多层囊泡。它们是通过搅动或超声波处理脂质片产生的，由此小片段分离并自组装形成脂质体。由于其具有与生物膜融合的能力，脂质体已被成功地用于将 DNA 转染入细胞并递送抗生素、神经递质等。核壳纳米粒子由核和壳组成。核由具有高熔点的脂质组成，壳由表面活性剂组成。这些结构被认为是较为理想的载体，因为它们在高剂量下的毒性风险很小，并且它们的转化效率很低。固体脂质纳米粒（solid lipid nanoparticle，SLN）是基于脂质的胶体系统，在体温下为固体基质。固体脂质纳米粒的结构是固体疏水核心（通常由三酰甘油组成）被磷脂包衣包裹。固体脂质纳米粒可以通过两个步骤合成：通过形成水包油乳液和通过分散固化脂质相。与脂质体类似，SLN 有多种应用，如眼部[79]和肺部[80]药物递送及遗传物质转染。阳离子脂质乳剂是用阳离子脂质包裹疏水油相制成的。它们的纳米尺寸范围、低毒性、物理稳定性、生物可降解性和生物相容性是它们成为基因递送载体的关键。在 Alec Bangham 于 1965 年描述脂质体后不久，脂质体就被研究用作药物和 DNA 的递送系统[81]。作为基因治疗的载体，脂质体已被用于治疗角膜疾病[82]、囊性纤维化[83]、心血管疾病[84]和癌症[85]等。

聚合物纳米粒子是中性的纳米聚合物，分为阳离子聚合物和生物聚合物两类。阳离子聚合物可以与阴离子遗传物质相互作用，因为在其主链中的伯、仲、叔和（或）季氨基可以通过静电结合 DNA。这些复合物 /DNA 复合物通过吸附性内吞作用或受体介导的内吞作用内化到细胞中，并最终进入溶酶体[86]。为了提高它们的转染效率，需要改变它们的相对分子质量、表面电荷、电荷密度和（或）亲水性。生物聚合物是由生物体产生的聚合物。这些生物相容且无免疫原性的纳米颗粒主要由蛋白质和多糖等材料制成。基于蛋白质的生物聚合物是高度稳定和可生物降解的载体，具有独特的胶凝、乳化和水结合能力[87]。纤连蛋白、胶原蛋白和弹性蛋白是一些最常用的天然衍生的蛋白质生物聚合物。基因工程通过在基因水平上编码它们的序列来进一步控制基于蛋白质的生物聚合物的组成。常用的基因工程生物聚合物家族是弹性蛋白样多肽（elastin-like polypeptide，ELP），它们在应对环境变化时往往会经历逆温相变[88]。这一特性主要取决于 ELP 的相对分子质量和氨基酸序列。与基于蛋白质的生物聚合物类似，基于多糖的生物聚合物也表现出高度的生物相容性和生物可降解性，并且非常容易进行化学修饰[89]。根据天然电荷，它们可以分为阳离子、阴离子和非离子生物聚合物[90]。壳聚糖是目前研究最多的多糖生物聚合物。它是一种线性、阳离子、二元、杂多糖，由甲壳质的碱性脱 N-乙酰化得到。此外，它具有聚电解质的性质，允许它与 DNA 和带负电荷的黏膜表面进行强静电相互作用。已经证明，脱乙酰壳多糖也能够与直径小至 20～500 nm 的 DNA 形成稳定的复合物。壳聚糖的结合效率与其脱乙酰度和相对分子质量有关[91]。最近，使用白蛋白和壳聚糖制备的蛋白质和多糖杂化生物聚合物，降低了壳聚糖生物聚合物的毒性并增加了其生物相容性。1995 年，壳聚糖首次作为自聚集复合物用于体外基因治疗[92]。壳聚糖在基因递送中受欢迎的原因是壳聚糖中的伯胺骨架在酸性条件下被质子化（即带正电荷），使得该分子可溶于有机溶剂。已有大量成功的研究报道了脱乙酰壳多糖在体外[93]和体内[94]的治疗用途，以及口服脱乙酰壳多糖 –DNA 复合物的可能性。

受真菌菌丝和树根形状的启发，研究人员构思并合成了树枝状聚合物。多年来，树枝状聚合物因其独特的性质获得了大量的应用，包括药物和基因递送。在 2004 年，Marano

及其同事进行了关于树枝状聚合物在基因治疗中的应用的首次临床研究[95]。他们利用合成的树枝状聚合物与正义寡核苷酸结合显示抗人和大鼠血管内皮生长因子（vascular endothelial growth factor，VEGF）活性，通过沉默 VEGF 操纵子来抑制新生血管形成。树枝状聚合物构成了一类非常有前途的有机纳米粒子。它们是单分散的大分子，具有规则形状的高度分支的 3D 结构。树枝状聚合物——无论其类型如何，如胶束、手性——都由引发核、聚合物内层和附着于最外面的内层的外部功能层组成。构建树枝状聚合物需要向中心原子（如氮）重复添加碳和其他元素，以创建所需大小的球形分支结构。已知聚酰胺 - 胺（PAMAM）树枝状聚合物由于其大的尺寸和其氨基的类型，在其他类型的树枝状聚合物中具有最高的转染效率。一般来说，伯氨基团参与 DNA 结合，从而促进 DNA 细胞摄取。另一方面，叔氨基加强了 DNA 向细胞质的释放，因为它们在核内起着类似海绵的作用。

2. 无机纳米粒子载体

无机纳米粒子主要包括金属、金属硫化物 / 氧化物和半导体等[81]。由于它们的高表面积 - 体积比、光学和磁性以及便于功能化等优点，因此作为基因递送载体用于各个方面。

金属纳米颗粒是金和银等金属的胶体溶胶，不会形成团块，也不会沉积。简而言之，它们的经典制备方法包括用柠檬酸钠或硼氢化钠还原金属盐，以及用聚合物 - 硫醇覆盖层进行稳定化处理。Michael Faraday 第一次观察到金胶体显示出不同于块状金的光学性质[96]。对金纳米颗粒的尺寸和形状进行微调，并对其表面进行功能化处理，以实现其在基因治疗、催化、DNA 检测和分析、癌症成像等的应用。金纳米颗粒也被证明为基因治疗提供了一个可靠的输送系统。其特性包括惰性、便于功能化和等离子体共振等，显示出了其治疗潜力。评估金纳米粒子作为核酸载体的最早研究之一是由 McIntosh 等人完成的，他们使用三甲基铵硫醇功能化的金纳米粒子成功地抑制了 T7 RNA 聚合酶的转录[97]。其他技术可以与金纳米粒子结合使用，以介导核酸的选择性释放或提高其转染效率。金纳米粒子介导（gold nanoparticle mediated，GNOME）的激光转染技术可显著提高金纳米粒子的转染效率[98]。该技术涉及对细胞膜结合的金纳米粒子的照射，这激活了它们的等离子体共振，导致膜穿孔，从而导致纳米粒子扩散到细胞中。用增强型绿色荧光蛋白（enhanced green fluorescent protein，EGFP）转染细胞，随后加入抗 GFP 小干扰 RNA 转染细胞。流式细胞术和蛋白质印迹分析显示，与未经照射转染的细胞相比，激光转染的细胞中 EGFP 的表达降低更多。

用铁氧化物制造的纳米粒子，包括三氧化二铁（Fe_2O_3）、氧化亚铁（FeO）和磁铁矿（Fe_3O_4），形成了一组超细的磁性纳米粒子，称为超顺磁性铁氧化物纳米粒子（superparamagnetic iron oxide nanoparticle，SPION）。这些无机纳米粒子是通过不同的方法合成的，包括热分解、共沉淀、水热合成和细菌合成。共沉淀，是最常用的方法，通过将氯化铁、氯化亚铁、盐酸和脱氧水的混合物在碱性 pH 下滴加到氢氧化钠中来合成磁铁矿。产生的黑色胶体可以用磁铁分离。更具生物医学应用前景的是 Fe_2O_3，可以通过在 80℃的酸性溶液中氧化磁铁矿胶体来合成。这些纳米粒子经常被表面官能化，以防止它们聚集。此外，具有特殊涂层的纳米颗粒可以附着在某些药物、基因或抗体上，并靶向特定部位进行递送[99]。表面功能化采用三种类型的材料：无机分子（如二氧化硅）、有机分子（如脂肪酸）和表面活性剂（如油酸钠）。虽然这些材料的使用都伴随着一些挑战，但表面功能化的 SPIONs 在基因治疗中作为递送系统具有巨大的潜力。

基于半导体的纳米颗粒是直径在 1~100 nm 范围内的小纳米晶体。量子点是应用最广泛的半导体纳米粒子。它们被表征为荧光、胶体、波长可调的纳米粒子。通过调节合成的温度和持续时间，以及所使用的配体分子的类型，可以容易地控制它们的大小和形状。通常，量子点由核和壳组成，以保护纳米晶体免受氧化。核酸可以与功能化量子点共价结合。除了作为载体，量子点还可以用于追踪转染细胞中核酸的分布，这增强了它们作为基因治疗实用工具的前景。

纳米颗粒由于其纳米尺寸、高的表面体积比和稳定性而成为基因载体的良好候选物。此外，它们可以进行表面修饰，以结合不同的配体和受体。一些纳米粒子能够包裹核酸并将其释放到靶细胞内。除了缺乏免疫原性之外，这些特征使得纳米颗粒成为基因治疗中非病毒载体的理想选择。

二、基因治疗的应用

最初，基因疗法是为了治愈由单基因缺陷或单基因疾病（显性、隐性或 X 连锁）引起的遗传性疾病，如囊性纤维化、肌营养不良和血友病。近年来，许多基因治疗研究已逐渐集中在由多基因和非遗传性疾病引起的疾病上。这些疾病包括丙型肝炎、色素性视网膜炎以及各种类型的癌症和心血管疾病。研究焦点也已经从概念阶段通过技术开发和实验室研究转移到目前的临床转化试验。

（一）基因治疗在癌症中的应用

目前基因治疗方法在癌症治疗中的应用很多，效果也较为明显。许多当前的方法被设计用于引发肿瘤细胞免疫原性的增加或者通过替换基因来促进细胞死亡。在大鼠模型中，慢病毒介导的胞嘧啶脱氨酶 - 胸苷激酶（CDglyTK）基因转移有效抑制了移植乳腺肿瘤的生长，且没有全身毒性作用[100]。此外，含有肿瘤抑制基因 p16 和 PTEN 的慢病毒载体在体外对人膀胱癌细胞显示出显著的生长抑制作用[101]。使用单纯疱疹病毒胸苷激酶（HSV-TK）这样的酶来研究不同的自杀基因疗法，Yescarta 是一种基于逆转录病毒的 CAR-T 细胞免疫疗法，于 2017 年获得 FDA 批准用于治疗成年特定类型的大 B 细胞淋巴瘤患者。该疗法使用患者自身的 T 细胞通过逆转录病毒进行遗传修饰，使 T 细胞产生与 CD28 和 CD3-zeta 共刺激结构域连接的抗 CD19 的 CAR，以帮助对抗淋巴瘤[102]。Kymriah 是一种基于慢病毒的 CAR-T 细胞免疫疗法，于 2017 年获美国 FDA 批准上市，用于治疗不符合自体干细胞移植要求的非霍奇金淋巴瘤（non-Hodgkin's lymphoma，NHL）和 B 细胞急性淋巴细胞白血病患者[103]。基因治疗提供了靶向破坏患者肿瘤细胞的可能性，并可用于寻找新的靶点或研究特定基因在致癌作用或癌症进展中的作用。

（二）基因治疗在心血管疾病中的应用

靶向基因疗法也正在被研究用于心血管疾病的治疗。目前正在研究将基因疗法用于几种心脏病，包括心力衰竭和冠状动脉疾病。一些临床前和临床研究表明，通过上调相关酶的基因（尤其是涉及心肌收缩和舒张的转运基因）对治疗晚期心力衰竭有一定疗效。在 1 期和 2 期临床试验中，研究人员通过腺相关病毒载体进行基因转移，恢复了晚期心力衰竭患者的相关酶水平。接受冠状动脉内基因治疗的患者，在心力衰竭症状方面有显著改善。

基因疗法在启动心脏冲动活动方面的积极和令人鼓舞的效果已在多项心律失常调查中得到证实。某些基因的选择性表达可产生离子刺激酶，最终可用于启动和调节心搏，从而建立电起搏器的基因替代品。

（三）基因治疗在神经系统疾病中的应用

戈谢病、法布里病、黏多糖贮积症 I 型和糖原贮积症 II 型（即庞贝病）均属于溶酶体堆积病（lysosomal storage disorders，LSD），这些疾病被认为是单基因中枢神经系统疾病。通过基因治疗替代有缺陷或缺失的溶酶体酶的临床试验显示了良好的结果。阿尔茨海默病（alzheimer disease，AD）是老年人痴呆的主要原因之一，大多数患者患有该疾病的散发形式，且具有许多易感基因。

目前，基因疗法用于治疗晚期或严重衰弱性疾病。基因疗法已经成功治疗了几种遗传性免疫缺陷，包括严重的联合免疫缺陷（severe combined immune deficiency，SCID）和腺苷脱氨酶（adenosine deaminase，ADA）缺陷、遗传性失明、血液疾病，如血友病和 β 珠蛋白生成障碍性贫血（即地中海贫血）、肌萎缩性侧索硬化（amyotrophic lateral sclerosis，ALS）、脊髓性肌萎缩、LSD、X 连锁肾上腺脑白质营养不良等。值得注意的进展包括高度特异性病毒载体设计、质粒转染、纳米颗粒或聚合物介导的基因递送、工程微小 RNA 和体内 CRISPR 疗法的开发。利用病毒载体的方法通过组合治疗性 RNA 和逆转录病毒 RNA 来产生重组 RNA。重组 RNA 内体通过胞吞作用进入细胞，内体分解并在靶细胞中释放重组 RNA。RNA 被转化为 DNA，治疗性 DNA 可以整合到基因组中，最终进行转录和翻译，表达感兴趣的蛋白质。纳米生物技术在神经病学领域的应用可以通过使用特殊的纳米粒子来帮助减少或取代记忆丧失，另一方面，也可以用于增强正常的人类记忆。此外，专为帮助有学习障碍的人而设计的纳米粒子或纳米药物也可能被正常和健康的人用来变得更加聪明。

此外，基因治疗还用于多种疾病的治疗。由于脂质纳米粒技术的飞速发展，特别是在第一个用于治疗遗传性甲状腺素运载蛋白介导的淀粉样变性病的脂质纳米粒 siRNA 治疗药物 Onpattro 获得批准后，用于核酸输送的脂质纳米粒受到了极大的关注。目前，脂质纳米粒递送系统正作为一种平台技术进行研究，用于治疗多种疾病，从输送 siRNA 到降低胆固醇，或使用肝脏作为生物反应器来生产治疗性蛋白质，到开发针对癌症或感染的 mRNA 疫苗。Onpattro 和许多其他全身给药的脂质纳米粒有效地靶向肝脏，从而允许治疗源于肝细胞的广谱疾病。这种肝向性是基于肝窗的存在，肝窗允许循环脂质纳米粒进入肝细胞的窦状表面。事实上，正是脂质纳米粒冠中 ApoE 的存在使纳米粒具有了肝脏靶向性，这是由肝细胞上低密度脂蛋白受体识别 ApoE 介导的。如果没有 ApoE，脂质纳米粒（如 Onpattro）将失去其转染能力，表明靶细胞对特定冠状成分的识别是有效递送所必需的。

三、基因治疗的潜在危害和伦理问题

纳米粒子有可能导致胃肠、呼吸和心血管系统的异常表现。通过气管内滴注碳纳米管颗粒对小鼠进行的实验表明，碳纳米管本身能够引起小鼠的许多肺部病变，如支气管周围炎症、间质性炎症、上皮样肉芽肿和肺坏死。在同一项研究中，碳纳米管产生的毒性比炭黑和石英产生的毒性大得多[104]。另一个潜在的危害是，纳米颗粒可以通过许多途径进入人体，无论是不是偶然的，它们都可以通过体循环进入肺部和中枢神经系统，或者直接通过嗅觉通路的轴突，从而引起大脑的炎症反应。如果纳米颗粒进入胃肠系统，也会发生炎症性肠病。纳米颗粒诱导促炎介质释放的能力与其毒性高度相关，这可以引起炎症反应并因此导致器官损伤。此外，被摄入的纳米颗粒会进入血液循环，然后进入身体的不同系统和不同器官，可能会导致全身性中毒。由于纳米生物技术科学正在迅速发展，伦理和法律问题也应该被考虑在内。纳米生物技术中涉及的伦理因素与总体风险评估、生殖细胞与体细胞疗法、管理工程纳米粒子的风险、使用纳米粒子增强人类能力、纳米粒子的无控制自组装和功能、人类胚胎细胞研究以及纳米材料的毒性有关。一般来说，纳米颗粒的尺寸非常小，这使得它们在环境和人体中具有很高的流动性，对正常细胞也会表现出毒性作用。因为它们另一个问题是构成这些纳米颗粒的材料，其中许多是不可生物降解的，如金属和碳，应考虑这些材料的长期行为，因为它们仍然是未知的。此外，一些纳米颗粒是由银组成的，银本身就对人体有一定毒性作用，并可能通过许多不同的途径进入人体，导致细胞膜对钾的渗透性发生一些早期变化，进而对钠的渗透性发生变化。银纳米粒子还对外周血单核细胞的增殖和细胞因子表达有毒性作用。镉是一种用于纳米颗粒的重金属，但它通常被认为是一种有毒物质，因为它能够导致哺乳动物肝细胞中的溶酶体损伤和 DNA 断裂。镉还会损害线粒体功能，导致细胞凋亡。

基因疗法有望用于治疗多种疾病；然而由于面临重大挑战，目前的使用受到限制。首先，基因必须被输送到正确组织中的正确细胞。不适当的靶向有可能在健康组织中导致不利的医源性效应，例如，如果治疗基因被无意中引入患者的种系细胞，可能会加强种系突变。中枢神经系统生物标志物的相对缺乏是评估适当的细胞靶向和药效反应的主要障碍；脑脊液生物标志物评估、脑成像和载体设计的改进有助于提高特异性。其次，如果治疗不能成功避免宿主的防御，利用病毒载体的体内递送可以引发强烈的免疫反应。而且，治疗基因的整合会破坏另一个基因的功能，例如，对 X 连锁严重联合免疫缺陷的患儿的基因治疗试验成功地恢复了免疫功能，但由于对细胞分裂速率至关重要的基因的整合置换，而在一些患儿中诱发了白血病。除了疗效，阻止广泛使用基因疗法的另一主要因素是安全性。潜在的毒性和不利的医源性影响是最令人担忧的，这主要是由于非靶组织中的基因表达或治疗性转基因的过度表达。例如，MECP2 基因（编码甲基 CpG 结合蛋白 2）的突变可能导致女性 Rett 综合征；基因复制会导致雄性小鼠智力受损，在小鼠模型中过度表达会导致行为异常和癫痫发作。因此，当治疗诸如 Rett 综合征的疾病时，治疗性转基因表达被限制在非常窄的范围内。其他毒性取决于内源性基因功能以及对于疾病进展的干预时机。不能精确调节体内表达又加剧了安全性问题。病毒整合入宿主基因组后的潜在诱变和不利的免疫反应是最令人担忧的，尤其是在使用病毒载体的情况下。RNA 干扰（RNAi）和微 RNA（miRNA）已被证明可以防止病毒传递的治疗基因过度表达，从而实现一定水平的表达控制；然而，只有有限的临床试验测试过 miRNA 的体内应用，且仍然没有完全解决与病毒载体相关的其他潜在安全性问题。在过去的几十年里，基因治疗已经从一个植根于科幻小说的想法转变为实际中一些疾病的治疗选择。最近的进展彻底改变了神经系统疾病的基因治疗，包括帕金森病、AD 和 ASD，以及 ALS、脊髓性肌萎缩症、LSD、X 连锁肾上腺脑白质营养不良甚至肿瘤疾病等罕见疾病。虽然研究显示了颇有希望的结果，但载体的毒性和免疫原性、致癌基因在基因组中的插入以及将小鼠模型转化为人模型的困难仍是当前需要克服的巨大挑战。

第五节　放射治疗

放射治疗（简称放疗）是指利用各种类型的射线进行治疗的一种方法。广义的放疗包括肿瘤放疗和内用同位素治疗（如 I^{131} 治疗甲状腺功能亢进，P^{32} 治疗肿瘤性胸腔积液等）；而狭义的放疗一般仅指肿瘤放疗[105]。用于放疗的射线包括由放射性核素产生的 α 线、β 线、γ 线以及各类 X 线治疗机或加速器产生的 X 线、电子束、质子束和其他粒子等，这些射线不仅能够直接与细胞内的 DNA 相互作用而导致 DNA 损伤，还可以与机体内的水分子发生反应产生活性氧自由基 [如羟自由基（·OH）、超氧阴离子（·O_2^-）、过氧化氢（H_2O_2）等]，进而间接破坏 DNA 或细胞内的其他组分，最终导致肿瘤细胞死亡。

作为一种经典的肿瘤治疗手段，放疗在肿瘤治疗中的地位举足轻重。约 50% 的肿瘤患者在治疗过程中需要用到放疗，涉及的癌症类型包括鼻咽癌、恶性淋巴瘤、宫颈癌、肺癌、食管癌和骨肿瘤等。虽然放疗可以有效治疗肿瘤，但是一些固有缺陷的存在限制了其临床应用。这些缺陷主要包括以下三个方面：①用于杀死肿瘤细胞的高剂量射线可能会损伤周围的正常组织，从而导致毒副作用的产生；②肿瘤微环境的缺氧特性使肿瘤细胞对放疗产生抵抗，最终导致肿瘤治疗的失败；③肿瘤细胞提升的抗氧化能力增强了其对放疗的抵抗性，如肿瘤细胞内的谷胱甘肽浓度约为正常细胞的 4 倍，而谷胱甘肽能够在活性氧自由基到达靶标部位之前对其进行清除，从而大幅降低放疗的效果。因此，如何提高肿瘤组织对放疗的敏感性从而改善放疗效果并减轻对周围正常组织的损伤成为关键[106]。

在过去的 20 年中，新兴纳米材料的大量涌现和纳米生物技术的蓬勃发展为改善肿瘤的放疗效果带来了希望。研究表明，多种纳米材料除了具有放疗增敏特性外，还对周围的正常组织具有保护作用，这归功于它们的多功能理化性质，如良好的生物相容性、固有的放疗敏感性、药物的高负载能力以及在肿瘤组织中增强的渗透性和保留效应（EPR 效应）。下面将具体介绍纳米技术在放疗增敏和保护周围正常组织方面的应用。

一、纳米技术在放射治疗增敏方面的应用

近年来，随着众多新型放疗增敏剂的发现，放疗增敏策略不再局限于使用高原子序数（Z）的纳米材料来增强肿瘤细胞内的辐射能量沉积，还包括催化活性氧自由基生成、调节肿瘤微环境、调节细胞周期信号通路等。例如，一些光催化半导体纳米颗粒可以被 X 射线激活，从而促进活性氧自由基的生成，最终增强放疗效果。一些铁/铜基纳米材料可以将细胞内低毒性的 H_2O_2 转化为高毒性的 ·OH，从而增强射线对肿瘤细胞的杀伤作用。还有一些纳米材料可以提高肿瘤部位的氧气含量，从而减弱乏氧导致的辐射抗性，最终改善放疗效果。部分纳米材料还能够消耗肿瘤细胞中的谷胱甘肽（GSH），从而阻止其对活性氧自由基的清除，进而改善放疗效果。此外，一些纳米材料能够将肿瘤细胞周期阻滞于对辐射最敏感的 G_2/M 期，从而提高放疗效果。下面从不同的增敏机制入手阐述纳米技术在该领域中的应用。

（一）用于增强辐射沉积的纳米材料

采用高原子序数的纳米材料来增强辐射沉积是放疗增敏的典型策略。其放疗增敏机制主要利用了高 Z 纳米材料与软组织能量吸收能力的差异，纳米颗粒中的高 Z 原子其吸收能量的能力远强于软组织中的低 Z 原子。当射线照射到纳米材料中的高 Z 原子时，高 Z 原子可以吸收更多的光子，从而增加肿瘤细胞中的局部辐射剂量。同时，这些被吸收的光子可以与高 Z 纳米颗粒相互作用产生光电效应、康普顿效应等，从而发射出光电子、康普顿电子、俄歇电子等，这些电子可以直接损伤 DNA，或者与细胞内的水分子相互作用产生活性氧自由基来间接损伤 DNA，最终诱导肿瘤细胞死亡。

用于辐射沉积的高 Z 纳米材料大多属于无机金属类，主要包括金（Au）、钆（Gd）、铋（Bi）和钨（W）基纳米材料。其中，基于金的纳米材料是研究最热门的放疗增敏剂，这主要是由于金纳米粒子具有良好的理化性质，如较高的原子序数（Z = 79）、化学惰性、良好的生物相容性，用于实现最佳递送效果的不同形态，表面修饰的易控性以及更长的体循环等[107]。关于金基纳米材料能够增加放疗敏感性的报道有很多，例如，Zhang 等人制备的超小 GSH–Au 纳米粒子可以提高放疗的效果。当 GSH–Au 纳米粒子接收射线的辐射能后，它们成了新的辐射源，并发射出高能电子，从而导致活性氧自由基的产生，进而损伤和杀死肿瘤细胞。同时，由于该纳米粒子的尺寸超小且经过 GSH 修饰，因此具有增强的 EPR 效应和靶向性，从而提高了肿瘤细胞对 GSH–Au 纳米粒子的摄取以及其在细胞中的积累，进而增强了放疗效果[108]。此外，其他文献也报道了金基纳米材料可以增强肿瘤对放疗的敏感性，具体表现为与单纯辐射组相比，金纳米粒子和辐射共同治疗组的肿瘤细胞存活率显著下降，荷瘤小鼠的存活率升高，中位生存期明显延长等。由于金基纳米材料具有良好的放疗增敏特性，研究人员探索了不同的理化参数（如纳米粒子的尺寸和形状）对金基纳米材料放疗增敏效果的影响，从而确定最佳的增敏条件。研究发现，对于聚乙二醇包覆的金纳米粒子而言，12.1 nm 和 27.3 nm 的纳米粒子其放疗增敏作用强于 4.8 nm 和 46.6 nm 的纳米粒子，提示金基纳米粒子的放射增敏特性具有一定的尺寸依赖性[109]。

钆是一种镧系元素，其原子序数为 64，因此具有很强的电离辐射吸收能力。近年来，钆基纳米材料在放疗增敏方面的应用得到了广泛的研究。结果表明，Gd 基纳米粒子（GBNs）可以增强辐射抵抗的人头颈鳞状细胞癌细胞对辐射治疗的敏感性，GBNs 与辐射联合应用可以显著降低人头颈鳞状细胞癌细胞的存活率并抑制肿瘤的生长[110]。基于 Gd 的放疗纳米颗粒可以显著延长肺癌异种移植模型小鼠的存活时间。此外，掺钆的纳米材料也表现出良好的放疗增敏效应。研究发现，与单纯辐射治疗组相比，掺钆碳点和辐射的共同治疗显著抑制了荷瘤小鼠瘤块的生长[111]。因此，钆基纳米材料有望成为辅助放疗的强力放疗增敏剂。

铋（Z = 83）基纳米材料（如 Bi_2S_3、Bi_2Se_3 和 Bi_2O_3）是放疗增敏的又一热点材料。研究人员首次证明了 Bi_2S_3/ 聚乳酸 – 羟基乙酸纳米胶囊在体内外对前列腺癌具有放疗增敏作用。Zhang 等人也报道了一种聚乙烯吡咯烷酮包覆的 Bi_2Se_3 纳米片可以增强放疗的效果，具体表现为与单纯放射治疗组相比，Bi_2Se_3 纳米片和射线联合处理组的肿瘤生长被显著抑制[112]。此外，透明质酸修饰的 Bi_2O_3 纳米粒子也可以用于肿瘤的放疗增敏。因此，铋基纳米材料具有增强放疗效果的巨大潜力。

近年来，钨（Z = 74）基纳米材料在放疗增敏领域也备受关注。例如，牛血清白蛋白包被的 $GdW_{10}O_{36}$ 纳米团簇具有放疗增敏的作用，纳米团簇和射线联合应用组的小鼠肿瘤在治疗第 4 天完全消除，随后的 14 天内也没有复发，提示该纳米团簇可以增强射线的治疗效果[113]。此外，利用没食子酸和钨离子配位作用开发的超小配位聚合物纳米点也可以增强放疗效果。因此，钨基纳米材料也是放疗增敏剂的强力候选。

（二）用于催化 ROS 生成的纳米材料

射线抗肿瘤作用的发挥依赖于产生的 ROS，因此，除了增加肿瘤细胞内的辐射沉积外，催化 ROS 生成也是放疗增敏的重要手段。一些半导体纳米材料（如 ZnO、TiO_2 等）在射线激发下可以形成电子 – 空穴对，随后这些带有电子 – 空穴对的半导体材料可以通过氧化途径和还原途径产生 •OH^-、•O_2^- 等自由基，从而加强对肿瘤细胞内的 DNA 和其他组分的破坏，增强放疗效果。例如，研究人员制备了一种掺杂镧系元素的 ZnO 纳米颗粒用于放疗增敏。该材料中高原子序数的镧系元素可以与射线发生相互作用，并将多余的能量转移到 ZnO 纳米颗粒上，从而使镧系元素的电子激发产生了有效的弛豫；当转移的能级高于 ZnO 带隙时，就会形成电子 – 空穴对，进而产生活性氧自由基，导致 DNA 损伤和肿瘤细胞死亡[114]。掺杂稀土元素的 TiO_2 纳米颗粒也可以通过促进 ROS 的产生而增强放疗效果。当该纳米颗粒与 X 射线联合治疗肿瘤时，与单纯使用 X 射线相比，肿瘤的生长受到明显抑制[115]。此外，牛血清白蛋白包裹的 $BiOI@Bi_2S_3$ 半导体异质结构纳米材料也可以提高射线对肝细胞癌的治疗效果。原因在于，该纳米颗粒中含有高原子序数的 Bi 和 I 元素，它们具有很强的高能辐射吸收能力；同时，由于光催化半导体的特性，BiOI 可以被 X 射线激发产生电子 – 空穴对，从而与周围的 O_2 或 H_2O 分子反应生成 ROS 进而增强 X 射线对肿瘤的杀伤作用。值得注意的是，与传统的半导体光敏剂相比，通过在 BiOI 表面涂覆 Bi_2S_3 壳层形成核 – 壳异质结构可以减少电子 – 空穴的复合，从而可以产生更多的 ROS，更为有效地改善放疗效果[116]。

除了催化 ROS 生成外，一些能够将低毒性 ROS（如 H_2O_2）转化为高毒性 ROS（如 $\cdot OH^-$）的纳米材料也可以实现放疗增敏，如铁基纳米材料。其具体的辐射增敏机制如下：射线最初促进了电子传输链的电子泄露，从而增强了 $\cdot O_2^-$ 的生成。然后 $\cdot O_2^-$ 被细胞内的超氧化物歧化酶（SOD）转化为 H_2O_2。最后，铁基纳米材料通过芬顿反应或 Haber–Weiss 反应将低毒性 H_2O_2 的转化为高毒性的 $\cdot OH^-$。其中芬顿反应的催化过程如下：

$$Fe^{2+} + H_2O_2 \longrightarrow Fe^{3+} + \cdot OH^- + OH^-$$
$$Fe^{3+} + H_2O_2 \longrightarrow Fe^{2+} + \cdot OHH^- + H^+$$

这种反应几乎发生在所有与铁相关的生命过程中。H_2O_2 可以被 Fe^{2+}/Fe^{3+} 催化产生高毒性的 $\cdot OH^-$，进而杀伤肿瘤细胞。Haber–Weiss 反应过程如下所示：

$$Fe^{3+} + \cdot O_2^- \longrightarrow Fe^{2+} + O_2$$
$$Fe^{2+} + H_2O_2 \longrightarrow Fe^{3+} + \cdot OH^- + OH^-$$

除了铁基纳米材料外，铜基纳米颗粒可以通过类芬顿反应催化 H_2O_2 生成 $\cdot OH^-$，具体反应过程如下：

$$Cu^{2+} + H_2O_2 \longrightarrow Cu^+ + \cdot OHH^- + H^+$$
$$Cu^+ + H_2O_2 \longrightarrow Cu^{2+} + \cdot OH^- + OH^-$$

基于上述原理，Du 等人设计了 D-α- 生育酚聚乙二醇 1000 琥珀酸酯（TPGS）– 功能化的 Cu_3BiS_3 纳米晶（TPGS-Cu_3BiS_3-NCs）用于放疗增敏。其增敏机制为：纳米颗粒表面的 Cu^{2+} 能够通过类芬顿反应和 Haber–Weiss 反应催化细胞内低毒性的 H_2O_2 转化为高毒性的 $\cdot OH^-$；同时高 Z 的 Bi 元素可以增强肿瘤细胞内的辐射能量沉积，从而增强射线对肿瘤的治疗效果[117]。此外，该纳米粒子还可以吸收近红外二区的光从而通过光热效应提高肿瘤部位的氧含量，克服缺氧诱导的放疗抵抗，进一步提高辐射效果。

除了铁和铜之外，一些具有多种价态的元素（如钴和铬）也可以通过类芬顿反应将肿瘤细胞内的 H_2O_2 转化为 $\cdot OH^-$，因此对含有这些元素的纳米材料的进一步开发和探索有利于扩充放疗增敏剂的候选库。

（三）用于改善组织乏氧环境的纳米材料

肿瘤细胞的增殖速度十分迅速，而新生血管的形成相对较慢，因此不能满足细胞的生长需要而导致部分肿瘤细胞因供血不足而缺氧。国内外的各项基础和临床研究数据也证实了肿瘤微环境的乏氧特性以及肿瘤组织中乏氧细胞的存在。由于放疗依赖于有氧效应，因此乏氧细胞本身就对射线不敏感，具有放疗抗性。同时，乏氧细胞在照射后自身修复能力更强。故能够改善肿瘤乏氧微环境的纳米粒子可以有效地增强放疗效果。

许多纳米颗粒可以直接或间接地提高肿瘤微环境中的氧气含量，从而克服乏氧导致的放疗抵抗。MnO_2 纳米颗粒可以促进肿瘤内源性 H_2O_2 分解为 O_2，从而缓解肿瘤微环境的乏氧状态，实现放疗增敏。例如，上转换纳米探针锚定的 MnO_2 纳米片可以有效增强射线对实体瘤的治疗效果。Yi 等人构建了核壳结构的 $Au@MnO_2$ 纳米颗粒也可以实现放疗增敏。其增敏机制在于：Au 作为高原子序数的金属，可以通过增强辐射沉积的方式提高射线对肿瘤的杀伤作用；另一方面，MnO_2 外壳可以作为激活剂，触发肿瘤内源性 H_2O_2 的分解，从而克服缺氧诱导的放疗抵抗。因此，$Au@MnO_2$ 纳米颗粒在体内外均显示出放疗增敏的性质。值得注意的是，由于热疗可以促进血液流动，从而提高肿瘤部位的氧气含量，因此可以用作光热剂的纳米颗粒有望增强肿瘤细胞对放疗的敏感性。此外，负载过氧化氢酶的纳米颗粒可以通过促进氧气生成的方式克服缺氧引起的放疗抵抗。如封装有过氧化氢酶的氧化钽（TaO_x）纳米壳可以增强放疗的效果。原因在于：高原子序数的 Ta（Z = 73）可以增强肿瘤细胞中的辐射能量沉积，同时释放出来的过氧化氢酶能够迅速将 H_2O_2 分解为 O_2，从而双重增强射线对肿瘤细胞的杀伤作用[118]。综上所述，开发可以改善肿瘤乏氧微环境的纳米制剂对于放疗增敏具有重要意义。

（四）用于耗竭细胞内 GSH 的纳米材料

肿瘤细胞存在过度表达 GSH 的现象，其 GSH 含量约为正常细胞的 4 倍。而 GSH 作为细胞内重要的抗氧化剂，它可以清除活性氧自由基，从而减弱放疗效果。因此，能够清除或消耗肿瘤细胞内 GSH 的纳米粒子对放疗具有增敏作用。纳米材料消耗肿瘤细胞内 GSH 的方法有多种，如利用具有氧化还原性的纳米材料通过氧化还原反应降低肿瘤细胞内的 GSH 水平，或者利用具有催化活性的材料来加速 GSH 氧化，还可以利用具有抑制 GSH 合成酶活性的材料来减少 GSH 的合成。

Yong 等人制备了一种基于壳聚糖的多金属氧酸盐（$GdW_{10}@CS$）纳米球用于放疗增敏。该纳米球中高原子序数的 Gd 原子能够增强肿瘤细胞内的辐射能量沉积，同时 W^{6+} 与 GSH 之间的氧化还原反应可以消耗肿瘤细胞内的 GSH，从而减少其对活性氧自由基的清除，进而增强肿瘤细胞对放疗的敏感性。通过检测 GSH 和氧化型谷胱甘肽（GSSG）的含量变化验证了使用 $GdW_{10}@CS$ 纳米球后，细胞中的 GSH 水平以及 GSH/GSSG 比率显著降低，这些结果证明了 $GdW_{10}@CS$ 纳米球能够通过消耗 GSH 而降低肿瘤细胞的辐射抗性，从而提高放疗效果[119]。此外，睡莲提取物 /Gd（Ⅲ）氧化物纳米复合物可以降低艾氏瘤异种移植模型小鼠肿瘤组织中的 GSH 含量，从而增强 γ- 射线的抑瘤效果。

目前为止已经报道了众多可以降低肿瘤细胞中 GSH 浓度的纳米材料，虽然它们未被用于改善放疗效果，但却是潜在的放疗增敏剂。肿瘤细胞中高浓度的 GSH 可以将铂（Pt-Ⅳ）前体药物还原为具有高毒性的铂（Pt-Ⅱ），GSH 还可以还原 MnO_2 纳米材料、Cu^{2+} 等，因此研究人员可以利用这些特性来制备合适的纳米材料来消耗细胞内的 GSH 从而增强放疗效果。一些具有催化 GSH 氧化活性的纳米颗粒，如 MoS_2 也是放疗增敏剂的潜在候选。此外，能够抑制 GSH 合成酶的纳米材料（如乳胶包覆的银纳米颗粒）也可以用于增强放疗效果。因此，继续开发能够降低肿瘤细胞内 GSH 水平的纳米材料对于改善放疗效果具有一定价值。

（五）用于调节细胞周期的纳米材料

细胞周期是指一次分裂结束产生子细胞到下一次分裂结束所经历的全过程，包括分裂间期（G_1期、S期和G_2期）和分裂期（M期）。肿瘤组织中的细胞常处于不同的细胞周期中，因此对射线的敏感性存在差异。细胞周期处于M期的细胞对射线最敏感，G_2期细胞对射线的敏感性接近于M期，而G_1期和S期的细胞对射线的敏感性较差。因此，能够将肿瘤细胞周期阻滞于G_2/M期的纳米粒子可以提高细胞对放疗的敏感性。

据文献报道，多种纳米材料可以将细胞周期阻滞于G_2/M期。Huang等人发现一种负载有机硒复合物的牛血清白蛋白纳米颗粒可以实现放疗增敏。该纳米颗粒可以通过抑制血管内皮生长因子（VEGF）、血管内皮生长因子受体2（VEGFR2）和X射线修复交叉互补蛋白1（XRCC-1）将肿瘤细胞周期阻滞于G_2/M期，从而提高细胞的辐射敏感性[120]。抗表皮生长因子受体单克隆抗体偶联的空心金纳米球处理HeLa细胞后，处于G_2/M期的细胞比例明显升高，而G_0/G_1期细胞显著减少。此外，葡萄糖包裹的金纳米颗粒也可以促进肿瘤细胞的细胞周期G_2/M期阻滞，从而提高射线的抑瘤效果。因此，能够将细胞周期阻滞于G_2/M期的纳米材料有望在临床上用于放疗增敏。

除了上述固有的放疗增敏特性外，纳米材料还具有较大的比表面积和多功能特性，因此可以作为载体来装载和递送放疗增敏剂（如一些化学治疗药物、基因材料、光敏剂和光热剂）进入肿瘤组织，从而间接增强放疗效果。

（六）纳米放疗增敏剂的临床转化

目前，一些纳米放疗增敏剂已经进入临床试验阶段。NBTXR3纳米放疗增敏剂的第一次临床试验表明，术前NBTXR3加放疗对局部肢体和躯干软组织肉瘤晚期患者具有良好的效果。此外，NBTXR3对多种肿瘤（如软组织肉瘤、头颈癌、前列腺癌、直肠癌和肝癌等）表现出更好的抗肿瘤作用，有望获得FDA批准并进入临床。此外，AGUIX纳米放疗增敏剂也正在进行多项1期临床试验[106]。

二、纳米技术在保护周围正常组织方面的应用

放疗已广泛应用于恶性肿瘤的临床治疗。然而，肿瘤治疗所需的高能电离辐射在杀死肿瘤细胞的同时，不可避免地会损伤周围的正常组织，从而导致毒副作用的产生。虽然目前已经开发了一些抗辐射药物，但它们大都为有机分子，存在疏水、体循环时间短、清除快、生物利用度低等缺点，因此，有必要开发新的辐射防护剂来代替它们，或者采用合适的方法来提高它们的生物利用度。

随着纳米技术在生物医学领域的应用，多功能纳米材料为克服上述挑战指明了方向。纳米材料作为良好的药物载体，它们可以将抗辐射药物递送到体内，并在增加药物稳定性的同时延长它们的体内滞留时间，从而提高药物的生物利用度。除了用作抗辐射药物的递送载体外，部分纳米材料本身就具有辐射防护活性，因此可以直接作为放疗防护剂来保护肿瘤周围的正常组织。下文从两个方面详细介绍多功能纳米材料在辐射防护中的应用情况。

（一）作为分子抗辐射药物递送载体的纳米材料

目前为止，已经开发出了多种小分子抗辐射药物，如氨磷汀、姜黄素、芝麻酚、甲基丙胺等，其中一些已作为临床辅助剂对健康组织进行辐射防护。然而这些小分子药物在使用过程中存在生物利用度低等固有缺陷，为了克服这些缺陷，一些多功能纳米载体被用于

药物递送，其中包括有机聚合物纳米载体、无机纳米载体和分子抗辐射药物组装成的纳米级放射防护剂[121]。

1. 有机聚合物纳米载体

由于有机聚合物具有生物可降解性，尤其是聚乳酸－羟基乙酸共聚物［ploy（lactic-co-glycolic acid），PLGA］，因此被广泛用作分子辐射防护剂的递送载体。与单独的抗辐射药物姜黄素相比，经 PLGA 微球封装后其稳定性明显增加，且微胶囊的形成可以实现药物的缓慢释放，从而提高姜黄素的辐射防护效果。研究人员还将经典的分子辐射防护剂氨磷汀和 PLGA 制备成了纳米制剂，并评估了该纳米制剂对小鼠 γ- 射线损伤的保护能力。结果表明，与单独辐射组相比，辐射 1 h 前口服氨磷汀纳米颗粒可以显著提高小鼠 30 天内的存活率[122]。氨磷汀的活性代谢物 WR-1065 和 PLGA 制备成的纳米颗粒也可以显著降低辐射引起的骨髓抑制和肠道损伤，并改善小鼠的存活率[123]。PLGA 递送其他的抗辐射药物（如碘化钾），也能够延长药物的体循环时间，从而减轻 γ- 射线导致的小鼠损伤。

除了 PLGA 外，其他的有机聚合物也被开发用于递送分子抗辐射药物。壳聚糖是一种天然的多糖，它具有生物可降解性、生物相容性、无毒等多重优点，因此被认为是一种理想的高分子纳米载体。研究发现，以壳聚糖为纳米载体递送辐射防护剂，可以延长药物在血液中的保留时间，从而增强药物的辐射防护效应。例如，采用壳聚糖制备的牛血清白蛋白－绿茶多酚－壳聚糖纳米颗粒（BGCN）可以明显改善绿茶多酚的辐射保护功能。BGCN 预处理可以显著降低小鼠辐射致死率，并抑制辐射导致的造血系统损伤[124]。

此外，固体脂质纳米颗粒（SLN）也可用作分子辐射防护剂的载体。研究发现，采用 SLN 包裹抗辐射药物反式白藜芦醇可以提高药物的溶解度，并延长药物在体内的滞留时间。与游离的反式白藜芦醇相比，经 SLN 包裹后其辐射防护效果明显增强[125]。

2. 无机纳米载体

近年来，无机纳米载体也逐渐被用于辐射防护剂的递送。黑色素作为一种生物体内普遍存在的天然色素，具有一定的辐射保护性。将黑色素前体聚合到二氧化硅上后形成的纳米颗粒可以显著降低辐射治疗和辐射免疫联合治疗导致的血液学毒性。此外，银纳米颗粒（SNs）也是良好的递送载体。将辐射防护剂甘草酸（GLY）制备成 SN-GLY 后，结果发现，在射线照射前或射线照射后，SN-GLY 治疗组的小鼠均观察到有效的辐射防护效果。采用 SNs 递送 6- 棕榈酰抗坏血酸 -2- 葡糖苷（PAsAG）后，SN-PAsAG 在体内外也表现出更好的辐射防护效果。因此，无机纳米材料也是提高分子辐射防护剂生物利用度的有效载体。

3. 分子抗辐射药物组装成的纳米级放射防护剂

除了采用有机聚合物或无机纳米材料负载分子辐射防护剂外，将抗辐射药物组装成纳米颗粒也是弥补其生物利用度低这一缺陷的有效途径。例如，将放疗防护剂水飞蓟素制备成纳米乳剂后，其生物利用度和治疗效果得到了明显改善。水飞蓟素的纳米乳剂在减轻 γ 线诱导的人胚胎肾细胞氧化损伤方面表现出良好的辐射保护潜力。将具有辐射防护特性的黑色素制备成黑色素纳米颗粒（MNP）后，MNP 可以有效地避免 γ 线对小鼠造血组织的辐射损伤。具体表现为：MNP 可以减少 γ 线引起的 DNA 损伤，恢复 SOD 活性，并减少射线导致的有害物质丙二醛的产生[126]；而将具有辐射保护性的硒元素制备成的硒纳米颗粒可以减轻射线对小鼠血液系统的损伤。

综上，无论是采用纳米材料直接递送分子抗辐射药物，还是将其组装成纳米制剂，都可以延长辐射防护剂在体内的滞留时间，甚至控制药物的释放速度，从而提高药物的生物利用度，最终增强其辐射防护特性。

（二）自身具有辐射防护作用的纳米材料

射线对周围健康组织的损伤作用依赖于产生的 ROS，因此从理论上讲，能够清除 ROS 的纳米材料应该具有辐射防护功能。近年来的研究证实了这一猜测，即部分纳米材料本身就具有辐射防护特性。而且与分子辐射防护药物相比，这些纳米材料拥有更长的体循环时间和更高的生物利用度，更适合作为辐射防护剂来保护周围的健康组织。已经发现的具有辐射防护功能的纳米材料主要包括：碳基纳米辐射防护剂、铈基纳米辐射防护剂、过渡金属硫属化物纳米辐射防护剂和贵金属纳米辐射防护剂。下面将逐一介绍这些纳米材料的辐射防护机制。

1. 碳基纳米辐射防护剂

近年来，碳基纳米材料在辐射防护方面的应用得到了广泛的研究。多种碳基纳米材料被发现具有辐射防护功能，如 C_{60}- 富勒烯基纳米材料、基于石墨烯和碳纳米管的纳米材料等。在 C_{60}- 富勒烯基纳米材料中，水溶性 C_{60}- 富勒烯衍生物具有良好的应用前景，其中最具代表性的就是水溶性富勒烯醇。研究发现，水溶性富勒烯醇可以在体内外有效阻止射线对组织或细胞的辐射损伤，这是由于其具有较高的电子亲和性、自由基附着活性、对亲核取代基的反应性以及分子的极性等，因此能够清除 ROS 从而发挥对健康组织或细胞的辐射防护作用。值得注意的是，水溶性富勒烯醇对健康组织的辐射防护效果与材料浓度及辐射剂量密切相关。为了探索水溶性富勒烯醇类纳米辐射防护剂的临床应用前景，研究人员以氨磷汀（已被 FDA 批准用于临床治疗中的辐射防护）为阳性对照，对比研究了两者辐射防护效果的差异。在 X 射线照射 0.5 h 前静脉注射 100 mg/kg 的水溶性富勒烯醇或300 mg/kg 的氨磷汀，结果显示，水溶性富勒烯醇能更好地预防射线诱导性的白细胞计数减少；同时，水溶性富勒烯醇对脾、肺和小肠的辐射保护作用优于氨磷汀，而对心脏、肝和肾的保护作用弱于氨磷汀，即水溶性富勒烯醇对辐照大鼠的辐射防护作用与氨磷汀相当[127]，因此具有良好的临床应用前景。

除了水溶性富勒烯醇外，含有 18 个羧基的 dendro［C_{60}］fullerene-1（DF-1）是水溶性富勒烯衍生物的又一典型代表。以斑马鱼为模型的研究表明 DF-1 具有辐射防护功能。具体表现为：在放疗前 3 h 或治疗后 15 min 内添加 DF-1，可以有效减弱电离辐射对斑马鱼整体和特定器官的损伤，且 100 μM 的 DF-1 与 4 mM 的氨磷汀辐射防护效果相当[128]。此外，研究结果也证实了 DF-1 对哺乳动物细胞也具有辐射保护作用。因此，DF-1 也是辐射防护剂的有力候选。

基于石墨烯的纳米材料也被发现具有辐射防护作用。例如，低浓度氧化石墨烯可以通过清除 ROS 而减轻 X 射线诱导的人成纤维细胞的 DNA 损伤和细胞凋亡。单层石墨烯封装后的 Fe 纳米粒子也可以用于辐射防护。其作用机制为：石墨烯包覆的金属纳米杂化物具有良好的电催化活性，可以通过单层石墨烯和金属之间的电子转移而强力清除 ROS，从而实现辐射防护[129]。基于 CNT 的纳米材料也表现出良好的辐射防护效果，单壁碳纳米管衍生物可以减轻射线对大鼠肠道细胞的损伤。同时，该类纳米材料还能防止辐射导致的斑马鱼身体的扭曲。因此，基于石墨烯和碳纳米管的纳米材料都是潜在的辐射防护剂。

除了上述几类碳基纳米辐射防护剂外，一些其他的碳基纳米粒子也可以用于辐射防护，如石墨二炔纳米材料、功能化竹炭纳米材料（BCNP）等也可以通过清除 ROS 而发挥辐射防护功能。

2. 铈基纳米辐射防护剂

除了碳基纳米材料外，研究人员还发现铈基纳米材料也具有辐射保护作用。其主要机制在于铈是一种多价态金属元素，铈基纳米材料表面存在Ⅳ价铈和Ⅲ价铈的混合价态，从而可以通过与射线照射产生的 ROS 发生氧化还原反应而清除 ROS，进而发挥辐射防护作用。例如，氧化铈纳米颗粒可以保护正常组织免受射线的损伤，而对肿瘤细胞则没有保护作用，有望用于肿瘤放疗中的辐射防护。此外，氧化铈纳米颗粒还可以阻止辐射诱导性肺炎的发生。具体表现为：该纳米粒子不仅可以显著提高辐射后正常肺成纤维细胞的活力，它还能够阻止辐射引起的巨噬细胞浸润，从而预防肺炎的发生；同时，氧化铈纳米颗粒还能够减轻辐射导致的胃肠道上皮细胞的损伤。

基于铈基纳米粒子的强力辐射防护效应，科研人员探索了不同理化参数对辐射防护功能的影响，从而确定最优的条件。研究表明，采用表面改性剂可以在降低细胞毒性的同时进一步增加铈基纳米粒子的稳定性，并提高生物利用度。如与裸露的二氧化铈纳米颗粒相比，聚乙二醇化的二氧化铈纳米颗粒具有更强的辐射保护能力。因此，优化铈基纳米粒子的理化参数对于进一步改善其辐射防护效应具有重要意义。

3. 过渡金属硫属化物纳米辐射防护剂

过渡金属硫属化物（TMDC）纳米材料是近些年来的研究热点。该类纳米材料的化学式为 MX_2，其中 M 代表 IVB-VIII 族过渡金属（如 Mo、W 等），X 代表硫属元素（包括 S、Se 和 Te）。研究发现，TMDC 纳米材料具有辐射防护效应。例如，MoS_2 纳米点对氧化还原反应具有很强的催化能力，它可以通过清除 ROS 而在体内外减轻射线对正常组织或细胞的损伤。其他 TMDC，如 WS_2、WSe_2 和 Bi_2S_3 也可以通过清除 ROS 来发挥辐射防护作用。此外，TMDC 纳米材料还具有其他的辐射防护机制。如聚乙烯基吡咯烷酮（PVP）和硒代半胱氨酸（Sec）修饰的 Bi_2S_3 纳米颗粒（PVP–Bi_2S_3@Sec NPs），它可以通过释放微量的 Se 进入血液循环系统来增强免疫系统的功能，同时 PVP– Bi_2S_3@Sec NPs 还可以提高小鼠 SOD 和谷胱甘肽过氧化物酶的活性，从而通过多种方式减轻 X 射线引起的毒副作用[130]。因此，对 TMDC 纳米材料的进一步探索可以促进辐射防护剂的开发和应用。

4. 贵金属纳米辐射防护剂

近年来，银（Ag）基和铂（Pt）基纳米材料在辐射防护方面的应用逐渐引起了研究人员的注意。众多研究表明，银纳米颗粒（SNs）具有辐射防护作用。它可以在体内外促进 DNA 的修复，减少微核的形成。同时，对小鼠进行 SNs 的预处理还可以减轻射线对血液细胞、骨髓细胞、胃肠道上皮细胞等的损伤。此外，由于铂基纳米粒子能够清除 ROS，研究人员也探索了该纳米粒子的辐射防护能力。结果表明，超小铂簇可以减少辐射导致的 DNA 损伤，并恢复经辐射处理小鼠的 SOD 活性，从而在体内外减轻辐射损伤。而聚乙烯吡咯烷酮和铂制备成的 PtPdRh 纳米立方体表现出更好的辐射防护效果。因此，铂基纳米材料也是良好的辐射防护剂。

三、纳米技术在放射治疗领域的展望

虽然多功能纳米材料在生物医学领域的应用为改善放疗效果和增强辐射保护带来了曙光，但是目前仍然面临着一系列挑战。在放疗增敏方面，主要存在的问题是已经发现的具有放疗增敏功能的纳米材料有很多，但实际进入临床的却寥寥无几。造成这一现象的原因包括：纳米材料的生物安全性令人质疑，药代动力学性质尚不清楚，多数研究对纳米材料放疗增敏机制的探索尚不够深入，放疗增敏剂的使用剂量仍局限于细胞水平。因此，研究人员还需不断优化纳米放疗增敏剂的理化性质来提高它们的生物安全性，开发生物相容性高的新型材料，深入探索放疗增敏的分子机制，并确定纳米材料的使用标准和指导原则，从而推动纳米放射增敏剂的临床转化。

在辐射防护方面，尽管目前发现的纳米辐射防护剂众多，但它们的作用机制非常单一，大都通过清除 ROS 而发挥辐射防护作用。因此，研究人员可以在提高纳米材料生物安全性和优化理化性质的同时，尝试从不同机制（如促进 DNA 修复、诱导健康组织缺氧等）入手开发新的辐射防护剂，从而为将来的临床转化提供更丰富的选择。

第六节　光学治疗

一、光动力疗法

光动力疗法（photodynamic therapy，PDT）又称为光辐射疗法或光化学疗法，是一种联合光敏药物、氧气分子和激光引发的光化学反应治疗肿瘤和皮肤病等疾病的一种新方法。作为一种治疗局部皮肤或实体恶性肿瘤的新方法，与传统的手术治疗、放疗和化疗等治疗方法相比，其具有可重复应用且不产生肿瘤耐药、无创、选择性好、收效快的优点。

早在古埃及时代，人们就发现食用植物 *Ammi mjus* 后，持续暴露于阳光下能够治疗皮肤白斑病。但对光学疗法的真正研究却相对较晚，始于 19 世纪。1897 年，O. Raab[131] 观察到光照可以显著增强吖啶对草履虫的杀伤效果，发现了光动力学反应。1903 年，H. Von Tappeiner[132] 将曙红成功应用于临床皮肤癌、牛皮癣和疱疹等疾病的治疗，并发现了该光敏化过程还需要氧气参与。1907 年，他提出用"光动力学反应"来描述该光敏化反应。随后，F. Meyer–Betz[133] 在自己身上验证了大量的血卟啉（hematoporphyrin，Hp）光敏剂可导致严重的皮肤光毒性。20 世纪 70 年代，T. J. Dougherty[134] 用血卟啉衍生物（hematoporphyrin derivative，HpD）光敏剂成功治愈了肿瘤患者，因此光动力治疗受到各国科学家的广泛关注。1999 年，加拿大首次批准光卟啉为临床光动力治疗的药物。目前，由于光动力疗法的很多特有优点，如创伤小，毒性低，可重复治疗以及选择性高等，在美国、日本及许多欧洲国家相继获得了政府机构的审查批准。随着对光动力治疗研究的不断深入，其临床应用也将相应得到不断发展。

（一）光动力疗法的基本原理和作用机制

目前，普遍接受的光动力学反应的机制是由 G. O. Schenck[135] 提出的 I 型和 II 型反应机制。在特定波长光源的辐射下，基态的光敏剂（S_0）吸收能量后激发跃迁到第一激发态（S_1）。I 型光动力是 S_1 光敏剂与生物底物直接发生电子或质子转移，产生大量的自由基，随后与氧及水作用，产生羟自由基和超氧阴离子活性氧等多种活性氧。II 型光动力是 S_1 光敏剂发生系间窜越，跃迁至激发三重态（T_1）。T_1 光敏剂把能量传递给氧气，产生单线态氧。在整个过程中，光敏剂从基态到激发态又回到基态，起催化剂的作用。足够浓度的组织氧和适当剂量的光照是光动力治疗所必需的，光敏作用不能在组织缺氧的区域发生。发生光动力反应时，I 型光动力和 II 型光动力过程一般是同时发生，这些过程之间的发生比率往往取决于所用敏化剂的类型、底物和氧的浓度，以及敏化剂对底物的结合亲和力。

由于活性氧的高反应性和短半衰期，只有靠近活性氧产生区域，也即光敏剂定位区域的细胞才会直接受到 PDT 的影响。单线态氧的半衰期 < 0.04 μs，因此，单线态氧的作用半径 < 0.02 μm。光损伤引起的细胞毒性的程度是多种因素决定的，其主要取决于敏化剂的类型、其细胞外和细胞内定位、总光照剂量、给药的总剂量、光通量率、氧气利用率以及给药和光照之间的时间，所有这些因素都是相互依存的。

由于 $^1O_2$ 从其形成部位的有限迁移，光动力的初始细胞和组织损伤部位与敏化剂的定位密切相关。目前已知的最具选择性的敏化剂是溶酶体的二氢卟吩 p6 赖氨酰衍生物，选择膜的单阳离子卟啉和靶向线粒体的卟啉单体。不被细胞吸收的敏化剂，如尿卟啉，即使其中一些产生 $^1O_2$ 的高光化学产率，效率也极低。此外，由于大多数光敏剂不会在细胞核中积累，因此光动力通常引起 DNA 损伤、突变和致癌的可能性较低。位于线粒体中的敏化剂，如 Photofrin，或在线粒体中产生，如 5- 氨基乙酰丙酸（ALA）诱导的原卟啉 IX，可能会诱导细胞凋亡；而位于质膜中的敏化剂可能会在光照期间导致坏死。聚集的和亲水的敏化剂很可能被胞饮作用和（或）内吞作用吸收，因此定位在溶酶体或内体中。然后，光照会使溶酶体透化，从而使敏化剂和水解酶释放到细胞质中。胞质溶胶中存在的染料可使微管蛋白对光损伤敏感。这会导致细胞在有丝分裂中的积累，在某些情况下会导致细胞死亡。在光敏剂中，吸收量子光后的细胞失活概率差异很大。一般来说，亲水性敏化剂的这种可能性低于亲油性敏化剂，这表明膜结构特别脆弱。

在光照、氧气和光敏剂条件都具备的条件下进行光动力治疗，光动力反应生成大量的 ROS 可以直接作用于线粒体、细胞质膜、内质网、溶酶体和高尔基体等底物，破坏细胞结构，诱导肿瘤细胞的凋亡或坏死。随光照时间增加，细胞坏死率升高，细胞凋亡伴随细胞皱缩，核染色质凝集边缘化，凋亡小体形成等形态学上的变化及 DNA 片段化等典型的凋亡特征，晚期凋亡率随时间增加而显著增高。启动细胞凋亡所需的时间差异很大。大多数细胞响应诱导剂会经历一个潜伏期，该潜伏期的持续时间是可变的[136]，这通常会导致超过 80% 的细胞群在 1 ~ 3 天内死亡。光动力治疗后细胞凋亡的一个新特征是执行速度快，这可以通过早在光损伤后 30 min 出现 DNA Ladder 来证明。在如此短的时间内似乎不需要 DNA、RNA 或蛋白质合成。目前，光动力治疗的机制并不完全清楚，根据其生物学机制大致分为细胞性损伤、血管性损伤、诱发肿瘤细胞凋亡以及诱发机体免疫应答 4 种不同的类型。当光敏剂进入肿瘤内，光敏剂产生的活性物质可直接引起癌细胞细胞器以及细胞膜结构和功能的破坏，造成细胞性损伤。此外，该过程也会抑制呼吸链中多种酶的生物活性，使 ATP 合成减少 60% 以上，Ca^{2+} 和 Na^+ 内流，而 Mg^{2+} 和 K^+ 下降，细胞内正常生命活动所需的葡萄糖和氨基酸等转运均受到抑制。当细胞膜、线粒体和溶酶体受到严重破坏时，细胞直接死亡。由于肿瘤的毛细血管结构和功能不健全导致大量的光敏剂在肿瘤部位聚集，光动力产生的活性氧可破坏血管，引起血管收缩和血栓形成，导致肿瘤部位供血能力下降，继而引起细胞死亡。血管性损伤被认为是引起组织坏死的主要原因。光动力疗法也可以诱导肿瘤细胞凋亡、坏死以及自噬吞噬，但其具体的机制尚未完全清楚。研究表明，细胞色素 C 和凋亡诱导因子等进入线粒体及凋亡相关蛋白均可调控细胞凋亡。此外，光动力治疗过程中及细胞死亡后均会诱发局部炎症反应，出现大量的白细胞，进一步增强抗肿瘤效果。

涉及光动力治疗的积极临床结果导致人们更渴望识别与这种治疗相关的细胞和分子反应。过去 15 年进行的生化研究提供了大量关于涉及光动力治疗介导的细胞毒性的亚细胞靶点的信息。分子生物学在检查由光动力治疗介导的氧化应激细胞信号转导相关性研究中发挥着不可或缺的作用。信号转导通路的下游效应分子通常是由早期反应基因编码的蛋白质。这些蛋白质作为转录因子发挥作用，并通过特定的调节域调节多种基因的表达来发挥作用。光动力治疗介导的氧化应激诱导下游早期反应基因 *c-fos*、*c-jun*、*c-myc* 和 *egr-1* 的短暂增加。激酶活性测定提供了有关光动力治疗后细胞中表达和（或）激活的上游分子的线索。使用苯并卟啉的光动力治疗可诱导角质形成细胞中应激激活蛋白激酶和高渗透压甘油（HOG-1）蛋白激酶的强剂量和时间依赖性激活。这些信使蛋白的激活与早期反应基因的转录以及细胞反应（如细胞凋亡）的诱导有关。在光动力治疗处理的小鼠淋巴瘤细胞中也观察到非受体型蛋白（HS1）的酪氨酸磷酸化，并同时显示与保护细胞免受光动力治疗致死性有关。涉及这些分子的未来研究应能扩大对光动力治疗细胞毒性机制的理解。

PDT 后的体内肿瘤杀伤反应伴随着复杂的免疫反应，包括反转录 – 聚合酶链反应在内的多种分子方案为研究造成这些宿主效应的潜在机制提供了机会。最近已经证明，PDT 可以调节体内肿瘤和正常组织中白细胞介素 –6（IL-6）和 IL-10 的表达。这些结果与早期的研究报告一致，即转录因子 AP-1 参与 PDT 后 IL-6 的体外表达。凝胶迁移率变动分析还表明，PDT 可以激活转录因子、核因子 κB，它也参与调节许多免疫学重要基因的表达。

（二）光源、氧气和光敏剂

光源、氧气和光敏剂是光动力疗法的三大关键因素。光源的选择将直接影响治疗效果。光动力治疗采用的激光光源需要对生物组织具有较好的穿透能力，即光源可有效避开组织的吸收。生物组织中的氧合全血和脱氧全血在紫外和可见光的短波区域（＜650 nm）具有强吸收，而在第一生物窗口（650～1 000 nm）和第二生物窗口（1 000～1 400 nm）的吸收较弱。但在更长波长范围，氧化血红蛋白的吸收又开始增强。因此，近红外激光在光热治疗技术中受到广泛的青睐。然而，有很多因素可以影响近红外激光穿透深度，如组织对光的吸收、散射和反射。

理想的光源需具备以下的条件：①具有足够高的输出功率；②具备足够强的组织穿透能力，可到达病灶部位；③光源的波长与光敏剂的最大吸收波长接近，使光敏剂最大概率地被激发；④稳定性好，体积小等特点。目前，光动力疗法最常使用的是激光与 LED 光源。半导体激光（630 nm、808 nm 和 980 nm）、氦氖激光（630 nm）、氩离子激光（514.5 nm）以及氮激光（413 nm）等激光光源可以精确控制光源的发射波长和输出功率，具有良好的方向性；但其在治疗较大面积的部位方面受到了很大的限制。LED 阵列光源具有良好的光照质量，较宽的发射波长，可大面积均匀辐射，通过调节电流大小调节输出功率等优点，因此 LED 阵列光源也受到普遍欢迎。临床光功率密度的选择可随病灶部位大小和位置具体调整，一般为 100～250 mW/cm²。

光敏剂是光动力治疗最关键的要素。理想的光敏剂要具备以下条件：①组分明确，并易于合成；②生物安全性高，可经代谢迅速排出体外；③选择性高，可大量聚集并滞留在病灶部位；④具有较长的寿命，能够产生大量的活性氧。第一代光敏剂已批准用于临床，包括血卟啉衍生物和二血卟啉醚，但因在体内滞留时间长而限制了其应用。第二代光敏剂目前进入临床研究阶段，主要包括亚甲蓝、酞菁类、5- 氨基酮戊酸、卟啉类及叶绿素类等。其比第一代滞留时间短，同时作用波长红移，增加了光动力治疗的深度，增强了抗肿瘤效果。第三代光敏剂是在第二代光敏剂的基础上偶联靶向分子，提高靶向性，目前尚在动物研究阶段。

报道显示，与单剂量光照方案相比，具有多重时间间隔的光动力治疗方案具有更好的抗肿瘤治疗效果。但由于光动力治疗过程是一个不断耗氧的过程且容易引起血管封闭，极易导致病灶部位的氧气含量大幅度降低。因此在实际治疗时，病灶部位的乏氧导致持续光动力治疗产生的活性氧大大降低，使光动力治疗效果越来越有限，进而影响光动力治疗的总体效果。因此，采用多次分步光照的光动力治疗方案，允许组织的再氧化，在一定程度上可以减轻这个问题。

（三）纳米材料在光动力疗法中的应用

虽然光动力治疗肿瘤有诸多优点，但也存在肿瘤靶向性差导致正常组织发生光过敏反应，外部光源组织穿透能力有限使光动力治疗无法对深度病灶部位治疗以及肿瘤内乏氧限制光动力治疗效果等问题。纳米材料应用于光动力治疗可解决一些光动力治疗的局限性，大大提高抗肿瘤效果。

1. 纳米材料用于光敏剂载体

纳米材料可通过 EPR 效应，使纳米材料被动聚集在肿瘤部位，此外，也可以在纳米材料表面修饰靶向基团（如叶酸和透明质酸等）后主动靶向到肿瘤部位，实现在肿瘤部位的富集。光敏剂因有纳米材料作为载体，增加了肿瘤病灶部位的靶向性，使大量的光敏剂到达肿瘤部位，提高了光动力治疗效果，同时其缓慢释放和长血液循环时间降低了对正常组织的毒性。

2. 纳米材料用于运载氧气载体

氧气是光动力治疗的三大要素之一，其在光动力治疗中不可或缺。然而肿瘤部位处于乏氧状态，且光动力治疗不断耗氧，使肿瘤部位的氧含量越来越低，抑制了光动力治疗效果，因此改善肿瘤部位乏氧状况是提高光动力治疗效果的一个有效措施。纳米材料不仅可以运载光敏剂，同时也可以运载氧气载体，如血红蛋白（Hb）和全氟碳化合物（PFC）以及可激活原位产氧的物质如过氧化氢酶等。

3. 纳米材料作为能量转换器

限制光源的组织穿透深度来自光的反射、散射以及组织吸收。组织蛋白和核酸在紫外 – 可见光范围内具有强的吸收，因此可见光的组织穿透能力非常弱，仅可作用于表面。当波长在近红外区 650 ~ 900 nm 范围内，组织吸收下降，从而提高了光组织穿透能力，穿透深度可达厘米量级。而在 1 000 ~ 1 700 nm 范围内，组织吸收进一步下降，组织穿透能力大大提高，穿透深度可达几个厘米。不仅可以通过调整光敏剂结构，改变吸收波长，使光敏剂吸收近红外或 X 线组织穿透能力强的光。此外，也可通过引入上转换纳米材料，将长波长光在病灶部位转换为短波长光，实现深度组织的治疗。

二、光热治疗

光热治疗是最新发展的高效微创的肿瘤治疗技术，主要是通过在外部光源的照射下，具有较高光热转换效率的材料将光能转化为热能，使肿瘤局部升温，诱导其坏死、凋亡或使热消融，从而达到高温消灭肿瘤的目的[137]。这种方法不会破坏肿瘤组织周围的正常组织细胞。光热治疗具有低侵袭性、良好的治疗效果和安全等特性，不仅可以将光热试剂设计为主动选择性或被动靶向肿瘤细胞，还可以利用光准确控制光照位置（病灶如肿瘤），从而不损伤患者病灶周围的健康组织，显著降低了放疗或者化疗带来的全身毒性大的问题。在光热治疗技术中，可以通过调控方便地对局部的温度进行控制。局部温度的升高主要取决于以下两个因素：①只有借助于光热试剂的光热转换作用才能够产生大量热量，因此，只有大量的纳米材料聚集在肿瘤部位，才可使病灶部位产生高温；②温度的升高同时还取决于激光的能量和功率密度，因此可以通过在外部调控诱导的激发波长和激光功率密度来实现对温度的控制。由此可见，光热治疗具有便捷、可控等特点。

1866年，科学家第一次使用热疗法成功消退肿瘤。1966年，第一次使用激光治疗肿瘤。近几十年，随着光热试剂的发展，光热治疗在肿瘤领域得到了极大的发展。光热治疗具备优于传统治疗的很多优点：①微创，只要将光热材料注射进机体内，直接照射就可以进行治疗，不需要划伤皮肤进行手术治疗；②可高效杀死肿瘤细胞且对正常组织的损伤较少，且可反复进行光热治疗同时不产生抗药性；③光热材料的毒性低，可联合其他治疗方法进一步提高疗效。

（一）光热治疗的基本原理和作用机制

首先，将光热试剂注入体内，通过主动靶向或被动靶向聚集在肿瘤处。接着，光热试剂在光的照射下，引起组织周围局部升温。光热治疗可根据光热材料分为两种不同的原理。一种是光热材料，当外部光源照射光热材料时，电子吸收能量从基态跃迁至激发态，接着，激发态电子通过非辐射弛豫的方式将能量释放，周围温度升高；另一种材料是磁性材料，将其置于交变磁场中，磁性材料会产生热量，使周围温度升高。但目前主要研究的均是第一种光热材料。根据其光吸收机制的不同，大致可以分为三种类型：①电子在分子轨道的跃迁吸收，这类吸收主要存在于有机化合物染料、有机聚合物等共轭的有机化合物类光热试剂中，这类物质的摩尔吸收系数通常都很大。它们分子轨道中存在远程的超共轭作用，在符合 π-π^* 跃迁吸收的跃迁规则下有大的共轭 π 成键分子轨道和 π^* 反键分子轨道，轨道能量间隙较小。在激光的照射下，其分子轨道的 π 电子可吸收光的能量跃迁到 π^* 反键分子轨道中。②局域表面等离子体共振吸收，这类吸收广泛存在于如金和钯纳米材料类导电性能极好的贵金属基光热转换试剂中，是存在于材料表面的自由电子气团。由于贵金属原子核较大，原子核近似认为不动，核外的价层电子非常容易摆脱原子核的束缚变为带负电的"自由电子"，而原子核则成为"正离子"，而自由电子相对于正离子核做往返运动，从而形成等离子体（plasma）。等离子体是由相当高密度的自由正、负电荷组成的"流体"，其中正、负带电粒子数目几乎相等，而等离子体内电子的集体振荡则形成等离子波。当入射光与纳米材料表面自由电子气团的振动发生共振，就形成了局域表面等离子体共振，在光谱上表现为一个强共振吸收或散射峰。③能带吸收，其主要存在于一些无机半导体光热转换试剂中。能带理论是采用量子力学的方法研究固体内部电子运动的理论。该理论提出，导体、半导体与绝缘体中晶体的电子的平均自由程区别，并说明了固体材料的能带结构由多条能带组成，如导带、价带和禁带。其中导带和价带间的能级差称为禁带宽度或者能隙。能带理论为将半导体材料的能隙达到调控近红外吸收范围内提供了极大的指导意义。根据能带理论，半导体纳米材料要具有近红外（650～1 400 nm）的激发，其禁带宽度应控制在 0.89～1.9 eV（Eg = 1 240 nm/λ）。目前可满足禁带宽度要求的半导体材料较多，如引入 Cd、Hg 和 Pb 等金属离子，但其存在毒性较大，考虑到生物安全性，这些半导体的试剂在生物体内的应用受到了很大的限制。

光热治疗的作用机制是当细胞内的温度 >40℃时，细胞内的蛋白质开始变性，而继续升温至 50℃将会给细胞带来不可逆的损伤。光热治疗杀死肿瘤细胞主要是由于以下三个方面：①不同细胞系对热疗的敏感度均存在很大的差异，但与正常的组织相比，肿瘤细胞对热更加敏感。实验发现，酸性环境有助于在光热治疗过程中引发细胞凋亡。②与正常组织相比，肿瘤由于生长迅速引起血管发育不完全，导致了热量无法迅速传递出去，造成肿瘤与正常组织的温度差高达 10℃。利用该温度差也使光热治疗在正常组织损伤小的情况下杀死肿瘤细胞。③光热治疗可损伤肿瘤组织的血管内皮细胞，导致肿瘤血管破坏及抑制新生血管生成，进一步加重肿瘤部位缺氧情况。基于以上原因，光热治疗能够在不影响正常细胞组织的条件下破坏肿瘤组织，杀死癌细胞。

（二）光热剂和光源

光热试剂是决定光热治疗的主要因素。理想的光敏剂需具备以下特点：①生物安全性高，在进入到生物体后，不会对机体造成损伤，并且能在治疗完成后迅速排出体外；②对病灶部位具有高度靶向性；③具有高的光热转换效率，尤其是在近红外区域存在高的吸收和光热转化；④光热材料应具有氨基羧基类便于修饰的官能团，通过在其表面修饰其他分子或靶向多肽以达到靶向肿瘤或多种治疗方式协同作用的效果；⑤在治疗过程中对正常组织的损伤小；⑥易于合成等特点。目前，已经有各种有机纳米材料、无机材料和有机无机复合材料光热试剂被广泛使用，主要包括有机染料、金纳米材料、石墨烯类碳材料以及过渡金属化合物等。

贵金属纳米材料因局部表面等离子体共振现象，正离子晶格和集体振荡的电子之间发生相互作用，从而产生大量的热量。该类材料具有吸收波长可调，吸收截面积大，化学性质稳定以及生物安全性高等优点而成为热门的光热材料。碳材料吸收范围较宽，可吸收可见光和近红外光。因此其光热治疗对肿瘤具有极强的杀伤效果。花菁染料和 BODIPY 类等有机小分子染料在特定波长范围内对光源具有强的吸收能力，但相对于无机纳米稳定性较差。各类光热材料的发展推动了光热治疗领域的发展。

光热治疗使用的光源与光动力使用的光源一样，应尽量避开组织的吸收。此外，808 nm 和 980 nm 导体激光器由于处于近红外波长而在肿瘤治疗中受到广泛关注。水对激光源也有一定的吸收，其中水对 980 nm 激光的吸收比 808 nm 强数十倍，持续 980 nm 激光照射可引起组织升温，也严重影响了其在生物体的穿透深度。因此在光热治疗中，不适合选用波长太长的近红外激光光源。综上分析，光热治疗中所采用的最佳激光波长应在 650～920 nm，其中 808 nm 激光具有对生物组织的优异穿透性以及对水较低的升温作用，而在活体治疗中成为一种被广泛使用的激光光源。当然，光热试剂在激发波长处的吸收强度也是光热治疗中一个必要考虑的因素。因为光热转换的效率与摩尔吸收系数直接关联，只有激光波长在强的光热试剂吸收范围内，才可能具有好的光热转换性能。

（三）纳米材料在光热疗法中的应用

很多纳米材料[138-139]不仅可以作为光热试剂载体，而且本身也是高效的光热试剂。因此，发展高光热转换率纳米材料对光热治疗至关重要。纳米材料作为光热制剂的载体同样可以提高肿瘤靶向性，增强光热治疗效果，降低对正常组织的损伤。目前主要有 4 种光热材料，最初研究的是贵金属材料和碳基材料。贵金属 Au、Pd 和 Ag 等光热材料是研究最多的无机光热材料中的一种光热试剂，其纳米结构的近红外光吸收特性与其形状和粒径等因素密切相关，具有高的光热转化效率，吸收光能使电子从基态跃迁到激发态后通过非辐射衰变将能量以热量的形式释放，引起肿瘤部位局部温度升高。尽管目前已经有多种金纳米结构已被广泛用于肿瘤的光热治疗的研究，但这类光热材料的缺点是在长时间近红外激光照射下，其近红外特征吸收峰会逐渐消失而失去光热转换的性能，作为贵重金属，制备成本很高，考虑到成本问题，就很难进行大规模生产。此外，贵金属纳米材料由于高的稳定性而在体内不可降解使其应用于临床存在一定的挑战，且在体内的代谢比较慢，也可能对生物体有一定的毒副作用，这就限制了其广泛应用。由于以上贵金属光热材料存在一定的局限性，另一类如石墨烯、氧化石墨烯、C_{60} 和碳纳米管等碳基材料作为光热材料因具有良好的光热转化效率，且具有无毒和生物相容性明显优于贵金属材料的优异性能而受到科学家们的广泛青睐。这类材料具有极大的比表面积，其对激光的吸收有利，但也同样存在自身的缺点，其在近红外处的吸收相对较弱。此外，碳纳米管容易聚集在肝和肾，经相关研究证明，碳纳米管的生物分布与其粒径大小、浓度、溶解度、表面功能化以及体内接触时间相关，其致癌性与石棉相似。与碳纳米管相类似，石墨烯在体内的代谢比较慢且不可降解性的性质对机体也可产生毒性，使器官出现明显的病变，如炎症、肺水肿、细胞浸润等，其生物分布与石墨烯的表面特性密切相关。目前已经发展了过渡金属化合物纳米材料和有机光热材料等多种光热试剂。过渡金属化合物在近红外范围具有高的光热转化效率，这类纳米材料是非常好的光热试剂和载体，同时，在水中的分散性和生物相容性较好。但是，这类材料也存在弊端，如合成步骤较复杂，粒径相对较大，不利于细胞摄取，并且无法快速代谢排出体外而对机体存在一定的安全隐患。近年来，有机光热材料的近红外吸收高，具有良好生物相容性且在机体内的代谢时间短的优势引起了非常多科研工作者的关注，但它们相对于一般的无机材料严重的光漂白特性，稳定性相对较差以及血液循环时间非常短，而限制了其在光热治疗领域的进一步应用。虽然以上这些材料或多或少都有一些不尽如人意的缺点，但是随着研究的深入，以上光热材料的发展推进了光热治疗在癌症领域的进一步发展。

光热治疗将光直接照射到肿瘤部位以准确杀死肿瘤，降低了化学治疗或放射药物的全身系统毒性，作为一种创伤最小的肿瘤治疗的有潜力技术而得到研究人员的广泛关注。然而，要实现高效的光热治疗仍存在很多突破口。其中最关键是在光热治疗前需要通过合适的成像技术（如荧光成像、光声成像、超声成像和磁共振成像等方式）准确了解肿瘤的位置、大小及光热试剂在肿瘤部位的富集情况，光热治疗前通过成像手段来监测光热试剂的分布及在靶部位的富集情况可使光热治疗的效率大大提高。在众多的成像诊断技术中，超声成像、荧光成像和光声成像由于其无创、无辐射、安全性高和空间分辨率，及实时成像等特性使它们成为辅助光热治疗技术的首选。在光热治疗过程中需要实时监测肿瘤部位及周围正常组织的温度变化，及时调整光照时间和光照功率，避免对周围组织造成非必要的严重损伤，所以能够实时监控光热治疗过程的成像技术受到了青睐；此外，光热治疗结束后，可以通过成像技术检测光热治疗的效果及时调整治疗方案。因此近年来，通过成像技术与光热治疗剂的整合实现诊疗一体化，将光热治疗剂升级为可视化的光热治疗得到了研究人员的广泛关注。

（四）光热治疗和光动力联合治疗

传统的治疗方式具有很大的局限性，例如手术不能完全去除癌变细胞则引起癌细胞扩散，放疗和化疗会对正常器官和免疫系统产生严重的不良反应等，这些治疗方式的局限性促使人们去发展更有效的治疗方式。在光动力治疗过程中，光敏剂将光子能量转移到氧气中，生成大量的活性氧诱导肿瘤细胞凋亡。癌细胞中的氧气含量本身低于正常细胞，且随着激光照射的延长，细胞内的氧气含量逐渐减少，严重影响了光动力治疗的效率。因此，人们开始研究将光动力治疗与光热治疗协同治疗以提高肿瘤的治疗效率。在 PTT 过程中，光热材料可将吸收的光能转化为热能，导致癌细胞凋亡。当进行光热治疗时，一方面随着温度的升高，组织内的血液循环加快，增加了细胞内的氧含量，从而弥补光动力治疗在治疗后期效率降低的缺陷；另一方面，联合两种治疗方法使对癌细胞的损伤大于单一治疗方式，大大提高了对癌症的治疗效率。因此，将两种治疗方式结合能够充分发挥两种治疗方式的优点，提高治疗效果。光敏剂和光热材料可通过以下 4 种方式结合：①通过吸附将光敏剂与光热材料直接进行物理结合；②通过化学键将光敏剂和光热材料稳定结合；③利用纳米载体同时负载光热试剂和光敏剂；④制备多效的光敏剂，使一种光敏剂能够同时具有两种治疗方式。发展制备工艺简单，稳定性和生物相容性好及多效的光敏剂也是当前该领域的研究热点。

三、光声治疗

光声治疗[140]是采用纳秒激光脉冲和超声脉冲联合实现的。当激光脉冲被血液吸收后，就会产生强烈的瞬态热弹性应力波，即光声波[141]。对于球状或柱状物体（如血管），激光诱导的光声波可以汇聚到中心，产生显著高振幅的稀薄波。当稀薄波与同时应用的超声脉冲重叠时，血管内可发生空化，所产生的气泡在超声的进一步驱动下破裂，而诱导不同的抗血管作用，包括血管收缩和破裂，这取决于所应用的激光和超声参数。与光热治疗不同，空化只会损伤直接接触的薄层组织，且可能达到高于 100 μm 的治疗精度。光声治疗目前仍处于初步研究阶段。

第七节 纳米免疫治疗

一、免疫学概述

免疫学是研究生物体对抗原物质免疫应答性及其方法的生物医学科学。免疫应答是机体对抗原刺激的反应，也是对抗原物质进行识别和排除的一种生物学过程。免疫学的发展是人们在实践中不断探索、不断总结和不断创新的结果。一般认为免疫学的发展经历了 4 个时期，即经验免疫学时期、经典免疫学时期、近代免疫学时期和现代免疫学时期[142]。

（一）免疫的基本概念

免疫是机体免疫系统识别"自身"与"非己"、排除抗原性异物、维持自身生理平衡和稳定的生物学应答过程。其生理性应答过程对机体有利，其病理性应答过程对机体有害，如引发超敏反应、自身免疫病和肿瘤等。

（二）免疫系统的组成

免疫力（即免疫功能）是由机体的免疫系统来执行的，免疫系统包括免疫分子、免疫细胞和免疫器官（表 3-1）。

（三）免疫的生理功能

如前所述，免疫主要是机体对抗原性异物的识别与排除。根据排除对象的不同，可将免疫的生理功能概括如下：

1. 免疫防御功能

免疫防御（immune defense）是指机体抵御体外病原或抗原入侵的免疫保护功能。此

表 3-1　免疫系统组成

免疫分子		免疫细胞	免疫器官	
膜型分子	分泌型分子		中枢	外周
TCR	免疫球蛋白	T 淋巴细胞	胸腺	脾
BCR	补体	B 淋巴细胞	骨髓	淋巴结
CD 分子	细胞因子	单核巨噬细胞		皮肤黏膜免疫系统
黏附分子		中性粒细胞		
MHC 分子		树突状细胞		
细胞因子受体		NK 细胞		
		NKT 细胞		
		其他（嗜酸、嗜碱性粒细胞等）		

功能若过强可能导致组织损伤和功能障碍，发生超敏反应；若过低或缺如，可发生免疫缺陷病。

2. 免疫自稳功能

免疫自稳（immune homeostasis）是指机体免疫系统识别排除体内衰老死亡细胞以保持机体自身生理平衡与稳定的功能。若这一功能出现紊乱，可致机体对"自身"或"非己"抗原的识别出现障碍，甚至将正常自身细胞加以排斥，从而导致自身免疫病的发生。

3. 免疫监视功能

免疫监视（immune surveillance）是指机体免疫系统识别清除体内突变（如肿瘤细胞）或异常的细胞（如病毒感染细胞），以维持组织细胞的正常生理结构与功能。若这一免疫功能失调，则可能引发肿瘤或病毒持续性感染。

（四）免疫的类型

机体的免疫功能据获得方式不同，可分为固有免疫（innate immunity）和适应性免疫（adaptive immunity）两类。

1. 固有免疫

固有免疫是生物体在种系发育和长期进化过程中逐渐建立起来的天然防御功能，是机体抗御病原微生物等抗原物质入侵的第一道防线。因该类免疫对识别清除的抗原没有严格特异性，作用谱广，故也称为非特异性免疫。固有免疫的功能主要由天然屏障结构、吞噬细胞和正常体液中的抗菌物质等来完成。

2. 适应性免疫

适应性免疫是个体出生后因接触病原微生物等抗原物质才建立起来的免疫力，是机体抗感染的第二道防线。因其对识别排除的抗原有较强的针对性，因此也被称为特异性免疫。该免疫功能主要通过 T 细胞、B 细胞来发挥，而且参与固有免疫的物质也在适应性免疫的诱导、效应等重要环节中发挥积极作用。

机体的第一层防御机制，包括了对细菌和病毒的固有免疫反应，这一过程由血液中的白细胞（如中性粒细胞和单核细胞）负责协调。这些细胞隶属于先天性免疫系统（innate immune system），专门识别细菌或病毒中常见的分子结构——如部分表面结构，或是有别于高等生物的 DNA 和 RNA 分子。尽管这些白细胞并不能特异性地识别并攻击某些蛋白质结构，却能抵挡许多微生物的入侵，将其分解成小分子片段——即所谓的"抗原"（antigen）。在这之后，免疫系统的其他成员便会将抗原视为异物，予以消灭。构成适应性免疫的机体第二层防线的细胞，它们的工作始于对抗原的识别，继而发动更为精准的免疫攻击。如果攻击有效，机体就会产生对该种病原的"记忆"，一旦再次遇到相同的病原入侵，便能更轻易地将其击溃。T 细胞和 B 细胞是适应性免疫应答的核心角色。T 细胞有多种类型，但它们都发源于胸腺。B 细胞则来自骨髓，能够制造抗体。抗体分子与 T 细胞上一些特定的分子结构一样，都能够附着在特定的抗原上，免疫系统因此可以锁定目标，消灭细菌和表面带有抗原的受感染细胞。当机体识别并消灭有害病原时，固有免疫和适应性免疫若能通力合作，免疫系统便能达到最佳状态。此外，有一类 T 细胞还能长时间保留分子记忆，以便在相同的刺激再次出现时，更快地发起免疫应答[143]。

二、纳米免疫治疗

（一）免疫治疗与纳米医学

癌症一直是困扰人类的巨大难题。随着手术治疗、化疗、放疗等治疗方式的出现，癌症患者的生存率已经有了较大提高，但这些疗法对于全球上千万的癌症患者是远远不够的。随着生物技术的飞速发展，生物治疗应运而生，目前已成为癌症治疗领域的第四大疗法。生物治疗包括多种模式，如免疫治疗（细胞、细胞因子、抗体和疫苗等）、基因治疗、调节血管生成治疗、小分子靶向药物以及干细胞与组织工程再生医学等。其中，肿瘤免疫疗法自 2013 年入选《科学》杂志最值得关注的六大科学领域以后，受到了社会的广泛关注。肿瘤免疫疗法是一种针对人体免疫系统而非直接针对肿瘤的疗法，是由著名的癌症专家威廉·科利博士（1862—1936）在 19 世纪 90 年代后期创立的。在患者的治疗过程中，他意识到肿瘤患者感染特定的细菌时，可以抑制肿瘤的生长甚至会导致完全消失，这也是当今许多免疫治疗研究的基础。免疫治疗提升了免疫防御系统识别、靶向和杀伤肿瘤细胞的能力，且不会改变或伤害健康细胞，这使其成为治疗各种癌症的更好选择[144]。肿瘤免疫疗法主要包括过继性细胞治疗、免疫调节剂、肿瘤疫苗以及免疫结合点阻断治疗等。2018 年诺贝尔生理学或医学奖颁布给来自美国的詹姆斯·艾利森（James P.Allison）和来自日本的本庶佑（Tasuku Honjo），以表彰他们"发现负性免疫调节，通过免疫系统自身原有的能力实现对癌细胞的杀伤"的贡献。免疫检查点即细胞毒性 T 淋巴细胞相关抗原 4（CTLA-4）和程序性死亡/配体 1（PD-1/PD-L1）的发现，使得针对这些检查点的抗体得以开发，进而用于抗癌治疗。但免疫治疗仅在相对较小的患者亚群中有效，由于癌组织分散、肾清除以及缺乏靶向特异性等问题，将小颗粒药物输送至恶性生长靶点有很大的困难[145]。

纳米技术的快速发展，为研究人员和临床医生治疗癌症带来希望。由于纳米粒（nanoparticle，NP）分子大小为 1～100 nm，而且具有理想的药代动力学和长循环，以及对生物靶点的高度明确性，因此可将其用于药物输送系统[146]。越来越多的基础研究和临床数据表明，纳米粒与免疫治疗相结合可以将"冷"非免疫反应性肿瘤转移转化为"热"免疫反应性病变来提高治疗效果。纳米免疫治疗可以通过靶向癌细胞，靶向肿瘤免疫微环境，以及靶向外周免疫系统三种不同的方法实现。靶向癌细胞时，纳米粒可诱导免疫原性细胞死亡，从而触发肿瘤抗原和损伤相关分子模式的释放，激活抗原提呈细胞，识别、处理和提呈抗原，促进细胞毒性 T 细胞的生成。靶向肿瘤免疫微环境的纳米粒通过调节免疫细胞以及免疫分子的表达来增强癌症免疫治疗。而以外周免疫系统为靶点的纳米粒旨在增强次级淋巴器官（如淋巴结和脾）中的抗原提呈和细胞毒性 T 细胞生成，以及增强外周效应免疫细胞群，促进抗癌免疫[147]。

（二）纳米免疫肿瘤治疗

1. 靶向肿瘤细胞

肿瘤细胞受到外界刺激发生死亡的同时，由非免疫原性转变为免疫原性而介导机体产生抗肿瘤免疫应答的过程称为免疫原性细胞死亡（immunogenic cell death，ICD）。肿瘤细胞发生 ICD 的同时，会产生一系列的信号分子，此类物质被称为损伤相关分子模式（damage-associated molecular patterns，DAMPs），其主要包括暴露在细胞表面的钙网蛋白（calreticulin），肿瘤细胞向外界分泌的高迁移率族蛋白 1（HMGB1），细胞释放的 ATP 分子以及热休克蛋白（HSP70 和 HSP90）等。ICD 过程中释放的 DAMPs 能够与 DC 细胞表面的模式识别受体（PRRs）结合，启动一系列的细胞学反应，最终激活固有和适应性免疫反应。ICD 可由某些类型的化疗药物（如阿霉素、奥沙利铂和环磷酰胺）以及放疗、光动力/光热疗法和其他物理刺激引起[148]。

纳米粒负载化疗药物用于促进诱导 ICD。例如，包裹在 PLGA-mPEG-NP 中的奥沙利铂（OXA）比游离奥沙利铂具有更强的免疫原性，释放更多的 DAMP 并诱导更多的树突细胞和 T 淋巴细胞活化和浸润，从而提高免疫活性小鼠的抗癌功效[149]。多柔比星（DOX）是一种 ICD 诱导剂，已经广泛用于 NP 制剂中。通过将 DOX 加载到高度整合的介孔二氧化硅 NP 中，开发了一种 pH 和 GSH 双重敏感递送系统，诱导 DC 成熟和抗肿瘤细胞因子释放，用于治疗全身高转移性三阴性乳腺癌[150]。Liu[151] 等人设计了一种双 pH 响应多功能 NP 系统 HA-DOX，当细胞内 pH≈5.5 时，HA-DOX 通过水解释放 DOX 诱导 ICD。另一种临床批准的纳米制剂紫杉醇（PTX）也会诱发 ICD，使用装载有 PTX 和 TLR-4 激动剂的 PLGA NP，可联合化疗和免疫疗法，较目前使用的紫杉醇，其抗癌活性更高、毒性更小并易于递送[152-153]。

除了负载标准的化疗药物外，纳米粒还可改善肿瘤靶向给药以及用于光热（PTT）/光动力疗法（PDT）和放疗（RT）。

光诱导热疗或光热疗法（PTT）涉及用 NIR 光照射肿瘤中累积的光吸收剂，将光能转化为热量以热消融癌细胞。目前已经开发了许多具有 NIR 光吸收固有能力的无机纳米试剂（如 AuNP 和纳米壳，CuS NP，MoS_2 纳米片，或碳纳米管）以递送热能和免疫佐剂。Yata 等人用 CpG 寡脱氧核苷酸修饰 AuNPs，然后将它们与含有 CpG 序列的六足状结构 DNA 混合，获得免疫刺激性 Au-DNA 水凝胶。瘤内注射 Au-DNA 水凝胶，然后激光照射，提高肿瘤局部温度和 HSP70 mRNA 水平，改善血清中肿瘤相关性抗原（TAA）特异性 IgG 水平，诱导脾细胞产生 TAA 特异性 IFN-γ，延缓肿瘤生长，延长荷瘤小鼠的存活时间[154]。Guo 等人设计了含有 CpG 的壳聚糖涂层中空 CuS NPs，它可以在激光激发后分解，重新组装并转化为聚合物复合物，有效消除原发肿瘤，同时抑制远处生长未经治疗的肿瘤[155]。小分子光热剂也可以与免疫刺激剂共同加载到脂质体或聚合物 NP 中，用于 PTT 和免疫疗法的有效组合。Li 等人将透明质酸（HA）-CpG 缀合物涂覆到负载荧光团（IR-7）的脂质体上以激活和增加 DC 和 CD8[+]T 细胞的肿瘤浸润，从而根除小鼠肿瘤并抑制肿瘤转移[156]。

光动力疗法（PDT）是临床使用的微创治疗方法，具有两步操作方式，即施用光敏剂（PS），然后用特定波长的光照射。照射后，PS 在氧气存在下产生高度细胞毒性的 ROS，引起基于氧化应激的细胞死亡并破坏肿瘤血管系统。除局部肿瘤消融外，PDT 还可通过诱导 CRT 暴露和释放肿瘤细胞碎片来增加肿瘤免疫原性，从而改善肿瘤抗原提呈和 T 细胞活化，导致残留肿瘤细胞的破坏并降低远处转移的风险。通常 PS 在水性介质中是疏水性和聚集的，这将影响它们的光物理（减少 $^1O_2$ 形成）、化学（降低溶解度）和生物学（肿瘤定位不足）特性。然而 NPs 可以克服这些限制，并选择性地将 PS 输送到肿瘤，最大限度地减少对正常组织的损害，并在伴随空间控制的光照射时降低全身毒性。纳米光敏剂（nPS）在静脉内注射（i.v.）后表现出高肿瘤摄取并且肿瘤内细胞毒性 $CD8^+T$ 细胞的浸润增加，在原位和转移小鼠模型中照射后抑制肿瘤生长[157]。

放疗（RT）是癌症的一种强有力的治疗方式，通常引起 DNA 双链断裂来杀死癌细胞，其不受组织穿透的限制。CRT 的表面暴露及 HSP70 和 HMGB-1 的释放表明 RT 原位诱导 ICD，刺激 DC 成熟，并在体外和体内诱导产生 IFN-γ 的 T 细胞。放疗和免疫疗法是癌症的两种关键治疗方法，越来越多的证据表明它们具有协同作用，而纳米技术可以增强放疗和免疫疗法，NPs 作为传递这些化合物的载体或作为免疫治疗剂可以进一步增强治疗效果。NPs 可以通过靶向肿瘤细胞、增加稳定性和溶解度以及延长半衰期来改善物质递送。NPs 还可以提供其他好处，如携带光敏剂、充当复杂的抗体递送载体或运输放射性同位素以进行直接辐射递送。RT 联合注射 CpG 佐剂已经在临床前试验获得成功，并且已经在人类中进行了测试，显示可诱导辐射肿瘤的排斥以及辐射场外的肿瘤（远隔效应）[158]。

总之，以癌细胞为靶点的免疫调节纳米药物通常旨在诱导 ICD 以增强癌症免疫反应。此外，纳米药物的靶向性有助于提高抗肿瘤免疫，这也有助于增强免疫治疗效果。纳米药物无需全身给药即可产生全身效应：通过腹股沟效应，局部注射或局部激活的纳米颗粒能够诱导全身免疫。除了诱导 ICD 外，其他（纳米）化疗效应可能有助于加强免疫治疗。

2. 靶向肿瘤免疫微环境

提高抗癌免疫治疗疗效的第二个重要策略是使用纳米粒调节肿瘤免疫微环境（TIME）。肿瘤微环境（tumor microenvironment，TME）是指肿瘤细胞存在的周围微环境，包括周围的血管、免疫细胞、成纤维细胞、骨髓源性炎性细胞、各种信号分子和细胞外基质（ECM）。肿瘤微环境是肿瘤细胞赖以生存和发展的复杂环境，而这微环境内的免疫细胞及其调节方式对肿瘤的发生和发展起着重要的作用。

适应性免疫细胞（T 细胞和 B 细胞）和先天性免疫细胞（巨噬细胞、中性粒细胞、树突细胞、先天淋巴样细胞、髓样来源抑制细胞和自然杀伤细胞等）均参与促进 TME 中肿瘤的进展，而肿瘤细胞和附近免疫细胞之间的相互作用构筑了肿瘤生长和转移的肿瘤免疫微环境（tumor immune microenvironment，TIME）。TIME 的组成是肿瘤与免疫相互作用的关键决定因素，是 TME 中重要的组成部分，通常分为炎症型和豁免型。炎症型肿瘤微环境中富有活化的 T 细胞和髓系细胞，并有趋化因子、Ⅰ 型干扰素表达；在炎症性肿瘤微环境中存在多种免疫细胞浸润，其中 $CD8^+T$ 细胞或细胞毒性 T 细胞（cytotoxic T lymphocyte，CTL）发挥肿瘤杀伤功能，而调节性 T 细胞（regulatory T cell，Tr 细胞）减弱效应 T 细胞的活性，促进 TME 的免疫抑制；自然杀伤细胞（nature killer cell，NK 细胞）通过释放颗粒酶和穿孔素或以其 Fc 段受体介导抗体依赖的细胞毒性作用杀伤靶细胞，但在 TME 中富集的 TGF-β 会抑制其杀伤活性；M1 型巨噬细胞分泌 Th1 细胞因子，发挥促炎和抗肿瘤的作用，而 TME 中的肿瘤相关巨噬细胞（tumor-associated macrophage，TAM）为 M2 型，通过分泌 Th2 细胞因子促进血管生成和肿瘤侵袭。而在"冷肿瘤"，即豁免型免疫微环境中，仅存在少量免疫细胞或抑制性亚群，如 Treg、MDSC 和 TAM，而效应性免疫细胞无法浸润至肿瘤微环境，从而无法发挥抑制肿瘤的功能[150]。肿瘤微环境免疫细胞的浸润通常伴随免疫抑制性细胞的代偿性增加，导致肿瘤免疫逃逸的发生。

纳米粒首先通过被动 / 主动靶向机制在肿瘤中积累，促进效应免疫细胞（如细胞毒性 T 细胞）的浸润、增殖、成熟、存活和（或）活性增加，减弱 TAM、MDSC 和（或）可溶性抑制剂介导的局部肿瘤免疫抑制，从而改善免疫治疗结果[159]。

（1）作用于肿瘤相关巨噬细胞（TAM）

巨噬细胞为单核细胞在单核细胞趋化蛋白 -1（MCF-1）等趋化因子作用下迁移至全身组织器官分化发育而成。在局部微环境中由不同病原体或不同类型细胞因子刺激诱导，单核细胞发育为功能特性各不相同的两个巨噬细胞亚群：1 型巨噬细胞（M1）和 2 型巨噬细胞（M2）。M1 是病原体及其产物与单核细胞表面 TLR 结合产生的信号或 IFN-γ（主要由其他细胞类型 Th1 细胞、细胞毒性 T 细胞和 NK 细胞分泌）、脂多糖（LPS，革兰阴性菌外膜的组分）、粒细胞 - 巨噬细胞集落刺激因子（GM-CSF）等细胞因子刺激诱导下分化而成。M1 巨噬细胞可通过产生反应性氧中间物（ROI）、一氧化氮（NO）和释放溶酶体杀伤清除病原菌，合成分泌 MCP-1、IL-8 等趋化因子和 IL-1β、TNF、IL-6 等促炎细胞因子产生炎症反应。M2 是在 IL-4、IL-13 等 Th2 型细胞因子刺激诱导下分化而成，可通过分泌 IL-10、TGF-β、血小板衍生生长因子（PDGF）产生抑炎作用和参与损伤组织的修复和纤维化。

TAM 是浸润在肿瘤基质中的巨噬细胞，是重要的免疫调节细胞，占实体瘤组织的50%，具有与 M2 巨噬细胞相同的功能。例如，分泌免疫抑制细胞因子以及抑制 T 细胞增殖和活化，分泌促肿瘤细胞生长的生长因子，参与肿瘤血管生成，促进肿瘤侵袭和转移。在肿瘤进展的早期阶段，具有 M2 表型的 TAM 能够促进新血管形成并促进肿瘤细胞的侵袭和转移；在肿瘤转移过程中，促进肿瘤"转移前微环境"的形成以及肿瘤细胞的外渗、存活和持续生长。此外，TAM 释放不同类型生长因子，例如 VEGF 诱导血管生成，并分泌 Th2 细胞因子以抑制肿瘤免疫[159-160]。

纳米颗粒可通过抑制肿瘤细胞分泌的趋化因子，或通过阻断巨噬细胞表面受体来阻止信号转导，抑制炎性单核细胞向肿瘤微环境的浸润。例如，通过有效负载 siRNA 的脂质纳米颗粒来调节炎性单核细胞中趋化因子受体 CCR2 的表达，抑制单核细胞以及 TAM 向肿瘤组织的聚集，从而抑制体内肿瘤进展[161]。另外，纳米颗粒可促进 TAM 向 M1 型巨噬细胞极化。例如，氧化铁纳米颗粒具有将免疫抑制性 TAM 极化为促炎性 M1 型的内在潜力，M1 型巨噬细胞除了阻止小鼠肝转移的发展外还显著抑制原位癌的生长[162]。环糊精纳米粒能够在一定时间内将小分子 Toll 样受体 7/8 激动剂靶向巨噬细胞，通过诱导 M2到 M1 极化，提高检查点抑制免疫治疗的效果[163]。Gu 及其同事开发了装载抗 CD47 抗体的 CaCO₃ 纳米颗粒，并证明在肿瘤手术期间作为原位水凝胶局部应用时，CaCO₃ 与质子发生反应，导致 pH 升高，巨噬细胞极化为 M1 表型，而抗 D47 抗体阻断肿瘤细胞上的"不要吃我"信号，促进 M1 型吞噬作用[164]。有效载荷 IL-12 的聚（β- 氨基酯）纳米颗粒通过 IL-12 的释放促进 TME 中 TAM 表型的局部逆转，从而增强靶向实体瘤的免疫治疗[165]。此外，NP 递送系统还可以涂覆有不同的细胞衍生膜以绕过免疫系统识别，并能有效负载直接递送至 TME 而增强治疗。例如，通过设计杂交纳米囊泡（HNV）以模拟 M1 极化的巨噬细胞并将 STING 激动剂 cGAMP 递送至 TME，以诱导 TAM 向 M1 样表型的极化[166]。

（2）作用于细胞毒性 T 细胞（CTL）

CTL 是一类具有 CD8$^+$T 细胞表面标志物并受 MHC I 类分子限制的 T 细胞；通过适应性免疫反应杀伤癌细胞。在识别由 APC 提呈的肿瘤抗原并同时获得由共刺激分子如 B7/CD28 和 CD40/CD40L 提供的协同刺激信号激活后，CD8$^+$T 细胞将增殖并分化成功能性 CTL。识别肿瘤抗原后，CTL 通过分泌穿孔素、颗粒酶和 IFN-γ 来发挥其肿瘤杀伤功能。研究证实，肿瘤组织中浸润 CTL 的数量越多，患者的预后越好。但有些患者的肿瘤组织中有足够的 CTL 浸润，预后仍较差，这是由于肿瘤细胞免疫逃逸造成，如 TME 干扰 DC 的抗原提呈能力，APC 中缺乏共刺激分子，并且肿瘤细胞表面上 MHC-I 抗原的表达降低，间接破坏 TME 中 CTL 的应答。除此之外，在肿瘤组织中负调控检查点占据主导地位，抑制了 T 细胞活化及 CTL 细胞毒作用。T 细胞活化受共刺激分子信号的调节，正性共刺激分子（包括 CD28/CD80/CD86、4-1BB/4-1BBL、OX40/OX40L）促进 TCR 信号介导的免疫反应；负性共刺激分子（包括 PD-1/PD-L1、CTLA-4/CD80/CD86、Tim-3/半乳糖凝集素 9）抑制由 TCR 信号介导的免疫应答，其也被称为免疫检查点，免疫检查点构成维持自身耐受和调节免疫应答信号通路的关键因素[167]。而肿瘤组织中，抗原提呈细胞及肿瘤细胞过表达免疫检查点，抑制 T 细胞活化及 CTL 对其的杀伤作用，肿瘤细胞为了逃避免疫细胞的攻击而求助于免疫检查点，这也是肿瘤免疫耐受的关键原因之一。目前，免疫检查点抑制剂已被批准用于各种晚期转移性癌症，用以恢复功能失调或耗尽的 T 细胞。

纳米粒可以通过以下方式调节增强 CTL 杀伤肿瘤细胞作用：刺激 CD8$^+$T 细胞增殖并分化成功能性 CTL，促进 CTL 肿瘤组织浸润，通过提高免疫检查点治疗效果增强 CTL 对肿瘤细胞的杀伤作用。Irvine 及其同事用纳米药物直接靶向效应 T 细胞，他们使用载 IL-2 和抗 CD137 抗体的脂质体共同刺激 T 细胞活化，双载药脂质体增强了效应 T 细胞的肿瘤浸润，促进了细胞因子的产生和颗粒酶的表达，并显著改善了抗肿瘤免疫治疗[168]。Wilson 及其同事设计了 STING 激活纳米粒子（STING-NPs），用于增强 STING 的内源性 cGAMP 的胞质递送，促进固有免疫细胞及 T 细胞激活，抑制肿瘤生长，提高长期存活率，对免疫检查点阻断的反应改善和免疫记忆的诱导[169]。此外，光热/光动力疗法亦可激活 CTL 并增加 CTL 肿瘤组织浸润。科研人员开发了一种多功能 PLGA 纳米粒子，它共同封装了用于光热疗法近红外（NIR）染料吲哚菁绿和用于激活免疫反应 TLR7 激动剂咪喹莫特，在通过纳米颗粒的 NIR 诱导的原发性肿瘤的光热消融后，释放的 TAA 与纳米颗粒佐剂一起工作以进行疫苗样功能，产生强烈的免疫应答激活 CTL，抑制免疫抑制性 Treg，并清除鼠乳腺癌模型中远处残留的肿瘤细胞[170]。类似的研究使用负载光敏剂焦磷脂的焦磷酸锌（ZnP）纳米颗粒用于 PDT，以提高肿瘤对 PD-L1 阻断免疫疗法的敏感性。在用 670 nm 的发光二极管照射后，通过产生单线态氧直接诱导肿瘤细胞的凋亡和坏死。此外，PDT 具有免疫原性诱导免疫原性细胞死亡（ICD）并释放 TAA，随后将其提呈给幼稚 T 细胞以刺激肿瘤特异性效应 T 细胞的产生和增殖[171]。

（3）作用于调节性 T 细胞（Tregs）

Tregs 是一组负调节人体免疫反应的淋巴细胞，主要发挥免疫抑制，在维持自身免疫耐受中起关键作用。Tregs 主要通过三种机制负调节免疫应答：①通过细胞 - 细胞相互作用诱导 T 细胞凋亡；②通过分泌细胞因子抑制免疫应答，如 TGF-β 和 IL-10；③释放穿孔素和颗粒酶以直接杀死 CTL、单核细胞和 DC。调查显示，在各种恶性肿瘤中观察到高水平的 Tregs，这些细胞浸润淋巴结、外周血和肿瘤引流淋巴结，与肿瘤的发生和发展密切相关，与治疗结果呈负相关。因此，去除 Tregs 或阻断其免疫抑制功能有望恢复免疫疗法的抗肿瘤作用[172]。

纳米颗粒靶向肿瘤中的 Treg 有两种策略：第一种与抗 CTLA4 检查点阻断的组合。如采用 tLyp1 肽缀合的杂化纳米颗粒，用于靶向肿瘤微环境中的 Treg 细胞。tLyp1 肽修饰的杂化纳米颗粒表现出良好的稳定性和对 Treg 细胞的有效靶向，结果显示可延长存活率，减少肿瘤内 Treg 细胞，与 CTLA-4 抗体联用可显著提高肿瘤内 CD8$^+$T 细胞的抗肿瘤作用[173]。另一种是通过使用酪氨酸激酶抑制剂，抑制 Treg 活化。STAT3 是一种在信号转导和转录中起调节作用的蛋白质家族，可介导炎症因子的表达及其相应的免疫反应。TME 中浸润的免疫细胞的 STAT3 通常被异常激活，促进 Th2 细胞因子的分泌和表达，抑制 Th1 应答以及促进 Treg 的存活，而 STAT3 主要是由许多酪氨酸激酶激活[174]。舒尼替尼是一种靶向表皮生长因子受体（EGFR）的酪氨酸激酶抑制剂，科研人员将其封装在 PLGA 的胶束中，可以提高 Trp2 纳米疫苗治疗黑素瘤的有效性。这种纳米粒增强了肿瘤组织中 CD8$^+$T 细胞的浸润，并重塑了 ECM 中的基质和血管生成，降低免疫抑制细胞（如 Treg 和 MDSC）在肿瘤抑制微环境中的比例，并伴随着 Th1 型细胞因子表达。由于 STAT3 信号通路的抑制，纳米级胶束能够显著提高疫苗抑制肿瘤细胞增殖和免疫逃逸的功效[175]。

（4）作用于细胞因子

细胞因子是由免疫细胞分泌的小分子蛋白质，其在免疫细胞之间传递信息，包括白细胞介素（IL）、干扰素（IFN）、肿瘤坏死因子（TNF）、集落刺激因子（CSF）和趋化因子。TME 中的这些细胞因子除了促进肿瘤的生长和转移外，还引起血管舒张和免疫细胞向肿瘤部位的募集，以及血管淋巴管的刺激。促炎性 Th1 细胞（分泌 IL-2、IL-6、IFN-γ 和 TNF-β）和抗炎性 Th2 细胞（分泌 IL-4、IL-5 和 IL-10）的不平衡可导致 TME 中产生免疫抑制作用。

近年来，已经发现白细胞介素（IL）细胞因子家族的成员在肿瘤免疫疗法中起关键作用，特别是 IL-2、IL-12 和 IL-27。IL-2 也称为 T 细胞生长因子，是一种具有广泛生物活性的细胞因子，主要由活化的 CD4$^+$T 细胞和 CD8$^+$T 细胞产生。作为调节免疫反应的关键因素，IL-2 是 FDA 批准用于治疗晚期恶性黑色素瘤的唯一细胞因子药物。然而，作为一种小分泌蛋白，易降解且清除快，需要反复高剂量注射，所以不可避免地导致严重的不良反应。对此研究人员设计并合成了具有环糊精包合复合物有效负载 IL-2 和 TGF-β 拮抗剂的纳米级脂质体聚合物凝胶（nLG），并递送至 TME。nLG 可显著延迟肿瘤生长，增强肿瘤中活化的 CD8$^+$T 细胞的浸润，并改善携带转移性黑素瘤的小鼠的存活率[176]。IL-12 被认为是细胞因子免疫治疗中的关键参与者，NK 细胞刺激因子，主要由 DC、巨噬细胞、B 细胞以及其他 APC 产生，其主要免疫调节作用涉及诱导早期 Th 天然细胞分化成 Th1 细胞并促进其增殖和活化。IL-12 还通过抑制 MMP9、VEGF 和 TGF-β 间接抑制肿瘤血管的形成。但由于严重的全身非特异性毒性以及不令人满意的治疗结果，IL-12 在临床试验中的应用已被暂停。而纳米颗粒通过靶向基因递送 IL-12 可在整个治疗期间提供持续低水平的 IL-12 表达。通过制备衍生自聚乙二醇化聚乳酸和阳离子磷脂的纳米级自组装，用于靶向递送质粒 DNA。用载有 pIL12 的自组装复合物转染的鼠 Ct26 结肠癌细胞稳定表达并分泌 IL-12，增强体内 T 细胞介导的抗肿瘤免疫应答[177]。纳米颗粒的优势在于除了受体介导的主动靶向外，合成纳米颗粒可能通过增强 EPR 效应提供外源细胞因子的保护性和局部积累，并减少了细胞因子治疗带来的全身不良反应。

　　转化生长因子 –β（TGF–β）是属于 Th2 细胞因子家族的多效性和多功能调节性细胞因子，可调节多种生物学效应，包括抑制炎性细胞增殖和淋巴细胞分化，促进细胞外基质表达，如胶原蛋白和纤连蛋白。在 TME 中，TGF–β 主要由肿瘤细胞和基质细胞分泌，包括浸润的免疫细胞和成纤维细胞。当与其受体 TβRII 结合时，TGF–β 激活经典的 Smad 和非 Smad 信号通路（包括 PI3K–Akt、RhoA 和 MAPK），参与肿瘤生长、血管生成、转移和侵袭。TGF–β 还能够将通过炎症反应攻击肿瘤细胞的效应 T 细胞转化为抑制免疫监视的调节性 T 细胞。TME 中 TGF–β 的存在导致恶性细胞中 MHC I 类分子的丧失，致肿瘤细胞逃避免疫监视，抑制 NK 细胞的活化。因此，拮抗 TGF–β 及其受体的功能为阻断细胞因子的免疫抑制作用提供了有效的策略。Irvine 及其同事将小分子 TGF–β 抑制剂封装在靶向 T 细胞的脂质体中，纳米药物介导的 TGF–β 抑制，在体外和体内均导致显著的 T 细胞活化，并控制了 B16F10 黑色素瘤小鼠的肿瘤及其转移[178]。据报道，纳米颗粒可将 Trp–2 肽和 CpG 寡核苷酸佐剂的肿瘤抗原提呈至 DC，以引发有效的全身免疫应答。然而，该疫苗在皮下同源模型中对晚期 B16F10 黑素瘤的效果较差，这主要是 TME 中免疫抑制细胞因子，如 TGF–β 水平升高的结果。对此设计的脂质体 – 鱼精蛋白 – 透明质酸（LPH）纳米颗粒靶向递送针对 TGF–β 的 siRNA，可减少晚期 TME 中 TGF–β 表达。与单独的疫苗治疗相比，TGF–β 的下调增加了肿瘤浸润性 CD8+T 细胞比率，并降低了调节性 T 细胞水平，提高了疫苗效力并达到了 52% 的肿瘤生长抑制率[179]。

　　（5）作用于免疫抑制性酶

　　吲哚胺 –2,3– 双加氧酶（IDO）催化细胞中色氨酸反应生成犬尿氨酸，导致色氨酸消耗，抑制 T 细胞和 NK 细胞增殖。作为免疫调节酶，IDO 主要由巨噬细胞和其他免疫调节细胞产生，抑制 T 细胞和 NK 细胞的功能，并通过 Tr 细胞和 MDSC 的产生和活化参与免疫耐受。过表达的 IDO 通过产生犬尿氨酸重塑 TME 产生免疫耐受，它可以激活芳烃受体，促进 Foxp3+Tr 细胞的分化，抑制抗肿瘤免疫反应。基于 IDO 在肿瘤免疫耐受中的主要作用，已经提出了将 IDO 作为靶标的免疫治疗策略，如使用 1– 甲基色氨酸（1–MT）作为更有效的抑制剂通过与 IDO 竞争结合底物色氨酸来抑制该酶的功能，但 IDO 抑制剂单药治疗在癌症免疫治疗中作用有限，需要与其他治疗结合[180]。IDO 抑制剂可与局部靶向免疫抑制性 PD–1 协同免疫治疗，用于治疗黑素瘤，其中 1–MT 修饰的透明质酸与抗 PD–1 抗体有效负载自组装成纳米胶囊，包埋在透皮微针中，IDO 抑制剂的组合使用增加了 CTL 的数量并减少了 TME 的免疫抑制[181]。另外，负载 IDO 抑制剂的纳米粒还可与化疗、放疗、光动力疗法（PDT）、光热疗法（PTT）和免疫检查点阻断进行联合治疗[182]。

　　3. 靶向外周免疫系统

　　免疫系统（immune system）是由具有免疫功能的器官、细胞和分子组成，是机体免疫应答发生的物质基础。免疫系统内的各种淋巴样器官、细胞和分子在机体的整体免疫功能中分别担负着不同的角色。免疫器官（immune organ）是指实现免疫功能的器官或组织。根据功能差异，可分为中枢免疫器官和外周免疫器官两部分。中枢免疫器官是免疫细胞发生、分化、发育和成熟的场所，包括骨髓和胸腺；外周免疫器官或称为次级淋巴器官，是成熟淋巴细胞定居的场所，也是淋巴细胞对外来抗原产生免疫应答的主要部位，包括淋巴结（LNs）、脾和位于胃肠道、呼吸道及泌尿生殖道的黏膜相关淋巴组织等。

靶向肿瘤外周免疫系统的纳米药物正受到越来越多的关注。外周免疫系统如淋巴结和脾脏，在肿瘤免疫中是必不可少的，因为抗原提呈细胞和细胞毒性 T 细胞的刺激激活在这些区域。

树突状细胞（DC）被认为是有效的 APC，可刺激 T 细胞发育成熟。因此，除了在诱导抗肿瘤免疫中起主要作用外，它们还是免疫应答的关键启动子。根据它们刺激 T 细胞增殖的不同能力，DC 可以分离成未成熟树突细胞（imDC）和成熟树突细胞（mDC），mDC 可能通过激活 TAA 特异性 CTL 诱导 Th1 型免疫应答。DC 表面有许多抗原肽 /MHC Ⅱ类分子与 TCR 结合，成为 T 细胞活化的第一个信号，随后，为了提供足够的 T 细胞活化的第二信号，共刺激分子如 CD80、CD86 和 CD40 被上调。DC 还自我分泌或诱导其他免疫细胞合成和分泌细胞因子（如 IL-12、TNF-α 和 IFN-γ），旨在提供第三信号，从而激活抗原特异性 CTL。

可生物降解的纳米颗粒是癌症免疫疗法的有希望的载体之一，具有抗原提呈和细胞刺激功效。最具代表性的可生物降解聚合物材料是聚（乳酸 – 共 – 乙醇酸）（PLGA），它不仅无毒，而且对抗原具有良好的保护作用。PLGA 纳米颗粒的大小通常与病原体的大小相同，使得它们易于被 APC 吸收，从而增强免疫应答。最近，无机和金属纳米粒子也以相同的方式开发。研究人员将功能配体与介孔硅、磷酸钙、金和上转换纳米粒子结合，用于制备具有诱导 CTL 介导的抗肿瘤免疫应答的纳米疫苗。此外，肽胶束、树枝状大分子、溶瘤病毒（OVs）和人工外泌体已作为 DCs 纳米疫苗进入临床试验，这对于抗肿瘤免疫疗法具有巨大的前景。另外，覆盖有肿瘤细胞膜的纳米颗粒，携带大量佐剂以及含有不同种类 TSA 的肿瘤细胞衍生的膜层涂层，这种输送系统可以去除所有细胞内管家蛋白，从而可以使免疫系统更好地识别 TSA。此外，还利用红细胞膜抗原来改善 DC 靶向和抗原提呈效率。

除了触发 APC 将抗原提呈给原始 T 细胞外，纳米粒还被设计成仿真 APC 以刺激产生细胞毒性 T 细胞。这种人工合成的 APC 需要具有足够柔性和多价性的纳米材料，这对于在幼稚 T 细胞上形成"免疫突触"至关重要[183]。基于此，科研人员开发了作为多功能 aAPC 的仿生磁小体 – 包裹有白细胞膜的铁纳米颗粒簇，白细胞膜上带有载肽的主要组织相容性复合物 I 和抗 D28 抗体作为共刺激配体。这些纳米 aAPC 不仅表现出对抗原特异性 CTL 扩增和刺激的高性能，而且还通过磁共振成像和磁控制在视觉上有效地引导 CTL 回输到肿瘤组织，诱导有效的肿瘤抑制[184]。

免疫调节纳米粒可以靶向循环 T 细胞。如制备含有细胞因子 IL-15、超抗原和 IL-21 脂质体，以靶向 T 细胞，提高 T 细胞的持久性，并归巢至 LNs 和脾脏[185]。通过二硫键交联的基于细胞因子的纳米凝胶，能够响应 T 细胞受体信号，触发 IL-15 超抗原的释放[186]。除了增强 T 细胞外，开发的嵌合抗原受体（CAR）基因转染纳米制剂，可在白血病小鼠中静脉注射后系统性生成 CAR-T 细胞，通过该纳米制剂可以克服制造 CAR 细胞的困难[187]。

总之，纳米粒可以通过靶向癌细胞、肿瘤免疫微环境和外周免疫系统，减轻免疫抑制或促进免疫激活，并与临床上已建立的免疫疗法协同作用。将纳米粒与免疫治疗相结合是增强局部和全身抗肿瘤免疫的有效途径，在提高癌症免疫治疗效果方面具有巨大潜力。

三、纳米疫苗

（一）疫苗

人工免疫是人为使机体获得适应性免疫，包括两种：人工主动免疫（artificial active immunization），是用疫苗接种机体，使之主动产生适应性免疫应答，从而预防或治疗疾病的措施；人工被动免疫（artificial passive immunization），是给人体注射含特异性抗体，如抗毒素等制剂，使之被动获得适应性免疫，以治疗或紧急预防疾病的措施[142]。

疫苗是接种后能使机体对相应的疾病产生免疫力的生物制剂的统称。疫苗制备的要求为：①安全：疫苗常规用于健康人群，直接关系到人类健康和生命安全，因此设计和制备均应保证安全性。灭活疫苗应避免无关蛋白和内毒素的污染，灭活彻底；活疫苗应无回复突变，无致癌性；优选口服接种或尽量减少注射次数。②有效：疫苗应具有很强的免疫原性，接种后能引起保护性免疫，使群体抗感染能力增强。设计中应考虑两个问题，一是保护性免疫是体液免疫为主还是细胞免疫为主，二是能引起显著的免疫记忆，保护性免疫长期维持。③实用：疫苗的可接受性十分重要，否则难以达到人群的高覆盖率。在保证免疫效果的前提下简化接种程序，同时易于保存运输，价格低廉。疫苗主要包括以下几种类型：

1. 减毒活疫苗（live-attenuated vaccine）

减毒活疫苗是用减毒或无毒力的病原微生物制成。优势是病原体在宿主体内可复制，持续产生抗原刺激，抗原数量、性质和位置均与天然感染相似，所以免疫原性一般很强，甚至不需要加强免疫，其保护作用通常延续多年，但要注意回复突变的危险。

2. 灭活疫苗（inactivated vaccine）

灭活疫苗又称为死疫苗，是用免疫原性强的病原体，经人工大量培养后，用物理方法灭活制成。与减毒活疫苗相比，灭活疫苗采用的是非复制性抗原（死疫苗），因此其安全性好，但免疫原性也变弱，为维持血清抗体水平，常需多次接种，有时会引起局部注射和全身反应。

3. 类毒素疫苗（toxoid vaccine）

类毒素疫苗是用细菌外毒素经甲醛处理制成，失去外毒素毒性，但保留免疫原性，接种后能诱导机体产生抗毒素。当疾病的病理变化主要是由于强力外毒素或肠毒素引起时，类毒素疫苗具有很大的意义，如破伤风和白喉的疫苗。

4. 亚单位疫苗（subunit vaccine）与多肽疫苗

亚单位疫苗是去除病原体中与激发保护性免疫无关的成分，保留有效免疫原成分制作的疫苗。有效成分可以通过理化方法裂解病原体获得，也可利用 DNA 重组技术制备。通过 DNA 重组技术制备的亚单位疫苗又称为重组抗原疫苗。目前获准使用的有重组乙型肝炎病毒表面抗原疫苗、重组口蹄疫疫苗和重组莱姆病疫苗等。

多肽疫苗通常由化学合成技术制造。其优点是成分更加简单，质量更易控制。但随着免疫原相对分子质量和结构复杂性的降低，免疫原性也显著降低。因此，这些疫苗一般需要特殊的结构设计、特殊的递送系统或佐剂。

5. DNA 疫苗（DNA vaccine）

DNA 疫苗是用编码病原体有效免疫原的基因与细菌质粒构建成重组体，经注射浸入机体，重组质粒可转染宿主细胞，使其表达能诱导有效保护性免疫应答的抗原，从而诱导机体产生适应性免疫。DNA 疫苗只能用于表达蛋白质抗原，不能表达多糖抗原和脂类抗原。

6. mRNA 疫苗（RNA vaccine）

通过将含有编码抗原蛋白的 mRNA 导入人体，可以跳过复制、转录过程，直接进行翻译，来形成相应的抗原蛋白，从而诱导机体产生特异性免疫应答，达到预防免疫的作用。传统 mRNA 疫苗是在体外转录好的一段编码抗原蛋白的完整 mRNA，上游和下游分别包含 5′ 帽子结构和 3′ poly（A）尾，只编码目标抗原，优点是结构简单，RNA 序列短，不编码其他蛋白质，缺点是在体内半衰期短，抗原表达量低，需要较高的量才能诱发有效的免疫应答。SAM mRNA 疫苗是通过基因工程改造的 mRNA 病毒基因组，其中编码 RNA 复制机制的基因是完整的，用编码抗原蛋白的 mRNA 代替了原病毒的结构蛋白编码基因，可以在体内实现自我扩增，很少的量就可以诱发有效的免疫应答。

mRNA 疫苗具有安全、高效、生产便捷的优点，目前多个研究结果表明，mRNA 疫苗能够成功用于预防多种病原体的感染，如 HIV、呼吸道合胞病毒、巨细胞病毒、流感病毒和新型冠状病毒等，具有极大的发展潜力。但由于 mRNA 进入体内后易被核糖核酸酶降解，递送技术相对复杂，还存在诸多挑战，如何提高 mRNA 稳定性及翻译效率、调节免疫原性、开发高效无毒的递送载体，成了 mRNA 疫苗的研究重点。

（二）纳米疫苗

纳米疫苗作为一种新型疫苗，是目前疫苗领域的一大热点。纳米颗粒作为抗原与佐剂的递送工具和免疫增强剂被广泛应用，不仅提高了抗原、佐剂的稳定性，增强抗原的提呈效率和免疫原性，促进抗原胞内加工，还可与主要组织相容性复合体（major histocompatibility complex，MHC）分子特异性结合；同时也能够靶向提呈抗原，具有缓释功能；重要的是，许多纳米颗粒自身具有免疫佐剂活性，可高效增强机体免疫应答。相比于纯抗原疫苗，纳米疫苗的优势主要包括：①纳米载体可避免抗原被快速降解，提高了疫苗制剂的稳定性；②提供良好的佐剂性能，促进抗原提呈细胞的激活；③纳米尺寸增强了抗原在淋巴结的富集，进一步提升其免疫应答能力。纳米疫苗具有的这些特性，在预防艾滋病、疟疾、结核病、流感和癌症等传染病方面显示出巨大潜力。它们的治疗潜力也在癌症治疗中得到了探索[188]。

1. 纳米疫苗的种类

（1）脂质体纳米疫苗

在过去几十年中，最常见的纳米疫苗是脂质体纳米疫苗，与其他纳米疫苗系统相比，它们具有可生物降解、耐受性好、免疫原性低、理化性质可调等显著优势[189]。脂质体是通过将磷脂分散在水中形成的仿生产物，以单个磷脂双层的单层囊泡或不同水层分开的几个同心磷脂壳的多层囊泡形式存在。还可以修饰脂质体以将疏水性和亲水性分子掺入磷脂双层和水性核心中，它们提供了一个广泛的载体，可将不同亲和力的抗原装入脂质体内外，并易于表面结合，同时许多临床研究表明脂质体在治疗性疫苗中用作佐剂。DNA 疫苗中佐剂递送的常用 NP 之一是脂质体–聚阳离子–DNA NP；脂质体聚阳离子 DNA 组装形成纳米结构，凝聚的 DNA 位于脂质体内，大小为 150nm[190]。针对疟疾，科研人员开发了一种包裹有脂质抗原的聚合物 PLGA NP，该疫苗为模拟病原体的纳米疫苗，其中候选疟疾抗原与脂质膜结合并与免疫刺激分子单磷酰脂质 a–MPLA 结合，可激活针对疟疾病原体的免疫应答[191]。当病毒包膜糖蛋白掺入脂质体碱基时，它们形成病毒脂质体[192]。

（2）合成或天然聚合物纳米疫苗

聚合物颗粒由于其易于制备、生物相容性、生物降解性、表面性质微调和可控释放力，显示出用作纳米疫苗的巨大潜力。用于抗原递送的最常用聚合物纳米颗粒是聚乳酸－羟基乙酸共聚物（PLGA）或聚乳酸（PLA），已广泛用于抗原递送，如乙型肝炎病毒抗原、破伤风类毒素、炭疽杆菌抗原、结核分枝杆菌抗原和卵清蛋白。其他天然聚合物如壳聚糖、海藻酸盐、普鲁兰多糖和菊糖也被用作佐剂和抗原载体。基于壳聚糖－海藻酸盐的乙型肝炎病毒纳米疫苗和基于 DNA 的结核分枝杆菌壳聚糖疫苗（Mtb H37Rv）在免疫小鼠中显示出显著的免疫和保护效果。因此，聚合物纳米颗粒可用于潜在的多价疫苗。

（3）无机纳米疫苗

目前正在探索几种无机纳米颗粒（金、铁、碳、硅纳米颗粒）用于不同疾病模型中的疫苗接种。无机纳米颗粒能将抗原功能化到易于接近的表面基团上，防止蛋白质过早降解而提高抗原稳定性，同时具有可重复生产性等特性，超过了其低生物降解性，使其成为纳米疫苗的优势，但同时有报告显示这些纳米颗粒会产生一定的临床毒性。在所有无机纳米颗粒中，金纳米颗粒在疫苗递送方面获得了最大的关注。这些颗粒已被用于抗 HIV、流感、疟疾和肿瘤的表位递送。用 Tn 抗原聚糖修饰的金纳米颗粒的多拷贝多价纳米糖缀合物，可刺激机体产生抗乳腺癌的强持久抗体。无机碳球形纳米颗粒和纳米管被用作佐剂，以提高免疫原性，并作为肽和蛋白质抵抗各种病毒感染的载体。

（4）蛋白质/肽的纳米疫苗

许多天然存在的蛋白质可以自组装形成具有高对称性和稳定性的 NPs，这些 NPs 在结构上组织形成尺寸 10～150 nm 的粒子。这些具有不同生理作用的 NP 被选为疫苗载体，因为它们能够自组装并分布到模拟天然微生物结构的确定结构中。

通过模仿高密度脂蛋白，人们合成了一种由磷脂和类载脂蛋白组成的纳米圆盘（sHDL），利用它负载抗原肽和佐剂，可以显著地提高抗原与佐剂运输到淋巴器官的效率，并且能在树突状细胞上显示出持续的抗原提呈作用，产生大量的毒性 T 细胞，可以特异性识别肿瘤细胞并将其杀死[193]。科研人员通过建立 Nano-B5 平台，用于生物体内一步合成完全基于蛋白质的、自组装的、稳定的纳米疫苗[194]。该平台由细菌 AB5 毒素（能够与细胞表面受体神经节苷脂结合）和非天然三聚体肽融合表达后自组装而成，采用蛋白融合或糖基化修饰策略，可以在普通大肠埃希菌菌株和减毒病原菌株中生产负载多肽、多糖等不同类型抗原的纳米疫苗。特别值得注意的是，这些纳米疫苗不仅具有高效的抗原负载能力，其蛋白骨架本身还具有免疫刺激剂作用，能够快速激活抗原提呈细胞，强化免疫应答水平。

多肽是由两个或多个氨基酸链组成的化合物，比蛋白质小得多。使用多肽可增加有效抗原决定簇的密度，且多肽容易自动化合成，无需复杂的蛋白质表达和纯化过程。一种由肽制成的新型双层纳米疫苗可以有效保护小鼠免受甲型流感病毒的侵害[195]。为了开发针对新冠病毒的新型纳米颗粒疫苗，研究人员将自组装的 24 聚体铁蛋白与 SARS-CoV-2 刺突（S）蛋白的受体结合结构域（RBD）和（或）七肽重复域（HR）亚基共价结合，开发了一种纳米颗粒疫苗。与单体疫苗相比，这种纳米颗粒疫苗能诱导产生更强大的中和抗体和细胞免疫反应。RBD-HR 纳米颗粒疫苗接种还能促进针对其他冠状病毒的中和抗体和细胞免疫反应。因此，基于 RBD 和 HR 的纳米颗粒提供了一种颇有前景的疫苗接种策略，或能抗击 SARS-CoV-2 和其他冠状病毒[196]。

（5）细胞膜修饰纳米疫苗

传统的纳米载体如纳米乳剂、脂质体、胶束、PLGA、硅纳米粒、金纳米棒等，尚存在一些问题，如抗原与佐剂负载效率低，载体在疫苗组分中占比过高；抗原与佐剂的颗粒内包封保护了抗原表面；动物或人体内产生了针对纳米颗粒的抗体，例如 PEG 是获得公认的生物相容性良好的生物材料，但却被发现机体内产生了针对 PEG 的抗体；纳米载体的毒性与体内代谢问题也没有得到很好的解决。

仿生纳米技术通过用天然细胞膜伪装合成纳米粒子，具有免疫逃避和卓越的靶向能力。这些仿生纳米颗粒不仅保留了合成载体的物理化学特征，而且还继承了细胞膜的内在功能。结合这些优势，优化的纳米仿生可实现最大的递送效率[197]。

研究人员采用载有免疫佐剂的癌细胞膜包裹纳米粒，通过一系列体外体内实验证实了其在肿瘤预防和肿瘤治疗的显著效果[198]。癌细胞膜为纳米颗粒提供了更真实的仿生表面，其包裹的纳米疫苗可以有效地在体内诱导抗肿瘤免疫反应。除了常用的红细胞/肿瘤单细胞膜，用混合细胞膜伪装合成纳米粒子已受到广泛关注。由此产生的仿生纳米粒子不仅保留了合成纳米粒子的理化特性，而且还继承了源细胞的生物学功能。与单细胞膜相比，混合细胞膜可以赋予合成纳米粒子多种来源于原始细胞的生物功能。表达来自红细胞和癌细胞的 CD47 膜蛋白和自我识别分子的混合细胞膜为合成载体，提供了显著的特征，如免疫逃避、长期循环和同型靶向。除此之外，细菌膜亦可作为疫苗接种材料。它们可以通过展示具有佐剂特性的大量免疫原性抗原的不同病原体相关分子模式（PAMP）来刺激先天免疫并促进适应性免疫应答。用覆盖细菌膜伪装 NP 导致细菌特征的保存，从而有助于模拟细菌对免疫系统的天然抗原提呈。

2. 纳米疫苗的应用

不同类型的纳米疫苗可以增强低剂量抗原产生的免疫原性反应和记忆。通常，预防性疫苗主要作用于从未感染的机体，因此，天然结构的抗原可直接用作疫苗抗原；而治疗性疫苗的作用对象则为曾经感染，且多为持续感染的机体，天然结构的抗原一般难于诱导其产生特异性免疫应答。因此，治疗性疫苗必须经过分子设计，重新构建，以获得与原天然抗原结构类似，但又不同的新的免疫分子。预防性疫苗旨在发挥保护性免疫，在发病前接种；而治疗性疫苗在疾病发作后使用。

在某些情况下，可以制备纳米疫苗以实现预防和治疗作用。预防性纳米疫苗用于预防感染（表 3-2），治疗性纳米疫苗主要用于癌症治疗（表 3-3）[189]。

表 3-2 预防性纳米疫苗

预防疾病	纳米载体	负载抗原
流行性感冒	T7 噬菌体 VLP	HA，M2e
	α- 螺旋自组装肽纳米粒	M2e/CFA+IFA
	脂质体	H1N1 裂解病毒
	金纳米粒	M2 蛋白胞外部分
	自组装肽纳米纤维	PA
疟疾	自组装蛋白纳米粒（SAPN）	FMP014
	β- 折叠纤维	（NANP）$_3$

续表

预防疾病	纳米载体	负载抗原
疟疾	脂质体	RTS，S
	氧化铁纳米粒	裂殖子表面蛋白
	金纳米粒	Pf-CSP（恶性疟原虫）
HIV	α-螺旋自组装肽纳米粒	2F5，4E10/IFA
	金纳米粒	HIV-1 Env 质粒
	壳聚糖和透明质酸纳米粒	PCS 肽
结核病	β-折叠纤维	ESAT6，TB10.4，Ag85B/Pam2Cys
	自组装肽纳米纤维	Mtb 特异性 CD8$^+$ 或 CD4$^+$T 细胞表位
	脂质体	M72，H1 protein
黑色素瘤	乙型肝炎 VLP	黑色素瘤肽
	E2 cage	gp100
癌症	金属有机骨架纳米粒	融合 DC 和癌细胞的纳米颗粒细胞膜

表 3-3　治疗性纳米疫苗

治疗疾病	纳米载体	负载抗原
HIV	脂质体	多肽鸡尾酒
HPV16 相关癌症	自组装蛋白纳米粒（SAPN）	Tat-E7/pGM-CSF
黑色素瘤	VLPs	Toll 样受体配体
	脂质体	HSP-70
	金多聚纳米粒	李斯特菌溶血素 O 肽
癌症	PLGA	咪喹莫特和单磷酰脂质 A
前列腺癌	脂质体	LHRH 肽和破伤风类毒素 T 辅助表位
	PLGA	STEAP 肽
胃癌	脂质体	热休克蛋白（HSP）
霍奇金淋巴瘤	脂质体	HSP
肺癌	脂质体	BLP25

3. 挑战和未来前景

在过去几十年中，纳米技术的快速发展为纳米医学和疫苗的开发奠定了基础。与传统疫苗相比，纳米疫苗利用了多种纳米颗粒，在传递效率、剂量方案、给药途径、佐剂和接种效果方面具有显著优势。但是其依旧存在一些问题，例如，所载药物的包封率不高，在递送过程中可能存在一系列不稳定的情况；或者是在 DC 中暴露不充分等。如何更好地发挥已有优势，探索未知潜力，需要对其组成、包载能力、释药能力等进行进一步优化，也需要对其免疫作用机制更加明确，更合理地选择联合治疗的方式。

综上所述，纳米疫苗技术在实验研究中已显示出令人鼓舞的结果，纳米材料、免疫学、病毒学、肿瘤学和制药行业的进一步努力将共同促进纳米疫苗技术的临床转化和应用，最终使更多的患者受益。

第八节　化学动力学治疗

在实体肿瘤中，肿瘤微环境呈现出缺氧、pH 降低、炎症反应等特点。近年来，由 TME 中的内源性化学能引发的化学动力治疗（CDT）作为一种新兴的非外源性刺激性治疗模式受到越来越多的关注。

一、CDT 的作用原理

活性氧（ROS）是一类具有活泼氧化性的含氧物种的统称，主要包括过氧化氢（H_2O_2）、羟基自由基（·OH）、超氧阴离子（O_2^-）和单线态氧（singlet oxygen，$^1O_2$）等[199]。然而，短时间内 ROS 的快速积累会打破氧化还原平衡，增加细胞内氧化应激水平，最终导致癌细胞的损伤和死亡[200]。在 ROS 家族中，·OH 是一种高细胞毒性的物质，它能增加细胞内氧化应激水平，对核酸、蛋白质、脂质和碳水化合物造成比其他 ROS 更严重的氧化损伤。

Henry J. Fenton 首次发现并报道了 Fenton 反应[201]：$Fe^{2+} + H_2O_2 + H^+ \rightarrow Fe^{3+} + H_2O + ·OH$。Fenton 反应的发展方向主要包括：调节催化剂的形貌和界面性质，合成单原子催化剂，在催化剂中构建双反应中心，利用电子提高 Fenton/Like-Fenton 反应效率（利用富电子材料或者利用光照产生电子），原位产生底物 H_2O_2 以及引入能量场作为辅助等[202]。2016 年，步文博教授课题组将 Fenton 反应应用于肿瘤治疗中，并正式命名为化学动力学治疗（CDT）[203]。CDT 是基于 Fenton/Like-Fenton 反应，在低氧 TME 中将细胞内 H_2O_2 转化为高毒性·OH，无需外部刺激即可导致 DNA 损伤、脂质过氧化和其他生物大分子的不可逆损伤。与其他治疗方式相比，CDT 具有许多显著的优点，如肿瘤特异性、高选择性、较少的全身不良反应和不需要外部刺激。

然而，化学动力学试剂、温和的酸性 pH、H_2O_2 的含量和 TME 中过表达的还原性物质等，都直接影响 Fenton/Like-Fenton 反应的效率，从而影响 CDT 的治疗效果。由异常生长和代谢功能障碍产生的 H_2O_2 在癌细胞中过度表达（< 100 μM），但远未达到实现理想的 CDT 治疗效率所需含量，从而影响·OH 的产量。弱酸性的 TME 有利于·OH 的产生，但 Fe^{2+} 发生 Fenton 反应的最佳 pH 为 3.0 ~ 4.0，温和的酸性环境影响自由基的产量。此外，还原性物质如谷胱甘肽（GSH）的过量表达也是 TME 的主要特征之一，高价催化剂金属离子可以与还原性物质反应，以较高的 Fenton/Like-Fenton 反应活性过渡到低价态，然后与 H_2O_2 不成比例地产生·OH，这是治疗过程的重要部分。肿瘤细胞中的还原性物质是一把双刃剑，在促进 Fenton 催化剂产生的同时，也消耗了产生的自由基，可增强癌细胞对氧化应激的防御能力。TME 的复杂性和其他不利因素使得 CDT 癌症治疗更加困难。为了实现优异的 CDT 癌症治疗，有必要提高化学动力学试剂的催化效率：通过内源性或外源性方法增加体内 H_2O_2 含量；通过减少还原性物质的量，以期减少 ROS 的消耗；使用各种化学动力学试剂，在弱酸性 TME 中提高反应效率。

二、常用的 CDT 纳米材料

由于催化剂在 Fenton/Like-Fenton 反应中具有不可替代的作用，因此化学动力学试剂的选择至关重要。除了 Fe 之外，使用各种化学动力学试剂，如 Cu、Co、Ni、Mn、Mo 和 Ti 也能通过 Like-Fenton 反应产生类似的催化效果，且在弱酸性 TME 中反应效率远高于 Fe。

（一）基于金属纳米材料的化学动力学试剂

根据 Fenton 反应，在铁离子（Fe^{2+} 或 Fe^{3+}）存在下，TME 中过量生成的 H_2O_2 可转化为 $\cdot OH$[204]。具体反应式如下：

$$Fe^{2+} + H_2O_2 \rightarrow Fe^{3+} + \cdot OH + OH^-$$
$$Fe^{3+} + H_2O_2 \rightarrow Fe^{2+} + \cdot OOH + H^+$$
$$Fe^{3+} + \cdot OOH \rightarrow Fe^{2+} + O_2 + H^+$$

与四氧化三铁（Fe_3O_4）等磁性纳米材料相比，纯铁纳米粒（NPs）在酸性 TME 中更容易释放出 Fe^{2+}，对 Fenton 反应具有更好的催化效率。在关于 CDT 的第一篇报道中，Bu 等人使用简单的方法成功制备了非晶态铁纳米粒（AFeNPs），与铁纳米晶体相比，AFeNPs 具有优良的物理化学性质，铁基催化剂是第一个用于 CDT 的催化剂。AFeNPs 可以在肿瘤的酸性环境中被破坏，Fe^{2+} 释放后，通过瘤内 Fenton 反应催化 H_2O_2 分解，产生的细胞毒性 $\cdot OH$ 可以杀死癌细胞。随后，许多类型的铁基催化剂被开发出来，包括铁的硫化物、铁氧化物、铁配合物和铁合金。同时，铁离子在铁死亡中也起着关键作用。在铁死亡中，X_c- 系统（SLC7A11）的活性受到抑制，导致其输入半胱氨酸减少，GSH 耗尽，谷胱甘肽过氧化物酶 4（GPX4）失活，引起铁死亡[205]。因此，铁离子除了有助于 Fenton 反应辅助治疗外，还可以通过铁死亡产生增强治疗效果。

Fenton/Like-Fenton 反应引发的抗癌效果可以通过降低 GSH 或提高 H_2O_2 浓度来提高。因此，为了产生协同作用，将 GSH 消耗剂 Sabutoclax（具有对称多酚基团的 Bcl-2 抑制剂）加载到含 Fe^{3+} 的纳米粒中，Fe^{3+} 介导的 Fenton 反应和 Sabutoclax 诱导的 GSH 消耗，协同增强了抗肿瘤效果。H_2O_2 浓度的提高包括外源性和内源性两种方法。内源性方法主要是通过内部或者外界刺激，使细胞内的化合物转化为包括 H_2O_2 在内的其他物质，以增加 H_2O_2 含量。外源性方法主要通过外界向肿瘤组织直接运输 H_2O_2 或能够特异性产生 H_2O_2 的物质来提高 TME 中 H_2O_2 的含量。

锰基纳米材料可以释放锰离子（Mn^{2+}）催化 Like-Fenton 反应。在锰基化合物中，MnO_2 很容易在肿瘤中被 GSH 还原为 Mn^{2+}，Mn^{2+} 在生理介质含量丰富的 HCO_3^- 存在下，可引发 Like-Fenton 反应，诱导 H_2O_2 生成 $\cdot OH$。除 MnO_2 外，碳酸锰、锰配合物、锰掺杂化合物等化合物也被开发为 CDT 试剂。锰基纳米材料具有低毒性和肿瘤靶向能力，且由于锰的自旋弛豫增强，能够用于磁共振成像。然而，在设计化学动力学试剂时需要考虑 HCO_3^- 的影响，因为肿瘤中低浓度的 HCO_3^- 会影响化学动力学试剂的性能。

铜基纳米材料近年来因其成本低，天然丰度高，易于合成等优点而受到广泛关注。特别是铜基纳米材料可以在较宽的 pH 范围内诱导 Like-Fenton 反应，与铁基纳米材料相比具有可比甚至更好的性能。据报道，纳米点（≤5 nm）可通过分解肿瘤过表达的 H_2O_2 产生大量的 $\cdot OH$，[206] 生成的 $\cdot OH$ 在 NIR-II 波长范围（1 000～1 350 nm）对纳米点的光学动力学表现出增强的协同癌症治疗效果。因此，以硫化铜为代表的铜基 Fenton 试剂引起了人们的广泛关注。硫化铜已被用于磁共振成像（MRI）、光声成像（PAI）、光热治疗（PTT）和光动力治疗（PDT）等，特别是自掺杂硫化铜（$Cu_{2-x}S$），含有 Cu^+ 和 Cu^{2+}。$Cu_{2-x}S$ 是一种良好的化学动力学试剂，因为 $Cu^+ + H_2O_2 \rightarrow Cu^{2+} + \cdot OH + OH^-$ 且 $Cu^{2+} + H_2O_2 \rightarrow Cu^+ + \cdot HO_2 + H^+$，这两个步骤都可以在 $Cu_{2-x}S$ 纳米粒表面发生，很容易地设计出对 $Cu_{2-x}S$ 纳米粒的 PTT 和 PDT 协同增强策略，从而制备出越来越多的 $Cu_{2-x}S$ 作为化学动力学治疗。因此，铜基纳米催化剂作为 CDT 催化剂是铁基催化剂的一个很好的替代品。

除了铁基、锰基和铜基 Fenton 试剂外，其他金属阳离子如 Ti^{3+}、Ir^{3+}、Cr^{4+}、Ce^{3+}、Co^{3+} 和 Mo^{3+} 等也能催化 Like-Fenton 反应。其次，双金属催化剂也被广泛应用于 CDT 试剂。例如，钌配合物（N3）与 TiO_2 NP 结合生成 TiO_2-N3[207]。当 TiO_2-N3 暴露于光下，其产生的细胞毒性是 TiO_2 的 3~4 倍。这些研究表明，通过合理地设计无机纳米材料，操纵基于 Fenton/Like-Fenton 反应的治疗平台，可有效地进行抗肿瘤治疗。

（二）其他化学动力学试剂

由于良好的生物相容性、优异的局域表面等离子体共振（LSPR）效应，贵金属粒子具有很强的光吸收和催化能力，在生物医学研究中得到了广泛的应用。例如，金（Au）和铂（Pt）均表现出良好的催化性质。将 $Cu_{2-x}Se$ 与金纳米粒（Au NPs）整合形成 $Cu_{2-x}Se$-Au JNPs[208]。与 $Cu_{2-x}Se$ 相比，Au 的 LSPR 效应可以将照射的光转化为热，还可以催化 $Cu_{2-x}Se$ 中发生的光诱导电子 – 空穴分离，促进 Cu^{2+} 向 Cu^+ 的转化，显著提高 Like-Fenton 反应效率。除了含贵金属的纳米粒外，贵金属纳米酶具有独特的酶催化性能和稳定性。例如，Au 和 Pt 纳米粒表现出模拟酶的活性，如超氧化物歧化酶、过氧化氢酶、过氧化物酶和尿酸酶，并已用于生物分析、抗菌和癌症治疗。贵金属纳米粒通过纳米酶活性来催化 H_2O_2 分解为 $\cdot OH$。

碳基纳米材料也是一种化学动力剂。据报道，碳基纳米材料具有过氧化酶模拟纳米酶的活性，催化 H_2O_2 分解为 $\cdot OH$[209-210]。受这些发现的启发，如果碳纳米材料在 TME 中产生 $\cdot OH$，那么，碳纳米材料也可以用作癌症治疗的化学动力学试剂。除了生成 $\cdot OH$ 之外，以碳为中心的自由基也被证明是 CDT 的良好化学动力学剂，与 $\cdot OH$ 相比，以碳为中心的自由基更稳定，治疗效果不受 pH 和内源性 H_2O_2 的影响[211]。此外，碳基纳米材料也被用作药物装载的治疗材料载体。一些具有良好生物相容性和优异光热性能的 MXene 纳米平台已被开发用于生物应用，MXene 纳米片触发 CDT 的 Like-Fenton 反应，对癌细胞有明显的抑制和清除作用，同时对正常细胞表现出良好的生物相容性。

有机骨架是一种新兴的多孔材料，具有很高的比表面积，在气体储存、药物载体和催化等方面具有潜在的应用价值。基于其载药量高和良好的生物相容性，有机框架可作为化学动力试剂载体的候选物。金属有机框架材料（metal-organic frameworks，MOFs）作为一种新型的纳米材料，是指过渡金属离子与有机配体通过自组装形成的具有周期性网络结构的晶体多孔材料。它具有高孔隙率、低密度、大比表面积、孔道规则、孔径可调以及拓扑结构多样性和可裁剪性等优点。通过合理的结构设计可实现 MOFs 的多功能性。作为一种新型的负载生物大分子（如酶、核酸和抗体）的载体，生物分子 -MOFs 复合物的纳米平台也被开发用于催化 Fenton 反应。与 MOFs 相似，共价有机框架材料（covalent-organic frameworks，COFs）是近年来开发的一种由轻质元素（氢、碳、氮、氧、硼等）通过共价键连接而成的高结晶性多孔有机聚合物。COFs 具有高比表面积、低密度、充分暴露的活性中心等特点，以及丰富的光、电、磁学等性质，在气体存储和分离、催化、光电子学等领域显示出巨大的应用潜力。COFs 由于密度低、孔径大小可调和表面积大而在生物医学研究中备受关注，COFs 已经通过掺杂 Fenton/Like-Fenton 催化剂用于 CDT 抗肿瘤研究[212-213]。CDT 中使用的有机框架不仅仅是上面提到的，越来越多的研究正在 CDT 领域进行，实现有机框架疗法和 CDT 内在特性的有效结合将有助于两者的发展。

除了上述化学动力学试剂，其他具有良好生物相容性的纳米材料在 CDT 应用中也显示出很大的潜力。由于 CDT 可以通过在纳米载体上负载化学动力学试剂来实现其抗肿瘤作用，因此介孔材料（如介孔二氧化硅），作为生物安全纳米材料可用于装载化学动力学试剂；上转换纳米粒（UCNP）也可作为化学动力学试剂[214]，UCNP 可以有效地将可穿透的近红外光子转化为紫外光，通过 Fenton 反应激活外壳产生 $\cdot OH$，破坏癌细胞；黑磷、纳米带、纳米片和量子点也被用作化学动力学试剂。

虽然 CDT 比其他疗法起步晚得多，然而化学动力试剂由于其特殊的催化性能和可修饰性而发展迅速。不同材料的敏感性不同，导致 Fenton/Like-Fenton 反应催化效率不同。因此，目前的重点是开发高效的化学动力学试剂。最近，一些基于纳米材料的化学动力学试剂相继被开发出来，且短期生物安全性得到了证实。然而，纳米材料的长期生物安全性仍然是一个长期存在的问题，并限制了其临床应用。目前的研究应集中于优化化学动力学试剂的性质，以提高它们的治疗效果，且具有长期的生物安全性。此外，TME 中低 H_2O_2含量、过表达 GSH 和轻度酸化，是 CDT 的主要障碍。因此，要提高 CDT 效果，除了开发高效试剂外，降低 GSH、增加 H_2O_2、调节细胞内酸度也是值得优化的方向。

三、CDT 用于癌症的联合治疗

随着纳米技术的迅速发展，有些纳米材料已经提高了 CDT 的利用效率。特别是具有优异的光、超声、磁和其他刺激响应特性的纳米材料，使得 CDT 与其他治疗方式的联合成为可能，并且显示出比单一疗法更优异的抗癌活性。

（一）CDT 联合 CT

化疗（chemotherapy，CT）是临床常用的治疗癌症的方法之一，化疗药物的高毒性抑制了肿瘤的生长和转移，各种化疗药物，如多柔比星（DOX）、顺铂（CDDP）、喜树碱（CPT）和替拉扎明（TPZ）等，治疗机制明确，疗效显著。但化疗药物的耐药性、全身毒性、生物利用度低等缺点极大地影响了治疗效果。针对单种化药耐药的问题，一方面是采取联合药物治疗，这使治疗方案变得更加复杂；另一方面是使用不同的剂量，如较短时间间隔的化疗或较高药物剂量的化疗，然而近年来利用化疗取得的疗效基本上进入停滞状态。

CDT 和化疗的联合治疗已被证明可以增强化疗药物的治疗效率，减少不良反应，甚至对耐药癌细胞的治疗也有较好的效果。化疗药物可以刺激 H_2O_2 的产生，促进 Fenton/Like-Fenton 反应的发生。同时，CDT 产生的毒性 $\cdot OH$ 可以增强化疗的疗效。随着化学动力学试剂的优化，协同治疗效率也得到了显著提高。

然而，由纳米载体引入的化疗药物具有毒副作用，极大地抑制了这种协同治疗。实现肿瘤部位的刺激响应释药具有重要的研究意义。总之，CDT 与化疗的结合可以通过显著的协同效应实现令人满意的治疗效果，具有广阔的应用前景。

（二）CDT 联合 RT

放疗（radiotherapy，RT）是指电离辐射释放的能量可直接电离 DNA 分子或与水相互作用产生可间接诱导 DNA 损伤的 ROS，已成为临床上治疗 50% 以上癌症最常用和有效的方法之一。传统上，RT 的疗效取决于直接辐射损伤和 ·OH 引起的间接损伤。RT 对细胞损伤的影响明显受细胞内氧浓度的影响，并与治疗药物的放射敏感性有关。然而，RT 仍存在一些缺点，肿瘤细胞具有较强的抗辐射能力，所需的高剂量辐射会对健康组织产生较大的不良反应。

肿瘤缺氧是肿瘤耐药的主要原因。Fenton/Like-Fenton 反应可产生 O_2 缓解肿瘤缺氧，有望提高 RT 的效果。CDT 通过 Fenton/Like-Fenton 反应原位生成毒性 ·OH 的方式，可以显著增加氧化应激，增强肿瘤细胞的放射敏感性，进而破坏肿瘤细胞，而提高 RT 的抗肿瘤作用。基于催化的放射增敏策略在体内外均表现出更好的抗癌性能。RT 与 CDT 结合可以发挥 X 线高穿透组织和肿瘤内 Fenton/Like-Fenton 反应原位生成 ROS 的各自优势，达到协同提高 ROS 水平的目的。尽管肿瘤细胞中 H_2O_2 的浓度相对高于正常细胞，但其含量仍较低，严重限制了 ·OH 的生成。因此，CDT-RT 联合治疗在未来仍有很大的改进空间。

（三）CDT 联合 PTT

光热治疗（photothermal therapy，PTT）是一种肿瘤治疗方法，细胞对热非常敏感，利用吸收的近红外激光，纳米材料将光转化为热以消除肿瘤细胞。与传统治疗相比，PTT 具有许多优点，如高效、无创、无系统不良反应等。然而，光的穿透深度有限，单靠 PTT 难以完全消除癌细胞，防止肿瘤复发。温度对化学反应速率有影响，包括 Fenton/Like-Fenton 反应。Fenton 反应符合准一级动力学模型，具有一定的势垒，升温加快了反应速度，可以加速 ·OH 的生成；较高的温度可加速细胞内蛋白质、脂质体、DNA 等生物分子的 ·OH 氧化，从而对细胞造成不可逆的损伤，破坏和杀死癌细胞，显著增强 CDT 的整体抗癌功效。

无机材料和有机材料都可以作为光热材料。无机材料主要包括贵金属（如 Au、Ag、Pt）、金属硫族化合物（如 CuS）和碳基纳米材料。有机光热材料主要包括小分子染料（如吲哚菁绿、普鲁士蓝）和共轭聚合物（如聚苯胺、聚吡咯、聚噻吩、聚多巴胺）。贵金属表现出很强的抗氧化性，被认为是最经典的光热材料，其吸收光能后，通过非辐射衰变以热的形式释放能量。此外，贵金属纳米材料释放的许多金属离子是 Fenton/Like-Fenton 的有效催化剂。金属硫族化合物具有广泛的光吸收范围和合理的光热性质，已有文献报道了其 Like-Fenton 活性和 PTT 的协同联合治疗[215]。其次，碳基材料如碳纳米管、石墨烯、氧化石墨烯、碳点等也可将光能转化为热能用于癌症治疗。

普鲁士蓝是一种含亚铁元素的无机材料，在近红外波段具有良好的吸收性能，普鲁士蓝基纳米材料在 PTT 和 Fenton 反应介导的 CDT 中都显示出了良好的应用前景；亚铁硫纳米粒子是一类在近红外波长区域具有强吸收的纳米材料，是与亚铁离子介导的 Fenton 反应结合的良好 PTT 试剂；共轭聚合物具有大 π 共轭骨架和高电子离域结构，具有优良的光放大和光捕获性能，从而为生物成像和光治疗领域提供了新的机遇；聚多巴胺（PDA）是一种共轭聚合物，在近红外波长区域具有良好的吸收性能，有利于其在 PTT 中的应用。更重要的是，与近红外 I 区（NIR I）相比，近红外 II 区（NIR II）允许更高的最大允许激光暴露，由于光子散射更少，组织背景更低，可以提供更强的穿透深度[216]。NIR II 激光介导的 PTT 和 CDT 联合使用，由于增强了组织穿透深度，可以达到更好的治疗效果。

一些化学动力学试剂的优异吸光特性使得 PTT 和 CDT 协同增强治疗效果。然而，深部肿瘤的治疗可能仍不理想。随着近红外光的引入和光热转换效率的提高，可以预见，PTT 和 CDT 的结合将是一种很有前途的深部肿瘤根除策略。

（四）CDT 联合 PDT

光动力治疗（photodynamic therapy，PDT）作为另一种光诱导疗法，利用光敏剂在光照射下产生大量 ROS 杀伤肿瘤细胞。PDT 包含三种组分：光敏剂、光源和氧气。传统PDT 的效能依赖于氧气和光源，但 TME 缺氧环境和有限的光穿透深度限制了 PDT 过程中 ROS 的产生效率。结合 PDT 和 CDT，PDT 过程中产生的活性较低的 H_2O_2 可作为 CDT 的底物，从而促进 $\cdot OH$ 的生成。PDT 的效率可以提高 GSH 和 CDT 催化剂之间的氧化还原，产生的 ROS、PDT（$^1O_2$）和 CDT（$\cdot OH$）可以放大增强 PDT 和 CDT 的功效。

常见的聚苯乙烯类光敏剂，根据其分子的骨架结构，主要分为卟啉、二氢卟吩和酞菁。卟啉具有高的 ROS 生成效率和良好的光稳定性，常被用作分子探针和光敏剂，在光照下对癌细胞具有较高的细胞毒性；二氢卟吩 e6（Ce6）由于其产生 ROS 的效率高，在抗肿瘤、抗病原微生物和抗类风湿关节炎方面表现出良好的生物活性；酞菁类化合物易于代谢，对皮肤表现出较低的光毒性，使其成为卟啉类化合物的理想替代品。

PDT 和 CDT 的联合治疗通过上调 ROS 活性和总量，显著提高了其抗癌效率。其中PDT 效率可以通过 GSH 和化学动力学试剂之间的氧化还原来增强，并且由 PDT（$^1O_2$）和 CDT（$\cdot OH$）产生的 ROS 可以被协同放大以增强 PDT 和 CDT 的功效。开发能够产生 O_2 或将 O_2 直接递送至肿瘤部位以进行精确治疗的 PDT/CDT 试剂有望提高肿瘤的治疗效果。

（五）CDT 联合 SDT

声动力治疗（sonodynamic therapy，SDT）是一种类似于 PDT 的新型治疗方法，是在超声（US）照射下利用声敏剂产生大量 ROS 杀死肿瘤细胞的治疗方法。由于 US 的穿透深度较好和非侵入性治疗特点，对于深部肿瘤或内部较大的肿瘤也有良好的应用潜力。然而，O_2 依赖的 SDT 可能由于 TME 缺氧和耐药性增加而完全失去治疗作用。有报道称 US 可以显著提高 Fenton 反应的效率，将 SDT 与 CDT 相结合以提高深部肿瘤的治疗效率可能是一种有前途的治疗方法[217-218]。CDT 与 SDT 联合应用通过增加 ROS 的生成，显著提高了对肿瘤生长的抑制效率，在深部肿瘤的治疗中显示出优势。卟啉衍生物类的声敏剂通常用于增强 SDT，有机声敏剂比无机声敏具有更好的生物相容性。然而，有机声敏剂在肿瘤组织中积累以及癌细胞抗氧化能力差削弱了 SDT 的治疗作用，进一步阻碍了其临床转化。

简而言之，CDT 和 SDT 的组合确实通过放大 ROS 的产生而显著提高了肿瘤生长的抑制效率，并且显示出用于治疗深部肿瘤的优势。但是强抗氧化机制和缺氧限制了 SDT/CDT 的发展。因此，开发一种具有释放或输送 O_2 和消耗还原性物质的 CDT/SDT 纳米平台具有重要意义。

（六）CDT 联合 ST

与正常细胞不同，大多数癌细胞通过厌氧糖酵解（Warburg 效应）而不是呼吸代谢来产生能量。根据 Warburg 效应，肿瘤细胞比正常细胞更依赖葡萄糖提供营养。因此，肿瘤饥饿治疗（starvation therapy，ST）被认为是一种有效的治疗策略，通过阻断肿瘤血管内氧气和营养物质的运输，最终抑制肿瘤生长。

考虑到葡萄糖在促进肿瘤代谢中的关键作用，葡萄糖氧化酶（glucose oxidase，GOx）介导的葡萄糖代谢可将葡萄糖转化为 H_2O_2 和葡萄糖酸，从而饿死肿瘤。H_2O_2 的生成和酸性环境的形成有利于 Fenton 反应的加速，从而产生高细胞毒性的 $\cdot OH$，进一步提高了

CDT 效率[219]。因此，建立一个具有 Fenton 活性并能提供 ST 药物的治疗体系是非常具有创新性的。

通过削减癌细胞的营养物质，不仅切断了癌细胞的能量来源，抑制了肿瘤的生长，而且在饥饿处理过程中通过降低 pH 和产生 H_2O_2 对 CDT 有利，从而产生了显著的协同作用。然而，ST/CDT 面临的问题就是肿瘤边缘丰富的毛细血管持续供应 O_2 和葡萄糖营养，同时联合治疗也会抑制正常细胞的生长。因此，提高治疗药物的靶向特异性和对 TME 的刺激响应释药是当前应该继续深入的研究方向。

（七）CDT 联合 GT

气体信号分子在不同的生理病理过程中发挥着重要作用，已经发现多种气体涉及许多生理和病理过程。例如，一氧化氮（NO）对辐射和化学物质具有增敏作用[220]，一氧化碳（CO）可引起线粒体功能障碍并激活含半胱氨酸的天冬氨酸蛋白水解酶[221]，硫化氢（H_2S）可诱导肿瘤血管舒张，降低血管张力[222]。基于这些气体杀死肿瘤细胞的生物效应建立的治疗方法，称为气体疗法（gas therapy，GT）。

与传统疗法相比，GT 在肿瘤治疗中具有许多优势。首先，GT 不会引起耐药性，这是化疗药物的一个严重问题。此外，气体分子更安全，对正常组织的不良反应小。因此，GT 是一种新兴的绿色疗法，被认为是 CT 的替代疗法。一般来说，高浓度的气体会引起细胞毒性，而低浓度则不会。在药物递送过程中，早期气体泄漏不仅会对正常组织造成毒性，也使得到达癌症治疗所需肿瘤部位的气体浓度不能达到最佳治疗浓度，从而影响 GT 效果。因此，可控的气体释放和肿瘤靶向的气体输送是非常必要的，既可以避免气体对正常组织和器官的损害，又可以放大其对肿瘤的治疗效果。同时，产生气体的半衰期短，缺乏刺激反应等，这些局限性使得单纯的 GT 不能达到理想的治疗效果。

总之，GT 和 CDT 联合治疗是从单药治疗发展而来的一种新的抗肿瘤治疗策略，与 CDT 结合可以显著改善肿瘤部位的氧化应激，不仅可以有效杀死肿瘤，还可以减少有毒气体的量，减少其对正常组织的不良反应。GT 作为一种相对安全的治疗方法，虽然可以在一定程度上抑制肿瘤的生长，但其缺点也限制了这种协同治疗的进一步发展。目前，仍然需要设计具有良好的刺激敏感性和按需释放的协同治疗载体。

（八）CDT 联合其他治疗方法

1. 免疫疗法

免疫疗法（immunotherapy）与其他治疗方式不同，通过激活机体免疫系统，在抑制肿瘤转移和复发方面具有独特的优势。其中，检查点阻断免疫疗法（checkpoint blockade immunotherapy，CBI）、细胞因子治疗、癌症疫苗、嵌合抗原受体 -T 细胞治疗等癌症免疫治疗备受关注。然而，癌细胞可以通过免疫逃逸、诱导耐受和 T 细胞信号传导的系统性破坏来逃避免疫识别和破坏，TME 还发挥免疫抑制作用，促进肿瘤增殖和转移，使得治疗效果远低于预期[223]。肿瘤氧化应激水平的升高不仅可以诱导免疫原性细胞死亡（ICD），还可以逆转 TME 的免疫抑制，从而增强抗肿瘤免疫反应。近年来，CDT 已被证明是原位产生 •OH 来提高肿瘤氧化应激水平的有效方法之一。因此，CDT 联合免疫治疗在根除原发肿瘤、抑制转移性肿瘤、防止肿瘤复发等方面具有广阔的前景。基于 Fenton 反应的 CDT- 免疫治疗不仅实现了原位肿瘤的缩小，而且有效地根除了远端肿瘤。尽管基于 CDT 和免疫治疗能够消除原发性肿瘤及抑制肿瘤转移和复发，但只有 CDT 的氧化应激作用并不足以扭转 TME 引起的免疫抑制，这可能是由于 Fenton/Like-Fenton 反应有限的催化效率。因此，引入光疗法与 CDT 联合，以期提高免疫应答[224]。然而，光疗（PTT、PDT）的组织穿透深度有限，采用 RT、SDT 等渗透性更高的治疗策略，可达到抑制肿瘤转移和复发的目的。

2. 磁热疗法

磁热疗法（magnetic hyperthermia therapy，MHT）是一种通过在外部交变磁场（AMF）作用下诱导磁性介质加热的癌症治疗方法。AMF 的高组织穿透能力和对正常组织的无害作用，使 MHT 可以通过产生局部热来治疗肿瘤，不良反应小，且没有深度限制，更适合于深部肿瘤消融。磁性纳米粒作为 MHT 的优良加热介质已在治疗研究中得到应用[225]。结合磁热疗效应和 Fenton/Like-Fenton 催化活性，一些磁性材料表现出良好的 MHT/CDT 协同治疗癌症的效果。然而，由于热休克蛋白（HSP）的上调，MHT 的效率受到耐热性的限制，而消耗葡萄糖导致的能量生成减少最终会下调 HSPs 的表达。因此，将葡萄糖氧化酶与磁性纳米粒结合将是实现增强 MHT 的有效方法[226]。将增强的 MHT 与 CDT 组合将进一步实现癌症治疗的协同增强效果。Fenton 反应和 MHT 的结合有望产生更有效的治疗和更少的不良反应。

3. 自噬

自噬（autophagy）是通过溶酶体降解某些受损的蛋白质或细胞器以维持细胞内环境稳定的过程。基于自噬调节（过度或异常的自噬）诱导癌细胞死亡，可以实现癌症治疗。铁死亡是铁和 ROS 调节的细胞死亡的一种独特形式[227]。细胞铁死亡是由铁死亡引发剂直接或间接引起细胞内的谷胱甘肽过氧化物酶 4（GPX4）失活进而导致细胞内抗氧化系统受阻而最终导致的细胞死亡。铁死亡过程中脂质过氧化物（LPO）的大量产生会严重破坏细胞膜的结构和完整性，这种途径可以绕过细胞凋亡抑制，避免了与细胞膜上特定蛋白（如 P 糖蛋白和多药耐药相关蛋白家族等）相关的多药耐药性。铁基纳米粒可诱导铁死亡致 LPO 累积，并通过 Fenton 反应产生 ·OH 以抑制肿瘤生长。有鉴于此，已有研究报道通过触发基于铁死亡的 CDT 用于癌症治疗[228–229]。

目前与单药治疗相比，这些基于 CDT 的肿瘤联合治疗策略可以通过不同的途径和机制产生显著的协同效应，从而提高肿瘤杀伤效率。由于肿瘤的复杂性和多样性，尽管已经证明以纳米材料为基础的新型化学动力学试剂可以有效地提高 CDT 的效率并减小毒副作用，但仅靠 CDT 仍不足以彻底根除肿瘤。因此，CDT 与其他模式的结合是必然的发展趋势。通过与其他治疗方式的结合，产生协同和相互促进作用，可使治疗效率大大提高。此外，将三种类型的治疗方法整合到一种纳米材料中的三模式疗法可能比双模式疗法产生更好的效果。如 CDT/PDT/ 免疫疗法、CDT/PTT/CT、CDT/PTT/CT 等的组合。与联合其他疗法相比，三模疗法可以通过更多的途径产生更好的治疗效果。但这并不是说治疗药物越多治疗效果更好，优点总是伴随着缺点。纳米复合材料的尺寸、稳定性和系统毒性也需要考虑。构建纳米平台的重点不一定是组合更多的治疗药物，而是提高药物的治疗效率。

四、小结与展望

传统的癌症治疗技术有很大的不良反应，容易导致耐药性的出现，使癌症治疗失败。因此，探索和开发更高效、更简单的癌症治疗方法具有非常重要的研究意义和临床价值。CDT 具有许多优点，如特异性高、选择性好以及不需要外部刺激，这使得其迅速发展成为癌症治疗中的理想治疗手段。然而，其固有的局限性和 TME 阻碍了其向临床的转化。纳米技术的快速发展促进了基于纳米材料的化学动力学试剂的研究，以期克服 CDT 的局限性。目前对 CDT 的研究主要集中在两个方面：开发新的化学动力学试剂和联合其他治疗方法。

基于纳米材料的化学动力学试剂在癌症治疗中的主要障碍仍然是纳米材料的长期生物安全性，必须考虑 CDT 纳米材料的安全性问题和生物效应。CDT 药物的生物相容性和生物安全性是影响其临床转化的主要因素。虽然初步结果显示在治疗过程中具有良好的生物相容性，但提高 CDT 制剂的长期生物安全性还需要更多的努力。基于上述考虑，未来的研究应充分考虑对其潜在临床转化起决定性作用的生物效应、生物降解性和生物安全性等关键问题。传统催化化学研究机制可能不适用于复杂的生理系统，对体内 CDT 过程的进一步了解可以优化 CDT 效率，克服 TME 中 H_2O_2 不足和酸度不足的问题。除了对 Fenton 反应肿瘤治疗的相关机制进行深入研究外，还需进一步探索其他非 Fenton 反应 ROS 生成机制。应增强 CDT 试剂的特异性，防止对正常细胞的潜在损伤，如溶酶体的低 pH 和 H_2O_2 存在可以促进 ·OH 的生成。因此，如何设计提高肿瘤靶向效率是所有 CDT 制剂面临的共同挑战。此外，引进先进的诊断方法，实现对 CDT 的实时监测和评价也迫在眉睫。虽然 CDT 联合治疗已显示出显著的治疗效果，但相关研究仍处于早期阶段，有许多重要问题有待解决。

对 CDT 纳米材料在不同生物医学领域的应用研究表明，这些纳米材料具有广阔的应用前景。因此，CDT 纳米材料有望更充分应用于生物医学领域。尽管这一新兴的基于 CDT 的联合癌症治疗面临一些挑战和问题，但科学和技术的进步会促进基于 CDT 的生物医学的临床转化。

（范　博　容　烁　田继华　翟少东　胡　楠　刘　琴
张　娟　邢　洋　刘　妍　金淑秀　段晓芳　亢叶芳）

数字课程学习

📖 参考文献　　💻 教学 PPT　　📝 复习题

第四章　诊疗一体化

第一节　概述

一、恶性肿瘤概述

癌症又称恶性肿瘤，是严重危害人类健康和生命的重大疾病之一。世界卫生组织国际癌症研究机构（IARC）最新发布的全球癌症数据显示，2020年中国新发癌症病例457万例，死亡病例300万例，新发病例和死亡人数双双跃居全球首位，中国已经成为名副其实的"癌症大国"，癌症正成为危害中国公共卫生安全的重要因素[1]。及时、高效、精准诊疗癌症，不仅关系到人民的生命健康和生活质量，也关系到经济和社会的可持续发展。

生物医学成像是诊断肿瘤的重要方法，目前医学成像诊断技术包括磁共振成像、正电子发射体层成像、超声成像、光学成像（如生物发光、荧光、近红外光学成像）和光声成像等。上述分子影像技术能够借助特异性分子探针和高灵敏度的影像设备，在活体组织、细胞及分子水平实现可视化，为肿瘤的早期诊断、治疗提供依据。然而单一的成像模式在检测的特异性、灵敏度等方面存在一定的局限性，某些疾病往往无法通过单一的成像手段得到准确可靠的诊断，这就对不同成像方式的融合提出了要求。将不同模态影像技术集成于一个纳米载体上，有利于最大程度发挥各成像手段的优势，弥补不足，实现诊断信息互补，从而获得肿瘤的性质、大小、位置及边界等更为详细的诊断信息，为肿瘤的诊断、治疗及效果评估带来更多的帮助。因此，将多种成像方式进行整合，构建多模态分子成像，能够弥补单一成像手段的固有缺陷，获得更全面的诊断信息，也为疾病的精准诊疗提供新的机遇。

常规的肿瘤治疗手段主要包括手术切除、化学药物治疗（化疗）和放射治疗（放疗）三种。手术过程难以确保彻底根除癌细胞，且癌细胞易发生转移，导致术后容易复发；化疗则是利用化学药物达到杀灭癌细胞的目的；放疗是用射线的电离辐射作用杀灭肿瘤。手术和放疗均是局部治疗手段，只能控制局部病灶的进展。而化疗药物会随着血液循环遍布全身的绝大部分器官和组织，因此化疗是全身治疗手段，不可避免地会伤害周围正常组织，不良反应大。此外，肿瘤细胞容易对化疗和放疗产生耐受。除了上述三种手段外，近年来靶向治疗、免疫治疗等新型抗肿瘤手段引起了人们的重点关注。但是靶向治疗只适用于有明确靶点的患者，药物进入体内会特异性与致癌位点相结合，使肿瘤细胞特异性死亡。靶向治疗需提前进行基因检测，具有一定的局限性，靶点基因一旦发生突变，便会产生耐药性；免疫治疗作为一种全身治疗手段，具有治疗范围广、不良反应轻、预后好等优势，对已经发生转移及标准疗法全部失败的晚期癌症患者依然具有良好的效果，也可治疗不同类型的癌症，使异病同治成为现实。同时，响应免疫治疗的患者有很大机会实现长期高质量存活。然而，免疫治疗不足之处在于会产生与内分泌系统、皮肤、消化道、心脏等多脏器相关的不良反应。

目前癌症的诊断与治疗过程往往相互独立，患者在使用治疗试剂前需使用造影剂进行病情诊断，两次给药所带来的不良反应叠加不仅会增加患者痛苦，还会造成医疗过程延长、贻误最佳治疗时机等后果。因此，针对癌症诊断和治疗的过程分离、诊疗效率低、重复用药风险大等问题开发新型的癌症诊疗模式，即诊断与治疗一体化具有重要意义，不仅可以实现多种生物成像技术与治疗手段的有机结合，还可联合多种治疗手段协同抗癌，在降低化疗药物毒性的同时，强化治疗效果。

二、肿瘤诊疗一体化

诊疗一体化（theranostics）一词，1998 年由 John Funkhouser 首次提出，其定义为"根据疾病状态干预治疗手段的能力"[2]。随着诊疗一体化的快速蓬勃发展，其定义也有了更充分的扩展。现在普遍认为，诊疗一体化是将疾病的诊断与治疗有机结合起来的新型生物医学技术[2, 3]。纳米技术在材料学及生物医学工程学中的迅速发展为肿瘤诊疗一体化带来了新的希望。利用纳米技术将临床上诊断和治疗两个分离的过程与功能整合于一个纳米载体，即构建诊疗一体化纳米平台，整合一种集药物靶向运输、活体示踪、药物治疗和预后监测等功能于一体的多功能纳米诊疗剂，实现实时精确诊断病情并同步进行治疗。纳米技术是一个涉及化学、物理、材料科学、生物学和医学的多学科研究领域[4]。与传统的诊断和治疗方法相比，纳米药物具有以下优势：①由于纳米颗粒的大比表面积特性，通过简单的装载和化学偶联，可以轻松集成多种显影剂或治疗剂，使其成为潜在的诊断和治疗多功能纳米平台。②通过特定的靶向部分以及尺寸、表面性质的物理化学修饰，纳米颗粒可以靶向疾病部位进行药物递送和成像，由于多价效应，与单分子相比，多个靶向分子可以大大增强靶向结合力和特异性。③适当的尺寸和表面修饰可以延长纳米颗粒的血液循环时间，减少调理作用和单核吞噬细胞系统的吸收[6]。

这些优势为多功能纳米探针作为新型诊断和治疗药物提供了坚实的基础。

近年来，研究人员开发了一系列能够实现癌症诊疗一体化的纳米药物，对利用多功能纳米材料同时实现成像和治疗进行了大量的研究。通常，在癌症治疗中研究的纳米材料可根据其作用分为两类，第一类是治疗性分子的载体，包括抗癌药物、光敏剂和治疗性寡核苷酸。负载的分子有破坏癌细胞的能力，而纳米材料被用作携带治疗分子进入的载体。第二类是具有内在治疗特性的治疗性纳米材料，如具有诱导热疗能力的氧化铁或金纳米颗粒。利用纳米材料作为成像剂或上述治疗剂的载体，即可组装后实现诊断与治疗的有机结合。

现阶段的研究中，已有多种利用纳米粒子作为载体实现成像和治疗过程的结合的报道，包括有机纳米载体（脂质载体、聚合物载体等）、无机纳米载体（金属纳米材料、硅基纳米材料、碳基材料等）及两者结合体，以及刺激响应性纳米载体。在纳米载体的选择上一般遵循以下原则：①纳米材料具有较高的载药率和控缓释特性；②材料的生物毒性较低，不会产生机体免疫反应；③具有较好的胶体稳定性和生理稳定性；④制备简单，容易规模化生产，成本低。

在后面两节内容中，将着重介绍这些多功能纳米载体材料及其在诊疗一体化体系构建过程中的优势。

第二节 诊疗一体化纳米体系的构建

诊疗一体化纳米体系（nanotheranostics）是将纳米技术应用到诊疗中，即利用纳米粒子构建纳米诊疗体系，实现诊断成像和治疗的结合。诊疗一体化体系构建过程中，通常利用纳米载体与成像剂、治疗剂之间的分子间相互作用，如 $\pi-\pi$ 相互作用、氢键和共价键等进行连接。依据纳米载体构成元素的不同，主要可分为有机纳米载体诊疗体系和无机纳米载体诊疗体系。

一、有机纳米载体诊疗体系

目前各种有机载体，如脂质载体、聚合物载体通过物理或化学修饰后已被用于成像和治疗。

（一）脂质载体

磷脂作为细胞膜的主要成分，由于其广泛的可获得性和良好的生物相容性，已经成为一类构建纳米药物平台过程中潜力巨大的候选物质。脂质纳米颗粒以囊泡和胶束的形式应用于药物递送系统中，已成功开发出许多应用于市场和临床试验的纳米药物产品[7]。

脂质体由天然或人工合成的磷脂和胆固醇等稳定成分组成，它们可以组装成大小从数十纳米到数百纳米不等的囊泡。基本上，脂质体可以通过脂膜的再水合和进一步的物理挤压或超声得到[8]，诊疗脂质体可以通过在制备过程中向原料中加入功能材料得到。对于脂质体来说，其水腔可以包裹亲水分子，而磷脂双分子层可以容纳疏水分子。因此，脂质体药物制剂已成功用于许多化疗药物，包括阿霉素（DOX）、紫杉醇、顺铂、伊立替康、米托蒽醌、BLP25 脂肽、安纳霉素、拓扑替康和长春瑞滨等。

脂质体能有效地保护功能成分不受外界环境的影响，延长体循环时间，增强其在肿瘤部位的蓄积[7]。除了脂质体，其他类型的脂质药物载体也已被开发用于治疗药物的递送，包括纳米乳液和固体脂质纳米颗粒[9]。例如，一种水包油纳米乳液封装的氧化铁纳米颗粒，经过 Cy7 近红外染料和糖皮质激素醋酸泼尼松龙戊酸酯修饰后，通过空间分辨率较高的磁共振成像和高灵敏度的荧光成像可以观察纳米颗粒的摄取和治疗效果[10]。研究表明，脂质药物结合物可以增强基于角鲨烯的抗癌前药的抗癌活性[11]。具有固体脂质核心基质的固体脂质纳米颗粒可以改善脂质体的物理稳定性，目前已被用于递送人类肺癌细胞siRNA 靶向的紫杉醇和 Bcl-2[12]。

细胞膜用作药物载体可以避免药物被免疫清除。Zhang 等人将红细胞空壳通过经典超声和挤压的方法制备得到了红细胞膜源性囊泡，然后将囊泡与聚乳酸羟基乙酸纳米颗粒融合[13]。这些脂质复合物纳米颗粒的消除半衰期（39.6 h）约为聚乙二醇包覆纳米颗粒半衰期（15.8 h）的 2 倍，并且在血液中存在超过 72 h。Liu 等人将红细胞附着在预先涂有光敏剂 Ce6 的氧化铁纳米颗粒上，然后再装载化疗药物 DOX[14]。这些类脂质体系通过成像引导的多模态治疗表现出了优异的协同治疗效果。

（二）聚合物载体

聚合物纳米颗粒，如聚合物–药物复合物、树状聚合物、胶束、聚合物小体和微气泡，被开发作为高效的药物递送体系。

聚合物药物复合物可增加流体动力学尺寸，阻止代谢清除，延长血液循环，改善药物在肿瘤部位的积累。到目前为止，已有十几种基于聚乙二醇和聚乳酸羟基乙酸的聚合物药物复合物被批准进入市场[15]。近年来，刺激响应型聚合物药物复合物被开发用于控制药物释放。整合多种治疗或成像剂以提高诊疗效果的工作也在不断进行中。例如，N-（2-羟丙基）甲基丙烯酰胺共聚物结合自猝灭 Cy5 和紫杉醇，通过酶降解激活荧光团，可实现实时活体原位监测[16]；基于荧光共振能量转移的诊疗大分子前药可通过腙键的裂解实时监测细胞内 DOX 的释放[17]。

树状聚合物作为一类高度分枝的大分子，具有内低密度和外高密度的特点，在诊疗纳米医学中得到了广泛的应用。与传统聚合物相比，树状聚合物是一种具有丰富官能团的对称型单分散纳米材料。树状分子松散的内核可以通过非共价封装诊疗剂，而致密的官能团可以通过共价键与各种分子结合。此外，许多功能性的键可用于刺激活性分子的反应释放，包括酯、腙、氨基甲酸酯、顺式乌头酰键以及二硫键等。到目前为止，有几种成熟的树状化合物可以用于癌症治疗，包括聚酰胺、2,2- 双（羟甲基）丙酸、聚丙烯亚胺、聚乙二醇、5- 氨基乙酰丙酸和三乙醇胺[18]。Shi 等人报道了一种多功能胺末端的聚酰胺树状聚合物，其包裹金纳米颗粒作为平台，与 α- 孕酚琥珀酸共价连接，用于癌症靶向的 CT 成像和治疗[19]。正如他们所证明的，α- 孕酚琥珀酸的共价偶联并不影响其治疗效果，相反，它显著提高了整个纳米颗粒的水溶性。

两亲性嵌段共聚物是构建纳米药物的良好基础。嵌段共聚物包含亲水性部分（如聚乙二醇和聚丙烯酸）和疏水性部分（如聚苯乙烯、聚丁烯和聚乳酸），在水介质中的疏水相互作用会诱导嵌段共聚物可控集聚。聚合物可以组装成各种不同的结构，包括不同大小和形状的胶束和囊泡，其化学组成、总相对分子质量和聚合物长度比例可以精确调控从而得到具有一定尺寸和形貌的纳米载体。Liu 等人开发了一种负载 DOX 和钆复合物的聚乙二醇 - 聚乳酸羟基乙酸囊泡用于体内磁共振成像和杀灭癌细胞[20]。Chen 等人将花青素染料和化疗药物或光敏剂包裹在聚合物胶束中，以实现荧光图像引导的协同抗癌效果，该胶束可进一步导致光照射下顺铂耐药 A549 细胞 MRP1 水平的下降，从而导致热化疗下耐药肿瘤的完全消融[21]。Rapoport 等制备了负载紫杉醇的嵌段共聚物胶束，然后将氧化铁纳米颗粒嵌入亲水部分，以实现诊断、靶向给药和控释[22]。此外，Chen 等人报道了一种具有高效药物负载的聚合物囊泡体系，该体系通过设计 pH/ 还原响应实现了高对比度荧光成像和增强热化疗[23]。

然而，自组装结构通常有一些局限性和缺点。首先，这些结构在临界胶束浓度以下会解体，这可以通过壳或核的交联来克服；其次，由于抗癌药物和显像剂的共封装需要更多的内核空间，这些纳米颗粒可能经常存在载药不足的问题。此外，显像剂和抗癌药物从胶束中释放的不匹配可能会导致诊疗效果不理想。

近年来，多肽因其良好的生物相容性和易于修饰而受到广泛关注。多肽通常包含一个重复的氨基酸短序列，它可以在精确控制相对分子质量和多分散性的情况下组装成胶束或囊泡。Chilkoti 等人利用弹性蛋白样多肽的自组装，构建刺激响应的纳米结构，并发现这种纳米结构可以在单剂量注射后导致几乎完全的肿瘤消退[24]。在另一个例子中，利用聚乙二醇二聚赖氨酸二亲亮氨酸两亲性三嵌段共聚物延长循环时间，提高了吲哚菁绿的量子产率和荧光稳定性[25]。此外，也有一些常用的多肽载体，包括丝样多肽、扩展重组多肽聚合物和丝弹性蛋白样多肽可用于诊疗[26]。在某些情况下，多肽末端可以用烷基进行修饰，以促进它们在水溶液中的自组装。Dube 等人展示了一种直径为 15 nm 的多肽胶束载体，由于多肽的 3 个螺旋结构，它具有约 29.5 h 的长血液循环[27]。Black 等人将合成的脂质与模型细胞毒性 T 细胞表位结合并产生圆柱形胶束，其能够在小鼠中诱导细胞毒性 T 细胞响应[28]。Yang 和他的同事报道了羟基喜树碱 – 多肽 – 聚乙二醇复合物及其自组装形成的丝状胶束[29]。

蛋白质纳米颗粒是药物传递的最佳候选，因为它具有可生物降解性、非抗原性和可进一步功能化等优势。Abranxane 是一种基于白蛋白的紫杉醇给药系统，它代表了基于蛋白质的纳米药物的成功应用，于 2005 年获得了 FDA 的批准[30]。Chen 等人利用牛血清白蛋白将氧化钆和光热敏剂整合到蛋白质纳米颗粒中，可实现磁共振、光声成像和荧光成像等多模态成像，同时具有高效的光热肿瘤消融效果[31]。

除了来自动物的蛋白质（酪蛋白、铁蛋白、胶原蛋白和明胶蛋白）或来自植物的蛋白质（麦胶蛋白、大豆蛋白），病毒纳米颗粒中的一些蛋白质也被用于构建单分散的纳米笼。这些蛋白质通常在病毒结构蛋白中占主导地位，可形成稳定、均匀的纳米颗粒，称为病毒样颗粒。病毒样颗粒在形态单分散性、功能化和治疗目的的活性靶向能力方面具有很大的优势。Zhao 等在大肠埃希菌中表达轮状病毒衣壳蛋白 VP6，并进行纯化和再生，构建了负载 DOX 的病毒样颗粒，该病毒样颗粒特异性靶向肝癌细胞株 HepG2[32]。Rhee 等人描述了噬菌体病毒样颗粒及其与金属卟啉衍生物同时修饰用于光动力治疗[33]。除此之外，豇豆绿斑病毒、豇豆花叶病毒、红三叶草坏死花叶病毒、烟草花叶病毒、芜菁黄花叶病毒、豇豆花叶病毒和犬细小病毒也可作为构建病毒样颗粒的来源。

二、无机纳米载体诊疗体系

除了上文中提到的脂质体及通过有机路线合成的多种聚合物外，纳米级（至少有一维尺寸 < 100 nm）的无机材料也是诊疗一体化体系中常用的载体。如金属、金属 / 非金属氧化物、金属盐等无机纳米材料，一方面纳米材料自身的孔结构能够实现对成像剂、治疗药物的物理束缚，另一方面利用纳米粒子与成像剂、治疗剂分子之间的分子间作用，如氢键、π-π 相互作用、共价结合等，同样能够达到担载诊疗剂的目的[34]。

相较于有机载体，无机纳米载体的优势在于其形貌、结构的充分可调节性。通过设计合成过程可以得到纳米球、纳米棒、中空纳米壳、纳米片等不同形貌结构的纳米材料，同时纳米结构暴露出的不同晶面、棱、边、角等表面位点的化学活性较高，有助于药物、成像剂的担载。部分无机纳米材料自身具有独特的电学、磁学和光学特性，赋予了其治疗或成像功能。此外，由于肿瘤组织内血管不连续，其内皮细胞间隙较大，而且缺少淋巴管致使淋巴液回流受阻，导致一定尺寸范围内的纳米粒子可以选择性地在肿瘤组织中富集且不被淋巴液回流带走，即实体瘤的"高渗透长滞留效应（EPR 效应）"。基于 EPR 效应引导的肿瘤组织内富集也是无机纳米材料作为载体的独特优势，有助于提升纳米体系在抗肿瘤过程中的被动靶向作用。因此，基于无机纳米材料的多功能性，能够将成像和治疗功能有效整合于一体，实现肿瘤的诊治一体化。

按照材料属性分类，无机纳米载体主要包括金属材料和非金属材料两大类。目前，常见的无机纳米材料载体主要包括以下几种类型：金属纳米材料、硅基纳米材料、碳基材料，其他二维材料如过渡金属氮化物、氮化硼（BN）和硫化物（WS_2、MoS_2）等。

（一）金属纳米载体

金属材料是指金属元素或以金属元素为主构成的具有金属特性的材料，包括纯金属、合金、金属间化合物等。在生物医学过程中，广泛使用的金属载体主要指金属和金属氧化物纳米材料。金属纳米材料作为诊疗剂的载体具有以下优势：

1. 利用合成过程可以对纳米材料的尺寸大小、形貌和表面物理化学性质进行有效的调控，并可根据不同需求支撑球形、角形、中空结构等不同形貌。

2. 在表面效应、量子尺寸效应、小尺寸效应及介电限域效应的影响下，金属纳米材料表现出许多宏观材料所不具备的性能。例如，部分金属纳米材料具有特殊的光学性质，对一些特殊波长的光有特殊的吸收作用。一些常见的贵金属在一定光波长下的激发下表现出等离子体共振增强效应，独特的光学和电学性质使金属纳米材料本身可作为治疗剂或显像剂，甚至两者都可以同时实现，因此在抗肿瘤治疗中具有潜在的应用价值。

3. 不同金属纳米材料性能各异，在多组分协同效应的驱动下，双金属纳米合金往往表现出优于单金属纳米材料的光学和化学性能，因此整合不同金属，构建多功能载体能够达到"1 + 1 > 2"的效果。

在单质态的金属纳米载体中，金纳米粒子（AuNPs）的研究最为深入，被认为是目前纳米医学中使用最广泛的金属纳米材料。由于其毒性低、生物相容性高、稳定性强等生物化学和药学方面的优势，球形金纳米粒子、金纳米棒、纳米壳载体在诊疗一体化平台构建中备受青睐。而对于金属氧化物载体，则以生物相容性良好的铁氧化物、锰氧化物居多。

作为成像剂、治疗剂的载体，金属纳米粒子的结构对载体的递送效率和有效性起着至关重要的作用。广泛使用的金属纳米载体中多为球形纳米粒子，已知球形颗粒的表面积与直径的平方成反比，当纳米粒子的颗粒直径减小到纳米级别时，其表面原子数、表面积、表面能都会迅速增加。由于纳米颗粒表面有许多不饱和位点，容易与其他原子相结合从而使其表面能降低。基于这一特点，球状金属纳米材料表面更易与成像剂、治疗剂等化学物质键合。此外，中空球形结构，即壳内具有空隙的纳米粒子，由于具有较大的比表面积和丰富的内部空间也是常见的金属纳米载体。这种空心纳米结构的制备方法具有一定的普适性，利用金属纳米粒子在模板表面的吸附作用，通过控制反应温度使金属离子转变为稳定的氧化物，刻蚀除去内核后，即可得到中空的球形金属氧化物粒子。在这些金属材料壳层表面负载不同类型的抗癌药物和成像剂即可实现诊疗一体化平台的构建。

作为诊疗剂载体的同时，金属纳米材料自身所表现出的光学、电学、热力学、磁学等性能，使其本身可作为抗肿瘤过程中的成像剂和治疗剂。根据金属纳米载体所具有的特性可大致将其分为磁性纳米材料、上转化纳米材料和光热转换纳米材料等。

磁性纳米材料可作为磁共振成像（MRI）中的成像对比剂，常见的磁性金属材料包括铁氧化物（Fe_3O_4）、锰氧化物（Mn_3O_4）、FeB 等，其中超顺磁性 Fe_3O_4 作为 MRI 成像剂，具有毒性低、体内循环时间长、稳定性好的优势；金纳米粒子的荧光猝灭、X 线吸收、表面增强拉曼散射等传感特性同样适用于多种单独诊断成像技术；而银纳米颗粒可用于表面增强拉曼光谱的成像。在此基础上，利用不同金属特性合成双金属纳米材料，能够实现多模态成像，弥补单一成像方式的不足。此外，在肿瘤治疗方面，特定的电子结构使金属纳米材料具有量子尺寸效应，表现出与块状或分子材料不同的独特的物理和化学性质。以金纳米颗粒为例，其吸收的光子大部分转化为热量，产生强烈的光热效应，这些光热效应能够以较低功率的照射产生较温和的高温，导致附近细胞和组织的消融，即光热治疗。而具有特定能带结构的无机半导体材料所表现出的光催化性能，能够催化产生强杀伤力的活性氧，起到光动力抗肿瘤的目的。磁性纳米粒子在强交变磁场下可产生大量热量从而杀死肿瘤细胞，在此基础上也发展出了新型的磁热疗法。因此，金属纳米材料作为载体同时自身兼具成像或治疗的潜在功能，能够显著提升诊疗一体化平台的构建效率。

然而，大多金属纳米颗粒采用热解或溶剂热的手段得到，因此其表面大多被一些有机配体、稳定剂占据，需要进行一定的改性处理来提升金属纳米材料的生物相容性。

（二）硅基纳米载体

近年来，基于硅基纳米材料的诊疗一体化纳米体系相继被开发并用于成像引导治疗。硅基纳米材料由于具有良好的形貌、用于药物负载的大型空腔和大的比表面积，已被证明是生物医学应用中的有效纳米载体。在众多纳米材料中，硅基纳米材料被公认为是一种良好的复合多功能纳米载体，其易于合成且具有丰富的表面基团，容易与其他纳米材料包括金属、半导体、金属氧化物等进行复合，也可以通过不同组装、修饰作用与化学分子共价偶联，携带不同种类的物质，因此能够整合肿瘤靶向、药物控释、多模态成像、联合治疗等若干诊疗手段于一体。

介孔（孔径 2~50 nm）和无定形结构的二氧化硅（SiO_2）纳米粒子在生物医学领域具有很大的吸引力，可通过控制有机硅烷前体（如原硅酸四乙酯）的水解和缩合，调节反应试剂的浓度，添加不同的表面活性剂或催化剂以及控制反应温度和时间来控制形态。考虑到纳米材料作为成像剂和治疗剂担载体的需求，通过控制合成过程或选用模板法制备得到中空状或介孔 SiO_2 材料是较为理想的选择。

介孔 SiO_2 纳米材料（MSN）是常见的抗肿瘤药物载体，比表面积较大使其具有优越的药物或显像剂装载效率。介孔 SiO_2 是利用有机分子（表面活性剂或两亲性嵌段聚合物）作为模板剂，与无机硅源进行界面反应，形成由 SiO_2 包裹的规则有序的组装体，通过煅烧或溶剂萃取法除去模板剂后，保留下 SiO_2 无机骨架，从而形成多孔纳米结构。这类纳米材料不仅具有可控的形貌和颗粒尺寸，而且可通过改变合成路线有效调控材料的孔结构、孔体积、比表面积等特征，从而更有利于靶向剂、治疗药物、成像剂的担载。

MSN 纳米粒子的多孔结构有助于担载多功能纳米材料，基于这类有序的介孔 SiO_2 纳米材料，研究者们设计构建了多种诊疗一体化平台。例如，将钌-多吡啶配合物（Ru）负载在单分散的 MSN 表面，利用 Ru 复合物的强自动荧光实现了亚细胞水平的肿瘤治疗[35]。通过溶胶-凝胶法制备得到中空 SiO_2 纳米颗粒，并在反相微乳液中将抗癌药物多柔比星（DOX）与光热剂结合到纳米颗粒表面，能够实现光热治疗与化疗联合治疗的目的[36]。SiO_2 纳米颗粒表面的硅醇键同样能够与周围的分子或纳米颗粒键合，从而有效促进药物的担载、递送。基于此，在硅基材料表面涂覆 PEG、脂质等所得的功能化硅烷材料能够进一步扩展硅基纳米材料在诊疗一体化体系中的应用。

虽然不同尺寸、形貌和结构组成的硅基纳米平台已经在多种疾病模型中显示出优越的治疗效果，但材料自身的生物降解问题严重阻碍了其进一步的临床应用。因此，设计和制备由生物可降解骨架组成的硅基纳米载体对提高体内生物安全性是非常重要的。

（三）碳基纳米载体

碳元素广泛存在于自然界中。碳纳米材料凭借其良好的光电性能（即近红外荧光、光致发光和独特的拉曼特征）以及优越的热导率和导电性，在纳米电子学、化学/生物分子传感、生物成像和纳米药物治疗等领域备受关注。碳基纳米载体主要包括富勒烯、碳纳米管（CNT）、石墨烯和碳量子点，近年来也出现了碳纳米角、纳米洋葱状碳基纳米载体[37]。

碳富勒烯（C_{60}）是单质碳的同素异形体，是一种由碳组成的中空结构。富勒烯与石墨结构类似，但石墨结构中只有六元环，而富勒烯中可能存在五元环。碳富勒烯可包封并转运大部分化疗药物，并较大程度地增强药效。然而，碳富勒烯的分散性较差，易团聚，功能化处理后碳富勒烯不仅分散性大幅提高也能够与其他生物分子耦合，使其成为递送药物和基因的有效纳米载体。

碳纳米管，可视为片状石墨烯围绕中心轴以一定角度卷曲形成的中空圆柱状结构，是一种管状的碳分子，管上碳原子均采取 sp^2 杂化形成了由六边形组成的蜂窝状结构。按照管子的层数不同，可分为单壁碳纳米管和多壁碳纳米管。碳纳米管（CNT）具有生物相容性较好，细胞毒性低的性质，相对于球形纳米粒子具有较大的内部体积，可负载更多的生物分子，外表面可通过化学改性获得更多新特性，可通过细胞内吞作用进入细胞膜，运输生物分子到靶细胞。作为载体的同时，单壁碳纳米管自身可以用于光声成像。

石墨烯是单原子厚度的石墨，由封闭的六边形碳网络构成，其中碳原子以 sp^2 杂化连接。石墨烯是典型的二维材料，这种独特的微观结构赋予了其优异的热学、力学、电学特性。氧化石墨烯（GO）由石墨化学氧化后得到，其表面及边缘上含有大量的含氧官能团，是石墨烯的重要衍生物。虽然引入含氧基团的氧化过程破坏了石墨烯的高度共轭结构，但是材料仍保持着特殊的表面性能与层状结构，因此石墨烯及其衍生物在纳米生物医学领域得到了广泛的研究。由于石墨烯及其衍生物尺寸在纳米级别具有大的比表面积，且表面含氧官能团的增多可使石墨烯化学性质更加活泼，进一步增加了材料的可操作性。此外，石墨烯及其衍生物表面的离域电子能够与一些含苯环的大分子通过 π-π 作用连接，因此石墨烯及其衍生物作为抗肿瘤过程中药物或成像剂的担载体在构建诊疗一体化体系过程中具有显著的优势。作为载体的同时，石墨烯及其衍生物在近红外区具有强吸收特性，可用于光热治疗。

碳量子点（CDs）又称碳点或者碳纳米点，通常指由 sp^2/sp^3 碳内核和外层含氧/氮官能团组成、尺寸在 10 nm 以下的单分散球状纳米，是一种碳基零维材料。CDs 具有优异的导热性、机械性、低成本、稳定性高及生物相容性良好等诸多优点。由于表面富集了羧基等官能团，利用非共价吸附、共价偶联能够实现碳点对药物的载运功能。此外，CDs 不但具有激发/发射可调的光致发光性，还有上转换发光、化学致发光等独特光学性能。光致发光性和较好的生物低毒性可用来替代半导体量子点和有机染料。相较于传统细胞标记物，其最大优势是多色发光，有利于研究人员根据不同的成像需要控制和选择激发和发射波长。随着研究的深入，CDs 在生物成像领域有着广阔的应用前景。由于 CDs 表面具有大量的 π 电子，能够将吸收的光子转变为热能，使局部温度升高，实现光热治疗，达到杀死肿瘤细胞的目的。由于碳基纳米材料疏水性较强，因此利用 π-π 相互的作用、共价键以及氢键等分子作用对其表面进行修饰十分必要。

（四）二维材料

在诊疗一体化平台的构建过程中，通常要求载体具有一定的孔结构来负载相应的成像剂和治疗剂。二维材料（2D materials）是平面结构的超薄纳米晶体，平面尺寸 > 100 nm，而厚度方向仅有单个或者多个原子层厚度。二维平面形貌使材料具有独特的物理化学性质，如高表面积、表面化学功能和固有光学特性。由于电子被限域在二维结构中，该材料表现出一定的电子特性，使其成为各种生物医学领域有前途的纳米平台应用。首先，层状2D纳米材料的比表面积显著高于其他材料，这种超大比表面积的2D纳米材料可通过共价或非共价作用有效装载各种功能分子，包括化疗药物、荧光探针和生物大分子。此外，2D材料表面缺陷位点丰富，一些功能性纳米颗粒包括Au、Fe_3O_4、无机量子点容易吸附在2D纳米材料表面，从而赋予2D材料额外的特性，如电化学性能、磁性功能和放射性，用于各种成像和诊断应用。纳米片状结构的二维纳米材料具有较大的表面积，因此，二维纳米材料载体往往表现出高的载药率，能够较好地满足纳米药物载体的需求。基于上述结构特征，二维纳米材料受到了广泛关注。早在2008年，以石墨烯及其衍生物为代表的二维材料在纳米医学领域的研究就已开展。

丰富的二维材料体系为各种纳米生物应用提供了丰富的选择，石墨烯、过渡金属硫化物、过渡金属碳化物/氮化物、氮化硼、黑磷纳米片、层状双氢氧化物等均在纳米医学领域得到了探索和发展[38]。

二维纳米材料是一种独特的纳米结构，主要具有以下优势：①由于电子主要分布在二维平面内，增进了材料的电子特性；②面内共价键结构使其机械强度、柔性良好；③二维材料具有极大的比表面积，这一点可显著提升其作为载体的担载量，也有利于成像剂或治疗剂的充分暴露；④表面原子的充分暴露，提供了进行表面修饰/功能化、连接有机分子、蛋白质的条件。

二维纳米材料能够通过共价键和非共价键作用与化疗药物、荧光探针及其他生物大分子键合，具有特殊功能的纳米粒子同样可以吸附在二维材料表面，如固有光学特性的金纳米颗粒、量子点，具有磁性的Fe_3O_4纳米粒子，从而将二维纳米材料与其他功能纳米粒子整合，二维材料不再作为单一的纳米载体，而是兼具光电学、磁学、放射特性的纳米平台。利用二维材料独特的表面化学结构，使其作为肿瘤多模态成像的纳米探针并高效地用于医学成像和诊断过程，在诊疗一体化体系构建过程中具有巨大的潜力。

对二维材料多样化的特性需求也极大地促进了二维纳米材料制备方法的研究。目前，较为固定的合成方法主要包括水热/溶剂热、化学气相沉积、液相剥离、机械剥离等。这些方法从根本思路上可以归为两大类——自上而下和自下而上。自上而下合成法也就是常说的剥离法。机械剥离过程中不涉及化学反应，因此并不存在引入杂质的问题，但剥离法得到的纳米材料通常产量较低。而水热/溶剂热、化学气相沉积（CVD）都属于自下而上的合成方法，通过控制原材料比例、温度等实验参数能够有效调控二维材料的组成、形貌、尺寸和厚度。

二维过渡金属硫化物（TMDs）作为一种新兴的二维材料，其化学通式为MX_2，M代表过渡金属原子，X代表硫族原子，如二硒化钼（$MoSe_2$）、二硫化钼（MoS_2）。TMDs同样具有层状结构，层间通过范德华力连接。每一个TMD单层由三原子层组成，其中，过渡金属层在两个硫族原子层之间，类似于三明治结构，如常见的MoS_2纳米片[39]。层状结构赋予了TMDs纳米材料作为诊疗剂和成像剂载体的能力。这类材料具有独特的光电性能，可广泛用于能量转换和收集过程。TMDs材料在生物医学中的应用与材料的强近红外吸收能力密不可分，如MoS_2纳米片具有显著的体外肿瘤细胞的光热消融效果。另外，TMDs材料也具有强的X射线衰减能力，因此TMDs不仅为成像提供了理想的空间分辨率和穿透深度，在多模态成像方面也展现出较大的应用前景。

过渡金属碳化物和氮化物（MXene）是一类新型的多功能二维纳米材料，材料具有过渡金属碳化物和碳氮化物等化合物的多重性质，如碳化铌（Nb_2C）、碳化钛（Ti_3C_2）。MXene 基二维材料具有大的比表面积和耐酸稳定性，其表面存在大量悬挂键，容易与一些羟基或其他含氧物种键合，有利于材料用于抗肿瘤药物和成像剂的担载。此外，MXene 材料在近红外范围内具有优异的吸收性能，可用于活体光声成像（PA）和光热治疗（PTT）。

六方氮化硼（h-BN）由相等数量的硼和氮原子组成，呈典型的二维层状结构。在每一层中，硼和氮原子通过共价键键合，层与层间通过范德瓦尔斯力堆垛形成。h-BN 与石墨烯表现出了接近的晶格常数和间距，因此又被称为"白色石墨烯"。与碳基材料相比，氮化硼具有更好的耐高温性、更高的抗氧化性和更强的抗化学腐蚀性等优异的物理化学性能，且其生物相容性良好。与其他二维纳米材料类似，利用二维材料超薄结构同时大比表面积的特性，BN 纳米片也可以作为纳米载体输送化疗药物和生物分子。此外，氮化硼表面丰富的边缘 B 位点本身具有一定的抗肿瘤性能，而且材料所含的核素 ^{10}B 本身具有较强的中子俘获能力，可作为 ^{10}B 药剂在新型硼中子俘获技术中实现细胞层级的精准抗肿瘤[40, 41]。因此，BN 纳米材料不仅是高效的药物载体，其本身也是治疗剂，在构筑诊疗一体化体系中表现出巨大的潜力。

黑色磷纳米片（BP）是另一类的二维层状材料，层间同样通过范德华力连接。单层黑磷纳米片中的磷原子与其他三个原子相连。在四个磷原子中，三个原子在同一平面内，第四个原子在相邻的平行层中。二维平面结构赋予了材料相对较大的比表面积，便于在层状结构的表面装载各种治疗剂（如化疗药物和生物大分子）和成像剂。BP 纳米片是一种非金属半导体，其特殊的能带结构在近红外光激发下能够产生单线态氧（$^1O_2$），因此 BP 也可以被开发为 PDT 辅助光敏剂。与 GO 和 TMDs 相比，BP 在含水、含氧、近红外激光照射环境中均不稳定，固有的可降解性使 BP 纳米片具有广阔的生物医学应用前景。

层状双氢氧化物（LDHs）也称为水滑石类化合物，是一种具有正电荷层的二维层状材料，具有以下通式：$\left[M_{1-x}^{2+}M_x^{3+}(OH)_2 \right]^{x+}\left[A_{x/n} \right]^{n-} \cdot mH_2O$，其中 M^{2+} 和 M^{3+} 分别代表二价和三价金属离子，A^{n-} 代表层间阴离子。在 LDHs 的典型结构中，金属阳离子占据顶点八面体的中心，并包含氢氧根离子，它们互相连接组成二维层状结构。由于电荷密度较高，其能够有效结合阴离子药物分子、遗传物质和抗体，在药物递送过程中受到了广泛关注。除了装载小分子和抗癌药物，LDHs 也可装载用于基因治疗的 siRNA 以及肿瘤免疫治疗佐剂。此外，LDHs 能够键合具有荧光性质的磁性稀土元素和磁性材料，如 Mn-Fe LDH、Gd-LDH 纳米材料，进一步拓展了其在肿瘤成像方面的应用。

为了提高二维材料在生理环境中的稳定性和生物相容性，研究者们基于共价修饰和非共价修饰思路采用了多种策略来对其进行改性处理。对于共价修饰，二维材料与功能化分子之间形成的共价键能够增强材料的稳定性。例如，利用聚乙二醇（PEG）或胺改性葡聚糖与氧化石墨烯表面的羧基官能团形成大共轭结构，达到氨基改性的目的，从而显著提升该碳材料在各种生理溶液中的稳定性。而非共价键改性策略主要是利用氢键、π-π 堆积、电子相互作用，通过两亲的 PEG 分子在二维材料表面枝接聚乙烯吡咯烷酮、聚乙烯亚胺等聚合物提高材料在生理环境中的分散性。

除上述有机、无机纳米材料外，纳米多孔的有机-无机杂化材料同样是生物医学领域备受关注的药物载体。金属有机框架（MOFs）是一类多孔配位聚合物，以无机金属（如过渡金属和镧系金属）离子/团簇为节点，以有机配体（如羧酸盐、卟啉、咪唑酸盐和酚酸酯）作为连接分子，形成了扩展的一维／二维／三维 MOFs 网络结构。MOFs 自身具有诸多优势，例如：

1. 具有高的比表面积和孔隙率。

2. 易于通过表面吸附、共价结合、螯合作用，利用一些无机团簇、有机配体对 MOF 材料的物理（如孔径、形状）和化学性质进行改性。此外，表面性质会极大地影响它在生物系统中的行为，因此对 MOFs 的表面改性处理为其在生物医学方面的应用提供了更多可能。

3. 中等强度的配位键，使 MOFs 可生物降解。

当 MOFs 纳米粒子的尺寸缩小到纳米级时，即可用于化疗、光热治疗或光动力等抗肿瘤过程的药物递送载体。药物可以通过原位封装或合成后修饰的策略负载到 MOFs 中，该策略不仅能够克服药物过早释放的问题，也能够避免递送过程中药物分子结构的破坏。此外，通过在 MOFs 配体侧端引入刺激响应基团，有利于构筑高效的可控 MOFs 药物释放体系。

三、刺激响应型纳米材料诊疗体系

在过去的几十年里，各种具有不同生物学功能的纳米颗粒通过控制其大小、形状、组成和表面功能化等物理化学性质，被开发用于癌症成像、诊断和治疗。其中，纳米粒子对外界刺激（如光辐照、磁场、超声波、电场）或内部生物环境变化（如 pH、酶、氧化还原电位的差异和氧化应激）的响应在药物输送、癌症诊断、组织工程以及其他生物医学中的应用已经受到越来越多的关注。与小分子药物相比，这些刺激响应型纳米粒子作为药物载体有诸多优势，包括更大的负载能力、对有效载荷的保护性以避免不必要的降解、提高药物在目标组织中的吸收、多种药物负载以及药物的可控释放。此外，这些纳米粒子作为多功能的传感器，可以将刺激的形式转换成另一个物理量。例如，通过使用适当设计的金属或磁性纳米粒子，磁场或光照可以将这种能量源转化为热量。

物理化学性质，如水合直径、形状、组成、亲水性／亲脂性和表面特性，是刺激响应型纳米粒子设计的关键因素。通过高效设计以提高材料的传输效率，最终能够对诊断和治疗产生影响。此外，用于靶向治疗的纳米材料不仅要适合于活体，而且要能够在特定的生物刺激下与治疗药物相互作用或释放治疗药物。研究人员需综合考虑并对相应部分做出最佳选择，如触发、成像、靶向和治疗部分，以增强诊疗纳米粒子的靶向性及疗效。

（一）内部刺激响应纳米体系（化学和生物触发）

化学和生物／生理特性的变化对癌症诊断以及设计刺激响应纳米材料影响显著。肿瘤微环境，如 pH 梯度、肿瘤相关的酶、氧化还原电位差和缺氧条件等可以用于控制纳米粒子的触发。因此，以下就几个代表性变化及相应的治疗过程对内部刺激响应纳米体系进行讨论。

1. pH 梯度

在许多用于构建环境响应纳米系统的内部刺激中，pH 梯度一直是一个普遍的选择，特别是实体肿瘤组织与循环血液（pH≈7.4）相比的微酸性细胞外环境（pH≈6.8）或癌细胞的细胞内环境（如核内体和溶酶体 pH = 5.5 ~ 6.0）[42]。这是由于肿瘤细胞在快速生长过程中葡萄糖摄取水平较高，而氧化磷酸化效率较低造成了乳酸的积累。这种高乳酸产量的现象也被称为 Warburg 效应。此外，血供和淋巴供应的减少也增加了肿瘤组织的酸性。在这种情况下，研究人员利用了肿瘤微环境偏酸性的特征，即 pH 在 6.5 ~ 7.2，构建了 pH 响应体系靶向肿瘤组织。在低 pH 环境中，材料的性质发生明显变化并释放负载物。例如，研究人员发现对于肾可清除的纳米载体（H–Dots），可以通过主客体与 β– 环糊精相互作用传递抗癌药物伊马替尼，并在酸性肿瘤微环境中将伊马替尼释放到胃肠道间质瘤[43]。由于 H–Dots 能够以最小或较低的背景吸收有效地将药物递送到目标，它们成功地被用于监测药物递送、靶向性、药代动力学，以及在携带胃肠道间质瘤的异种移植小鼠和基因工程肿瘤模型中的治疗中。更重要的是，负载伊马替尼的 H–Dots 表现出较低的免疫系统吸收，进一步提高了肿瘤的选择性。

在 pH 不同的环境中具有不同构象的分子（pH 依赖性造成的疏水、亲水性转变）已被用于酸性肿瘤环境中的刺激响应治疗。Park 等人利用主链与光敏剂 Ce6 和 3– 二乙基氨基丙基异硫氰酸酯（pKb≈6.8）偶联的乙二醇壳聚糖用于肿瘤治疗。壳聚糖聚合物在肿瘤部位的构象由中性 pH 下的卷曲结构转变为舒展的形状，并释放自猝灭的 Ce6 基团以恢复光活性[44]。

此外，与 pH 敏感连接物（如联氨、缩醛和邻位酯）结合的药物已广泛应用于刺激响应型给药领域。相对于中性生理环境，这些 pH 敏感的纳米粒子在酸性环境中发生水解的速度更快。Zhao 等人使用了一种通过席夫碱与聚乙二醇连接的聚乙烯亚胺，在酸性环境下，聚乙二醇基团被切断，导致药物（多西他赛和吲哚美辛）的释放[45]。

2. 酶反应

酶本身是一个有效的诊断靶标，当某个酶的活性可与特定的组织关联或酶在组织的某个部位中有较高的浓度时，即可利用酶诱导裂解构建生物响应体系。通常肿瘤细胞内多种酶处于过表达状态，如基质金属蛋白酶、组织蛋白酶 B 和透明质酸酶等，这些酶通常被用作靶标。Jang 和 Choi 通过蛋白酶可裂解链接剂将光敏剂偶联到金纳米棒上[46]，由于纳米粒子的激发能转移到了邻近的金纳米棒上，其光活性被显著抑制，一旦链接剂被基质金属蛋白酶 –2 裂解，光敏剂会从金纳米棒表面释放出来，它们的荧光和光毒性恢复。结果表明，该探针对基质金属蛋白酶 –2（阳性和阴性细胞株）均有一定的抑制作用。Choi 等人还设计了酶激活的氧化石墨烯 – 光敏剂复合物，其中 Ce6 共轭的透明质酸可通过物理作用吸附在氧化石墨烯表面作为能量淬灭剂[47]。这种复合物在癌细胞内荧光较强并表现出一定的光毒性，透明质酸酶对透明质酸的分解有助于从氧化石墨烯表面释放透明质酸 –Ce6 组分。

3. 氧化还原电位差

因缺氧和还原性生物分子（包括还原性酶和谷胱甘肽）生产过剩造成了氧化还原电位的变化也是肿瘤微环境的主要特征之一。基于这一特性，研究者利用了还原可裂解键，如二硫键和二硒化物键，以获得氧化还原敏感性。与细胞外微环境（2 ~ 10 μM）和正常组织相比，瘤内区域具有较高的谷胱甘肽浓度（2 ~ 10 mM），而细胞外微环境（2 ~ 10 μM）和正常组织已被用作实现氧化还原反应药物递送的内部触发器。含有治疗分子的纳米颗粒可以通过共轭设计，也可以通过选择性反应化学键或分子间物理相互作用来嵌入。Choi 等人设计了纳米尺寸的氧化石墨烯，通过氧化还原反应的可切割二硫键与光敏剂偶联[48]。氧化石墨烯 –Ce6 偶联物在光照射下并无荧光特性和光毒性，仅在癌细胞内恢复荧光并产生单线态，其中谷胱甘肽可以激活光敏剂。该方法可用于选择性荧光成像和光动力治疗。另一个例子是尺寸为 7.5 nm 氧化铁纳米颗粒通过氧化还原反应型二硫键与肿瘤靶向肽氯毒素结合[49]。将壳聚糖 – 聚乙二醇共聚物包覆在纳米颗粒表面并用 O^6– 苄基鸟嘌呤官能团化。在肿瘤细胞内的还原性条件下，纳米颗粒通过二硫键切割释放出治疗性的 O^6– 苄基鸟嘌呤，阻断了 DNA 修复蛋白，增强替莫唑胺的体内外细胞毒性。该策略可以克服 DNA 修复蛋白上调引起的耐药性，提高替莫唑胺化疗对多形性胶质母细胞瘤的治疗效果。

4. 活性氧物种的生成

活性氧（ROS）的富集是肿瘤微环境的另一个特征。肿瘤组织增殖速度较快，造成代谢异常，导致细胞内过氧化氢和自由基等 ROS 物种的浓度显著升高。ROS 水平的升高不仅可以作为包括癌症和炎症在内的疾病诊断和预后的生物标志物，而且可以作为刺激响应传递的触发器。近年来，研究人员开发了多种具有 ROS 响应的智能纳米颗粒，用于 ROS 触发的药物释放和成像。它们大多基于 ROS 诱导的溶解开关或 ROS 诱导的降解。例如，Jeong 等人开发了一种基于硫酸软骨素（CS）– 花青素（ATC）的纳米复合物作为高效 ROS 清除材料，并将 DOX 负载在纳米复合物中[50]。当负载 DOX 的 CS–ATC 纳米复合物与 H_2O_2 反应时，ATC 被分解为 2,4,6– 三羟基苯甲醛和原儿茶酸两种亲水产物，诱导富含 ROS 的肿瘤区域内的纳米复合物释放 DOX。在另一个例子中，Ce6– 透明质酸的聚合物纳米颗粒表现出过氧亚硝酸盐介导的聚合物主链降解，纳米颗粒中光敏剂得到释放，随后开启了其荧光和光毒性，从而实现 ROS 介导的选择性荧光成像和光动力疗法活化巨噬细胞[51]。

5. 三磷酸腺苷响应纳米体系

近几年来，三磷酸腺苷（ATP）被认为是一种新的癌症特异性控释药物的触发器。细胞外 ATP 浓度（< 0.4 mM）明显低于细胞内 ATP 浓度（1 ~ 10 mM），癌细胞内 ATP 水平明显高于正常细胞，这是由于癌细胞内糖酵解增多所致[52]。这些特性使 ATP 成为选择性癌症成像和治疗的潜在内部刺激。例如，Mo 等人开发了用 ATP 结合适配体功能化的负载 DOX 的聚合物纳米载体，在富含 ATP 的肿瘤环境中，由于适配体结构向三级适配体结构的构象变化，插入适配体的 DOX 可以选择性地从纳米颗粒中释放出来[53]。与非 ATP 响应的纳米载体相比，这种 ATP 响应纳米载体的细胞毒性增加了 3.6 倍，对肿瘤生长的抑制作用显著增强。尽管目前已经报道了一些例子，但各种 ATP 响应纳米体系的设计还需要进一步发展。与其他类型的内部刺激响应体系相比，ATP 响应纳米体系目前需要使用相对昂贵和较大的适配体（约 30 个碱基）作为基本单元来获得 ATP 响应特性。因此，要想实现从实验室到临床的转化，需要克服这一挑战，开发一种更简单的设计，使 ATP 响应纳米体系的化学效应放大同时兼具成本考虑。

（二）外部刺激响应纳米体系（物理触发）

由于生物和生理等因素会影响多功能纳米颗粒在体内的治疗效果，研究人员始终致力于利用外部刺激增强药物递送和治疗效果。外部刺激手段包括光照、磁场、超声和电场等，本节介绍了一些具有代表性的外部刺激反应纳米体系及其在活体中的治疗效果。

1. 光照

光是电磁波的一种，其范围从紫外到红外光谱（波长从 10 nm 到 1 mm）。这个范围内的光与 γ（伽马）射线和 X 射线的发射或电离方式不同。由于其强度比用于外科手术的激光低得多，在手术过程中不会造成热损伤。内源性组织在近红外窗口区（650 ~ 1 700 nm）的光子散射、光吸收和自荧光均低于紫外光和可见光。因此，荧光光源在近红外窗口内适用于活体应用。光敏纳米颗粒结合近红外荧光特性可表现出独特的光学性质。在本节中，将讨论光照引发的产热、药物释放和 ROS 产生在肿瘤诊断和治疗中的作用。

2. 光诱导的药物释放

由于代谢率升高，肿瘤组织内温度通常比正常组织高 $1 \sim 2℃$，利用这一内源性温度变化特性可构建热敏给药系统。然而，由于人体内不同部位在不同时期的循环过程中存在较大的温度变化，利用肿瘤温度差异似乎不是一个可行的策略。相较而言，利用外部能量诱导肿瘤与正常组织之间较大的温度梯度更有利于肿瘤特异性药物的传递和治疗，同时可以避免正常组织中非必要的药物释放。

研究者利用纳米载体，如中空纳米壳、金属纳米笼和介孔二氧化硅，深入研究了一系列有效的药物传递策略。其中，等离子体贵金属纳米粒子作为光敏纳米材料已被广泛应用于药物传递和光热诱导药物释放。与块状材料不同，纳米颗粒的高比表面积增加了纳米材料的药物有效载荷。此外，适当设计的载体可以增加药物的溶解度、稳定性和表观相对分子质量，从而安全地延长药物在循环中的存在。对于光刺激下的药物释放，金属纳米颗粒通常与其他功能材料如介孔二氧化硅或热敏聚合物结合。例如，Yang 等人证明了近红外光敏金纳米颗粒与介孔二氧化硅骨架结合在一起时，介孔二氧化硅包覆的金纳米颗粒表面被适配体 DNA 功能化。在近红外光照射下，金纳米颗粒的光热效应导致局部温度升高，致连接 DNA 双链的脱杂化，锚定 g- 四链 DNA 覆盖了介孔二氧化硅表面的孔，使药物在二氧化硅孔内释放[54]。在另一项研究中，利用热敏聚合物修饰了光敏金纳米笼[55]。金纳米笼具有较大的中空内部空间和多孔壁，有利于药物的有效装载和释放，同时预载药物可通过近红外激光光热诱导聚合物的收缩得到释放。

3. 光热治疗

热疗是一种与手术、化疗、放疗和生物治疗等手段同时在临床实践中得到发展的癌症治疗模式。射频、超声和微波均可以作为热诱导刺激相对较大的肿瘤肿块。然而，这些刺激的主要障碍是：①肿瘤对能量吸收的特异性较差，导致对周围正常组织的不必要的损伤；②由于肿瘤部位热诱导不足，使肿瘤组织内热分布不均匀，在热疗后部分肿瘤可能完好无损。

近年来，等离子体金属纳米颗粒的光热治疗得到了广泛的探索。等离子体金属纳米颗粒表面有很强的电场，因此电磁辐射的吸收和散射有机会作为接受外部光线的"天线"，大大提高癌症消融的特异性，同时产生的热量可局限于具有高空间分辨率的肿瘤组织内，达到治疗效果。纳米壳、笼和棒状等离子体纳米晶体在光热治疗方面得到了广泛应用[56, 57]。例如，抗表皮生长因子受体（EGFR）单克隆抗体与金纳米颗粒偶联，用于癌细胞诊断和选择性光热治疗。抗 EGFR 抗体偶联的纳米棒能够特异性地与癌细胞的细胞质膜表面过表达的 EGFR 结合。随后，在暗视野显微镜下，癌细胞清晰可见，与正常细胞形成了对比。在 800 nm 的激光照射下，光热能量转换可实现对癌细胞的杀伤[58]。此外，Bhatia 等报道了聚乙二醇保护的金纳米颗粒具有优异的光谱带宽、光热转换能力和血液循环时间[59, 60]。单次静脉注射聚乙二醇化的金纳米颗粒能够破坏小鼠体内所有受辐射的人类异种移植肿瘤。同时对纳米颗粒进行拉曼标记，为多路拉曼检测和遥控光热加热提供了一个集成的平台。

4. 光动力疗法

光动力疗法包括使用肿瘤局部光敏剂，将吸收光子获得的能量转移到周围的氧分子上，生成了活性很强的单线态氧。与光诱导药物释放类似，研究人员使用纳米颗粒传递疏水性光敏剂，并通过外部光照射激活它们。例如，光敏剂负载的等离子体金纳米颗粒可作为高效的癌症成像和治疗纳米平台[61]。将 Ce6 光敏剂封装到金纳米颗粒内，近红外激光照射后，由于其在近红外范围内具有较强的吸光度，可将封装的分子释放到组织中。此外，Ce6 负载的金纳米颗粒具有多种功能，包括近红外荧光 / 热 / 光声三模态成像以及光热 / 光动力的协同治疗效应等。此外，热疗不仅可以提高肿瘤温度，用于杀灭癌细胞，也可以使细胞对其他治疗方式如化疗和光动力疗法等的敏感性提高。Tian 等人开发了一种负载在聚乙二醇功能化氧化石墨烯复合物表面的光敏剂分子 Ce6[62]。Ce6-GO 复合物除了能产生热量外，还能产生具有细胞毒性的单线态氧。这种局部加热促进了在光激发下 Ce6 分子向目标癌细胞的传递，提高了光动力杀死癌细胞的效果。

5. 磁场

磁场具有良好的组织穿透力，在 400 kHz 下可达 15 cm，在临床上被广泛用于医学成像。磁性纳米颗粒是一类多功能纳米材料，具有应用于热疗、药物和基因传递以及癌细胞成像的潜力。这些纳米颗粒可以将诊断和治疗整合到一个系统中。具有适当涂层外壳的磁芯是磁性纳米颗粒的基本部件，根据磁场的强度和状态，会对磁性纳米颗粒产生热效应 / 机械效应。此外，治疗药物通常装载在外壳和靶向部分，光学染料可以添加到其表面。这些纳米颗粒会在外部磁场的作用下，在一个方向上自旋形成一个大的总磁矩。当施加交变磁场时，磁颗粒中会发生磁化逆转过程，从而释放热量。热效应随着场的频率和振幅的增加而增加。热量一方面可作为热疗的来源，另一方面可实现热敏药物的释放。例如，在外部磁场作用下，交换耦合磁性纳米颗粒对荷瘤小鼠产生了良好的抗肿瘤治疗效果[63]。多功能化的磁性铁纳米颗粒可增强乳腺癌异种移植的治疗效果[64]。在一些临床研究中，磁场引导下的热疗也显示出良好的效果，例如，复发性胶质母细胞瘤患者在接受磁性纳米颗粒引导下的热疗法后，与传统疗法相比，总生存期更长[65]。

6. 超声

超声通常用于临床诊断成像，也可作为药物输送和治疗的外部刺激来源，其组织渗透深度可通过调节暴露频率、周期和持续时间来调节。超声可以以毫米精度对所需部位进行时空控制，从而防止健康组织的损伤。超声在体内组织中传播时，会产生简单的压力、声流体流动、空化、局部热疗等物理效应的变化，这些都可以作为超声介导药物释放的外部刺激源。空化、热疗和声流体流动是超声实现纳米载体药物释放的三大机制。空化包括气泡的快速增长和坍缩（惯性空化）或气泡的持续振荡运动（稳定空化）。这两种类型的空化都会在组织中引起强烈的物理、化学和生物效应，它们是一种涉及气体空洞的成核、生长和振荡的现象。纳米颗粒位移和流体电流，即由超声场的力引起的声流，有助于药物的混合和输送。其与细胞和组织相互作用的多样性是超声在医学治疗中多功能性的关键。超声可使细胞膜更具渗透性，促进药物通过皮肤和血脑屏障等屏障。最常见的超声敏感纳米载体是脂质体和脂质纳米泡，它们封装了空气或全氟烃[66]。与其他途径相比，超声波尤其有利于基因或蛋白质的传递，因为它能在细胞膜上形成孔，增加细胞膜的通透性，并可绕过降解性内吞途径直接进入细胞质[67]。

7. 电场

电场能够通过导电聚合物材料或可植入的电子传递装置来触发分子的释放。通过将纳米工程的概念应用到结构中，实现了具有更高反应性和药物负载的新型电响应给药系统。在一定的电压或电流作用下，能引起宿主或客体分子的氧化还原反应或电离。电子的得失可以改变主客体相互作用体系，导致键断裂或粒子变形从而实现药物释放。含有大量可电离基团的聚电解质通过聚合物的变形对电刺激产生反应。例如，Ying 等人开发了电响应水凝胶纳米颗粒，利用聚电解质聚（4- 乙烯基苯磺酸钠）作为响应材料，在电场下促进抗癫痫药物的释放。体内和体外实验结果均表明，这种水凝胶在癫痫治疗方面具有潜在的应用价值[68]。

8. 电离辐射

电离辐射（伽马射线和 X 射线）作为一种外部触发手段，具有高组织穿透性和临床实用性等优点。金属纳米颗粒（如金纳米颗粒），可增强对癌细胞的放射治疗（放射增敏），并减少对周围正常组织的不良反应。例如，与仅用电离辐射处理的细胞相比，功能性金纳米颗粒在电离辐射处理下可显著增强癌细胞的凋亡和坏死[69]。Heinfeld 等人分别评估了金纳米颗粒与 X 线对荷瘤动物生存率的影响，实验结果显示，与仅接受照射的对照组相比[70]，金纳米颗粒与 X 线的结合适用于化疗药物的受控释放。DOX 被共轭到 DNA 链和金纳米颗粒的复合物上，X 线照射通过破坏 DNA 链诱导 DOX 的释放[71]，金纳米颗粒可以用于 CT 成像。

第三节　小结与展望

纳米材料的诊疗一体化作为一项新兴技术，在提高癌症的治疗效果和减小不良反应等方面具有显著优势。传统纳米材料虽然具有高渗透、长滞留效应（EPR 效应）、长血浆半衰期、缓控释放和智能响应等小分子药物难以比拟的优势，但还存在许多尚未解决的问题。

纳米材料受制于化学结构不确定、配方复杂、代谢相对困难、生产质控成本高和毒理、药代动力学难以定量测定等因素，在体内将药物导向目标器官、组织或细胞时，靶向效率非常低，极少能够实现临床转化。因此，设计出同时具备明确化学结构、EPR 效应、长血浆半衰期和智能响应等特点的新型纳米药物，提高材料在肿瘤部位的特异性摄取，避免纳米材料的非特异性积累及降低材料对脏器的毒性，推进纳米技术在癌症及其他疾病的诊断和治疗中的应用显得尤为重要。

纳米药物可通过高渗透、长滞留效应（EPR）在肿瘤部位富集，为肿瘤治疗提供了新的方向，推动了各个研究领域的迅猛发展。通过将诊断和治疗结合在同一纳米平台上，实现了对纳米药物治疗过程的实时监测以及治疗效果的反馈，在癌症的早期检测、诊断和治疗中表现出一定优势。

纳米诊断剂和治疗剂经过外部刺激（如光、热和声等）可产生检测信号，使可控治疗成为可能。而光刺激由于具有高时空精度、易于操作和高特异性，其使用最为广泛。相较于近红外一区（NIR-Ⅰ，700 ~ 1 000 nm），光在近红外二区（NIR-Ⅱ，1 000 ~ 1 700 nm）具有更深的穿透深度和更高的空间分辨率，对生物组织光损伤更低的优势，在癌症纳米诊疗领域中逐渐兴起。因此，近红外二区的纳米诊疗一体化在癌症诊疗领域具有良好的应用前景，有望实现深度肿瘤治疗。

然而，在纳米诊疗一体化的应用中，单一的成像模式往往难以实现全面、准确的肿瘤诊断，且由于肿瘤的异质性，可能导致诊断结果出现偏差或者假阳性。因此基于多模式成像技术逐渐被引入纳米诊疗一体化，如：荧光、光声、磁共振成像等，可提供肿瘤在位置、尺寸、形状方面丰富的信息，旨在利用不同诊断模式提供互补的诊断信息，增加诊断的准确度与灵敏度，从而可以指导有效治疗。

　　肿瘤诊疗与纳米药物相结合，有望从本质上改变癌症的临床治疗水平。随着纳米技术的发展，实现肿瘤诊疗一体化的纳米材料逐渐被认可，正处于积极的研究与发展阶段，但仍需要进一步加快研究步伐，克服许多挑战，使其真正用于临床医疗实践，早日实现肿瘤的诊疗一体化，造福人类。

（曲波涛　张　荣　朱鹏琪　靳亚荣　金淑秀　刘　雪）

数字课程学习

　　📖 参考文献　　💻 教学PPT　　📝 复习题

第五章 纳米材料在抗菌方面的应用

细菌感染性疾病对全球公共健康正构成越来越大的威胁，是全球死亡率和发病率激增的主要原因。抗生素的发现曾一度成功地解决了细菌感染这一世界性难题，改善了全球数百万患者的生活质量[1]。然而，随着抗生素的滥用以及超级细菌的出现，研发新型抗菌药物迫在眉睫。

近年来，随着纳米技术与医学、药学、生命科学、材料学等多种学科的交叉和渗透，人们开始探索应用纳米技术来治疗各种疾病，应用纳米材料解决临床疾病的纳米技术已经成为现代医学的重要发展方向之一，其中应用纳米抗菌材料治疗临床上的感染性疾病是最具代表性的研究方向之一。

第一节 纳米抗菌材料概述

纳米抗菌材料以其独特的物理化学性质及优越的生物安全性在众多新兴抗菌药物中脱颖而出[2]。纳米抗菌材料是人工合成的、粒径分布在 1～100 nm 范围、能够抑制微生物生长繁殖并对微生物具有杀伤作用的一类材料，具有粒径小、比表面积大、催化能力强、表面活性中心多等多种独特的理化性质。

纳米抗菌材料不仅可以直接杀伤细菌，还可以作为载体加强抗菌物质的抗菌作用。纳米材料的抗菌机制主要包括物理性损伤细菌细胞膜，破坏细菌的 DNA 和蛋白质等组分，抑制细菌的代谢活性等，在这些机制的协同作用下，可以有效克服细菌抗生素耐药性的问题。因此，在细菌耐药日益严峻的背景下，纳米材料在抗菌方面具有巨大发展潜力。

第二节 纳米抗菌材料分类

一、具有固有杀菌性质的纳米材料

（一）大分子抗菌剂

1. 抗菌肽

抗菌肽（antimicrobial peptide，AMP）也称宿主防御肽（host defense peptide），是一类由细胞生物产生的，起防御、对抗病原微生物作用的多肽，通常是由侧链带正电荷基团的氨基酸与侧链带疏水基团的氨基酸构成的寡肽。抗菌肽是由 Dubos 等人在 1939 年最早发现的，Dubos 等人率先从土壤芽孢杆菌中提取出这种具有抗菌效应的多肽[3-5]。次年，Hotchkiss 和 Dubos 将该成分命名为短杆菌肽（gramicidin）[6]。截至 2013 年，天然存在和人工合成的抗菌肽超过 5 000 种[7]。

抗菌肽的抗菌机制主要是抗菌肽与细胞膜发生相互作用，导致膜紊乱并破坏膜相关的生理活动，如细胞壁合成、细胞分裂、跨膜转位等[8]。抗菌肽的正电荷基团首先会与带负电的磷脂通过静电作用靠近，随后疏水基团发挥作用破坏膜结构。抗菌肽破坏细胞膜的机制主要分为两类：成孔和非成孔机制。成孔机制包括桶板模式（barrel-stave model）和环孔模式（torroidal model）[9]。桶板模式是指多个抗菌肽横向相互作用，形成类似于膜蛋白离子通道样的特定结构；而环孔模式则没有多肽间的相互作用，是以一种协同的方式影响脂质双层的局部曲率，导致细胞膜空洞形成。成孔方式形成的孔洞通过影响细胞的正常代谢平衡，导致细菌死亡。除了成孔机制外，抗菌肽还可通过地毯模式（carpet model）、去垢剂模式（detergent model）等非成孔机制破坏胞膜。地毯模式是发生在高的 P：L（多肽：磷脂）情况下蛔虫抗菌肽 Cecropin P1 的典型作用方式，即抗菌肽以一种平行的方式黏附到胞膜上，像一层"地毯"一样铺展在磷脂双分子层外，最终导致胞膜严重损伤[10]；而去垢剂模式也是在高的 P：L 情况下，抗菌肽像去垢剂一样严重破坏膜的完整性[11]。

目前有 7 种抗菌肽获得 FDA 批准，如图 5-1 所示，包括短杆菌肽（gramicidin D）、达托霉素（daptomycin）、黏菌素（colistin）、万古霉素（vancomycin）、奥利万星（oritavancin）、达巴万星（dalbavancin）和泰拉万星（telavancin）[12]。除此之外，尼生素（Nisin）是 FDA 批准的安全、无毒的食品添加剂，可以抑制多种革兰阳性菌的生长和繁殖，用于食品的防腐保鲜[13]。

抗菌肽具有广谱抗菌特性，且不易产生细菌耐药性。抗生素的作用方式一般是基于细胞内的某些大分子靶点，通常会遇到耐药性问题。而抗菌肽由于可以攻击多种疏水性以及带强负电荷的靶点，较难产生细菌耐药性[8]。但是抗菌肽存在造价高、易降解以及药代

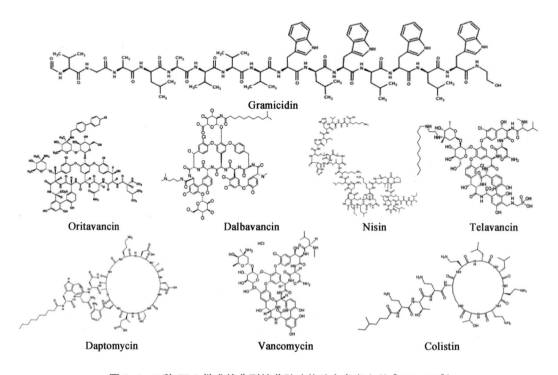

图 5-1 7 种 FDA 批准的典型抗菌肽（修改自参考文献 [12，13]）

动力学不明确的缺陷[14]，因此，仍需进行设计改进，研究其药代动力学，并对症使用。

2. 聚合物

由于抗菌肽的以上缺陷，大量研究者通过使用聚合物模拟抗菌肽，即通过模拟自然存在的抗菌肽的结构，设计合成包含阳离子基团以及疏水基团的聚合物，并赋予其直接抗菌的性能。与抗菌肽的作用机制类似，聚合物抗菌剂的阳离子基团赋予其黏附于带负电荷的细菌表面的性能，而疏水基团则赋予其破坏胞膜的性能。通过调整聚合物亲水和疏水基团比例，可以调节聚合物抗菌剂的抗菌性能以及选择性，即靶向杀伤细菌细胞而非哺乳动物细胞[15]。常规调节聚合物亲疏水平衡的方式有以下几种："隔离单体"（segregated monomer）"表面两亲性单体"（facially amphiphilic monomer）以及"同一中心"（same centered）（图 5-2）。

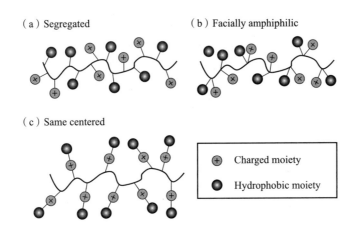

图 5-2　调节聚合物亲疏水平衡的典型方式（修改自参考文献［15］）

生物学中普遍存在多价相互作用，而当聚合物形成三维结构也将具有这种多价相互作用。例如将阳离子抗菌肽进行自组装形成纳米粒子，可极大增强其抗菌效果，究其原因是形成胶束后增强了局部电荷密度[16]。

典型组装后的聚合物抗菌剂是球形粒子。例如杨义燕课题组曾设计了两亲性可降解聚合物，聚合物本身的疏水性和正电性导致其自组装形成球形胶束，可以抑制革兰阳性菌活性，其杀菌机制通过破坏细菌胞膜来实现[17]。聚合物抗菌剂不仅可以有效杀伤细菌，其对真菌也具有良好的抑制效果。杨义燕课题组曾设计的超分子纳米纤维由于具有两亲性也可通过破坏胞膜有效杀伤真菌[18]。树枝状大分子也能被设计用于抗菌。例如 Greg G. Qiao 研究团队针对 ESKAPE 病原菌中的革兰阴性菌设计出了"结构纳米功能化的抗菌肽聚合物"（structurally nanoengineered antimicrobial peptide polymers，SNAPPs），表现出极好的杀菌效果。SNAPPs 通过外膜紊乱、无规则离子运动等方式导致类似凋亡途径的细菌死亡[19]。纳米囊泡具有中空结构可以负载药物发挥治疗作用，而某些聚合物自组装形成囊泡结构，其本身也可具有抗菌特性。杜建忠教授曾设计多种抗菌囊泡，如两亲性的 $PMEO_2MA_{20}$-b-PTA_{20}、PCL_{19}-b-poly［Phe_{12}-$stat$-Lys_9-$stat$-（Lys-FA）$_6$］、P（HNA_{23}-$stat$-TA_{20}）等，其均为具有两亲性特征的聚合物抗菌剂[20-22]。刘润辉等人使用聚合物设计了多种宿主防御肽的模拟物，可以有效抗菌，如两亲性的 β-peptide polymer（20∶80 Bu∶DM）、poly

（2-oxazoline）（POX）等[23, 24]。

聚合物中的嵌段可以进行调控，其组装形成的纳米粒子大小、形态等也可进行调控，同时聚合物抗菌剂可以进行功能化并与其他治疗方式进行联合，因此，设计功能性聚合物是构建新型抗菌剂的一种极具潜力的方式。

（二）无机纳米抗菌剂

1. 金属纳米抗菌材料

金属纳米抗菌材料主要包括银、铜、锌、钛等金属。在各种金属纳米抗菌材料中，银的抗菌能力最强，一般用量为 0.5 μg/mL，在 1 h 内即可灭菌，且对 12 种革兰氏阴性菌、8 种革兰氏阳性菌、6 种霉菌均有强烈的杀灭作用；铜离子带有颜色，可能会影响产品的美观；锌虽有一定的抗菌性，但其抗菌强度仅为银离子的 1/1 000。另外，银对原核生物（细菌）毒性很强，而对真核生物细胞毒性作用较弱。由于银的广谱抗菌性以及弱毒性，载银无机抗菌材料占据了无机抗菌材料的主导地位。

纳米银（AgNPs）无机抗菌剂就是通过溶胶-凝胶、物理吸附、离子交换等技术，将具有抗菌作用的金属银或银离子固定在纳米级的载体上，如硅胶、沸石、SiO_2、TiO_2、ZnO、磷酸锆、羟基磷灰石、沸石、陶瓷和活性炭等，制成抗菌剂，然后将其加入相应的制品中即获得具有抗菌能力的材料。有时为了提高协同抗菌作用，会同时添加一些铜离子、锌离子。

AgNPs 具有高比表面积和高反应活性，主要通过对细菌细胞膜造成物理损伤，产生自由基和活性氧（ROS），释放 Ag^+ 等增强抗菌剂的整体杀菌效果。纳米银无机抗菌材料是一种具有长效性和耐热性的抗菌剂[25]，具有传统的无机抗菌剂所无法比拟的高效抗菌性和安全性，在医用产品（伤口敷料、医用防护服、手术隔离罩等）、民用纺织品（袜子、手套、内衣等）、家电产品（冰箱外壳、内胆等）中得到广泛应用。

2. 金属氧化物纳米抗菌材料

金属氧化物纳米抗菌材料（如 Fe_3O_4、CuO、ZnO、TiO_2）作为新型抗菌药物，制备成本相对较低，对人体细胞的毒性低，且诱导细菌产生耐药性的倾向远低于抗生素，还可通过调节微粒大小有效抑制细菌甚至生物膜的形成，在织物抗菌药物、生物医学、护肤产品和食品添加剂等行业具有广阔的应用前景。

与单一金属氧化物纳米材料相比，多金属氧化物纳米材料可有效消除多种细菌菌株。VIDIC[26]课题组研究发现，ZnMgO 双金属氧化物具有两种纯组分的优势，即纳米 ZnO 的高抗菌活性和纳米 MgO 的低毒性。使用此双金属氧化物处理 24 h 后，全部的革兰氏阳性菌和大部分革兰氏阴性菌被抑制。ZAWADZKA[27]课题组研究发现，包覆 Ag 的 TiO_2 纳米粒子比纯 TiO_2 纳米粒子对金黄色葡萄球菌的抗菌效果更强，耐久性更高，这是由于 Ag 纳米离子能够更加充分地与细菌细胞膜表面结合，直接机械破坏细菌细胞，同时 Ag^+ 的释放会进一步增强其杀菌活性。

3. 复合纳米抗菌材料

复合纳米抗菌材料是通过物理或化学方式，将多种非金属纳米抗菌材料、多种金属纳米抗菌材料或多种金属与非金属纳米抗菌材料结合在一起构成。复合纳米抗菌材料可以拥有更高的安全性及更优异的抗菌性能，能够更好地应用于临床。目前，绝大多数纳米抗菌材料使用的是单一纳米抗菌材料，存在容易团聚、安全性低、抗菌性能低等局限性，因此设计开发具有安全、快速、高效杀菌效能的新型复合抗菌材料成为当前纳米技术扩展研究的一个热点方向。

（三）抗菌纳米酶

1. 抗菌纳米酶的定义

具有类天然酶活性的人工纳米材料称为纳米酶，它既具有纳米材料的独特性能，又可以在生理条件下发挥类天然酶的催化作用。与天然酶相比，纳米酶具有更好的稳定性、更高的催化效率、更低的成本以及规模化制备的特点，广泛应用于许多重要医学领域，在疾病的诊疗方面具有巨大的应用前景。现已有众多研究表明，纳米酶不仅可作为优良的药物载体用于药物的装载与运输，还能利用它所具有的多种氧化还原酶类活性来调节 ROS 水平以达到良好的抑菌效果[28]。

纳米酶催化效果与其本身的组成、尺寸、形貌和表面电荷等密切相关。以 Fe_3O_4 纳米酶为例，与其他形状（如片状、八面体结构等）的纳米酶相比，球状 Fe_3O_4 纳米酶催化活性更佳，且随着纳米酶粒径的减小、比表面积的增大以及分散性的增加，其催化效率有所提高[29]。Fe_3O_4 纳米酶在 pH 2～10 与温度 4～90℃的大跨度下，仍可以保留 85% 的催化活性[30]。氧化铈纳米酶（CeO$_2$NPs）具有良好的类超氧化物歧化酶活性和拟过氧化氢酶活性，但因表面带正电，使其无法在正电荷蛋白质富集的结肠部位停留和发挥作用。Zhao 课题组[31] 将其与带负电的药物蒙脱土（MMT）结合，制得的 CeO$_2$ NPs@MMT 纳米酶具有靶向结肠作用，在清除活性氧治疗小鼠炎症性肠炎的同时也降低了药物的潜在毒性。

纳米酶的酶活性除受元素组成、尺寸、形貌及表面电荷等影响外，还会受元素价态、材料亲疏水性以及表面修饰物等的影响。不同的合成条件，不同的结构或表面物质修饰，为纳米酶带来了无限的可能。有证据表明，纳米材料的酶模拟能力与其组成和结构密切相关，而纳米材料的组成和结构会影响抗菌能力[32]。例如，Xi 课题组[33] 设计了两种铜 / 碳纳米酶，包括 Cu^0 和 Cu^{2+} 两种价态，铜 / 碳纳米酶的抑菌机制与铜价态密切相关。CuO 纳米酶修饰的空心碳球（HCSs）通过释放 Cu^{2+} 诱导革兰氏阴性菌死亡，而 Cu 修饰的空心碳球（HCSs）纳米酶对革兰氏阳性菌和革兰氏阴性菌的抗菌性是源于纳米酶具有的过氧化物酶活性所产生的 ROS。

2. 抗菌纳米酶的作用机制

目前纳米酶涉及和被研究最多的催化反应是包括超氧化物歧化酶（superoxide dismutase，SOD）、过氧化物酶（peroxidase，POD）、过氧化氢酶（catalase，CAT）在内的氧化还原反应。

SOD 是生物体内存在的一种抗氧化金属酶，它能够催化超氧阴离子歧化生成氧气（O$_2$）和过氧化氢（H$_2$O$_2$），在机体氧化与抗氧化平衡中起到至关重要的作用，与很多疾病的发生、发展密不可分。H$_2$O$_2$ 即人们熟知的双氧水，比水（H$_2$O）多了一个氧原子，这个氧原子极不稳定，总想从别的物质分子中再夺取一个氧原子，形成 O$_2$。平时我们用双氧水杀菌消毒，就是使细菌受到 H$_2$O$_2$ 的破坏而死亡，消毒时起泡是因为产生了 O$_2$。然而，H$_2$O$_2$ 可穿透大部分细胞膜，它比超氧阴离子（不能穿透细胞膜）具有更强的细胞毒性，因此，H$_2$O$_2$ 在体内仍然是具有氧化剂毒性的物质，而 POD 和 CAT 存在于氧化物酶体中，对细胞起保护作用。

POD 作为细胞色素 P450 家族成员，参与了许多重要的生命过程[34]。POD 是一种以铁卟啉为催化中心的金属蛋白酶[35]，以 H$_2$O$_2$ 为电子受体催化底物氧化，能氧化多种有机底物，催化 H$_2$O$_2$ 分解产生高活性、具有更强杀菌效果的·OH。

CAT 的作用是将 H_2O_2 水解，产生分子 O_2 和 H_2O，使细胞免于遭受 H_2O_2 的毒害。CAT 作用于 H_2O_2 的机制实质上是 H_2O_2 的歧化，必须有两个 H_2O_2 分子先后与 CAT 相遇且碰撞在活性中心上，才能发生反应。H_2O_2 浓度越高，分解速度越快。几乎所有的生理机体，都存在 CAT。

3. 抗菌纳米酶的分类

按纳米材料进行划分，纳米酶可以分为金属纳米酶、金属氧化物纳米酶、碳基纳米酶和其他类纳米酶 4 类[36]。

（1）金属基纳米酶

金属基纳米酶主要包括金、银、铂等贵金属以及这些金属的组合物，在不同条件下它们表现为不同的氧化还原酶活性[37]。例如，Qu 团队发现介孔二氧化硅（SiO_2）负载的金纳米酶（AuNPs），可以保持其 POD 活性，更高效地产生 ROS 并深入细菌生物膜内部，抑制细菌繁殖，清除已形成的生物膜，预防新生物膜的形成。AuNPs 在酸性条件下发挥 POD 活性，催化分解 H_2O_2 产生 ·OH；随 pH 的升高，在中性条件下则发挥 CAT 活性，将 H_2O_2 分解为 O_2 和 H_2O[38, 39]。同时，AuNPs 在近红外（NIR）辐射协同作用下会产生光热效应，迅速将光能转化为热能作用于细菌。将 AuNPs 与环丙沙星、万古霉素等抗生素联合使用，也表现出优异的抑菌效果。Qu 团队以超薄石墨氮化碳（g-C_3N_4）为模板原位生长 AuNP，得到的 g-C_3N_4@AuNPs 纳米复合材料表现出明显增强的 POD 活性，在生理水平的 H_2O_2 下即可达到广谱抗菌作用。Hu 课题组[28]使用 HS-C_{10}-COOH 和 HS-C_{10}-N_4 对 AuNPs 进行表面修饰，获得 AuNP-N-C 纳米酶，该纳米酶不仅具有靶向性，还具有 pH 响应性，其表面正电性使其能更有效地靶向并黏附在细菌表面，同时在耐甲氧西林金黄色葡萄球菌生物膜（pH = 5.5）的酸性环境下，可迅速聚集成团并牢牢锁定在生物膜的表面和内部。在 808 nm NIR 的照射下，聚集态的 AuNP-N-C 纳米酶可将光能迅速转化为局部热能，发挥抗菌作用，但是，在健康组织（pH = 7.4）中纳米酶仍然能保持良好的分散状态，且产生的光热效果非常有限，不会对正常组织产生损伤。

双金属以及多金属纳米酶粒子也具有类似的拟酶活性，如金-银双金属纳米酶 Ag@Au 和钯-银双金属纳米酶 Ag@Pd 等都具有较好的 POD 活性。有研究表明，Au@Pt 纳米颗粒可以模拟过氧化物歧化酶发挥抗氧化作用，消除细胞内 ROS，缓解由 ROS 异常导致的细胞损伤，在氧化应激失衡引起的炎症方面也发挥重要作用。对双金属以及多金属纳米酶而言，金属合金种类、尺寸、形状以及合金组分比是影响酶活性的主要因素，可以根据不同的需求，有目的地对其进行调控。

（2）金属氧化物纳米酶

常见的金属氧化物纳米酶多以过渡金属氧化物为主，包括 Fe_3O_4 纳米酶、CeO_2 纳米酶、MnO_2 纳米酶、TiO_2 纳米酶和 Co_3O_4 纳米酶等。金属氧化物纳米酶主要通过芬顿（Fenton）反应和电荷转移作用机制发挥类酶活性[40]。H_2O_2 是比较有效的抑菌剂，因其分子结构极不稳定，容易从附近的微生物中掠夺电子或原子，破坏对方蛋白质结构使其死亡。但 H_2O_2 的使用有一定的浓度要求，临床上一般使用浓度 ≤3% 的 H_2O_2 对口腔、皮肤等部位的伤口进行消毒，否则容易对机体正常组织造成伤害[41]。例如，Fe_3O_4 纳米酶具有 POD 活性，可以催化低浓度 H_2O_2 产生具有更强抑菌性能的 ·OH，在高效杀菌的同时可以降低 H_2O_2 的使用浓度，减小由高浓度 H_2O_2 带来的毒性。

金属氧化物纳米酶还可用于治疗与生物膜相关的口腔疾病。细菌生物膜黏附在接触物表面，可分泌蛋白质、多糖和其他生物分子。这些生物分子包裹细菌形成细菌聚集体。生物膜周围的酸性环境会溶解牙釉质 – 磷灰石成分，从而导致龋齿的发生。考虑到纳米酶的特性，Koo[42]课题组选择了 Fe_3O_4 纳米粒子作为类过氧化物酶，采用葡聚糖对 Fe_3O_4 纳米酶进行表面修饰，并将其用于龋齿防治。在口腔生物膜的酸性环境下，可以催化 $\cdot OH$ 的生成，破坏生物膜基质，有效抑制变异链球菌的滋生，降解变异链球菌生物膜胞外基质，预防牙菌斑和病原菌生物膜的形成。此外，Fe_3O_4/H_2O_2 体系能有效抑制龋齿的形成和恶化，且对口腔黏膜组织无明显副作用。他们在工作中还建立了一个在体龋齿模型，证明局部口服纳米 Fe_3O_4 和 H_2O_2 可明显抑制龋齿的发育，纳米 Fe_3O_4 可作为生物膜相关口腔疾病的潜在治疗药物。

（3）碳基纳米酶

包括碳纳米管、碳球、碳纤维等在内的多数碳基纳米酶被报道具有类氧化还原酶活性。

富勒烯 C_{60} 的三丙二酸衍生物具有 SOD 活性，石墨烯量子点（CQD）具有良好的氧化物酶活性，石墨烯氧化物和富勒烯的羧基化衍生物 $C_{61}(COOH)_2$ 具有 POD 活性，以碳纳米酶结构中的羧基为结合位点，可以将 H_2O_2 催化分解为 $\cdot OH$[43, 44]。

另有研究表明，对碳基纳米酶进行多元素掺杂可提高纳米酶的抗菌性。Xi[33]课题组以中空碳球（HCSs）为基础，分别通过掺杂 CuO 和 Cu 对 HCSs 进行修饰，得到不同价态铜掺杂的纳米材料 CuO-HCSs 和 Cu-HCSs。结果显示，铜的掺杂使原碳球的酶活性与抗菌能力都有了不同程度的提升，但不同价态铜的加入对碳球纳米酶活性产生的影响不同，发挥抗菌作用的机制也各不相同。对于 Cu-HCSs，单质铜的修饰使碳球的 POD 活性显著提升，在 H_2O_2 的作用下，能迅速产生大量 $\cdot OH$，使细菌细胞内的 ROS 水平激增，导致细菌氧化应激失衡而死亡；对于 CuO-HCSs，CuO 的掺杂对碳球的酶活性并没有明显影响，但 Cu^{2+} 的有效释放可以显著破坏革兰氏阴性菌细胞膜的完整性，使细菌发生脂质过氧化与 DNA 降解。但不论是 Cu-HCSs 还是 CuO-HCSs 材料，对革兰氏阳性菌和革兰氏阴性菌都有不错的杀菌效果，可应用于杀菌与促伤口愈合领域。

（4）其他类纳米酶

金属有机框架（MOFs）、普鲁士蓝（PB）、金属硫化物纳米酶等也都是常见的类天然酶纳米材料[45]。

MOFs 的卟啉结构是其具有拟 POD 活性的主要原因。MOFs 多孔晶态材料的比表面积大、孔隙率高，可以作为抗菌金属离子、抗菌药物、金属纳米酶等的有效载体，并通过金属离子或药物的长效缓释发挥持久的抗菌效果[46]。Ning[47]课题组运用预留活性位点原位合成的方法制备了 Ag@Zn-BIF，该材料具有比 AgNPs 更高的抑菌效果，除 AgNPs 的释放会对细菌造成机械损伤外，硼咪唑配体、$\cdot O_2^-$ 和 $\cdot OH$ 也会协同促进细菌死亡，对大肠杆菌和金黄色葡萄球菌产生很好的抑制作用。Wang[48]课题组研发出了一种 MOFs 材料 ZIP-8，具有超高光催化作用，利用太阳光催化产生的光生电子，直接将氧气转化为 H_2O_2 和超氧自由基（$\cdot O_2^-$），对空气和水体中细菌的杀伤力能到达 99.99%。

Zhao[49]课题组制备了 PEG 修饰的二硫化钼（MoS_2）纳米花（PEG-MoS_2 NFs）。该纳米材料既保留了 MoS_2 的 POD 酶催化能力，又保留了 MoS_2 的光热转换能力，可实现协同抗菌效果。MoS_2 独特的 POD 活性可以将低浓度的 H_2O_2 转化为 $\cdot OH$。一方面，避免了高浓度 H_2O_2 引起的毒性，另一方面，生成的 $\cdot OH$ 可引起细胞壁和细胞膜的初步氧化损伤，使细菌更加脆弱，表现出更强的抗菌能力。此外，在 808 nm 光的辐照下，PEG-MoS₂ NFs 光热效应诱导的热疗使受损膜的渗透性增强，导致细菌对热的敏感性更强，这样不仅可以缩短光热治疗 PTT 的时间，还会减少 PTT 引起的不良反应。热疗还可加速抗氧化谷胱甘肽（GSH）的氧化，导致细菌保护系统的破坏，进一步提高了 PEG-MoS₂ NFs 的抗菌效果。与单一催化处理或光热处理相比，PEG-MoS₂ NFs 对革兰氏阴性菌和革兰氏阳性菌均能实现快速、高效的杀灭效果，促进伤口愈合。

二、依靠外部刺激的纳米抗菌材料

（一）具有光热效应的纳米抗菌材料

光热治疗是一种将光能转化成热能并以此破坏细胞结构来实现杀伤作用的治疗方式。一般使用波长在 700～1 100 nm 的近红外光作为光源，可实现对深层组织的穿透[50]。由于这种依靠物理热能的治疗方式是非特异性地破坏各种细胞成分，因此可以避免细菌的耐药性问题。

目前已有各种各样的无机、有机纳米材料用于光热治疗，包括无机的纳米金、碳纳米管、石墨烯、四氧化三铁纳米粒子以及有机的聚吡咯、聚多巴胺、聚电解质等。虽然光热作用可以有效杀伤细菌，但是这种光热作用也会破坏正常组织，因此如何实现精准细菌杀伤仍然是一个问题。将光热吸收剂与靶向细菌的配体结合可实现精准可控的细菌杀伤。例如张新歌等人曾在金纳米棒上连接糖类聚合物，该纳米粒子通过糖与细菌表面凝集素的识别作用，使得粒子紧密结合细菌，并通过近红外光的作用以光热形式有效杀菌[51]。聚吡咯也是一种优异的光热吸收剂，而万古霉素可以靶向革兰阳性菌。将聚吡咯与万古霉素结合形成的纳米材料可通过光热作用有效杀伤革兰阳性菌[52]。此外，光热吸收剂与温敏性聚合物结合可以达到智能细菌捕获、杀伤、释放的功能。例如赵长生等人曾在碳纳米管 -Fe₃O₄ 上连接温度敏感的聚合物刷，该纳米粒子在温度升高后可实现亲水性向疏水性的转变，使得纳米粒子聚集以捕获细菌，而且这种聚集状态可增强局部光热性能，高效杀伤细菌，当温度降低时又可释放捕获的细菌，并且通过磁性分离得到可重复使用的纳米粒子[53]。

（二）具有光动力效应的纳米抗菌材料

光动力治疗是一类新型的治疗方式，将光转化为毒性的活性氧（ROS）后进而发挥杀伤作用。光动力治疗需要 3 个重要因素，即光源、光敏剂和氧气。如图 5-3 所示，光敏剂吸收了适应波长的光后，将能量传递给氧，通过 I 型或 II 型光动力过程最终产生 ROS（如单线态氧 ¹O₂、羟自由基等）。产生的活性氧可以非特异性地破坏细胞膜、DNA 和脂质等重要成分[54]。抗菌光动力治疗具有不易产生耐药性的优势，主要有以下原因[55]：①光敏剂只有在光照条件下才产生毒性，因此细菌不会进行对抗；②光动力治疗一般所用时间短，细菌难以在此期间迅速产生耐药性；③光动力治疗会损伤细菌结构同时作用靶点多样，细菌难以产生耐药性。

基于光动力治疗的各种优势，目前多种多样的纳米材料被设计用于抗菌光动力治疗。为了更加有效精准地杀伤细菌，研究者们提出了多种策略以实现对细菌黏附后杀伤。例如王树研究团队设计的阳离子型聚电解质[57]、Bazan 研究团队的膜插入型聚电解质[58]、牛忠伟研究团队的膜插入型组装体等[59]，均能黏附到细菌上进行精准光动力治疗。由于传统光敏剂聚集后会淬灭，导致光动力效果下降，新型的聚集诱导发光分子（AIE）也被设

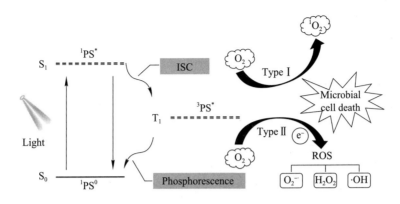

图 5-3　光动力抗菌的作用机制（修改自参考文献［55］）

计用于抗菌光动力治疗。例如唐本忠研究团队的 TTVP 分子[60]、刘斌研究团队的 TBD-anchor[61] 等均能有效识别杀伤细菌。而光敏剂通常水溶性较差，导致细胞摄取率低，徐福建研究团队将光敏剂偶联到聚合物上，可实现季铵盐与光动力协同抗菌[62]。与之相似，刘斌研究团队使用一种细菌模板化的策略构建了可选择性细菌黏附的聚合物，该聚合物中含有 AIE 光敏剂基元，白光照射下通过光动力杀伤细菌[63]。

但是目前光动力抗菌仍然存在一些问题，例如多数光敏剂使用的照射光波长较短，在生物体中应用时难以达到较深的穿透深度，光敏产生的 ROS 寿命短和作用范围较小，生物环境中通常含有还原性物质，如 GSH 等会降低光敏效率[64]，因此设计波长更长且能精准靶向细菌的光敏剂更具潜力。

三、其他纳米抗菌材料

药物的治疗效率可通过使用输送载体将其输运到感染部位的量的增加而增强。基于纳米粒子的输运体系可以延长药物在血液中的保留时间，减少非特异性的分布以及靶向输运药物，增加纳米粒子在感染部位的聚集量。纳米粒子的表面化学性质影响纳米粒子在血液中的溶解性及其"隐身"的特性——即逃避机体本身的防御系统而发挥作用[65]。如果这些纳米载体没有工程化修饰逃避识别，将会被单核巨噬细胞从血液中清除。另外一个生物学屏障是调理作用过程。在血液中的调理素蛋白迅速黏附到纳米粒子上，致使单核吞噬系统的巨噬细胞将纳米粒子从循环中清除。目前最常用的方式是利用 PEG 进行修饰，使得纳米粒子排斥蛋白质的黏附作用减弱。另外，纳米粒子的表面电荷会对溶血性造成影响，如表面正电性越强越容易导致溶血现象，因此，根据需求合理设计纳米载体十分重要。

使用纳米载体首先可以提高抗菌剂的利用效率。多数抗菌药物本身水溶性很差，使其在实际应用中具有较低的生物利用率。使用纳米载体对抗菌药物进行负载可有效增强抗菌药物的生物利用率。

此外，纳米载体可增强抗菌剂的抗菌性能以及突破细菌耐药屏障。例如，细胞内细菌感染，即某些细菌通过多种防御机制对抗宿主防御系统使其可在细胞内存活[66]。在此情况下，细胞反而成为细菌保护性屏障。抗生素在细胞中富集的浓度较低，难以杀死胞内细菌。而使用纳米载体可有效对抗这种渗透屏障，将抗生素高效负载到纳米载体后，即可通过内吞等途径快速进入细胞发挥抗菌作用。例如 Patrick S. Stayton 等人曾设计了一种两亲性聚合物载体，其亲水部分是由靶向巨噬细胞的甘露糖单体构成，使其有利于被巨噬细胞内吞进入胞内，而其疏水部分是由 pH 响应的二乙氨基乙基甲基丙烯酸酯与甲基丙烯酸正丁酯构成，在酸性条件下可质子化亲水性增强。以此两亲性聚合物装载氨基糖苷类抗生素构建的囊泡结构可以有效被内吞进入巨噬细胞，并在内涵体的酸性条件下释放抗生素。该纳米载体促使抗生素突破细胞渗透屏障，有效杀伤巨噬细胞内的细菌[67]。此外，阳丽华等人通过利用细菌分泌的细胞外囊泡膜结构设计了负载抗生素的纳米载体，这种膜泡结构上具有细菌的特定蛋白质成分，使其可被巨噬细胞高效内吞，该纳米载体也促使抗生素突破细胞渗透屏障，有效对抗细胞内细菌[68]。

环境刺激响应型的纳米载体是一种更具潜力的载体类型，即载体可以在不同的环境刺激（光、热、pH、酶、氧化还原状态等）下发生变化以实现智能的药物释放[69, 70]。例如 Danielle S. W. Benoit 曾设计了一种 pH 激活的纳米载体负载法尼醇用于破坏口腔中的细菌生物膜。该聚合物结构为 p(PEGMA)–b–p(DMAEMA–co–BMA–co–PAA)，疏水嵌段的 DMAEMA 可在酸性条件下质子化带正电性，实现疏水到亲水的转变，充分利用口腔中的细菌生物膜酸性为 pH 4.5 的条件，响应性释放抗菌物质法尼醇破坏细菌生物膜[71]。基于细菌分泌的特异性酶实现细菌杀伤也是一种新型的治疗方式。例如刘世勇研究团队曾设计了细菌酶响应性抗菌聚合物囊泡，即利用青霉素 G 酰胺酶和 b– 内酰胺酶响应的聚合物作为纳米载体，装载抗生素合成新型抗菌纳米药物，在产青霉素 G 酰胺酶和 b– 内酰胺酶的耐药菌周围，纳米载体响应性降解释放负载的药物，从而达到杀菌的目的。这种巧妙利用耐药菌分泌酶的策略可以区分耐药菌和益生菌，选择性杀伤耐药菌[72]。

第三节　纳米抗菌材料在敷料中的应用

一、抗菌敷料简介

人体的皮肤是维持人体内环境稳定和阻止微生物侵入的屏障。对于受伤的人体，在皮肤的结构完整性和正常的生理功能受到破坏的情况下，受损的皮肤充当微生物的活跃入口，每个伤口都有潜在的细菌污染风险。细菌入侵可导致创面局部扩张缺氧、血管闭塞，最终导致创面局部组织死亡。事实上，低水平的细菌污染可以刺激有利的炎症阶段，并增加与促进伤口愈合相关的血液流动[73, 74]。然而，严重的细菌定植和感染可能导致伤口延迟愈合，甚至基于细菌负荷的严重程度而导致危及生命的败血症或多器官衰竭。因此，需要尽快开始愈合过程，以立即提供皮肤完整性，降低感染风险。医用敷料可以保护人体避免受到更大损伤。在皮肤重建或恢复之前，一个性能优良的创面覆盖物可以暂时起到皮肤屏障功能的部分作用，为创面愈合提供一个有利的微环境，等待创面上皮化或过渡到重建永久性的皮肤屏障[75]。

随着现代科学技术的高速发展，医用敷料的研究取得了可喜的进展，各种新型医用敷料层出不穷，性能也变得越来越优良[76]。目前对医用敷料有多种分类方法：根据材质的来源，医用敷料可分为天然材料类和人工合成材料类；根据材质的用途，医用敷料可分为药物性敷料类和固定用敷料类；从使用的材料上分，医用敷料可分为生物敷料、合成敷料和生物合成敷料；根据材料的形状，医用敷料可分为薄膜类敷料、泡沫类敷料、水凝胶类敷料、水胶体类敷料和藻酸盐类敷料等；从具体的功能分，医用敷料可分为低黏性敷料、抗菌性敷料、高吸湿性敷料、给湿性敷料和吸臭性敷料等产品[75]。

医用敷料是将不同的材料（合成的或天然的）以不同的物理形式（泡沫、水凝胶、水胶体、膜）生产的。这些不同的配方具有不同的特性，使它们适合于治疗特定类型的伤口。例如，泡沫显示出巨大的孔隙率，提供隔热，并在伤口处维持潮湿的环境。尽管如此，泡沫的机械性能很弱，可能会引起皮肤浸渍，不适合治疗三度烧伤或有干燥焦痂的伤口[77, 78]。水凝胶的特点是能够在其三维聚合物网络中存储大量的水，这使得它们能够为伤口提供潮湿的环境。然而，水凝胶的机械性能较弱，因此需要二次敷料[79, 80]。此外，水胶体很容易被盐水或灭菌水去除，不黏着，密度高，是无痛敷料；但是水胶体具有一些可能限制其使用的缺点，例如，它们可能具有细胞毒性、难闻的气味、机械稳定性较低以及在伤口处保持酸性 pH[81, 82]。薄膜用作伤口敷料时对细菌不渗透，允许监测愈合情况，而且没有疼痛；但这种敷料很难处理，会粘在伤口床上，并导致渗出加剧[81, 83]。

对某种伤口类型，选择合适的医用敷料是实现伤口愈合的关键。特别是，理想的医用敷料应该是生物相容的、可生物降解且柔韧的，在伤口界面能够提供最佳的湿润愈合环境，允许气体交换，去除多余的渗出物，减少表面坏死，起到阻止微生物的作用，并进一步促进新组织的形成。因此，伤口敷料应防止细菌渗透并抑制其生长，促进伤口愈合[84, 85]。到目前为止，各种具有固有抗菌行为的伤口敷料材料已被开发出来，或与薄膜、水凝胶、泡沫或纳米纤维结构中的抗菌剂相结合，以确保充分的伤口愈合而不受细菌感染[86-89]。最近，一些研究小组专注于使用具有固有抗菌活性的聚合物，如甲壳素、壳聚糖或聚乙烯亚胺来制造伤口敷料。然而，这些材料的抗菌能力不足以预防伤口感染[90]。因此，为了更好地控制伤口感染，可将一些抗菌剂（如庆大霉素、万古霉素、新霉素、四环素、环丙沙星和磺胺嘧啶）[90-92]、纳米颗粒（如银、金和氧化锌）[93-95]或天然产品（如蜂蜜、精油和海藻酸盐）[96, 97]加入敷料材料中。

二、抗菌敷料分类

（一）薄膜类敷料

薄膜类敷料是在普通医用薄膜的一面涂覆上压敏胶后制成。制作薄膜的材料大多是一些透明的高分子弹性体，如聚乙烯、聚丙烯酯、聚己内酯、聚乳酸、聚四氟乙烯、聚氨酯和硅氧烷弹性体等[98]。由于聚氨酯类材料制备的薄膜柔软、透明，既有很好的弹性，又有很好的透气性，是制备医用敷料的优良材料[99]。临床中常用 PU（聚氨酯）薄膜敷料，主要用于手术外伤伤口保护、导管固定、创伤负压治疗等，具有透明可观察伤口情况，有弹性贴附性好，透气不透菌，防止细菌侵入，避免皮肤浸泡的特征。大多数薄膜类敷料几乎没有吸收性能，对渗出物的控制是靠其对水蒸气的传送，传送速度取决于其分子结构和薄膜的厚度。理想的薄膜类敷料的呼吸速度与正常人体皮肤的呼吸速度应相当。薄膜类敷料在静脉导管的固定、体外引流管的固定以及外科伤口封闭等应用上体现了常规传统纱布类敷料所不具有的优势；在压疮的预防、过敏皮肤的保护、静脉炎的治疗、暴露性角膜炎的预防等方面取得了较好的效果，减轻了患者的痛苦，提高了护患满意度。通过临床医务工作者对薄膜类敷料的积极探索与研究，此类敷料在临床中的应用范围将被不断拓宽。

（二）泡沫类敷料

泡沫类敷料的结构具有多孔性，对液体具有较大的吸收容量，能完全透过氧气和二氧化碳。目前制备该类敷料使用最多的材料是聚氨酯和聚乙烯醇泡沫，该材料对伤口渗出物的处理是靠泡沫型的水蒸气转运和吸收机制控制[100]。泡沫类敷料可制成各种厚度，对伤口有良好的保护功能。聚氨酯泡沫敷料由双层 PU 海绵组成，可用于浅Ⅱ度、深Ⅱ度、Ⅲ度烧烫伤创面，植皮区，供皮区，溃疡创面，压疮，窦道，各种手术后切口，浅表外伤等。它具有高吸收特性，吸收率高达 1 000%～1 500％，维持微湿润愈合环境，垂直吸收，不浸渍正常皮肤，不粘连伤口，不结痂愈合，创面无残留，更换无痛感，减少瘢痕形成的特点[101]。PVA 泡沫敷料由 PVA 海绵组成，可用于手术吸血，耳、鼻、喉科吸血，眼科，神经外科，口腔科，具有超强吸收能力，压缩后吸水可膨胀，不脱落纤维的特性[102]。

其他材料如壳聚糖、羧甲基纤维素钠、海藻酸盐、聚乳酸和聚乙烯醇也已被使用。通过物理或化学方法将抗菌剂装入敷料中，含有细菌的渗出物一旦从慢性创面吸收到泡沫敷料的孔洞中，抗菌剂就会立即持续地从基质中释放出来，抑制细菌的生长或杀灭细菌，同时缓慢渗透到创面周围。这些敷料的好处是，开放的毛孔结构提供了高的湿气透过率和良好的透气性。此外，它的许多抗菌剂都是在毛孔结构内发挥作用和活性，而不是直接与伤口内的细胞接触，这使其对伤口愈合的负面影响和对人体全身细胞的毒性风险降至最低。

（三）水凝胶敷料

水凝胶医用敷料是近年来发展起来的一种新型的创伤敷料。作为传统纱布的替代品，它广泛使用于各种伤口，如各类溃疡伤口、外伤引起的伤口以及更为严重的烧伤伤口、烫伤伤口、化学蚀伤伤口等。水凝胶主要由胶原、明胶、纤维素、壳聚糖及其衍生物等天然聚合物制成。聚乙烯醇、聚环氧乙烷、聚乳酸、聚乙烯吡咯烷等合成聚合物也可用作膨胀性吸收敷料。这些聚合物通常以三维网状结构的形式工作，来实现更好的机械性能、保水性、载药量和输送性能，从而促进伤口愈合。药物从交联型聚合物网络的孔中释放或从聚合物分子中解离依赖于渗出物对聚合物的水化作用。

近年来，智能水凝胶被开发出来，它可以在环境参数如 pH、温度、光、电或添加特定化合物时显示出交联结构的相变，这些水凝胶敷料允许结合的抗菌药物诱导释放[103, 104]，这些水凝胶可以诱导抗菌剂的扩散。此外，由于水凝胶收缩或膨胀的特性，可以通过挤压水凝胶从伤口部位获得延迟释放。与传统的敷料相比，这类敷料具有许多用于伤口修复的优点：可调节的化学和物理性能、生物相容性、生物可降解性、防止出血、药物或细胞输送、创建细菌渗透屏障以及为伤口愈合创造类似于细胞外基质的潮湿环境。水凝胶能缩短伤口愈合时间、减轻患者疼痛、促进伤口更好地愈合，并且能不留瘢痕、改善创面微环境、抑制细菌的生长[105]。

水凝胶特别适用于常见的体表创伤，如擦伤、划伤、压疮等各种皮肤损伤。对于这些伤口，传统上医生一般用无菌纱布及外用抗生素处理。纱布易与皮肤伤口组织粘连，换药时常常破坏新生的上皮和肉芽组织，引起出血，使患者疼痛难忍。用水凝胶敷料敷贴在伤口上时，不但不粘连伤口，不破坏新生组织，而且能同时杀死各种细菌，避免伤口感染。水凝胶类敷料分为无定型水凝胶和片状水凝胶两大类[106]，它们是由亲水性高分子材料与水复合后制成的，既有一定的吸湿性，又能为伤口给湿的新型医用敷料。其中，无定型水凝胶一般采用管子包装，片状水凝胶一般与聚合物衬垫复合，后者的存在阻止了伤口表面的脱水和干燥，而水凝胶材料具有的部分水合结构可连续吸收伤口的渗出物。水凝胶类敷料与水胶体类敷料一样，对水蒸气几乎没有转送能力，它对液体的处理方式就是吸收。

（四）水胶体类敷料

水胶体类敷料是把水溶性高分子物质的颗粒与橡胶混合后制成的一种高科技治伤用材料。在医用敷料生产中使用的水胶体颗粒主要包括明胶、果胶、海藻酸钠和羧甲基纤维素钠。生产过程中，在混合物中掺入一定量的液状石蜡和橡胶黏结剂，使得敷料比较容易黏附在伤口上。水胶体类敷料比薄膜类敷料厚，对水蒸气几乎没有转运能力，它靠水胶层对渗出物进行吸收，胶层的厚薄决定了其吸收能力的大小[107]，这种材料结合了水溶性高分子的吸水性和橡胶材料的黏性，敷贴在伤口上后水溶性高分子的颗粒吸水后溶胀，给创面提供一个湿润的愈合环境，而橡胶基材则使敷料粘贴在伤口上。因为它们可以在伤口上长时间维持一个湿润的愈合环境，这种具有水化作用的敷料为伤口的护理带来很大的方便，它们具有促进伤口愈合的一些必要的条件[75]：首先，它们的吸液率高，可以使创面上的渗出液被充分地吸收；第二，它们为创面提供了物理保护作用并阻止细菌入侵伤口；第三，它们可以很方便地从伤口上去除，并且去除的过程几乎没有任何疼痛。水胶体类敷料使用方便，更换的周期比较长，且在去除敷料时不会产生疼痛，是护理表皮伤口的理想材料，特别适合渗出液不多、创面比较干净平坦的伤口。它们在伤口上产生了一个有效的密闭环境，可以使创面上的干痂软化并脱离伤口，也为环境中的细菌提供了一个有效的屏障。

与传统的敷料相比，水胶体类敷料可以促进伤口的愈合，缩短愈合所需的时间，并且在伤口的愈合过程中患者感受到的疼痛也有所降低[75]。由于产品使用方便，使护理伤口所需要的护理时间大大地减少，并且节省了很多的卫生材料，如此一来，愈合一个伤口所需要的总的护理费用也有很大的下降。随着更多的新型医用敷料的出现，水胶体类敷料的市场正在受到其他产品的挑战，但是，它们在使用性能和生产成本上仍然具有一定的优势。

（五）海藻酸盐类敷料

海藻酸盐类敷料的原料是从海藻中提取的海藻酸，它是一种类似纤维素的天然高分子材料，可以与金属离子结合形成各种海藻酸盐。工业上有实用价值的海藻酸盐包括海藻酸钠、海藻酸钾、海藻酸铵、海藻酸钙、混合的海藻酸铵 – 钙盐和海藻酸丙二醇酯等。海藻酸盐类敷料与棉纱布一样柔软，容易折叠，敷贴容易，同时也是一个理想的填充体，但其治疗伤口的作用和方式却与棉纱布截然不同[108]。海藻酸盐具有极强的吸收性，能吸收相当于自身质量20倍的液体，有效控制渗出液并延长使用时间。在与伤口接触时，海藻酸盐中的钙离子能与伤口渗出液中的钠离子发生离子交换，从而在伤口表面形成一层稳定的网状凝胶，有助于血液的凝固。这类敷料在更换时，可根据黏稠程度，用镊子去掉或用生理盐水洗掉[109]。

海藻酸盐类敷料在伤口的护理中有很广泛的应用，它特别适合有较多渗出液的伤口[75]。对于相对干燥的伤口，临床应用时可以把敷料先用生理盐水润湿，然后覆盖在伤口上。由于海藻酸盐类敷料中的纤维在吸湿后高度溶胀，纤维与纤维之间的空间在吸湿后被压缩，如果伤口的渗出液中带有细菌，它们会很容易地被固定在纤维与纤维之间，从而减小了它们的活性和繁殖能力，这是海藻酸纱布减少感染发生的一个主要原因。另外由于海藻酸在水溶液中带负电，而甲壳胺带正电，把海藻酸和甲壳胺的水溶液混合起来后再冰冻干燥可以做成高吸湿性的敷料，在这种材料里加入磺胺嘧啶银后可以制备具有抗菌性能的敷料[75]。此外，将海藻酸与万古霉素混合后制成带抗菌素的敷料，当溶液中有一定的钙离子时，海藻酸盐类敷料上的万古霉素可以缓慢地释放出来，起到抑菌的作用。

临床研究证明，海藻酸盐类敷料安全、无毒，具有高吸湿性、止血性、成胶性、抑菌性，能促进伤口愈合，减少局部疼痛，减少瘢痕形成[75]，适用于处理创面渗液和局部止血，对有中、重度渗出液以及有腔隙的伤口，如压疮、糖尿病足溃疡伤口、下肢静脉/动脉溃疡伤口，烧伤科烧伤供皮区创面及难愈性烧伤创面，肛肠科肛瘘术后创面渗血、渗液等有良好的疗效。

（贺晓静　康伟伟　曹　冰　庞媛媛　陈　琪）

数字课程学习

📖 参考文献　　💻 教学PPT　　📝 复习题

第六章　纳米传感技术在
生物医学分析中的应用

第一节　概述

一、纳米材料的定义及分类

纳米材料（nanomaterial）是指在三维空间中至少有一维处于纳米尺度范围（1～100 nm）的材料或由它们作为基本单元构成的材料[1]。它是介于宏观块体物质和微观分子、原子之间的中间体，因而展现出独特的物理化学性质。①表面效应（surface effect）[2]：即纳米颗粒的表面原子数与总原子数之比随着纳米粒子尺寸的减少而大幅增大后引起的性质的变化。②小尺寸效应（small size effect）[3, 4]：是纳米颗粒尺寸减少至光波的波长、传导电子的德布罗意波长、超导态的相干波长或穿透深度时，其内部晶体周期性的边界条件被破坏，导致特征性的光学、力学、电学、声学等性质与普通颗粒相比发生很大的变化[3, 5]。③量子尺寸效应（quantum size effect）：是指粒子尺寸下降至某一值时，纳米颗粒费米能级附近的电子能级由准连续变为离散能级的现象，以及半导体纳米颗粒存在不连续的最高占据轨道能级和最低的未被占据轨道能级之间变宽的现象[4, 6]。④宏观量子隧道效应（macroscopic quantum tunnel effect）：是指微颗粒的磁化强度、量子相干器件中的磁通量等一些宏观量具有隧道效应[7]。

1. 碳基纳米材料

碳元素是自然界中存在的与人类密切相关的元素之一。碳原子之间不仅能以 sp^3 杂化轨道形成单键，而且能以 sp^2 和 sp 杂化轨道形成稳定的双键和三键，从而构成许多结构和性质完全不同的物质。如零维的富勒烯[8]、一维的碳纳米管[9]、二维的石墨烯[10]和碳量子点[11]等。不同结构的碳材料展现出各自优异的电学、化学和机械结构特性，从而在多个领域均有应用，进一步，基于碳基纳米材料在生物传感领域的应用也已经被大量报道[12]。例如石墨烯具有良好的导电性，基于石墨烯修改电极构建生物传感器被广泛应用于生物分子（谷胱甘肽、葡萄糖、生物酶）和肿瘤分子标志物的灵敏性分析[13-15]。

2. 贵金属纳米材料

由含有金、银、钯、铂元素的前驱体等形成的贵金属纳米颗粒，具有二维或三维纳米结构，并且具有典型的物理和化学性质。这些贵金属纳米颗粒可通过巯基、二硫化物、胺类、氰基、羧酸和膦等进行生物化修饰[16]。通常金－巯基作用力是将功能生物分子直接固定的主要方式。如金纳米颗粒（Au nanoparticles，Au NPs）不仅可作为生物分子的载体，而且还能促进电极和生物分子之间的电荷转移，故被广泛用于构建电化学生物传感器件[17]。Niu 等制备的一种壳聚糖 / 石墨烯 /Au NP 的复合薄膜[18]，对 H_2O_2 表现出良好的催化活性，可用于固定葡萄糖氧化酶修饰的电极对葡萄糖的高灵敏检测，得到的线性范围为 2 ~ 14 mM，最低检测限为 180 μM。

3. 磁性纳米材料

具有磁性特征的纳米材料已广泛用于生物和医药等多个领域[19]。目前，基于磁性材料的修饰，主要包括两种：第一、磁性颗粒与抗体、蛋白质分子的分子功能化；第二、磁性颗粒与其他纳米材料的结构功能化。如 Ahmad 等[20]在磁性纳米颗粒表面修饰凝血酶的适配体，Au NPs 表面修饰适配体和条码 DNA，加入凝血酶之后，凝血酶与其适配体特异性作用形成三明治结构，当加入氰化钾之后，Au NPs 部分发生溶解，在外加磁场的作用下，条码 DNA 释放，通过条码 DNA 的质谱信号间接用于凝血酶的分析。最终获得凝血酶的线性范围 0 aM ~ 0.1 nM，最低检测限为 0.89 aM。Zhang 等[21]合成电活性普鲁士蓝功能化的四氧化三铁磁性纳米颗粒，固定在玻碳电极表面，构建了一个用于还原过氧化氢的生物传感器。实验表明，普鲁士蓝修饰的四氧化三铁比纯的四氧化三铁的饱和磁化强度低，从而降低了颗粒的聚结速率，延长了其寿命。

4. 半导体纳米材料

半导体纳米材料不仅具有与其他纳米材料一样的大比表面积、高表面能等特性，而且其特殊的电子传输、催化、光电转化、化学与生物特性使其在信号放大和对生物活性物质的亲和性方面展现出优异的性能。Willner 等[22]利用荧光峰为 620 nm 和 540 nm 的两种 CdSe/ZnS 量子点分别用不同的 DNA 片段进行表面修饰，量子点发生荧光共振能量转移猝灭。加入多重底物 DNA 后，其与量子点表面特异的 DNA 片段互补配对，在 DNA 外切酶的作用下，双链 DNA 被剪切，猝灭单元去除，量子点荧光恢复，从而达到对两种 DNA 底物同时检测的目的。

5. 纳米复合材料

纳米复合材料是指由两种或两种以上的纳米材料复合而成的材料，其最大的优点把不同性质的纳米材料结合起来，在同一种材料上协同展现出更多的功能，为生物传感器的研究开辟出一个广阔的领域。由于纳米复合材料具有良好的生物相容性、强的吸附能力，可提高生物分子的负载量且吸附更多的生物分子，提高生物传感器的灵敏度。例如石墨烯具有大的比表面积和高的电子传递能力，贵金属、半导体和磁性纳米材料可负载于石墨烯上，制备的纳米复合材料显示出更优异的性能。Zhu 等[23]通过一步法合成石墨烯 /CdS 纳米簇的复合材料，不仅保留了石墨烯良好的电子传输效率，而且有利于光生电荷与空穴的分离，可适用于光电传感器的构建。所制备的生物传感器具有良好的光电信号响应和细胞捕获能力，对宫颈癌 HeLa 细胞有较宽的检测范围和较低的检测限。

二、纳米传感技术概述

（一）传感器的定义与分类

根据国家标准（GB7665-87），传感器（sensor）是一种能够感受被测物理量并按一定规律转换成电信号或其他所需形式信号输出的器件或装置，一般由敏感元件、转换元件、变换电路和辅助电源 4 部分组成。敏感元件指直接感受被测物理量并输出与被测物理量有确定关系的物理量信号[24, 25]。以光敏和热敏元件为例，光敏元件是对光源敏感的电子元件，常见为光敏电阻、光敏二极管、光敏三极管等；热敏元件是利用某些物体的物理性质随温度变化而发生变化的敏感材料制成，如热电偶、热敏材料、半导体等。转换元件也称为传感元件，将敏感元件输出的物理量信号转换为电信号。传感器的分类原则和种类，具体见表 6-1。

表 6-1　传感器的分类

分类原则	种类
工作原理	电导型传感器、电容型传感器、电感型传感器、压电型传感器、电化学传感器、光学传感器、热电偶传感器
被测物理量	气体传感器、质量传感器、流量传感器、力学传感器、位移传感器、速度传感器、温度传感器
学科领域	物理传感器、化学传感器、生物传感器
输出量	模拟式传感器、数字式传感器
能量关系	能量转换型、能量控制型

（二）传感器的信号处理

由于传感器的种类繁多，其输出的信号也各有不同（如电流、电压、阻抗、化学发光、荧光、保留时间、质谱比等），同时传感器信号一般较弱、易衰减和受周围环境的干扰，因此对传感器信号进行处理成为传感器技术的中心环节。传感器的信号处理通常包括预处理、放大、调制与解调、滤波和校正以及模拟/数字信号转换等。

信号预处理主要是使用一些信号处理方法消除或减弱干扰信号，同时对检测系统的误差与非线性进行修正补偿，以提高检测精密度和线性度。将预处理的输出信号先变成高频交流信号，再经过方法与传输，还原为原频率的信号，即为信号的调制与解调过程。通常采用滤波器（包括低通滤波器、高通滤波器、带通滤波器和带阻滤波器）分离不同频率的成分，以保留有用信息去除噪声；使用非线性校正处理，以减小或消除信号的非线性误差。最后，通过模拟/数字信号转换器将预处理的模拟信号转换成数字信号输入计算机，完成传感器检测中信号的处理过程。

（三）纳米传感器的简介

纳米材料具有独特的物理、化学及生物特性，近年来备受关注。基于纳米材料构建的传感器称为纳米传感器（nano sensor）。其敏感元件为纳米敏感材料或纳米化，核心为纳米结构。纳米技术的发展，不仅为传感器提供了优良的纳米敏感材料，如纳米颗粒、纳米管、纳米片、纳米线、纳米膜等，而且为传感器的构建提供了许多新方法。与传统传感器相比，纳米传感器具有体积更小、速度更快、检测灵敏度更高、应用领域更广等优势。目前，纳米传感器是分析化学研究中的重要内容，尤其在生物医学领域的研究中得到了广泛的应用。下面对一些在疾病相关生物标志物的检测方面具有明显应用价值的纳米传感器进行介绍。

1. 纳米电学传感器

纳米电学传感器是将纳米材料作为一种新型传感介质，与特异性的分子识别物质相结合，并通过电流、电压、阻抗等电化学信号的形式作为检测信号的分析器件。通常特异性的生物分子或细胞与产生电活性信号的物质之间产生直接或间接的关联，即可通过构建的纳米电学传感用于检测肿瘤细胞、标志物等。尤其在癌症的早期，癌变细胞或肿瘤标志物的含量很低，传统电化学方法无法检测。研究者们利用纳米颗粒的表面效应增强生物分子的吸附能力及反应速度，从而构建纳米电学传感提高对癌细胞检测的灵敏度。同时由于大部分纳米颗粒具有高的生物相容性，不仅可以保持生物分子的活性，而且可提高检测的时效性。有些纳米材料作为纳米探针，可根据其自身的电学性能，用于高效分析生物标志物。

2. 纳米光学传感器

纳米光学传感器利用光学检测具有快速、无损和高时间分辨率等优势研制构建的纳米传感器用于细胞、基因等层面对生物组织进行成像和检测分析，实现癌症及相关疾病的早期诊断、生物标志物的高灵敏检测。基于光谱学的常见生物医学研究主要包括荧光光谱、磷光光谱、拉曼光谱和化学发光光谱等。通过光学手段研究各种生物流体、组织中生物标志物的显著差异性变化具有重要的临床价值。研究者们在分子探针上标记荧光分子，通过荧光光谱反映生物分子的识别能力，进一步用于靶标分子的高灵敏性分析。基于光学检测构建基因芯片和蛋白质芯片等，利用其集成化的优势可用于高通量的生物分子分析。

3. 纳米质谱传感器

纳米质谱传感器通过一系列确定的分子质核比（m/z）实现难检测分析物的信号传输获得高灵敏的质谱信号构建纳米传感器用于细胞、生物大分子、小分子分析[26]。基于质谱学常见的生物医学研究主要包括电感耦合等离子体质谱（ICP-MS）、基质辅助激光解吸飞行时间质谱（MALDI-TOF MS）等。基于质谱手段研究多种疾病的生物流体和组织等具有重要的临床意义。

（四）纳米传感器在生物医学中的研究

纳米材料不仅具有特殊的光、电、力、磁学以及催化性能，而且生物功能化后的纳米材料具有低毒性及良好的生物相容性。这些优势使得纳米材料构建的传感器在生物医学领域具有广阔的应用前景。将纳米材料与生物医学有机结合，建立多种电学、光学、色谱、质谱学传感器，可通过产生的光信号、电信号、色谱信号和质谱信号实现对细胞、DNA/RNA、蛋白质、生物小分子、离子等进行高灵敏的分析，在体内及体外实现对这些组分的浓度检测。随着纳米技术及生物医学的不断发展，纳米传感器在生物医学方面的应用将越来越多，更多地为临床疾病提供新的方法和手段。

第二节 纳米传感技术对生物分子的体外分析应用

一、纳米材料电学传感在体外的生物分子检测中的应用

（一）纳米材料电化学传感在体外的生物分子检测中的应用

电化学传感技术是一门涉及化学、生物学、物理学、电子学等多个领域的交叉学科，在生命分析、临床监测、环境保护及食品检验等领域都有着广阔的应用前景。近年来，随着纳米技术的不断发展，电化学传感技术取得了突破性进展。电化学生物传感器，通常指用固定化的生物体成分（酶、蛋白质，抗原、抗体、激素等）或生物体本身（细胞、细胞器、组织等）等生物材料作为敏感元件，电极（固体电极、离子选择性电极、气敏电极

等）作为转换元件，以电流、电阻或者电位作为特征检测信号的传感器。电化学生物传感器一方面通过酶、抗体、蛋白质、细胞等作为生物识别元件增加识别特异性来提升分析性能，另一方面在信号转导过程中通过引入功能性纳米材料和可编程功能核酸进行信号放大来实现高灵敏的电信号转导。

电化学生物传感器最早源于 1962 年 Clark 与 Lyons 提出的将酶与电极相结合的设想[27]，进而将电化学分析对象扩展到生物体内的物质，由此诞生了电化学生物传感器这个概念。5 年之后，Updike 和 Hicks 制备的固定化酶电极作为生物传感器首次问世，他们将葡萄糖氧化酶固定在铂电极上，用于检测血清中葡萄糖的含量[28]。目前为止，电化学生物传感器主要经历了三个发展阶段：第一代电化学生物传感器是以 1967 年提出的葡萄糖传感器为代表，这一代传感器从 1967 年开始已经得到了不断改进；第二代电化学生物传感器是将生物成分直接吸附或共价结合到转换器表面，而无需非活性的基质膜，测定时不必向样品中加入其他试剂；第三代电化学生物传感器是把生物成分直接固定在电子元件上，它们可以直接感知和放大界面物质的变化，从而把生物识别和信号的转换处理结合在一起。电化学生物传感器由于其高灵敏度、低成本，所需仪器简单，检测易于实现微型化等优点而得以广泛应用。

基于纳米材料的电化学信号放大技术在纳米技术和纳米科学方面取得了显著的成就，在提高电化学传感器和生物传感器的灵敏度和选择性方面具有巨大的潜力。首先，众所周知，电极材料在构建通过各种分析原理检测目标分子的高性能电化学传感平台中起着关键作用。此外，除电极材料外，功能纳米材料不仅可以在催化活性、电导率和生物相容性之间产生协同效应，加速信号转导，还可以通过专门设计的信号标签放大生物识别事件，导致高灵敏度的生物传感。电化学生物传感器的发展为临床诊疗相关标志物的定量研究开辟了新的途径和方法。

（1）小分子标志物

小分子在体内的代谢过程实质为氧化还原反应，伴随着电荷的传递，因此通过电化学手段研究生物的电子传递过程，能够更好地揭示生命活动的奥秘。葡萄糖是组织细胞能量的主要来源之一，肿瘤细胞的恶性增殖造成葡萄糖的过度利用，使得周围血糖含量大大降低，并进一步诱导微血管的生成，因而通过电化学生物传感定量分析血糖含量，对于肿瘤发展过程的研究具有重要意义。ATP 是一种多功能的胞内信号分子，在许多生物学过程中扮演着重要的作用，包括活细胞中的能量流动、代谢反应、物质运输和膜转运[29, 30]。此外，临床上相关的其他内源性小分子包括维生素、氨基酸、神经递质、代谢产物和其他小生物分子等，这些小分子分别在不同疾病的不同阶段起到一定的征兆或促生作用，因此，基于电化学生物传感的小分子分析可以进一步监测疾病发生发展过程中的病程变化，其中的葡萄糖作为将电化学传感方法应用于临床的成功案例，无需进行血液采样即可通过电化学血糖仪进行葡萄糖监测。

（2）核酸标志物

随着基因结构与功能研究的不断深入，特别是"人类基因组项目"的快速发展，对DNA 的研究成为生命科学研究领域中极为重要的内容。研究发现，生命组织、细菌、病毒和病菌均具有独特的核酸序列，这些特定序列的检测以及对 DNA 链中碱基突变的检测在抗癌药物的研制和药理分析、法学鉴定以及流行病、传染病、肿瘤和遗传疾病的早期诊断和治疗方面都具有十分深远的意义[31]。随着基因工程技术的飞速发展，传统的生化分析方法如凝胶电泳法已不能满足其分析测试的需求。在此情况下，以 Watson-Crick 碱基互补配对原则为基础的 DNA 生物传感器应运而生，为分子生物学研究提供了全新的基因检测技术并很快成为研究热点[32, 33]。而纳米材料的优异性质使得其在导电材料研发、探针标记、电信号分子负载等生物传感体系构建元件中发挥着重要作用，因而在生物医学相关的临床早期诊断、预后评估、药物筛选及其个性化医疗方面具有广阔的应用前景。

（3）蛋白质标志物

肿瘤的发生发展与蛋白质的作用息息相关，原癌基因和抑癌基因通过编码蛋白质调节细胞的生命活动，肿瘤的侵袭和转移也需要各种蛋白质的参与。因而，蛋白质的异常表达或者特定蛋白质的表达常常与某些疾病有关，所以将电化学生物传感技术用于蛋白质结构和功能的研究及其定量分析，对于揭示肿瘤的发展规律具有极其重要的意义。蛋白质标志物主要包括细胞表面受体、癌症抗原、焦磷酸或糖基化异常表达的蛋白质等。这些标志物可能存在于血清、尿液、唾液、痰液、乳头溢液等体液中，为癌症的诊断提供了可能。FDA 批准的用于临床癌症检测的标志物，其中多数为蛋白质类标志物[34, 35]。随着生命科学的发展，对蛋白质检测的选择性和灵敏度的要求越来越高。近年来基于纳米材料的蛋白质检测探针的研究非常活跃[62]，基于电化学生物传感技术对蛋白质类标志物的分析应用范围越来越广泛。

（4）外泌体标志物

外泌体介导的细胞通讯不仅参与了正常生理过程的调控，也参与了包括癌症在内的许多疾病的病理过程。肿瘤来源的外泌体，包含肿瘤细胞的重要分子信息，可通过改变肿瘤微环境以促进肿瘤生长和发育来影响肿瘤发生。外泌体通常大小为 30 ~ 150 nm，在病理和生理条件下几乎所有类型的细胞都能释放。这些纳米小泡参与局部和系统水平的细胞间通讯。它们携带多种类型的货物分子，如核酸、酶、脂质和蛋白质，这些大分子成分在细胞功能和病理状态（如炎症、免疫反应、血管生成、细胞死亡、神经退行性疾病和癌症）中起着重要作用[36]。外泌体作为将这些"货物"从供体转移到受体的保护载体，可以影响靶细胞的新陈代谢。肿瘤来源的外泌体在绝对数量上优于即使在癌症晚期也罕见的循环肿瘤细胞，并且可提供比无细胞核酸更多的信息。因此，基于纳米材料的电化学传感技术对外泌体内容物、外泌体膜蛋白及外泌体数量的分析可为疾病进展预测和治疗效果监测提供更全面的信息。

（5）细胞标志物

细胞是有机体结构和功能的基本单位，是机体生长与发育的基础，是生命活动的枢纽。电化学反应是细胞生命活动的重要基础，细胞内的生化反应和电极上的电化学反应极其相似。基于细胞标志物的电化学技术由于操作简单、仪器廉价、可实现连续监测等优点，近年来已被广泛应用于细胞分析。而利用细胞标志物设计的细胞电化学传感器用于癌细胞的检测，已经成为实现癌症检测领域新突破的热点技术。由于纳米材料在纳米尺度下具有独特的电学及化学特性而被广泛应用于细胞的固定、检测及电化学传感器的构建。越来越多的基于细胞标志物的纳米细胞电化学传感方法被提出，极大地提高了细胞检测的灵敏度与特异性，丰富了细胞电化学传感的内容[37]。

（6）病原微生物　病原微生物是指可以侵入人体，引起感染甚至传染病的微生物，或称病原体。病原体中，以细菌和病毒的危害性最大。尽管随着疫苗和抗生素的发展，传染病预防和治疗取得了早期胜利，但抗生素的滥用导致耐药病原体不断出现，再加上新出现的没有疫苗或抗生素的病原微生物，使得传染病的治疗依然面临着巨大的挑战[38]。传统的病原体诊断方法效率低且速度慢，在疫情暴发时期或者资源有限的地区将会是健康防卫的一大阻力。因此，非常需要开发更快、更准确和多重的诊断方法，同时应避免复杂且昂贵的检测步骤。纳米技术的发展为开发快速、准确和经济有效的病原微生物检测方法提供了巨大的机遇。利用纳米颗粒作为信号标签，结合新的检测技术，提高了灵敏度和多重检测能力。利用纳米材料的光、电性质，在与亲和配体连接后，它们即可作为识别元件和信号转导元件发挥作用。其中，DNA 纳米生物界面，在靶标识别、信号转导和信号放大等方面具有广泛的优势，极大地提高了病原微生物检测的特异性和灵敏度。

（二）纳米材料电致化学发光传感在体外的生物分子检测中的应用

在电极表面将电化学能量转化为光的过程称为电致化学发光（electrochemiluminescence，ECL）。在电化学反应中形成的分子激发态的弛豫伴随着发光。这一过程是通过在电极上施加一定的电压引起电化学反应，在电极表面产生某种新物质，电生物质之间或电生物质与其他物质进一步反应，经过高能电子转移，使电子跃迁至激发态，再返回基态时的发光现象，然后由光电探测器（通常是光电倍增管）测量释放光的强度。与其他发光方法相比，ECL 由于仪器简单、背景信号低、灵敏度高、动态范围广而被广泛应用于小分子、核酸、蛋白质、外泌体和细胞等的分析研究中。

二、纳米材料光学传感在体外的生物分子检测中的应用

随着纳米材料技术、光学技术等领域的飞速发展，光学检测被广泛应用于生物传感。光学生物传感器是指将待测物与识别原件的结合过程通过换能器的信号转换和放大处理，变成可读取的数据，从而实现对待测物的定性或者定量分析。由于操作简单、成本低廉、响应速度快、灵敏度高、选择性好等优势，光学生物传感器广泛地应用于疾病标志物的检测中。本章主要介绍比色生物传感器、荧光生物传感器和拉曼生物传感器。

（一）纳米材料比色传感在体外的生物分子检测中的应用

比色生物传感器通过紫外可见分光光度计来测定待测样品在 200～800 nm 范围内的紫外－可见吸收光谱变化，并基于朗伯－比尔（Lambert-Beer）定律来实现对目标物的定性和定量分析。另外，也可通过测量或比较有色物质溶液的深浅来确定目标待测物的含量。比色传感器具有肉眼可视化、分析速度快、实时监控、成本低廉和操作简单等优势。

贵金属纳米材料由于其组分、形貌以及聚集程度的不同在紫外－可见光范围内（390～750 nm）会呈现出丰富的颜色变化，同时展现出局域表面等离子体共振（LSPR）峰的位置偏移，被广泛用于构建比色传感器。通过调节贵金属纳米颗粒之间的距离可构建比色生物传感器。例如，Au 纳米颗粒（Au NPs）之间距离变化会引起 LSPR 的改变，从而产生溶液颜色的差异，根据 Au NPs 这一特异性可构建比色生物传感器。使 Au NPs 距离改变的方式主要有交联聚集和非交联聚集。其中，交联聚集主要是通过 Au NPs 表面修饰不同的识别分子（如 DNA、抗体等），通过目标物与识别分子之间特异性识别作用，改变 Au NPs 之间的距离，溶液由红色向蓝色转变。Kong 等基于癌细胞触发循环酶信号扩增（CTCESA）的比色法，开发了一种简单、经济、高灵敏度的癌细胞检测方法[39]。在靶细胞缺失的情况下，发夹适体探针（HAPs）和交联 DNA 片段（Linker DNA）在溶液中稳定共存，Linker DNA 与两种修饰不同片段的 Au NPs 结合，产生紫色溶液。在靶细胞存在的情况下，HAPs 与靶细胞的特异性结合会触发发夹结构的构象转换，核酸适配体尾部的单

链会将 linker DNA 从聚集体中置换出来，并在尾部形成双链结构，引发切割内切酶的核酸信号放大反应，破坏 Au NPs 的交联状态，溶液颜色变成红色。Dong-Hwan 等在 Au NPs 分别修饰两种不同序列的 DNA，当目标 DNA 片段出现时，通过碱基互补配对与 Au NPs 表面的 DNA 分别杂交，形成 Y 型结构，拉近 Au 之间的距离，溶液由红色变为蓝色[40]。该体系与传统的比色传感器相比，传感器的动态检测范围扩大了两个数量级，检测限提高了10 000 倍。非交联聚集主要是通过改变 Au NPs 的表面性质而引起颜色变化。Jiang 等利用季铵盐修饰的 Au NPs 在室温下实现对 Hg^{2+} 高灵敏、高特异性检测[41]。在该体系中，硫醇化的季铵盐通过 Au-S 键修饰在 Au NPs 表面，整个溶液处于单分散性的稳定状态。当体系中加入 Hg^{2+} 后，由于 Hg^{2+} 和硫醇的结合导致纳米粒子的聚集，溶液颜色由红色转变为蓝色，检测限可低至 30 nM。Tesng 等利用吐温 20 修饰的 Au NPs 构建了一种快速、均质的方法用于 Hg^{2+} 和 Ag^+ 高选择性检测[42]。吐温 20 修饰柠檬酸还原制备的 Au NPs 后，在高离子强度下，Au NPs 保持单分散性稳定存在，溶液呈现红色。当在体系加入目标检测离子时，与 Au NPs 表面的柠檬酸根离子发生反应，在 Au NPs 表面形成 Hg-Au 合金或 Ag，致使吐温 20 被除去，Au NPs 不再稳定，发生聚集，溶液由红色变为蓝色，实现 Hg^{2+} 和 Ag^+ 的检测。

调控贵金属纳米材料的生长过程也会导致 LSPR 的改变。例如，Stevens 等利用酶联免疫吸附试验（ELISA）的酶标来控制 Au NPs 的生长，实现了对前列腺特异性抗原（PSA）和 HIV-1 的可视化检测[43]。该体系利用酶标板上的捕获抗体对靶标分子进行识别，随后与修饰过氧化氢酶的检测抗体形成抗原 - 抗体三明治夹心结构。当靶标分子不存在时，大量的 H_2O_2 与 HAuCl 发生反应，加快 Au NPs 的生长，溶液呈现红色。而当靶标分子存在时，过氧化氢酶会催化分解 H_2O_2，减缓 Au NPs 的生长速度，导致 Au NPs 聚集，溶液呈现蓝色。

同样，基于贵金属纳米材料的刻蚀过程也可用来构建比色生物传感器。Liu 等基于 Au@Ag NRs 刻蚀过程伴随着表面等离子体共振（SPR）位移，开发了一种超灵敏的miRNA-141 检测平台[44]。在 miRNA-141 存在时会触发催化发夹自组装（CHA）反应和杂交链式反应（HCR），产生具有催化活性的 hemin/G- 四联体 HPR 模拟 DNA 酶，将H_2O_2 降解成羟基自由基，刻蚀 Au@Ag NRs 表面的 Ag 壳。在该体系中，当 miRNA-141 的浓度在 $1 \times 10^{-14} \sim 1.0 \times 10^{-11}$ M 范围内，可通过表面等离子体共振（SPR）吸收定量，而miRNA-141 的浓度 $> 1.0 \times 10^{-13}$ M 可通过肉眼识别。

（二）纳米材料荧光传感在体外的生物分子检测中的应用

荧光光谱生物传感器的基本原理是通过将目标分子的识别信号转变为容易检测的光信号，然后通过荧光基团的光物理性质表达出来，如荧光增强或者减弱，荧光寿命的变化等，从而实现对目标物的检测。利用紫外或可见光源去照射具有吸收光子能力的物质，物质分子吸收激发光由基态变为激发态后再返回基态过程中，发射出比激发光波长更长的光，这种光被称为荧光。不同的荧光物质具有不同的特征激发或者发射波长，在低浓度下的荧光强度与其浓度成正比。另外，有些荧光物质的发射波长位置及其荧光强度还与反应环境相关。基于这些性质，研究者们发展了许多荧光光谱生物传感器用于目标物的定性或定量分析。

常见的用来构建荧光生物传感器的信号分子包括：量子点、金属纳米簇、上转换纳米颗粒、荧光蛋白和有机荧光染料等。

1. 量子点作为荧光信号分子

量子点（quantum dots，QDs）是一类重要的无机半导体纳米晶体，近年来被广泛应用于生物传感和成像研究。与传统的有机荧光团相比，量子点具有吸收光谱宽，消光系数大，量子产率高，发射波长可调，光致发光效率高以及强大的光稳定性等优势[45]。例如，Ma 等人报道了一种以 DNA 为模板的 Au NPs 和 QDs 组合探针，用于细胞内 miRNA 成像[46]。在该体系中，QDs 通过 DNA linker 链固定在 Au NPs 表面，由于荧光能量共振转移效应，QDs 的荧光被淬灭。当目标 miRNA 存在时，会触发 QDs 从 Au NPs 表面拆卸，在 Fuel 链的协助下，一个 miRNA 可触发多个 QD 的拆卸，荧光信号被显著放大。许多 2D 纳米材料与单链 DNA（ssDNA）能通过强的相互作用结合在一起，同时可作为淬灭材料用于淬灭标记在 ssDNA 上的荧光，当 ssDNA 与目标分子特异性结合后，构型发生变化，从 2D 材料表面释放出来，恢复荧光信号。例如，Ju 等在 QDs 表面修饰分子信标（MBs），基于 QDs 与氧化石墨烯（GO）之间的荧光能量共振转移效应（FRET）和 MBs 中的环状单链结构能够与 MBs 强烈结合，开发了一种高灵敏、高选择性的 DNA 检测策略[47]。当 MB 结合到目标片段后，QDs-GO 的距离增加及双链 DNA 与 GO 之间弱的相互作用而阻止了 QDs 和 GO 之间的猝灭作用。荧光增强的多少与目标 DNA 的浓度相关。

2. 金属纳米簇作为荧光信号分子

金属纳米簇（nanocluster，NCs）是一类由几个到几百个金属原子组成，直径为 1~10 nm 的新型荧光纳米材料，性质介于单原子和纳米颗粒之间，尺寸接近于电子的费米波长，连续态密度分解成离散的能级，拥有不同于普通纳米材料的光电和化学性质。金属 NCs 的合成通常以生物分子作为模板，不仅增加了纳米团簇的生物相容性，也避免了团簇因聚集引起的荧光淬灭。金属 NCs 的荧光产率高，抗光漂白性强，荧光发射波长可调，在生物检测和成像领域展现出良好的应用前景。Zhu 等基于 DNA 的可编程性，巧妙地设计出多功能的 DNA 序列，通过一步法原位合成水溶性的银纳米团簇信标，特异性识别靶标分子以触发 DNA 构型的变化，产生刺激响应型的荧光信号。这种通用型的传感平台，可实现基因、小分子物质、蛋白质等各种靶标物质的分析检测[48]。

3. 上转换纳米颗粒作为荧光信号分子

上转换纳米颗粒（UCNP）是一种掺杂稀土元素的发光纳米材料。由于掺杂的稀土离子具有很多阶梯状的能级，其发光机制遵循 anti-Stokes 规则，即 UCNPs 经波长长、频率低的光激发，发射出波长短、频率高的光。UCNPs 具有发射谱带窄，荧光寿命长，光稳定性好，无闪烁等优势。更重要的是，UCNPs 的发射光的波长和强度可通过掺杂稀土元素的种类和含量进行调控。尤其是具有近红外激发的 UCNPs，对组织穿透能力强，无损伤，自体荧光干扰小，在生物传感尤其是活体成像中显示出强大的潜力。Kuang 等利用 DNA 桥接的 Au 纳米棒核 -UNNPs 壳结构的（AuNR@UCNP）探针体系用于定量肿瘤相关的 miRNA-21 和 miRNA-200b[49]。在体系中，UCNPs 的荧光被 Au NRs 淬灭。当靶标 miRNAs 存在时，识别并拆解 UCNPs 离开 Au NRs 表面，在 980 nm 的激光下，发射 540 nm 和 660 nm 的发射光分别激发 TAMRA 和 Cy5 响应两种 miRNAs 分子。该体系在细胞和小鼠活体中实现 miRNA 的定量检测。

4. 荧光蛋白作为荧光信号分子

荧光蛋白因其本质的自发荧光、天然的生物相容性和可基因编码等性质，在生命科学领域展示出得天独厚的生物标记等优势，被广泛应用于离子、大分子、核酸、蛋白质、酶的活性、分子间的相互作用等检测分析。例如，Jiang 等设计了一种基于遗传编码的 RNA 传感器用于活细胞内 miRNA 成像。该体系通过将质粒转染进细胞，可以共同表达 RNA 传感器和绿色荧光蛋白（GFP），能够实现遗传编码的 RNA 传感器在活细胞内双发射比率成像[50]。He 等报道了一种基因编码的 Cu（Ⅰ）探针，通过将 Cu 调控蛋白 Ace1 插入到黄色荧光蛋白中，该蛋白选择地结合 Cu（Ⅰ），生成改进的 Cu（Ⅰ）探针用于检测活细胞内 Cu 的波动[51]。

5. 有机荧光染料作为荧光信号分子

许多有机荧光染料，如 Cy3、Cy5、FAM 等的合成工艺已被商业化，广泛地应用于生物传感中。例如，Li 等设计了一种肿瘤微环境驱动的 DNA 纳米机器（Apt-LIP），用于对肿瘤外间质中的 ATP 特异性成像[52]。该纳米机器主要包含了两个模块，分别是用于锚定在肿瘤细胞膜的低 pH 穿膜肽和用于检测 ATP 的适配体模块。该纳米机器通过尾静脉注射后进入小鼠体内，由于肿瘤间质中微酸环境（pH = 6.5 ~ 6.8），低 pH 穿膜肽由随机结构折叠为 α- 螺旋结构，实现穿膜，将 DNA 纳米机器锚定在肿瘤细胞膜表面。随后，适配体对肿瘤胞外间质中的 ATP 特异性响应，Cy5 信号分子的荧光被恢复实现"turn-on"式的荧光成像。该纳米机器高效地锚定在肿瘤细胞膜表面，大大降低了纳米机器的非特异性分布，从而在活体水平上实现对皮下瘤和转移瘤胞外间质中 ATP 的实时、在体成像，为肿瘤胞外间质中 ATP 精准检测以及肿瘤诊断开辟了新方法。Jiang 等构建了智能的 DNA 镊子（DT）用于检测端粒酶的活性[53]。DT 是由三个单链 DNA 组装而成的纳米机构，其中一条中心链上标记 FAM 荧光供体和 TAMRA 受体，两个臂链上含有与端粒酶产物互补的序列。在该体系中，端粒酶结合底物（TS）在端粒酶的作用下被延长，产生多个以重复序列（TTAGGG）为末端的端粒产物（TRPs）。TPRs 与 DT 中的两个臂结合，将 DT 关闭，产生增强的荧光共振能量转移信号。

（三）纳米材料拉曼传感在体外的生物分子检测中的应用

拉曼光谱是测定分析物组成和结构的重要手段之一，但普通的拉曼散射信号强度较弱，且易受荧光信号的干扰，无法在生物和化学研究中广泛应用。表面增强拉曼散射（surface enhanced Raman scattering，SERS）提高了基底与拉曼分子之间的能量转移，同时又有效降低了荧光背景的干扰，大幅度提高拉曼散射光谱检测的精度，被广泛应用于分析检测领域。

1. 贵金属 SERS 基底

贵金属纳米材料独特的 LSPR 效应使其成为应用最广泛的 SERS 基底，尤其是纳米组装结构产生"热点"区域，极大地增强拉曼分子的拉曼信号。利用纳米结构的原位组装可构建拉曼信号增强型的拉曼生物传感器。例如，Dong 等以非小细胞肺癌 A549 中的 miRNA-1246 为模型，设计了一对催化发夹自组装（CHA）探针（H1 和 H2），分别锚定在金纳米颗粒（Au NPs）和金纳米哑铃（Au NDs）表面，用于 miRNA 高灵敏 SERS 检测和细胞内拉曼成像[54]。在该体系中，H1 探针上标记了拉曼分子 Rox，H1 和 H2 发夹探针通过形成 Au-S 锚定在纳米材料表面。当探针递送至靶细胞后，miRNA 触发纳米材料间的 CHA 反应，形成以 Au NDs 为核心，Au NPs 为卫星的核 - 卫星纳米结构。在组装过程中，H1 探针 3′ 末端的 SERS 信号分子被拉近到 Au NDs 表面，并处于核 - 卫星纳米结构的热点区域内，产生增强的 SERS 信号。该纳米探针相比于单独的 Au NPs 以及 Au NPs-Au 纳米棒核 - 卫星纳米结构，由于 Au NDs 不规则末端附件产生大量的"热点"，增强电磁强度，不仅显示出更强的 miRNA-1246 检测信号，同时也显示出更低的检测限。

利用纳米组装结构的拆卸可构建拉曼信号衰减型的拉曼生物传感器。Xu 等利用 DNA 探针组装箭头状的 Au 纳米棒，形成 "side-by-side" 和 "end-to-end" 二聚体（AHSBS 和 AHETE 二聚体），产生增强的 SERS 信号[55]。当二聚体进入细胞后，目标 miRNA 识别导致二聚体纳米结构分解，使 SERS 信号下降，实现细胞内 miRNA 原位拉曼成像。在该系统中，SERS 强度与细胞内目标 miRNA 的浓度呈线性关系，AHETE 二聚体的检测限为 0.011 amol/ng$_{RNA}$，AHSBS 二聚体的检测限为 0.023 amol/ng$_{RNA}$。AHETE 二聚体的灵敏度是 AHSBS 二聚体的 2.1 倍，这是由于 AHETE 二聚体中修饰的识别分子数量较少，而形成的电磁强度更强，使得 AHETE 二聚体中的 SERS 信号更强。该方法为纳米材料在活细胞中的定向组装和生物检测开辟了一条新的途径。Xu 等人构建了以 Au 纳米棒（Au NRs）为核、Ag 纳米颗粒（Ag NPs）为卫星组件，通过 DNA 适配体偶联，构建了卫星式纳米结构作为一种超灵敏的 SERS 传感器，用于检测乳腺癌标志物蛋白 Mucin-1[56]。随着 Mucin-1 和适配体的识别，导致核-卫星组装体的拆解，SERS 信号降低。该检测体系的检测限达到 4.3 aM。

2. 碳纳米材料复合 SERS 基底

碳纳米材料主要包括碳纳米管、氧化石墨烯（GO）及其衍生物等，作为 SERS 基底时，其优势在于：①比表面积大，有利于待测分子的富集；②作为载体有助于金属纳米颗粒有序排列形成更多的 "热点" 区域。Kuang 等利用 GO 和 Au NPs 组装体构建了传感器用于检测细胞表面上皮细胞黏附分子（EpCAM）和 miRNA[57]。当 miRNA 分子与 DNA 探针杂交后，FAM 修饰的 Au NPs 从 GO 表面分离出来，导致拉曼信号下降。

三、纳米材料质谱传感在体外的生物分子检测中的应用

质谱法（mass spectrometry，MS）是采用电场或磁场将运动的离子按照质荷比分离后进行检测的方法。由于具有良好的质量精度、分辨率及灵敏度且操作简单，已经成为生物分析领域中最前沿的支撑技术。传感在生命科学和生物领域发挥着重要作用，为了提高质谱对含量极低生物分子检测的灵敏度，质谱传感的概念应运而生，即利用质谱芯片对目标分析物进行识别，采用质谱对识别转换的信号进行检测的技术。

由于特有的小尺寸效应、表面效应、结构兼容性和生物相容性，纳米材料在质谱传感领域崭露头角。特定结构和组成的纳米材料具有良好的能量传递和样品解吸功能，可以显著提高样品的分离效率及检测灵敏度。纳米材料理论上由两部分组成：底物部分和功能部分。这两部分的巧妙结合基本上实现了所有优势的整合，共同促进对目标分子的捕获。常用的底物是磁性纳米粒、硅、石墨烯及金属有机框架（metal organic frames，MOF）等。所选底物均具有制备简便可控、生物相容性好、物理化学性能稳定、环境友好以及表面易于进一步改性等共同特点，并具有自身独特的特点。磁性纳米材料由于具备上述优点及自身独特的磁性，是一种性能极佳的质谱传感介质。Fe_3O_4、α-Fe_2O_3 和 γ-Fe_2O_3 是许多领域中应用最广泛的三种氧化铁，其中 Fe_3O_4 纳米颗粒是最常见的，其表面可引入大量可行的修饰，且磁场极大地缩短了分离时间，这种强磁响应性也使它们在质谱检测领域得到了广泛的应用。此外，除了底物部分的共同特性外，二氧化硅（SiO_2）这种纳米材料最大的优点是可塑性强，其中纳米多孔 SiO_2 是最好的例子。引入合适尺寸的纳米孔，不仅可以扩大比表面积，携带更多的官能团，提高识别性能，还对某些大尺寸分子具有尺寸排斥效

应，这对分离小尺寸、低丰度的靶向蛋白、肽及代谢物等具有非常重要的意义。石墨烯和 MOF 的主要特点是其超大的比表面积，每克可达数千平方米。此外，由于金属离子和有机配体的广泛可选性，MOF 的组装有无限的可能性，从而具有通过固有活性位点捕获不同目标蛋白/肽的潜力。此外，MOF 合成后修饰的提出进一步拓宽了其应用范围。新兴的共价有机框架（covalent-organic framework，COF）与 MOF 相似，但 COF 显著的区别在于其较强的疏水性，这在常规的大分子分析和蛋白组学中具有广泛应用，但是限制了其在翻译后修饰蛋白组学的应用。值得一提的是，这些常用的底物可以相互结合形成一种新的底物，对目标物捕获产生协同作用。功能部分是指在靶蛋白/肽等分析物富集过程中起主要作用的重要部分，它不同于底物提供的辅助功能。简而言之，功能组分除了包含底物自身的特性外，其通常是将特定的功能基团嫁接到所选择的底物部分上，从而为不同类型的分析样品制备可用的、针对性的纳米材料。

本节将基于当前纳米材料在质谱传感中的研究现状，主要介绍功能性纳米材料在多肽、蛋白等生物大分子及代谢物等小分子检测及纳米材料作为基质辅助激光解吸电离（matrix-assisted laser desorption/ionization，MALDI）基质等领域的研究进展。

（一）基于纳米材料构建质谱传感在体外的生物大分子检测中的应用

纳米材料在光学、电学、热学、磁学等方面的独特性质，使其在蛋白质组学等生物分析中展现出广阔的应用空间。自从 Thomson 在带电粒子的磁偏转方面的开创性工作[58]，质谱分析技术以其无与伦比的高灵敏度和高通量的检测能力，已经发展成为生物大分子研究领域中最重要的分析技术。蛋白质是生物体中所有细胞和组织的重要组成部分，是人类生命活动的主要执行者。因此，蛋白质的有效鉴定和表征是蛋白质组学的重要任务之一，这必须有一个前提，即利用一定的手段从复杂的样品中分离出目标蛋白质/肽。蛋白质组学分析主要包括"自上而下"和"自下而上"两种策略，其中"自下而上"策略即"鸟枪法"，是当前实现生物样品中蛋白质高通量分析的常用技术手段。其关键步骤是样品前处理，主要包括蛋白的提取、分离、酶解及分离、富集酶解后的肽段，从而得到可用于质谱上样分析的混合肽段，最后采用质谱法进行混合肽段的鉴定。质谱分析最为关键的一步是从复杂样品中有效分离目标蛋白质/肽，随后进行酶解过程，将蛋白水解成多肽，进行蛋白组学分析。但目前常规的分离及酶解处理流程存在耗时、自动化程度低等问题。因此，克服上述缺陷是当前蛋白质组学研究领域中的热点问题。随着纳米科学的发展，纳米材料的主要优点是表面积大，可以提供丰富的结合位点，已成为分离目标蛋白/肽并提高其相对丰度、提高蛋白酶解效率的有效手段，有利于进行质谱分析过程，在蛋白组学样本前处理过程中受到广大学者的青睐。

1. 纳米材料在蛋白/肽富集的应用

在质谱分析之前，基于纳米材料的常规富集过程主要包括三个步骤：富集、洗涤、洗脱。纳米材料通过表面形貌的设计和修饰不断调节和优化分离效果。近年来，研究人员致力于探索不同纳米材料在蛋白质/多肽捕获中的应用，包括普通蛋白质/多肽、翻译后修饰蛋白质/多肽。本部分聚焦于纳米材料的设计和合成及其对蛋白/肽的捕获性能的探讨。

疏水-疏水相互作用是蛋白质组分离的主要驱动力。碳纳米材料因其优异的疏水性而在不同领域得到广泛的关注，在蛋白质组学领域的蓬勃发展主要归功于优异的疏水性。石墨烯具有较大的比表面积和良好的疏水性，是碳的一种重要的同素异形体，可作为捕获蛋白质/肽的功能部分。其他辅助功能如磁性和介孔的引入可促进对目标分析物的选择性捕获。此外，研究人员探索了通过不同的方法构建功能化多孔碳纳米材料来捕获低丰度的多肽。MOF 是由金属离子 / 簇和有机配体组合而成的一类多孔晶体纳米材料。MOF 捕获蛋白质 / 肽的能力通常归因于 MOF 固有的疏水配体，或合成后采用疏水基团修饰，或 MOF 配体对靶标的特异性吸引力等。Cheng 等人利用其疏水性和金属离子亲和力制备了一种三明治状 MOF 功能化磁性石墨烯来分离低丰度的多肽。此外，作为另一种有机框架纳米材料，COF 在蛋白质组学方面也出现了初步应用。功能化 COF 利用其固有的 π–π 堆积作用和尺寸排斥效应，对疏水肽表现出有效的选择性捕获性能。此外，分子印迹法在制备定制亲和纳米材料方面引起了科学家极大的研究兴趣，由于其刚性结构，可以极大地提高捕获低丰度目标的选择性。

2. 纳米材料在蛋白酶解的应用

在自下而上的蛋白质组学分析中，蛋白质在肽的质谱分析之前被蛋白酶（如胰蛋白酶）消化成肽段，这一过程是蛋白质成功鉴定的关键步骤。蛋白酶解是连接多肽和蛋白质的纽带，酶解效率的高低对质谱检测及鉴定效果起决定性作用。胰蛋白酶是最常用的蛋白水解酶，当前蛋白酶水解的类型和作用方式相对固定。蛋白酶解主要是在一定的 pH 环境下，将蛋白水解酶和待水解的蛋白样品在酶最佳活性温度下，反应一段时间，将蛋白底物催化生成多肽混合物的过程。常规的酶解过程耗时久，时间在 2～16 h 不等，且酶解效率低，这些缺陷成为蛋白质组学分析中的短板。为了替代目前耗时、繁琐和难以自动化的酶解蛋白消化方法，科学家们致力于开发一种快速、可回收和自动化的消化系统。近年来，纳米生物催化技术的发展利用了各种纳米材料，如纳米孔材料、磁性纳米颗粒和聚合物纳米纤维，提高了蛋白质消化的性能。本节论述了纳米生物催化技术在提高蛋白质消化速度、检测灵敏度、可回收性和胰蛋白酶稳定性方面的研究进展。

纳米生物催化方法使用各种纳米材料，如纳米孔材料、纳米颗粒、纳米纤维和纳米管，作为酶固定化和稳定酶的宿主。纳米结构材料与传统的固载体材料相比，在固定化酶方面具有许多优点。首先，它们为固定化酶提供了更大的表面积，从而提高了固定化媒介单位质量或体积上的酶载量和表观酶活性。其次，它们具有均匀且可控的尺寸分布，基于酶固定化技术与纳米结构的协同作用，能够实现系统的酶激活和稳定。第三，它们保留有用的特性，如磁性和导电性，可以有效地用于改善各种酶的应用。

纳米结构材料的这些特性已被用于固定化和稳定胰蛋白酶，以实现快速和可回收的蛋白质消化。利用各种不同的酶固定化技术，如酶吸附、共价吸附、酶交联以及上述方法的组合，已开发出各种纳米生物催化方法，这在纳米生物催化胰蛋白酶系统的活化、稳定、回收利用、磁分离和蛋白水解抗性方面都显示出效用。特别是，最近成功研发的纳米生物催化胰蛋白酶稳定形式的酶涂层已经证明了在严格变性条件和在线消化柱中的应用潜力。三种不同的纳米结构材料，如纳米孔材料、纳米颗粒和纳米纤维，显著改善了蛋白质消化过程。纳米孔材料通过简单地将胰蛋白酶和蛋白质吸附到纳米孔中，从而加速蛋白质的消化，使胰蛋白酶和蛋白质在纳米孔的封闭环境中充分作用。纳米颗粒，特别是磁性纳米颗粒，可以使共价吸附在纳米颗粒上的胰蛋白酶易于循环，因而得到了广泛的应用。最后，纳米纤维上的胰蛋白酶涂层在稳定酶活性方面取得了前所未有的成功，在 1 年的反复使用中活性没有下降，并且具有显著的蛋白水解抗性。

综上所述，纳米生物催化技术具有显著提高蛋白质消化性能、实现高效蛋白质组分析的潜力。在接下来的几年里，更多的创新方法有望在自动化和高通量酶解系统取代目前的溶液内蛋白质消化实践中发挥关键作用。

　　3. 纳米材料在蛋白、多肽检测领域的应用

　　蛋白质是细胞关键的功能实体，机体所有重要的组成部分都需要蛋白质的参与。对细胞底物的翻译后修饰是调节生物体内蛋白质稳态的关键。蛋白酶是催化生物体内蛋白质水解成小的肽段或氨基酸的代谢酶。其中，底物的磷酸化和去磷酸化是最具代表性的翻译后修饰，在生物代谢中起重要的调控作用。磷酸酶是广泛存在于自然界的一种天然酶，它能将底物上的磷酸基团水解成磷酸离子。质谱是表面结构表征的重要技术，无需抗原抗体、荧光标记即可实现高通量分子检测。蛋白酶的相对分子质量较大，采用质谱检测时离子化效率低。为了突破质谱技术检测电离效率低的蛋白酶等高相对分子质量化合物的瓶颈，质谱生物传感的概念应运而生。采用质谱芯片识别目标分析物，质谱检测识别切换的信号。质谱生物传感器的关键部分无疑是质量探针。质量探针是一种具有明确相对分子质量的特定分子，可以将难以检测的分析物的信号转化为清晰、灵敏的质谱信号，对目标分子的识别和检测技术是决定质谱生物传感性能的关键因素。质量探针具有以下几点特性：由于质荷比这一固有特性是测量的基础，质量标签不需要具有荧光、电、磁或其他特殊特性；根据仪器的实际需要和待检分析物的特性，质量标签的类别有所不同；在大多数情况下，一系列的质量标记（通常是同源序列）可同时标记分析物，实现高水平的多路分析而不受光谱重叠的限制；由于质量探针与目标分析物之间存在"多对一"的关系，适当的放大策略可以显著提高检测灵敏度；通过建立结合质谱成像技术的质谱生物传感器，可以实现更深层次的应用研究。

　　随着纳米科学的发展，纳米材料作为元素探针引起了广泛的关注。纳米粒子中大量的金属原子，如 AuNPs、AgNPs、PtNPs、量子点、上转换纳米材料和金属纳米团簇等，使它们成为金属稳定同位素标记的优良扩增标记，具有更高的灵敏度。由于纳米粒子具有良好的生物相容性及易于表面修饰，已成功应用于不同生物系统中的免疫分析。例如，金纳米粒子与巯基的高亲和力，形成 Au-S 共价键，可以作为亲和探针实现对巯基化合物的选择性分离和检测。根据 AuNPs 的这一性能，研究人员设计了基于 AuNPs 介导的自组装单分子膜，用于配体的固定、蛋白的选择性结合和固定化分子的酶修饰，进而辅助基于质谱的蛋白酶、多肽检测。

（二）基于纳米材料构建质谱传感在体外的生物小分子检测中的应用

　　代谢物通常指在生命体内实现代谢过程的小分子有机化合物。当前主要采用基于质谱的代谢组学技术进行小分子代谢物的检测。本章节主要介绍基于纳米材料辅助的激光解吸电离 - 质谱（LDI-MS）在小分子代谢物检测方向的研究进展。

　　Richard Caprioli 教授于 1997 年开创性推出的基质辅助激光解吸电离质谱质谱（MALDI-MS）技术极大地促进了相应方法学及仪器的开发。MALDI-MS 具有高通量分析、高灵敏度、高耐盐性、分析速度快、样品消耗小、制备简单、无或小碎片等特点。因此，MALDI-MS 广泛用于生物分析、蛋白质组学、脂质分析、环境、化学和生物医学分析。然而，由于传统的有机基质容易在低相对分子质量区（相对分子质量 < 1 000 Da）产生干扰，同时基质还可以产生与分析物重叠的峰，并产生热不稳定分子的碎片，故 MALDI-MS 对小分子化合物的分析仍然是一个挑战。最近，基于纳米材料的免有机基质的激光解吸离子化质谱有效地解决了上述挑战。

　　纳米粒（NPs）具有大的表面积，能够提供高的分析物负载能力（如每纳米粒承载 >

1 000 个小分子），可用于预浓缩或通过离心或磁选从溶液中分离分析物。除此之外，NPs 对激光具有较高的摩尔吸收系数，可用于促进分析物电离。纳米材料可以作为表面、探针和底物，用于 LDI-MS 分析小分子，辅助小分子的定性和定量分析。使用纳米颗粒对样品分析前处理简单，点样前在靶板上将目标分析物与 NPs 简单混合即可。与传统的有机基质相比，使用 NPs 的 LDI-MS 可产生高重现性光谱，具有高灵敏度，且样品制备最少，自动化程度高。

1988 年，Tanaka 等[59]首次将纳米材料引入到 LDI-MS 中，实现了对蛋白质和高分子聚合物的检测，并认为将纳米粒子用于样品制备是实验成功的核心。用于小分子质谱分析的 NPs 主要包括金属 NPs、金属氧化物 NPs、硅基纳米材料、碳纳米材料、量子点、MOFs 和 COFs 等。NPs 检测灵敏度高、应用范围广、背景噪声清晰、破碎度低，可用于低浓度分析物的预富集或分离。

金属纳米材料主要包括 AuNPs、AgNPs、PdNPs 等，如 AuNPs 可在乳腺癌细胞和非肿瘤对应物中进行氨酸、丙氨酸、磷酸胆碱、葡萄糖和谷胱甘肽 5 种靶向代谢产物的表面定量分析，利用 AuNP 进行 LDI-MS 成像用于细胞膜上的肿瘤标志物、防伪应用、代谢物分析以及钞票和支票表面分子的分析等。AuNPs 成像具有最小的破坏性和高灵敏度，可将成像的空间分辨率提高到细胞水平，样品制备简单，对样品切片或组织形成均匀覆盖，提供低浓度的灵敏检测，对硫醇等物质的选择性检测，且所需样本量少。AgNPs 用于多种不同小分子分析物的分析。AgNPs 辅助的 LDI-MS 已成功应用于叶酸和两性霉素 B、多肽、含半胱氨酸多肽、小分子碳水化合物（蔗糖和果聚糖）、雌激素（E1、E2 和 E3）、烯类和氨基糖苷类抗生素的分析。值得注意的是，AgNPs 可应用于正离子和负离子两种分析模式。碳基纳米材料单位比表面积大、负载能力强、选择性好，可以吸收激光能量，促进分析物的解吸和电离。最早报道的碳纳米材料是石墨，可以在免基质的条件下对多肽、聚糖等化合物进行质谱分析。当前，各种形式的碳基纳米材料如石墨烯、碳纳米管、富勒烯等广泛用于辅助分析物的质谱分析。1999 年，Siuzdak[60]课题组报道多孔硅材料用于免有机基质的质谱分析方法，开启了硅材料在质谱方面的研究。小分子检测时，不需要提取或分离便可采用多孔硅纳米颗粒辅助质谱检测。量子点是粒径 < 10 nm 的小型半导体纳米晶体。量子点在 500 m/z 以下的质量范围内没有干扰峰，具有较高的电离效率。与传统的有机基质相比，量子点提供了更高的目标分析物信号，改善了信噪比，提高了谱图质量，增加了检测到的离子信号数量和整个序列的覆盖范围。然而，大多数量子点是有毒的。金属有机骨架（MOFs）是一种以金属为连接体，以有机配体为连接体的自组装多孔材料。这一组合，使得 MOF 种类多样。但能作为基质辅助质谱检测的 MOFs 类型并不多。共价有机框架（COFs）是通过共价键连接的有机多孔晶态材料，可以作为表面分析氨基酸、脂肪酸和环境污染物等。COFs 在质谱检测领域的应用尚处于初级阶段，需要进一步努力。

第三节　纳米传感技术在体内的分析应用

纳米传感技术在体内的分析应用目前主要体现在生物小分子的分析应用方面。

因此，本节以纳米传感技术在细胞内的生物小分子的分析应用为主进行介绍。

电化学分析不仅适用于细胞表面物质的分析，还适用于细胞内物质的研究。Meng 等[61]提出了一种借助 Ca^{2+} 转染 DNA 将细胞固定在金电极表面的普适方法，并以 DNA

为电子传递载体对细胞内物质进行了电化学分析探讨。外源 DNA 在 Ca^{2+} 存在的条件下通过转染进入细胞，将 293T 细胞固定到 DNA 修饰电极表面，之后细胞内的电活性物质以 DNA 为电子传递通道，将其氧化还原反应产生的电子传递到电极表面，这样在电极表面就可以得到细胞内活性物质的电化学信息，从而对其进行分析。基于上述方法，Liu 等[62]提出了一种活细胞检测方法。在该方法中，首先以 Ca^{2+} 为转染试剂，将电极表面修饰有 Fc 的 DNA 分子转染到人肝癌 SMMC–7721 细胞中，可实现细胞在电极表面的固定，同时，由于 Fc 被包含在细胞内部，抑制了 Fc 的电子传递，电极表面得到的 Fc 峰电流减小，且随细胞浓度的增加而逐渐下降，该方法可实现细胞浓度为 $5.0 \times 10^2 \sim 1.0 \times 10^6$ 个 /mL 范围内的线性检测。同理，Liu 等[61]还提出了电化学检测细胞内生存素 mRNA 含量的新方法。当电极表面修饰的双链 DNA 通过 Ca^{2+} 转染进入细胞后，DNA 末端 Fc 信号减弱，指示 DNA 已进入细胞内。当细胞内存在生存素 mRNA 时，mRNA 竞争结合电极表面带有荧光标记的互补链，使得电极表面部分双链解链成为单链。裂解细胞后，电该单链 DNA 恢复茎环结构，信号增强，该信号响应即可用于细胞内 mRNA 含量的测定。

第四节 未来发展趋势和展望

纳米传感器的进步与发展为疾病尤其是癌症的研究和治疗带来了前所未有的发展机遇。引入纳米材料可弥补传统传感器无法高灵敏、快速检测低含量的癌细胞和生物标志物的不足，为癌症的早期诊断提供检测方面的支撑，为探究癌症的发生和发展过程提供可靠的生物学信息。未来基于纳米传感技术在疾病的早期诊断与检测方面将有如下发展趋势：①多种标志物同时分析，达到高通量、高效的生物分子检测；②基于同一传感平台达到疾病诊断与治疗的效果；③结合成像手段构建纳米传感器用于可视化、高灵敏分析组织表面的分子标志物；④构建商业化的生物芯片用于临床疾病的标志物的筛查及检测。

（赵慧芳 郑 吉 杨 帆 兰春燕 容 烁 卜浩林）

📡 数字课程学习

📖 参考文献　　💾 教学 PPT　　📝 复习题

第七章　纳米生物安全性

第一节　概述

应用于医学领域的纳米材料主要有两方面的特点：一是将传统的分子药物通过纳米技术进行改良，从而提高传统药物的治疗效果同时降低其不良反应；二是基于新型纳米材料的合成，研发高效低毒的医用纳米材料或药物。由此可见，应用于纳米医学领域的纳米材料的优势是高效且低毒。医用纳米材料或药物，无论是利用超细破碎技术、纳米沉淀技术或高压匀质技术直接制备的纳米药物颗粒，还是通过脂质体纳米粒、聚合物纳米粒（纳米囊／纳米球）、固体脂质纳米粒、纳米微乳／亚微乳、纳米磁微球、聚合物胶束、树枝状大分子或无机纳米载体（纳米硅球、碳纳米管等），将传统的分子药物以分散、溶解、包覆、吸附、偶联等方式形成的纳米分散体；最终获得的纳米颗粒粒径一般在几纳米到 1 000 纳米之间，且其物理化学性质（表面亲／疏水性、饱和溶解度、晶型、溶出速度等），物理响应性（温度敏感性、pH 敏感性、光电性能、磁响应性等）以及生物学性能（生物相容性、靶向性等）均发生了一定程度的改变，而这些改变都会影响其在生物体内的吸收、分布、代谢或排泄（absorption, distribution, metabolism & excretion, ADME），呈现出与传统分子药物制剂差异较大的生物药剂学及药物动力学行为：生物利用度、胃肠道中的稳定性、生物黏附性、透皮／黏膜／血脑屏障（blood brain barrier, BBB）特性、靶向性、长循环特性、缓释及控释特性等，从而实现增强药物疗效、降低药物不良反应、提高药物治疗指数等目的，即增强药物的有效性、稳定性、顺应性和安全性[1-3]。

当利用纳米技术将医用材料／药物的尺寸缩小到纳米级别后，其单位体积的比表面积会变大，甚至可达几千平方米，材料表面的原子数在总原子数中的比例也会明显升高。较大的比表面积使得材料的表面能显著升高，因而变得不稳定，很容易与其他原子结合。换言之，纳米材料／药物较高的反应活性会使其在进入生物体后，呈现出与成分相同的传统材料／药物十分不同的物理、化学和生物活性[4]，这既带来了正面的效应，如生物利用度的提高和药物疗效的增强等；但同时也显现出负面的效应，如纳米颗粒易发生团聚等。国内外的相关研究人员将上述的这种负面效应归结为纳米材料／药物的生物安全性或不良反应问题。初步的细胞实验和动物实验结果表明，原本无害的微米物质一旦被破碎成超细的纳米级微粒后，就会显现出潜在的毒性，且纳米颗粒的粒径越小，表面活性越大，生物反应活性也越大；同时，纳米材料／药物进入机体和细胞后，通过皮肤黏膜、血脑和血气（肺血）屏障的概率相比常规尺寸的物质也会显著增加[5-7]。在这种情况下，一部分人对纳米材料／药物的生物安全性提出了质疑，如纳米材料／药物进入生物体内的关键途径、特殊生物化学行为以及这些生物化学行为所导致的毒理学效应等，这些都是目前纳米医学蓬勃发展中不可忽视的问题。只有对医用纳米材料/药物的生物安全性有足够清晰的认识和了解，才能有助于在纳米医学产业中将纳米材料/药物对生物的负面影响降到最低，从而消除公众对其生物安全性问题的担忧，保障纳米技术在医学领域的健康和可持续发展。

本章首先从纳米材料/药物的体内和体外研究两个方面较为系统地评价医用纳米材料的生物安全性，介绍了纳米材料/药物经不同途径在体内和体外（细胞）的吸收、转运、分布和清除，并对其进入体内或细胞后，对各生理系统、组织脏器特别是靶器官、亚细胞器等产生的毒理学效应进行了总结和分析，最后探讨了纳米材料/药物的生物效应机制、毒性分析方法及评价，并初步提出了一些消除其毒性的可行方法。

第二节　纳米材料生物安全性的体内研究

一、纳米材料在体内的吸收和转运

随着纳米技术的飞速发展，各种纳米材料大量涌现，其优良特性及由此产生的新功能使其具有广泛的应用前景。由于人们接触纳米材料的机会越来越多，对纳米材料的生物安全性进行研究和评价已经刻不容缓。深入了解纳米材料在生物体内的吸收和转运是纳米材料安全应用的基础。纳米材料可以通过呼吸道暴露、皮肤、胃肠道、注射给药等方式进入体内。

（一）纳米材料经呼吸道暴露的吸收和转运

呼吸道是空气中纳米粒子进入体内的主要入口。纳米材料可以在呼吸道的所有区域内通过扩散机制进行扩散，而且当纳米粒子携带大量电荷时会通过静电沉淀而沉积[8]。纳米材料在人呼吸道内的沉积部位与粒径有关。国际放射线防护委员会（ICRP）根据数学模型预测指出，在休息状态鼻呼吸条件下，人体呼吸道鼻、咽、气管、支气管和肺泡区域中均有吸入纳米粒子的沉积[9]。粒径为 1 nm 的粒子，约有 90% 沉积在鼻咽部，其余 10% 沉积在气管支气管区，肺泡中几乎不沉积；粒径为 5~10 nm 的成分，沉积在上述 3 个区域，沉积比例均为 20%~30%；粒径为 20 nm 的成分，在肺泡区的沉积效率最高，约 50%，而在气管支气管和鼻咽区沉积率约 15%[10]。

即使被吸入体内的纳米材料质量和浓度并不高，但如果有大量的小粒径粒子沉积，可能引起由纳米材料导致的肺损伤，并且会转移到肺外组织，通过不同的转移途径和机制转移到其他器官。其中一种机制是穿过呼吸道上皮细胞进入间质，直接进入血液循环或通过淋巴管进入血液循环，导致全身分布。另一种可能的机制是纳米材料被嵌在气道上皮中的感觉神经末梢，然后通过轴突转位到神经节和中枢神经系统结构。

Nemmar 等人发现巨噬细胞、上皮细胞和内皮细胞等的吞噬作用可能造成纳米粒子向血液系统转运，超细纳米粒子可以迅速从肺部扩散到体循环[11]。Oberdorster 等人报道了碳纳米粒子可通过大鼠呼吸道的嗅觉黏膜进入嗅觉神经从而进入中枢神经系统[12]。一项对铅纳米粒子吸入暴露的研究证实，在肺和肾脏中发现了大量的纳米粒子，此外铅纳米粒子能够转移到次级器官，特别是大脑，进而引起毒性。长期暴露研究表明，铅在肺和肝脏中的累积量以及与组织相关的不良影响取决于纳米材料的剂量和暴露时间[13]。

呼吸道中吸入纳米粒子的清除可以分为物理清除和化学清除两种机制。物理清除过程即通过不同机制使粒子物发生物理移位，包括黏液纤毛运动（鼻、气管支气管）、巨噬细胞吞噬作用（气管支气管、肺泡）、上皮内吞作用（鼻、气管支气管、肺泡）、间质移位（气管支气管、肺泡）、淋巴引流（气管支气管）、血液循环（气管支气管、肺泡）和感觉神经元（鼻、气管支气管）。化学清除包括三种不同方式，分别是发生在鼻腔、气管支气管和肺泡区域中的纳米材料溶解、浸出和与蛋白质结合作用。纳米材料的溶解是指生物可溶性粒子或粒子组成部分溶于脂质或者细胞内和细胞外的液体，溶质和可溶性成分被吸收和扩散或与蛋白质和其他亚细胞结构结合，最终被清除到血液和淋巴循环中[8]。

纳米粒子的尺寸大小是影响呼吸道吸收纳米材料的主要因素。较小的纳米粒子更容易在最深的区域扩散和积累，从而触发炎症和活性氧自由基的产生。尺寸较小的纳米粒子会到达最深处的肺泡区域，该区域最常见的固体粒子清除机制是由肺泡巨噬细胞吞噬沉积粒子[14]。肺泡巨噬细胞对沉积粒子的吸收取决于粒子的大小和包膜材料的组成。直径 $1 \sim 3 \mu m$ 的粒子比直径为 $15 \sim 22 \mu m$ 的材料更容易被巨噬细胞吞噬，在 $1 \sim 10 \mu m$ 范围内，不溶性粒子的滞留时间平均为 20 min，且不受粒径影响。然而，由于粒度特异性沉积，粒子的分布与粒径大小相关[15]。由于纳米粒子体积小，因此在肺泡中被吞噬的概率比微米大小的粒子要低得多，剩余的纳米粒子将与上皮细胞的非吞噬细胞相互作用进行排出[16]。Miller 等人的研究表明，吸入的 Au 纳米粒子可以进入血液循环，在血管炎症部位聚集，并且相对于大粒径的 Au 纳米粒子，小粒径更容易被吸入，这一结果在动物模型和 14 名健康男性志愿者身上都得到了证实。同时这一证据表明，吸入纳米粒子的转运和富集及其大小对其诱发心血管疾病的可能性至关重要[17]。小粒径 Ag 纳米粒子在不同器官中积累，而大粒径 Ag 纳米粒子则倾向于在肝和脾中积累。此外，Ag 纳米粒子以剂量依赖性的方式诱导器官功能改变和炎症反应[18]。

（二）纳米材料经皮肤的渗透和吸收

皮肤暴露是一种重要的纳米粒子吸收途径。由于在纺织品、化妆品、伤口敷料等与皮肤接触的物品中含纳米粒子越来越多，因此纳米粒子经皮肤的渗透与吸收受到广泛关注。

皮肤是人体最大的器官之一，在结构上分为三层，即表皮、真皮和皮下组织。表皮的皮肤角质层是类脂质分子形成的多层脂质双分子层，其结构紧密是功效物质透皮吸收的主要屏障。纳米粒子在增强药物在皮肤上的渗透能力方面显示出一定潜力。透皮给药主要通过表皮渗透来发挥作用，是皮肤吸收纳米材料的主要途径，用于通过常规口服、静脉和肌肉内给药效果有限的药物。该过程包括释放、穿透及吸收进入血液循环这三个阶段。释放是指纳米材料从基质中脱离出来并扩散到皮肤或黏膜表面上；穿透是指纳米材料通过表皮进入真皮、皮下组织，对局部组织起作用；吸收是指纳米材料渗透进入皮肤后通过血管或淋巴结进入体循环。然而，目前的研究结果表明，经皮肤途径吸收的纳米材料比吸入或口服途径要低得多[19]。目前，透皮给药已经开发出一项技术即采用含有微针的皮肤贴片来提高药物递送能力。微针是一种无痛且微创的透皮给药方法，通过在表皮中形成微米级的孔，从而将药物输送到皮肤真皮层血管中[20]。固体脂质纳米粒子和纳米结构脂质载体作为透皮给药系统的两种主要脂质制剂也已被广泛研究[21]。

通常只有小部分粒子可穿透皮肤的表皮到达真皮，这种穿透力取决于粒子的大小、形状、表面电荷和皮肤的状态。现有数据显示，直径约为 4 nm 的纳米粒子可以穿透完整皮肤；而当尺寸增加到 45 nm 时，纳米粒子只能穿透受损皮肤[22]。Ag、TiO_2 和 ZnO 等纳米粒子是常见的与皮肤接触的纺织品、防晒产品和伤口敷料中存在的成分[23]。Tak 等人分析了不同形状的 Ag 纳米粒子对皮肤的穿透能力，结果表明，棒状纳米粒子的皮肤穿透率高于球状和三角形状[24]。使用含 Ag 纳米粒子的创面敷料和纺织品的研究表明，在直接接触约 1 周后，血清中的 Ag 水平没有变化，皮肤也没有任何不适或组织病理学变化[25]。对于物理防晒霜，其有效成分通常是 TiO_2 和 ZnO 的混合物[26]。Tan 等人的一项试点研究表明，使用防晒霜后表皮和真皮中的钛含量增加[27]；其他研究表明，微米级和纳米级的 TiO_2 和 ZnO 无法穿透表皮[28]。Kohli 和 Alpar 报道了带负电的纳米乳胶粒子（50~500 nm）可以渗透表皮到达真皮层，而带正电荷或电中性纳米粒子无法渗透表皮，因此纳米粒子的电荷也是透皮吸收过程中的重要因素之一[29]。Tinkle 等人的研究表明，在施加外力后微米级粒子可以穿透表皮[27]。这表明运动过程中皮肤皱褶处纳米粒子的吸收可能大于平坦皮肤的吸收。然而，部分研究者认为健康皮肤可以有效阻止纳米材料的穿透，只有在皮肤受损的情况下才会有纳米材料的穿透现象发生，并且尺寸较小的纳米粒子穿透概率大于尺寸较大的纳米粒子，表面带正电荷的纳米粒子穿透概率大于电中性或者带负电荷的纳米粒子，作为抗菌添加剂的 Ag 纳米粒子中的银离子可能部分透过皮肤[30]。纳米粒子形式的 TiO_2 是在防晒霜中以及某些日霜、粉底霜和润唇膏中用作紫外线（UV）过滤器的唯一形式。大多数在人或动物中进行的研究表明，纳米 TiO_2 不能穿透皮肤角质层并进入活细胞，并且在健康或受损的皮肤中不会进入全身循环[31]。

（三）纳米材料经胃肠道的吸收和转运

纳米粒子进入胃肠道的途径相对较多，进入呼吸道的纳米粒子到达咽部后经过吞咽可以进入胃肠道，也可以通过黏膜纤毛自动排出后进入胃肠道。除此之外，纳米材料可以通过水或者食物以及药物载体被食用后进入胃肠道。纳米材料在胃肠道中的转运机制与纳米粒子的理化性质息息相关。

胃肠道对纳米粒子的吸收和转运主要有以下三种途径：肠上皮细胞摄取，经 M 细胞（微褶皱细胞）吞噬，通过细胞间转运吸收。肠上皮细胞占整个小肠上皮组成的 90%~95%，肠上皮细胞摄取是纳米材料在胃肠道转运的最常见途径，包括胞吞、胞内转运和胞吐[32, 33]。纳米粒子进入胃肠道后可以通过胃肠道上皮屏障被胃肠道吸收或迅速排出，粒径 < 100 nm 的纳米粒子的摄取主要通过上皮细胞的内吞作用发生。消化和吸收过程由小肠进行，与纳米粒子吸收有关的肠壁结构包括绒毛顶端缝隙、小肠上皮细胞、小肠巨噬细胞等[34]。在肠道细胞中，纳米粒子可引发氧化应激、DNA 损伤和炎症。较大的纳米粒子可以通过 M 细胞摄取，M 细胞是一种吞噬细胞，主要位于小肠派尔集合淋巴结（Peyer's patches）区域，与吸收相关的生物结构为派尔集合淋巴结，派尔集合淋巴结是一种特殊的淋巴样组织，其中特化的 M 细胞是与纳米粒子吸收有关的功能细胞[35]。M 细胞能够通过吞噬纳米粒子，从而使其进入淋巴循环[36]。细胞间转运途径又称细胞旁路途径，是指通过打开胃肠道上皮细胞间的紧密连接从而实现纳米粒子的转运。然而，受限于上皮细胞间连接处微孔约仅占肠上皮膜面积的 1% 且连接处最大宽度 < 20 nm，纳米粒子不易通过该途径吸收[37]。纳米粒子的胃肠道吸收和转运由以上三种方式协同进行，是一个动态且较为复杂的过程。

大多数研究表明，纳米材料能够通过胃肠道并被迅速清除。纳米材料可以通过肠膜淋巴进入全身，如肝、脾、肾、血液和骨髓，但不同组织和器官对纳米粒子的吸收存在差异。胃肠道摄取和排出纳米粒子的影响因素较多，包括载体材料、粒径、形状、表面电荷、表面修饰、渗透浓度、pH、消化酶、内源性生化物质和共生微生物[32, 38]。Florence

等人对大鼠的研究表明，纳米和微米尺寸的粒子（50 nm～20 μm）主要通过小肠的淋巴结吸收，尽管淋巴结仅占小肠总表面的一小部分[29]。Jani 等人研究发现，胃肠道对粒径为 50 nm 和 100 nm 的聚苯乙烯纳米粒子的吸收率分别为 34% 和 26%[39]。Wang 等人用 25 nm、80 nm 和 155 nm TiO$_2$ 纳米材料分别进行灌胃实验，通过测定各组织中纳米材料的含量发现，80 nm 尺寸的 TiO$_2$ 在组织中的积累最多，积累量依次为肝、肺、脾和肾，25 nm 和 155 nm TiO$_2$ 在组织中的积累量相当，积累量依次为脾、肺、肾和肝[40]。Yao 等人研究了 Au 纳米粒子大小与肠道细胞摄取之间的关系，15 nm 的 Au 纳米粒子被肠上皮吸收并迅速扩散到细胞中，50 nm 的 Au 纳米粒子穿过肠上皮的顶端侧并通过基底外侧排出，100 nm 的 Au 纳米粒子在肠细胞中累积，因此排泄量非常低[41]。Banerjee 等人利用肠细胞的三重共培养模型表明，棒状纳米粒子的细胞吸收率高于球形纳米粒子[42]。电荷是胃肠道吸收纳米材料的重要决定因素，带正电荷的粒子似乎比带负电荷和呈中性的粒子能更有效地被胃肠道吸收[36]。Li 等人发现纳米粒子发出的荧光信号出现在肾脏中，但在肝、肺、脾或血液中未发现，这可能是由于它们对纳米粒子的吸收率低所致[43]。还有研究表明，纳米粒子被胃肠道摄取后可通过肠系膜淋巴引流通路到达肝脾[44]。Trapani 等人通过青蛙肠模型中进行的离体研究证明，通过壳聚糖以及壳聚糖/环糊精修饰的纳米材料具有增强穿过肠上皮区域渗透的能力[45]。纳米粒子在胃的强酸性环境中溶解会进一步促进它们在消化液中的降解[23]。

（四）纳米材料经注射给药后的吸收和转运

纳米粒子可以作为造影剂或者药物通过静脉注射、腹腔注射等方式进入体内，用于成像或治疗[46]。体内注射纳米材料在肿瘤诊断和治疗中具有显著的优势。肿瘤组织血管壁间隙宽、结构完整性差等特性，促使纳米粒子通过高通透性和滞留效应（EPR 效应）实现肿瘤的靶向富集，结合多种成像方式和治疗手段从而整体提升诊疗一体化效果。研究表明，通过小鼠鼠尾静脉注射具有超高光热转换效率的骨状铋基纳米材料，用于光热、光声和 CT 三模态成像引导下的肝癌肿瘤光热治疗、化疗增强联合治疗，获得了良好的治疗效果[47]。Sun 等人通过调节纳米卟啉脂质体中卟啉的组分，实现在单一波长激光照射下的光动力和光热治疗，以及荧光、光声和磁共振三模态成像，高效地激活机体的抗肿瘤免疫效应[48]。

纳米材料经过静脉或者腹腔注射进入血液系统后通过血液循环会被运输至机体的各个器官和组织。通过注射进入血液系统的纳米粒子会回流至心脏，当纳米粒子植入心脏后会引起广泛心肌组织坏死[49]。其次有重要影响的就是肺组织，因为全身组织中肺具有最高的血液灌流。在各个组织中，肝的血液灌流位于第 4 位，在肝中毛细血管床具有较大的数量密度，纳米粒子可进入淋巴系统，也可被肝细胞捕获或吞噬。韩瑜等研究发现，通过腹腔注射磁性 Fe$_3$O$_4$ 纳米粒子可快速分布至各器官组织中，尤其是心脏、脾、肝中[50]。

淋巴系统是一个辅助循环系统，可从身体各个部位收集异物和各种粒子物质。纳米粒子经静脉注射后可迅速分布于全身淋巴结。淋巴结组织由海绵状的间质和游离细胞构成，淋巴窦中的吞噬细胞具有滤器作用，可以从淋巴液中破坏纳米粒子并清除。

纳米粒子通过血液系统以不同的方式在器官（肝、肾、脾、心脏和大脑）和组织中转运，这取决于它们的物理化学性质（粒径、形状、电荷、表面涂层、稳定性、结晶度、团聚状态和剂量）。这些参数影响了纳米粒子的生物动力学和生物活性，包括从上皮转入器官、细胞内定位、诱导 ROS 生成以及与受体的连接[51]。人毛细血管的平均直径为 8 μm，最大可达 15~20 μm，最小只有 4 μm，纳米粒子很难通过直径小于其粒径的毛细血管。然而在一些存在动静脉解剖分流的小血管中，可以允许 25 μm 大小的纳米粒子通过[52]。据报道，静脉注射的 Ag 纳米粒子可以在几分钟内迅速分布至大鼠肝脏、脾脏、肾脏、肺、心和大脑[53]。一项通过静脉注射被 NIR 染料和 ^{124}I 功能化后的 SiO_2 纳米粒子用于近红外荧光与正电子发射断层（PET）双模式成像研究发现，70% 的纳米粒子在肝、脾和胃中积累，而大约只有 5% 在肾、心脏和肺中积累，SiO_2 纳米粒子通过肝胆排泄，并没有在组织中显示出不良影响[54]。Li 等人研究了聚乙二醇（PEG）、壳聚糖（CS）和聚乙烯亚胺（PEI）包封的金纳米粒子通过小鼠静脉注射后在肝脏和肾脏的亚器官生物分布、转移和清除过程中的表面化学行为[55]。研究发现，PEG-Au 纳米粒子在体内保持分散特性，通过肝胆通路被清除，而 CS-Au 纳米粒子和 PEI-Au 纳米粒子在肝脏和内皮细胞中的聚集导致其大量积累，阻碍其消除过程。高剂量 TiO_2 纳米粒子的静脉注射会对不同器官和组织产生毒性，如肾小球肿胀、肝纤维化和肝坏死等，还可因 TiO_2 纳米粒子的存在而阻塞血管，导致血栓形成[56]。Wang 等人研究了具有不同表面电荷的 Au 纳米团簇在体内的生物分布和毒性，结果表明，表面电荷极大地影响了药代动力学，特别是肾排泄及肾、肝、脾和睾丸的积累。带负电荷的 Au 纳米团簇排泄量较低，肿瘤摄取增加，表明基于纳米团簇的治疗有临床应用潜力。而带正电荷的纳米团簇对外周血系统可产生不良反应[57]。

近年来，纳米材料的功能化和纳米技术的更新促进了它们在包括医学在内许多领域的广泛应用。各项研究结果表明，纳米材料可以作为多种疾病的诊断或治疗的潜在药物。然而，纳米材料长期滞留在患者体内可能造成的潜在风险也令人担忧。因此，寻找较好的生物安全性的纳米材料，是当前纳米医学发展的关键科研问题。科研人员正在积极研究纳米材料通过呼吸道、胃肠道、皮肤和注射方式进入体内的吸收、转运和毒性机制，以便为更好地利用纳米材料服务于医学提供参考。

二、纳米材料对机体的影响

（一）纳米材料对呼吸系统的影响

呼吸道是人造纳米颗粒进入机体的主要途径之一，呼吸系统成为纳米颗粒毒性和生物效应的一个重要作用靶点。

有研究表明，空气动力学直径 < 10 mm 的颗粒物可以被机体吸入。颗粒物粒径越小，越易达到呼吸系统的深层。纳米材料特有的物理性质，例如，粒径较小以及较大的比表面积，因而很容易穿透组织细胞且不容易排出体外。材料经呼吸系统被肺组织吸收之后，一部分沉积在肺组织中无法排出，可在肺组织中发现材料残留；另一部分可能排出体外或者随着体循环转移到其他器官和组织部位。

纳米材料到达肺部后，由于纳米颗粒较小的粒径与结构，肺组织对纳米颗粒的识别防御较差，巨噬细胞很难识别并发挥吞噬功能。因此，纳米颗粒容易被内皮细胞摄取，或沉积在支气管上皮和肺泡壁的纳米颗粒还可能影响免疫功能，引起超敏反应在肺组织中发生氧化应激反应，产生自由基，对细胞膜和细胞器造成损伤，或者引起蛋白质变性，出现炎症反应，对肺组织造成不同程度的损伤，甚至导致细胞坏死，影响肺的正常生理功能。

目前通过研究发现，纳米颗粒对呼吸系统造成的生物毒效应主要包括氧化应激损伤、DNA 损伤、炎症反应，而由此恶化可进一步导致肺纤维化、尘肺等恶性疾病[58]。以下介绍几种纳米材料对呼吸系统的影响[59]。

碳纳米管，是一种具有特殊结构（径向尺寸为纳米量级，轴向尺寸为微米量级）的一维量子材料。碳纳米管凭借独特的空间结构以及理化性质可以装载药物，进而用于不同疾病的治疗。但是同时也会对生命体产生一定的毒害作用，主要是由于其小尺寸效应和纤维结构引起。Mitchell 等人[60]将小鼠呼吸暴露于 $0.3 \sim 5.3$ mg/m^3 的多壁碳纳米管中，14 天后发现实验小鼠的免疫功能均受到损害，主要表现为脾脏中 T 细胞分裂素显著降低，白细胞介素 –10（IL–10）显著升高。这可能是由于进入呼吸系统的碳纳米管能被呼吸系统黏膜纤毛和肺淋巴系统中的巨噬细胞吞噬，从而诱导机体免疫反应。而胸膜淋巴系统清除肺中的碳纳米管又可能造成更严重的负面效应，如胸膜炎症和胸膜下间质纤维化[61]。

金属及金属氧化物纳米颗粒对机体呼吸系统也会造成一定的影响。最近研究发现，纳米金属能够改变微血管通透性以及抑制微血管对于外源刺激物的舒张功能。研究发现，在不产生细胞毒性的条件下，纳米氧化铁可以降低细胞膜跨膜电位差，改变细胞膜微结构，造成细胞通透性增高[62]。同时，有研究者将大鼠分别吸入纳米氧化钛或微米氧化钛 24 h 后，测试血管的舒张功能[63]。4 mg 纳米钛就可以抑制血管扩张剂对微血管的舒张作用，随着暴露剂量的增加，血管舒张活性逐步减弱。最终研究结果表明，38 mg 纳米钛可以完全抑制微血管舒张功能。同时也发现，即使微米钛的剂量达到 90 mg，也不能完全抑制微血管舒张功能。

量子点是一种人造半导体纳米颗粒，被广泛用于药物运载和生物成像。Brunetti 等人通过常规毒性实验发现 CdSe/ZnS 量子点降低了人肺腺癌细胞的活性，可能是量子点释放的 Cd^{2+} 和导致的胞内氧化应激联合作用的结果[64]。有些研究认为，氧化应激损伤是 Cd^{2+} 造成的毒性生物作用之一，但是最新的研究证据显示，即使将含镉量子点包裹一层严密的外膜抑制 Cd^{2+} 的释放，量子点染毒的细胞内 ROS 含量依然显著升高[65]。由此可见，氧化应激可能是量子点本身理化特性造成的后果之一。

纳米颗粒通过呼吸系统进入机体，除了引起呼吸系统的损伤之外，还会引发其他系统的病变。已有的相关毒理学研究分析表明，纳米颗粒不仅能够刺激肺部产生炎症及氧化应激，还可以直接穿过气血屏障进入血液循环。另外，有研究表明，纳米颗粒具有比常规化学物质更强的生物毒性和不同的毒理学机制。Kooter 等的研究发现，大鼠经呼吸暴露于超细颗粒物后，可以观察到肺泡巨噬细胞内存在超细颗粒物，而暴露于 PM2.5 则没有观察到肺泡巨噬细胞内存在超细颗粒物[66]。体外研究也表明，人肺泡上皮细胞（A549）可摄取纳米颗粒物。

（二）纳米材料对心血管系统的影响

毒理学研究表明，纳米颗粒可损伤心血管系统功能，它们一旦突破人体的生理屏障进入循环系统，可作用于心血管的内皮细胞、心肌细胞等细胞，聚集于细胞的酶体或细胞质中，致使内皮细胞、心肌细胞等形态改变、功能损伤、凋亡或坏死，引发系统炎症，导致动脉粥样硬化、高血压、心率变异性减低、心律不齐、心脏缺血和心力衰竭等心血管疾病的发生和发展。

已有的毒理学研究表明，纳米颗粒具有比常规化学物质更强的生物毒性和不同的毒理学机制，其对心血管的作用机制主要表现在以下几个方面：

1. 氧化应激

氧化应激增加是导致心血管系统功能异常的重要原因，也是心血管疾病的重要病理表征。由于纳米颗粒极大的比表面积、较小的小尺度效应等，使得其表现出很高的化学活性和生物学活性。纳米颗粒进入循环系统后，将首先作用于心血管内表面的内皮细胞，诱导产生自由基等活性氧物质（ROS），因此损害细胞的生理系统，如使细胞内的超氧化物歧化酶、谷胱甘肽过氧化物酶、还原性辅酶Ⅱ（NADPH）等基因的表达失调，使细胞的氧化应激增加。细胞内大量的 ROS 与 DNA 或蛋白质等生物大分子相互作用，破坏其结构，影响其正常的生物学功能。细胞的膜脂质氧化，使线粒体膜蛋白去极化以及增加线粒体通透性孔的开放和细胞色素 C 的释放，诱发细胞的遗传损伤，并激活细胞内的一些关键信号通路，增加 Bax 蛋白表达，从而引发内皮细胞功能障碍，使其产生一氧化氮（NO）的能力降低，导致血管舒缩功能失衡，并促进炎症因子的释放，严重时还可导致细胞凋亡或坏死。综合效应，则可促进高血压、动脉粥样硬化等的发生和发展。研究发现，纳米颗粒物质与心脏缺血、心律失常、血压增高、心率变异性降低以及外周血中提示有炎症与血栓形成的循环标志物的增加之间存在着高度关联。暴露于高浓度超细颗粒物后，通过活性氧的氧化应激反应，可导致全身性炎症，从而促使动脉粥样硬化的形成以及引起从血压增高到心肌梗死等一系列心血管急性反应[67]。

2. 炎症

研究表明，炎症反应在心血管疾病的发生发展中扮演着重要的角色，如：心肌炎、动脉粥样硬化、高血压、急性心肌梗死和心力衰竭等。已有报道发现，纳米颗粒通过呼吸道进入肺部后，能持续诱导肺部炎症，进而引起全身性的炎症反应，增加心血管疾病发病的风险。进入机体循环系统的纳米颗粒能迅速通过气血屏障进入血液到达全身各个器官，进一步刺激机体产生一系列的炎症细胞因子，如肿瘤坏死因子 α（TNF-α）、IL-1b、IL-6、IL-8、C 反应蛋白和可溶性血管内皮细胞蛋白 C 受体等，诱导炎症反应并最终造成细胞毒性。

3. 其他

研究发现，纳米颗粒引起的心血管疾病可能与其诱发肺部或者全身的炎症反应，以及炎症刺激引起机体神经系统功能紊乱有关[68]。除上述情况之外，纳米颗粒暴露所致的血液黏度和血管状态改变、心肌细胞离子通道功能改变以及心脏自主神经功能改变等也是其心血管毒性的可能作用机制。

（1）血液黏度和血管状态改变

纳米颗粒暴露能诱导血液成分发生改变，增加纤维蛋白原的生成，诱导并活化血小板，从而引起血液凝集、血栓形成以及血液黏度增加，最终导致严重的心血管疾病。

（2）心肌细胞离子通道功能改变

纳米颗粒还可影响心肌细胞离子通道功能，造成心肌缺血和线粒体损伤，引起心力衰竭[69]。如钙离子是细胞内重要的转导系统之一，细胞中游离钙离子浓度在心肌纤维细胞兴奋收缩偶联及调节收缩强度中起关键作用。细胞内外钙离子浓度差的降低会引起细胞功能性损伤，甚至死亡。吸入纳米颗粒物可引起细胞钙稳态的失衡和破坏。研究发现，纳米碳黑颗粒可增加人单核细胞 MonoMac6 细胞内钙离子浓度。

（3）心脏自主神经功能改变

纳米颗粒暴露可改变自主神经反射等机制，减少迷走神经的心脏信号转导，引发心律失常等[70]。

（三）纳米材料对中枢神经系统的影响

纳米颗粒进入机体后，可透过肺血屏障，甚至血脑屏障等各种生物屏障，进入人体组织器官，进而造成生物体系统性损伤。有研究表明，部分纳米颗粒可通过多种方式进入中枢神经系统，并且可以长时间滞留，即使经过较长恢复期也无法完全被清除。关于纳米材料的神经毒理学研究还处于起步阶段，相关研究表明，纳米颗粒可通过以下几种途径进入中枢神经系统[71]：

1. 跨越血脑屏障进入中枢神经系统

纳米材料由于具有小尺寸和特殊的物理化学特性，可逃避生物体宿主的防御和吞噬的防御系统，通过跨越各种生物屏障进入机体的循环系统，随即经过淋巴系统或血液循环进入到各个器官及组织，造成机体的损伤。

2. 通过嗅觉神经进入大脑

纳米颗粒可以在鼻腔黏膜上吸附并沉积，经嗅黏膜上皮摄取转运至嗅球组织，从而绕过传统意义上的血脑屏障进入脑组织。

3. 感觉神经末梢摄入纳米颗粒再转运进大脑

由三叉神经发出的感觉神经末梢贯穿于鼻腔黏膜及嗅黏膜，呼吸暴露后沉积于鼻腔的纳米颗粒可以直接经末梢神经转运入脑。因为中枢神经系统（central nervous system，CNS）对其微环境的改变十分敏感，而且缺乏有效的防御机制，故即使微量的外来物质进入脑组织微环境也有可能导致其内环境的改变，从而造成中枢神经系统的损伤。

研究发现，氧化锌等纳米颗粒可致脑组织氧化损伤，中枢神经系统氧化应激水平升高，抗氧化水平降低，受到自由基攻击的程度较为严重，清除自由基的能力显著下降，可对脑组织造成组织病理性损伤，出现炎细胞浸润。

目前相关学者通过观察不同粒径纳米 TiO_2 在大鼠体内的分布和毒性研究发现，TiO_2 进入大鼠体内 2 周轻度地损害大鼠的脑部，使海马神经元发生脂肪变性[72]。此外，也有研究发现，纳米颗粒可以使大鼠探索行为与兴奋性降低，紧张程度则有所提高，能够对大鼠的记忆力和空间学习能力造成影响。

（四）纳米材料对其他靶器官的影响

1. 纳米材料对肝的影响

纳米颗粒进入生物体有多种多样的途径，如通过消化道和呼吸道进入体内产生毒性作用。2003 年 *Science* 杂志首次发表文章探讨了纳米材料与生物环境相互作用所产生的生物安全性问题，提示某些纳米材料可能会造成大鼠脏器损伤。目前，关于纳米颗粒对机体的毒性研究结果主要基于肺毒性和急性肝毒性。

有研究表明，金属氧化物纳米颗粒在机体中是通过产生活性氧物种诱导氧化应激进而产生毒性，其中活性氧物种包括过氧化物、超氧化物和羟自由基等。这些高活性的物质可以攻击生命体中的生物大分子，由此产生的损伤包括线粒体结构的损伤、线粒体膜的去极化、电子传输链的损害以及 NADPH 系统的激活。有研究表明，将大鼠暴露于 TiO_2 纳米颗粒中，可对肝脏造成实质性损伤并引起肝功能变化。同时，在高剂量的 TiO_2 纳米颗粒实验中，在肝脏组织病理学切片中还观察到了细胞凋亡现象，表明 TiO_2 纳米颗粒在一定程度上激活了凋亡信号通路，造成肝损伤[73]。有研究者将小鼠用 TiO_2 纳米颗粒处理后，发现小鼠肝脏中两种转氨酶谷草转氨酶（GOT）和谷丙转氨酶（GPT）的活性变化较一致，较对照组有明显升高，表明纳米 TiO_2 对肝有一定毒性。

2. 纳米材料对脾的影响

脾是机体血液循环中最重要的过滤器。有研究发现，纳米 TiO_2 对小鼠连续灌胃处理

30 天后，体重显著降低，肝、肾、胸腺和脾的器体比增加，对肝功能造成严重的损伤。低剂量纳米 TiO_2 对小鼠凝血系统和免疫反应影响不大。高剂量的纳米 TiO_2 引起小鼠肝功能损伤与凝血系统的破坏和免疫下降密切相关。处理 45 天后，纳米 TiO_2 在小鼠脾脏有明显的积累，引起脾组织淤血和淋巴结增殖，活性氧积累明显增加，同时还发现纳米 TiO_2 可诱导小鼠脾细胞产生凋亡，并证实其凋亡途径为线粒体介导的信号通路，随着纳米 TiO_2 处理剂量的增加和暴露时间的延长，小鼠肝脾等器官损伤加重[74]。

脾是纳米铜除肝和肾之外的主要靶器官。研究发现，纳米铜能够在大鼠的脾脏内蓄积并存在剂量依赖性；纳米铜亚慢性染毒对大鼠脾脏组织和免疫功能有明显的损伤作用，可显著升高氧化 / 氮化因子的水平和 Nrf2 信号通路的抗氧化水平。纳米铜亚慢性染毒通过 NF-κB（炎症反应）和 COX-2（MAPKs、PI3-K/Akt 信号通路）调控炎性因子和凋亡因子的基因转录及蛋白质表达进而介导炎症反应和细胞程序性死亡反应，引起脾组织和免疫功能产生损伤[75]。

3. 纳米材料对肾的影响

纳米颗粒通过呼吸、胃肠道或皮肤进入机体后，主要通过体内的循环运输到肝中进行代谢转化，然后通过被运送到肾组织，在被肾小球和肾小管过滤后，最后由尿液排泄或胆汁排泄两种途径排出体外[75]。研究发现，当小剂量的纳米铜颗粒入侵机体后，肝对其进行代谢并由肾排泄到体外。有研究通过大鼠试验发现，200 mg/kg 纳米铜处理的大鼠出现大面积的肾小管坏死。Liao 等发现纳米铜诱导大鼠，发生肾脏近端小管细胞坏死，影响肾脏功能和机体的生长发育。有研究发现，用纳米 TiO_2 对雌性小鼠进行灌胃实验，实验结果表明，纳米 TiO_2 在一定程度上引起了雌性小鼠的肾脏组织病理性损伤，对小鼠肾功能造成了影响，并引起了肾组织的氧化损伤[76]。有研究者用纳米硫硒化镉（CdSeS）对小鼠进行尾静脉注射，结果显示，纳米 CdSeS 可导致小鼠肾脏组织显著的氧化损伤，其损伤程度与纳米颗粒浓度之间具有一定的剂量 – 效应关系。并由此推测，纳米 CdSeS 可能是通过产生过量的自由基和非自由基的脂类分解产物造成小鼠体内器官的氧化损伤[77]。有研究发现，用纳米 SnS_2 对小鼠灌胃试验后，锡元素会在肾脏中积累，肾功能相关血清生化指标 Cr 水平增加，尿素氮（BUN）和尿酸（UA）排泄减少，表明长期低剂量纳米 SnS_2 暴露导致小鼠肾功能的损伤。不同剂量的纳米 SnS_2 降低了小鼠肾 SOD 的活性，增加了脂质过氧化产物，表明长期低剂量纳米 SnS_2 暴露可造成小鼠肾组织的氧化损伤。同时，组织病理结果显示，不同剂量的纳米 SnS_2 可不同程度地诱导小鼠肾脏炎性细胞浸润、炎症反应，引起间质血管充血和肾小管上皮细胞肿胀[78]。

第三节　纳米材料生物安全性的体外研究

一、细胞对纳米材料的摄取

细胞对纳米材料能够通过不同途径进入体内，并在靶器官中富集，纳米材料也能通过多种转运方式被细胞摄取，进入细胞内部。生物细胞的大小通常在几个到几十个微米数量级，相比之下，纳米材料的体积要比细胞小得多，容易进入细胞并与之发生相互作用。

细胞膜具有一定的渗透性，只允许小分子通过。营养物质的吸收以及细胞之间或细胞与其微环境之间的所有交流都是通过质膜通过生物学上已确定的多种机制进行的。质膜是脂质双层和膜蛋白的动态结构，将细胞质与外部介质隔离并调节物质向细胞的转运。物质通过质膜主要有 3 种途径，被动运输、主动运输、内吞与外排作用。氧气、二氧化碳、水和小的疏水性或非极性分子可以在它们的浓度梯度的驱动下自由扩散通过质膜[79]。一些离子和氨基酸等小分子通过完整的膜蛋白泵或离子通道的主动转运系统穿过质膜，而纳米级亲水生物大分子通常通过内吞作用转运到细胞中，这是一种内化的途径[80]。

随着纳米材料在生物医疗领域的广泛应用，科学家开始致力于研究纳米材料进入细胞的机制。摄取途径包括网格蛋白介导的、小窝介导的和脂质受体介导的内吞作用和吞噬作用，以及胞饮作用和大胞饮作用。吞噬作用通常用于特殊细胞，如单核细胞和巨噬细胞。表 7-1 总结了纳米粒子的物理化学和表面性质对细胞摄取途径影响的主要实验结果。细胞通过内吞作用对纳米材料的内化过程如下：当细胞摄取大分子和颗粒时，首先被摄入的物质附着于细胞表面，被一小部分质膜逐渐包围，质膜凹陷，然后分离下来，形成细胞内的小囊，其中含有被摄入的物质，这个过程称为内吞作用。内吞作用是一种主动运输形式，其中细胞通过将物体封闭在从其细胞质膜上夹出的囊泡或液泡中来吸收物体。已知的以能量依赖方式将纳米颗粒包裹在膜囊泡中的内吞过程主要是通过吞噬、胞饮和小窝依赖或网格蛋白介导的内吞作用。物质以哪种内吞形式进入细胞主要取决于物质本身的性质及细胞表面的受体[81-85]。生物体内一些具有专职吞噬功能的细胞如巨噬细胞、单核细胞、中性粒细胞，能够吞噬外来的颗粒物质；吞噬作用主要由专门的哺乳动物细胞（如单核细胞、巨噬细胞和中性粒细胞）通过细胞膜吞噬直径 750 nm 的固体颗粒以形成内部吞噬体。几纳米到几百纳米的较小颗粒被胞饮作用或巨胞饮作用内化，发生在几乎所有细胞类型中[86, 87]。能量依赖性网格蛋白介导的内吞作用可能是纳米颗粒细胞摄取的主要机制[88-94]。相对于粗颗粒而言，纳米颗粒更容易逃过吞噬细胞的吞噬作用，增强与上皮细胞、内皮细胞、神经细胞的接触。研究表明，这些细胞对纳米颗粒的摄取是能量依赖的主动运输过程。例如 Lohbach 等用低温实验证明人血管内皮细胞对荧光标记纳米颗粒（50～1 000 nm）的吸收是能量依赖的主动运输过程，特别是对 50nm 的颗粒，这个过程表现得最为明显。Xing 等评价了纳米颗粒的浓度、孵育时间、温度对人宫颈癌上皮细胞摄取硅包被的荧光纳米颗粒的影响，发现硅包被的荧光纳米颗粒的摄取过程是浓度、时间、能量依赖的内吞过程。最近，出现了大量使用网格蛋白独立途径的额外机制，其中许多依赖于胆固醇依赖的脂质锚定蛋白聚集成不同的微结构域。小窝／脂筏，由 50～80 nm 大小的质膜内陷组成，含有胆固醇、鞘脂和小窝蛋白[95]。请注意，对于内皮细胞，小窝介导的内吞作用是纳米颗粒的重要细胞摄取途径[96-99]。

每种类型的纳米颗粒都表现出细胞内化是首选途径。通常，将金纳米颗粒与细胞孵育会导致血清蛋白吸附在纳米颗粒表面，通过受体介导的内吞作用（RME）将纳米颗粒引入细胞。RME 也称为网格蛋白依赖性内吞作用，是一种细胞通过质膜囊泡向内出芽来内化分子（内吞作用）的过程，其中质膜囊泡含有具有内化分子特异性受体位点的蛋白质[100]。在膜 ErbB2 受体的帮助下，赫赛汀包被的金纳米颗粒也通过受体介导的内吞作用被内化。在这个过程中，膜受体的结合和激活以及随后的蛋白质表达在很大程度上取决于纳米颗粒的大小。如果金纳米粒子表面被有机分子包覆，则主要改变细胞摄取途径[101]。大多数聚合物表面的细胞摄取依赖于能量，并涉及动力蛋白和 F- 肌动蛋白。巨胞饮作用似乎是吸收带正电荷的纳米表面的重要机制，而迄今为止未确定的网格蛋白 -/ 小窝独立内吞作用可能主要有助于带负电荷的纳米表面的吸收。例如，纯金纳米颗粒（带正电荷）

表 7-1　纳米颗粒的主要细胞摄取过程

摄取途径	简要描述	纳米粒子特性与吸收途径之间的相关性
网格蛋白介导的内吞作用	含有质膜蛋白的网格蛋白包被囊泡，其受体位点特异于纳米粒被内化	$[C_{60}(C(COOH)_2)_2]_n$，125 nm，3T3 L1 成纤维细胞，RH-35 大鼠肝癌细胞，主要通过时间和能量依赖性，以及网格蛋白介导的内吞作用
	受体被回收到质膜	PVP 包覆的银纳米粒子，80 nm，hMSC 聚乙二醇化纳米粒，带正电荷，90 nm，HeLa 细胞 LDH 纳米粒，50~200 nm 量子点，4 nm
	一种依赖能量的方式	氨基官能化聚苯乙烯（NPS）纳米粒子，100 nm，约 6 000 个氨基在表面。大多数 NPS 纳米粒子被网格蛋白介导的途径内化 原始 PS 纳米粒主要通过网格蛋白非依赖性内吞作用内化，MSCs。单壁碳纳米管蛋白，50~200 nm，HL60 细胞；能量依赖的内吞作用 通过网格蛋白涂层的凹坑
	高达 100~150 nm	人类间充质干细胞（hMSC）对二氧化硅纳米粒子的摄取，110 nm 赫赛汀 – 胶体金纳米粒子的内化范围为 2~100 nm 通过人乳腺癌 SK-BR-3 细胞
小窝依赖内吞作用	内吞小窝，膜上的小窝状坑，由胆固醇结合小窝蛋白组成	衍生的富勒烯 Baa-Lys(FITC)-(Lys)8-OH，4 nm，HEK，+
	高达 200~500 nm	全氟化碳纳米颗粒：200 nm，人 C32 黑色素瘤细胞 聚硅氧烷纳米颗粒，100 nm，人主动脉内皮细胞 fWGA-PLGA 纳米颗粒，250 纳米，A549 用 WGA 对 PLGA 纳米粒子进行表面修饰可显著增强 A549 细胞的内吞作用，这是一种受体介导的小窝依赖性途径 白蛋白包裹的纳米粒子，20~100 nm，活内皮细胞 Au NRs，56 nm × 13 nm，通过网格蛋白介导和脂筏依赖的内吞途径。A549、16HBE，和 MSCs
胞饮作用 / 巨胞饮	细胞饮用，非特异性	PVP 包覆的银纳米粒子，80 nm，hMSCs
	直径 0.5~5 μm，用于巨胞饮	带正电荷的荧光聚苯乙烯颗粒（+），113 nm，HeLa 细胞，巨胞饮，微管网络和环加氧酶参与其中。依赖于网格蛋白的途径起次要作用。Tat 肽 – 共轭量子点（Tat-QDs），发射峰值波长 655 nm，HeLa 细胞。通过分子机器（如动力蛋白）沿微管轨道主动运输
吞噬作用	整个大颗粒的内化，中性粒细胞和巨噬细胞	Gd@$C_{82}(OH)_{22}$ 纳米粒子，约 100 nm，原代巨噬细胞和淋巴细胞 纳米管，20 nm，巨噬细胞 特异性和非特异性吞噬作用，巨噬细胞配体接枝的 PLGA 微球，2.5 μm，三种配体（WGA，一种含有肽和甘露糖 -PEG$_3$-NH$_2$ 的 RGD），一种阳离子分子（PLL），共价接枝在颗粒表面

被巨胞饮作用和网格蛋白和小窝蛋白介导的内吞作用吸收[102]，而 PEG 包覆的金纳米颗粒（带负电荷）主要通过小窝蛋白和 / 或网格蛋白介导的内吞作用进入细胞，而不是通过巨胞饮[103]。

这种吞噬过程通常伴随炎症介质的释放及超氧阴离子的形成。而巨胞饮、蛋白介导的内吞、胞膜窖和脂筏介导的内吞和非笼形蛋白、非胞膜窖介导的内吞作用能够发生在所有的细胞中。

然而纳米颗粒进入细胞可能通过多种方式相结合，而非单一的方式。Qaddoumi 等研究了原代培养的兔结膜上皮细胞对聚乳酸 – 聚羟基乙酸共聚物（100 nm）的内化作用，通过阻断笼形蛋白介导的转运途径，发现细胞对纳米颗粒的摄取减少了；而阻断胞膜窖介导的转运途径并未影响细胞对纳米颗粒的摄取。通过激光共聚焦显微镜观察原代培养的兔结膜上皮细胞，在质膜及笼形蛋白包被的囊泡中观察到纳米颗粒。用反义寡核苷酸阻断笼形蛋白，发现细胞对纳米颗粒的摄取并未发生明显的变化。这些结果表明原代培养的兔结膜上皮细胞对聚乳酸 – 聚羟基乙酸共聚物纳米颗粒的摄取部分经由笼形蛋白介导的转运机制，而绝大部分是以非笼形蛋白，非胞膜窖介导的机制进入细胞的。

考虑到纳米颗粒的特性，细胞对纳米颗粒的摄取机制与纳米颗粒本身物理化学性质，如纳米材料组成、表明电荷、修饰基团和纳米颗粒所处的体内微环境等因素密切相关。例如，同一种细胞对两种不同纳米颗粒所处的体内微环境等因素密切相关。例如，同一种细胞对两种不同纳米颗粒的摄取机制并不相同。Raynal 等证明巨噬细胞摄取超顺磁氧化铁纳米颗粒是通过受体介导的内吞作用，需要特异的清道夫受体和 GTP 酶；然而对于金纳米颗粒，主要通过胞饮的作用来摄取。Roser 等比较了单核细胞和巨噬细胞对带正电和接近电中性的清蛋白纳米颗粒的摄取，发现与电中性的纳米颗粒相比，这两种细胞对带正电的纳米颗粒摄取量升高。然而，也有研究表明，碳纳米管的功能化基团、表面电荷都不会影响碳纳米管和细胞之间的相互作用，而且碳纳米管能够穿过不同的细胞屏障，进入细胞的能力与细胞的类型无关，这可能与碳纳米管的独特形状有关。

然而，与主动运输和特异性的吞噬或内吞方式相比，一些研究也表明纳米颗粒能够通过非特异性的方式与细胞发生相互作用。如 Geiser 等研究大鼠吸入 22 nm TiO_2 颗粒能够转运至肺组织的各个室和毛细血管，而且胞内的纳米颗粒以非膜键合的方式位于胞质或细胞核内。体外的研究表明这些纳米颗粒是通过扩散或黏附的方式被细胞摄取的。

二、纳米材料在亚细胞器中的分布

纳米材料进入细胞后，他们在亚细胞器中的分布可以通过电子显微镜或激光共聚焦扫描显微镜原位识别。Sacic 用三标记染色和激光共聚焦显微镜研究了荧光标记的嵌段共聚物纳米微束（20～45 nm）在大鼠嗜铬瘤细胞中的亚细胞分布，发现纳米微束分布在胞质的内质网、高尔基体、溶酶体和线粒体中。Gupta 研究了未经修饰和经聚乙烯胺修饰的超顺磁氧化铁颗粒和人纤维细胞的相互作用，在 TEM 下观察到一簇簇氧化铁纳米颗粒分布在胞质的溶酶体中。

研究表明纳米颗粒不但可以进入细胞质中，还可以进入细胞核。细胞核是细胞内最大的亚细胞器，由核被膜、染色质和核仁组成。核被膜由内外两层单位膜组成，单位膜的厚度为 7.5 nm。核被膜把胞质与核质分开，在核被膜上有规律排列的核孔，在核孔周围有一层贯穿核内、外膜的环状结构，环状结构本身由上、下两圈，各 8 个对称分布的圆形小体组成。核孔、环状结构及圆形小体统称为核孔复合体，外观核孔的直径为 70~80 nm，而核孔通道的直径为 9 nm。核孔是沟通核质与胞质物质交换的通道，具有一定的选择性。一些水溶性分子和离子可以通过核孔自由扩散，而大分子核酸和核糖体亚单位从胞核输出至胞质与蛋白质从胞质输入至胞核的过程是能量依赖的，它在核孔的主动运输与这些大分子本身含有转运信号和核孔复合体上的一些受体蛋白相互作用相关。

接下来，以研究最多的纳米材料作为示例，展示它们典型的细胞摄取和细胞内跟踪。

（一）贵金属基纳米材料

1. Au 纳米材料

大多数报告表明，Au NMs 被受体介导的内吞作用吸收，位于内体/溶酶体中，不进入线粒体或细胞核[104-107]。例如，Chithrani 等人研究了乳腺癌细胞（MCF-7）中 AuNPs 通过受体介导的内吞作用被内化并被困在核内体中，然后与溶酶体融合。60 nm AuNPs 通过吞噬作用被内化到小鼠巨噬细胞中[108]。3-巯基丙酸（MPA）和聚（乙二醇）（PEG）修饰的 Au NPs（Au@MPA-PEG）存在于细胞内人宫颈癌（HeLa）细胞中的囊泡、细胞质和细胞核[109]。

2. Ag 纳米材料

Ag 纳米材料可以通过内吞作用进入细胞并转移到内体/溶酶体、线粒体和细胞核中[110, 111]。例如，Ag 纳米材料在细胞内的定位已经研究了暴露于 24 小时后的人类正常、支气管和上皮（BEAS-2B）细胞[112]，聚集的 Ag 纳米材料位于细胞质和细胞核内的内吞囊泡中。Lina Wei 等研究了小鼠成纤维细胞（L929）中 Ag 纳米材料的摄取和细胞内分布，发现 Ag 纳米材料被吞噬进入细胞，并定位在内质网和线粒体中。

（二）碳基纳米材料

1. 富勒烯（C_{60}）

据报道，C_{60} 及其衍生物的不同摄取途径和细胞内定位在各种细胞类型中。几项研究表明，C_{60} 可以很容易地进入细胞并定位在正常细胞和癌细胞的细胞核中，这使它们成为基因/药物传递的理想药物[113, 114]。单个 C_{60} 分子的直径仅为 0.7 nm；因此，C_{60} 可以穿透离子通道并通过核膜上的孔扩散。然而，C_{60} 衍生物的非核定位也有报道[115]。例如，Wei Li 等人探索了 $[C_{60}(C(COOH)_2)_2]_n$ NPs 在 3T3、L1 和 RH-35 活细胞中的摄取过程，这些衍生的 C_{60} NPs 被网格蛋白介导快速内化到细胞中，而不是由细胞膜穴样内陷介导的胞吞作用，然后同步到溶酶体而不进入细胞核[116]。在另一份报告中，发现一种胺功能化的 C_{70}-Texas Red 偶联物通过非特异性内吞作用被内化到细胞中，并转移到肥大细胞的细胞质、溶酶体、线粒体和内质网而不进入细胞核[117]。可见，衍生化 C_{60} 的摄取和细胞内定位取决于其表面修饰的性质，并可能取决于所研究的细胞类型。这些观察结果值得进一步研究，因为 C_{60} 表面修饰可能靶向癌细胞或特定的细胞内细胞器。

2. 碳纳米管

碳纳米管通过网格蛋白依赖性内吞作用被细胞吸收。尽管大多数已发表的数据与内吞作用模型一致，但也有报道称不依赖能量的细胞摄取。另一个争议是关于碳纳米管的亚细胞位置。据报道，碳纳米管可以在不进入细胞核的情况下进入细胞[118]。其他研究表明，单壁碳纳米管进入细胞核[119-122]，但这种进入可能是可逆的。单壁碳纳米管的胞吐作用，其速率与内吞作用速率密切匹配，但时间偏移可忽略不计[122]。有研究者提出了一个多壁碳纳米管的吸收模型，即单个多壁碳纳米管通过直接穿透进入细胞，而多壁碳纳米管束通过内吞作用进入细胞[123]。然而，内体中的多壁碳纳米管束可能会释放单个纳米管，穿透内体膜，然后逃逸到细胞质中[124]。短多壁碳纳米管也可以进入细胞核。最后，所有类别的多壁碳纳米管都被募集到溶酶体中并被排除在细胞外。

3. 半导体纳米管

由镉/硒核和硫化锌壳组成的羧酸包覆的量子点被细胞通过 G- 蛋白/偶联物 - 受体介导的通路和低密度脂蛋白受体/清道夫受体介导的内吞作用摄取。这些量子点随后被内化到早期内体中，然后转移到晚期内体/溶酶体而不进入细胞核。发现 Tat- 量子点被困在囊泡中并被束缚在细胞质内的内囊泡膜上，然后装载量子点的囊泡被运输到称为微管组织中心（MTOC）的核周区域[125]。

最近的一些研究证明纳米颗粒能够被转运进入细胞核。Lovric 比较了绿色和红色 CdTe 量子点的亚细胞分布，发现绿色阳离子量子点（2.2 nm）主要位于大鼠小胶质细胞的细胞核中，而红色阳离子量子点（5.2 nm）分布在细胞的胞质中，不能进入细胞核。Chen 等用激光共聚焦扫描显微镜和干涉差显微镜研究荧光标记的 SiO_2 颗粒在上皮细胞中的分布，发现 40 ~ 70 nm 的 SiO_2 颗粒能够进入细胞核的染色质中，而 0.2 ~ 5 um 的 SiO^2 颗粒，仅出现在细胞质中，不能进入细胞核。这些研究表明纳米颗粒的尺寸越小，越容易转运进入细胞核。纳米颗粒的表面修饰也会影响其进入细胞核的能力。如 2.2 nm 阳离子 CdTe 量子点经牛血清白蛋白修饰后，不能进入小胶质细胞的细胞核中。De la Fuente 用透射电镜观察了巯基丙酰 - 甘氨酸（Au@tiopronin，2.8 nm）和反式激活蛋白表面改性的金纳米颗粒（Au@Tat）在细胞内的分布，发现两者都能进入细胞，Au@tiopronin 纳米颗粒主要分布在线粒体中，而 Au@Tat 能够穿过核孔进入细胞核。

总之，纳米颗粒能否进入细胞或细胞核取决于纳米材料本身的物理化学性质，如纳米材料成分、尺寸、形状、表面电荷、功能化基团及纳米颗粒所处的微环境。纳米颗粒能够进入细胞或细胞核为纳米材料在靶向药物输送或基因诊断和治疗等医疗领域提供更广阔的应用前景。

三、纳米材料的细胞毒性

（一）纳米材料对肺泡巨噬细胞的影响

肺是一个由分叉变窄的空气通道组成的复杂结构，能够干扰并捕获异物微粒。同时，肺也是一种有力的无创给药途径，相比口服、注射和口腔给药，既提供了局部给药的可能性，也避免了首过代谢或注射需求。肺泡巨噬细胞位于肺泡表面，每个肺泡含有 8 ~ 12 个肺泡巨噬细胞，是保护肺免受异物侵害的首道防线。当外来颗粒入侵时，肺泡巨噬细胞会行使其吞噬作用，将颗粒转移到吞噬体后引发一系列事件，如吞噬体与溶酶体的酸化和融合、降解酶的分泌和免疫反应。大量研究报告表明，肺泡巨噬细胞清除和吞噬能力的改变会引发多种疾病，如哮喘、癌症、动脉硬化、特发性肺纤维化和感染。而纳米材料对肺泡巨噬细胞生物活性的影响，势必也会造成其吞噬能力的改变。Makino 等在对无载聚苯乙烯微球对肺泡巨噬细胞吞噬功能的影响研究中发现，直径为 1 μm 的聚苯乙烯微球更容易被肺泡巨噬细胞摄取，而较大（6 ~ 10 μm）或较小（0.2 ~ 0.5 μm）的微球则表现出较低的摄取率，提示肺泡巨噬细胞对外来颗粒的吞噬活性依赖于颗粒的大小，尺寸越小的纳米材料可能越难被巨噬细胞所摄取和清除[126]。而这一观点在一项关于肺泡巨噬细胞对不同尺寸脂质体内化率及生物活性影响的研究中得到了证实，与小尺寸的颗粒

（<80 nm）相比，大小为 60~800 nm 的脂质体在细胞培养的早期内化速率更高，其中，（85±200）nm 脂质体表现出优越的内化率和低免疫反应性。另外，纳米材料的表面电荷和形状也会影响肺泡巨噬细胞的吞噬能力[127]。Gallagheret 等人指出，与阴离子化合物铝和碳酰铁相比，大鼠肺泡巨噬细胞对唾液酸包裹的带正电的纳米颗粒具有更好的结合力及内化效率[128]。且相比于球形和扁椭圆形的纳米颗粒，虽然细长形的纳米颗粒容易附着到巨噬细胞的表面，但会降低吞噬细胞的摄取效率，提示细长形颗粒可作为长循环类纳米药物，避免被巨噬细胞清除，而扁椭圆形或球形颗粒则可作为巨噬细胞的治疗靶点[129]。此外，纳米颗粒除了引起肺泡巨噬细胞的摄取和清除能力下降之外，还会直接作用于肺泡巨噬细胞，影响其寿命。在空气污染物的研究中发现，气管滴注铝盐和二氧化硅等纳米颗粒会引起肺泡巨噬细胞（AMs）死亡[130]。尺寸为 50 nm 的氨基改性聚苯乙烯和二氧化硅纳米颗粒在体外试验中也显示出强烈的细胞毒性，能够诱导肺泡巨噬细胞发生凋亡[131]。另外，还有研究指出小尺寸的二氧化钛（TiO_2）纳米颗粒（<10 nm）会引起肺泡巨噬细胞膜和超微结构的破坏，且暴露于低剂量的 TiO_2 纳米颗粒时会促进巨噬细胞的吞噬能力，而暴露于高剂量的 TiO_2 纳米颗粒则会降低巨噬细胞的吞噬能力，这可能与 TiO_2 纳米颗粒通过降低细胞表面 Fc 受体和 MHC-Ⅱ类分子的表达，与抑制巨噬细胞的趋化能力有关[132]。Xia 的研究比较了单壁纳米管（SWNT）、多壁纳米管（直径 10~20 nm，MWNT10）和富勒烯（C_{60}）对豚鼠肺泡巨噬细胞（AM）的毒性测试，发现富勒烯（C_{60}）对肺泡巨噬细胞几乎没有毒性，但单壁纳米管 SWNT 则具有极强的细胞毒性，在低剂量时就会削弱肺泡巨噬细胞的吞噬能力，促进巨噬细胞发生凋亡，产生核退化、核基质减少等细胞坏死特征。而多壁纳米管（直径 10~20 nm，MWNT10）只有在高剂量的情况下才会影响肺泡巨噬细胞的吞噬能力[133]。综上所述，以上结果表明，不同纳米颗粒对肺泡巨噬细胞的细胞毒性和生物活性的影响不同，同种材料的不同结构对肺泡巨噬细胞的影响也千差万别。

（二）纳米材料对肺上皮细胞的影响

一旦纳米材料逃过肺泡巨噬细胞的摄取和清除作用，就会与肺上皮和内皮细胞直接接触，引起损伤。在纳米颗粒对上皮细胞的毒性研究中，人支气管上皮细胞 HBE 和肺泡上皮细胞 A549 常用作肺上皮细胞损伤的研究模型。Rina 等人比较了聚乳酸－羟基乙酸（PLGA）、SiO_2、氧化铁和二氧化钛 4 种纳米颗粒对 HBE 和 A549 细胞活性的影响，发现 PLGA 纳米颗粒较安全，在任何情况下均不具有细胞毒性。而 Fe_3O_4 纳米颗粒对这两种细胞系均具有明显的细胞毒性，且毒性作用随剂量、时间和涂层的不同而不同，其次是高浓度的 TiO 纳米颗粒。SiO_2 纳米颗粒也受剂量、时间和尺寸因素的影响较大，在产生细胞毒性相同的情况下，25 nm 的 SiO_2 纳米颗粒的诱导剂量明显低于 50 nm，48 h 的毒性效果显著高于 24 h[134]。另外，研究者还发现 A549 细胞比 HBE 细胞对 SiO_2 和 TiO_2 更敏感，Fe_3O_4 对 HBE 细胞的毒性作用明显大于 A549 细胞[135]。而 TiO_2 作为世界上产量最多的纳米材料之一，长期的低剂量暴露也会引起肺上皮细胞的损伤，Prasad 的研究指出将 A549 细胞连续暴露于两种 1~50 μg/mL TiO_2 纳米颗粒（86% 锐钛矿 /14% 金红石）2 个月，发现 TiO_2 纳米颗粒不会直接影响细胞活力，而是通过在肺泡上皮细胞中积累引起 DNA 的氧化损伤，导致细胞增殖率降低[136]。另外，用二氧化钛包覆的 VO_2 纳米颗粒（T-VO_2）与未包覆的二氧化钒纳米颗粒 VO_2（N-VO_2）相比，尽管对 A549 和 BEAS-2B 的细胞毒性均呈剂量依赖性，并且两种细胞系对 VO_2 纳米颗粒表现出的敏感性也相似。但在相同条件下，二氧化钛包覆的 VO_2 纳米颗粒在两种细胞中的细胞毒性低于未包覆的 VO_2 纳米颗粒，表明二氧化钛的表面涂层可能改变了 VO_2 纳米颗粒的表面性质，通过减轻对细胞凋亡和增殖抑制的作用降低细胞毒性。Lai 的研究比较了两种金属纳米颗粒（Fe_2O_3 和 ZnO）对 BEAS-2B 和 A549 细胞的毒性作用，研究结果表明与 Fe_2O_3 相比，ZnO 纳米颗粒通过促进细胞周期阻滞、细胞凋亡、活性氧（ROS）产生毒性作用[137]。而 ZnO 纳米颗粒对肺上皮细胞的毒性作用则依赖于它的形状和尺寸，Rob 的研究指出 ZnO 纳米棒比球形纳米颗粒对 A549 细胞的毒性影响大，且 ZnO 纳米棒尺寸越小对细胞的毒性越大，对细胞凋亡的诱导作用也更强[138]。两种不同大小（4 nm 和 24 nm）的 CuO 纳米颗粒，尽管具有相似的表面和核心氧化物成分，但 24 nm 的 CuO 纳米颗粒对 A549 的细胞毒性明显高于 4 nm 的 CuO 纳米颗粒，这可能与纳米颗粒进入细胞的速度不同有关[139]。

（三）纳米材料对表皮角质细胞的影响

伴随纳米材料在生物医学、环境和化妆品领域的迅速发展，其在化妆品领域中的商业化使用率逐年增加，与产品生产商和消费者皮肤接触的可能性也越来越大。皮肤角质细胞作为保护皮肤的第一道防线，明确纳米材料对皮肤角质细胞的毒性作用才能促进其应用推广。氧化锌（ZnO）纳米颗粒是一种被广泛用于防晒产品中的纳米材料，尽管它对人类皮肤的穿透力微弱，但在皮肤角质细胞的体外试验中可以观察到明显的作用，短期暴露可见人角质形成细胞 HaCaT 和人黑色素瘤细胞 SK Mel-28 的基因表达谱中有关金属代谢、伴侣蛋白和细胞凋亡的相关基因的表达改变，提示其促细胞凋亡的作用。长期暴露则会导致活性氧生成增加，线粒体活性降低，正常细胞形态丧失和细胞周期分布紊乱[140]。Amy 的研究也指出 ZnO 纳米颗粒悬浮液对角质细胞 HaCaT 的毒性与不稳定的细胞内锌含量有关，这一结果已经通过离体的活人表皮进行了验证，发现锌水平的增加与活表皮代谢状态的转变相关[141]。另一种防晒霜常见成分二氧化钛（TiO_2）纳米颗粒在人体皮肤的暴露量相对较高，其诱导产生的 ROS 会导致皮肤细胞受损[142]。Brian 等人比较了 30 nm 锐钛矿、30 nm 金红石以及掺杂 < 100 nm Mn 的 TiO_2 纳米颗粒对角质细胞的毒性以及皮肤过敏反应，发现暴露 24 h 后，它们在细胞毒性方面的作用没有差异，但掺杂了 Mn 的 TiO_2 纳米颗粒在过敏性接触性皮炎模型中具有显著诱导作用[143]。Saud 等发现 CuO 纳米颗粒（50 nm）在人皮肤表皮细胞 HaCaT 中会以剂量和时间依赖性的方式显著降低细胞活力，并且还可以诱导 HaCaT 细胞中谷胱甘肽减少，脂质过氧化，过氧化氢酶和超氧化物歧化酶产生，且能观察到标志细胞凋亡的 caspase-3 活性增加[144]。钴（Co）是一种皮肤敏化剂，Marcella 的研究表明 80 nm 的 Co 纳米颗粒可以渗透皮肤，而 Co_3O_4 纳米颗粒只有在皮肤受损的情况下才会渗透入皮肤，且长时间的暴露（即暴露 7 天）会通过损伤细胞膜诱导细胞毒性效应产生[145]。另外，比较两种具有表面不同羧化水平的 MWCNTs 发现，与中等羧化水平的 MWCNTs 相比，高羧化水平的 MWCNTs 对 HaCaT 角质细胞的细胞毒性更强，引起的过敏反应也更严重[146]。

（四）纳米材料对神经细胞的影响

纳米颗粒可以通过皮肤或肺进入人体，甚至可以到达大脑，因此已被应用于靶向大脑或中枢神经系统等相关疾病，但由于其神经毒性方面的不良反应，如记忆、个性、感觉和运动的改变，使纳米颗粒作为一种脑靶向给药系统的发展受到阻碍。有研究人员指出，碳纳米颗粒可以进入鲈鱼的大脑从而使脑部组织受损，从而证实了纳米颗粒可以穿透大脑嗅觉通路和血脑屏障（BBB），引起神经毒性、神经炎症和神经变性。但纳米材料对神经细胞的毒性作用也依赖于其尺寸，用金包被的银和聚乙二醇（PEG）纳米颗粒对成骨细胞 MC3T3-E1 和神经细胞 PC12 表现出尺寸依赖性的细胞毒性，10 nm 的纳米颗粒显示出比 50 nm 或 100 nm 颗粒更大的细胞毒性[147]。Ays 等也比较了 40 nm Mn 或醋酸锰颗粒和 15 nm 的 Ag 纳米颗粒对 PC-12 细胞的影响，孵育 24 h 后发现小尺寸的 Ag 纳米颗粒会导致细胞收缩，形成不规则的质膜边界，具体的作用机制可能包括释放的 Ag^+ 与细胞膜相互作用，导致膜完整性降低和通透性增加，与蛋白质结合导致蛋白质功能异常，损伤 DNA，导致细胞凋亡等[148]。TiO_2 纳米颗粒很容易通过呼吸道进入体内，穿过血脑屏障后在大脑的皮质和海马部位积聚，而 TiO_2 的积累会导致炎症和细胞死亡、活性氧生成、线粒体膜电位（MMP）丧失和小胶质细胞激活相关的信号传导途径激活。另外，TiO_2 纳米颗粒还可以降低星形胶质细胞对谷氨酸的摄取，表明其对大脑功能存在潜在的有害影响，并有可能增加神经退行性病变的过程。并且还在大鼠多巴胺神经元（N27）、永生化小鼠小胶质细胞（BV2）和胚胎大鼠纹状体原代培养物中观察了 TiO_2 纳米颗粒的神经毒性，发现 TiO_2 纳米颗粒会刺激 BV2 细胞表现出立即、持久的自由基爆发，伴随炎症、凋亡和细胞循环通路活性的上调，通过影响细胞结构和形态触发细胞凋亡[149]。Stephen 等通过大鼠 PC-12 细胞评估了单壁纳米管（SWNT）、富勒烯（C_{60}）、硒化镉（CdSe）量子点、炭黑（CB）和染料掺杂二氧化硅纳米球 5 种纳米颗粒的细胞毒性，结果显示，CB（10～100 μg/mL）、SWNT（10～100 μg/mL）、C60（100 μg/mL）、CdSe（10 μg/mL）、CB（500 μg/mL）和染料掺杂硅纳米球（10 μg/mL）对 PC-12 细胞均具有细胞毒性，且高浓度（100 μg/mL）的 SWNT、CB 和 C_{60} 可促进细胞膜收缩及胞质空泡形成[150]。而 ZnO 纳米颗粒对神经细胞的毒性作用是由于纳米颗粒溶解后，锌含量逐渐升高引起神经细胞中抗氧化酶的消耗增加、脂质过氧化和蛋白质羰基含量增加，ROS 产生诱导细胞死亡[151]。

（五）纳米材料对线粒体的影响

线粒体在真核细胞氨基酸、脂质和磷脂合成过程中发挥重要作用，是能量供应的主要来源，在调节细胞死亡、活性氧产生以及维持细胞代谢和生长方面起着至关重要的作用。线粒体由外膜、内膜、膜间隙和基质组成。多项研究表明，线粒体可作为纳米材料的潜在靶点，例如 Keywan 的研究指出，TiO_2 纳米颗粒作用于人类滋养层细胞会导致氧化应激增加，可能是由于 TiO_2 纳米颗粒进入细胞内后通过破坏膜结构损伤了线粒体等细胞器，促进细胞发生自噬作用[152]。同样，Amna 在用超顺磁性氧化铁纳米粒子和氧化锌纳米粒子处理的 CAL27 细胞中也观察到相同的效果[153]。在非小细胞肺癌（NSCLC）细胞中，Au 纳米颗粒能够上调线粒体缺失蛋白 DRP1 的表达，促进线粒体损伤导致线粒体功能障碍[154]。直径 > 30 nm 的介孔二氧化硅纳米颗粒（MSNP）在内皮细胞和神经元中，可诱导线粒体损伤，然后通过自噬作用清除功能失调的线粒体，提示直径 < 30 nm 的 MSNP 在体内实验时可降低细胞毒性[155]。大量研究已经证实，CuO 纳米颗粒能够诱导 ROS 的产生，而 ROS 产生的主要原因是受损的线粒体，因此，表明线粒体功能障碍与 CuO 纳米颗粒介导的细胞毒性有关[156, 157]。Sharma 等人指出，ZnO 纳米颗粒进入细胞后会促进 ROS 产生，而 ROS 产生又会引起线粒体膜电位发生变化，导致 Bcl2 相关 X 蛋白（Bax）表达上调、Bcl2 蛋白表达下调，介导细胞凋亡[158]。另外，Xue 等人也发现 Ag 纳米颗粒能进入人肝细胞 HepG2，可以诱导 ROS 产生，激活 Fas 死亡受体通路，抑制还原型谷胱甘肽的产生，导致 DNA 断裂、脂质膜过氧化和蛋白质羰基化，也能通过破坏线粒体膜电位，诱导细胞色素 C 在细胞质中释放，引起线粒体依赖性的细胞凋亡发生[159]。另外，在几种不同的肝细胞（HL7702 细胞、CHANG 细胞、HepG2 细胞）中分别应用不同的纳米颗粒（Cs-Ag、 rGO–Ag、TiO$_2$、Fe$_3$O$_4$–TiO$_2$）都观察到了类似的损伤现象，从而证实纳米颗粒对线粒体的损伤作用是由于细胞将纳米颗粒识别为外部刺激，诱导产生 ROS 引起的[160]。

（六）纳米材料对细胞核的影响

细胞核作为细胞内最大的细胞器，载有全部基因组的染色体，是基因复制、RNA 转录的中心，也是细胞生命活动的控制中心。核仁作为细胞核的"大脑"，位于细胞核内，由核糖体 RNA、DNA 和核糖核蛋白组成。越来越多的研究表明，纳米颗粒可以进入细胞核与核蛋白发挥相互作用。二氧化钛、金、银、氧化锌和氧化铁纳米颗粒都具有细胞核毒性，它们会引起不同程度的 DNA 损伤，是遗传毒理学研究的好材料。有文献报道，ZnO 纳米颗粒会以 Zn^{2+} 的形式或纳米颗粒的形式聚集在细胞内，通过以下三种途径造成 DNA 损伤：①通过在细胞内诱导 ROS 产生；②直接进入细胞核与 DNA 结合；③在细胞发生分裂时诱导染色体畸变[161]。金纳米颗粒诱导的细胞损伤常累及细胞核特别是核仁部分，可能是因为核孔直径约为 35 nm，直径小于核孔的金纳米颗粒穿过核膜进入细胞核后与核糖体 DNA 结合导致的[162]。而这一点在大鼠肝组织获得的 TEM 图像中也得到了证实，Carlos 等发现在用 10 nm 的 Au 纳米颗粒作用于肝细胞时，在肝脏细胞核中会发现几个 Au 纳米颗粒，通过彗星实验则可得到纳米颗粒尺寸越小，对肝脏细胞的损伤越大的结论[163]。然而，在另一项研究中，几乎相同大小（34 nm）的二氧化硅纳米颗粒在以非细胞毒性浓度 4 μg/mL 或 40 μg/mL 进行单次治疗 24 h 后，可观察到 3T3–L1 小鼠成纤维细胞和小鼠胚胎成纤维细胞发生了基因突变和染色体畸变（lacZ 报告基因），而在高细胞毒性剂量下，在对 4 种不同大小和电荷的非晶形二氧化硅纳米颗粒（11 nm，34 nm–33.7 mV，34 nm–10.6 mV 和 248 nm）作用的 3T3–L1 小鼠成纤维细胞中进行微核实验时发现，仅 34 nm 的颗粒会诱导染色体畸变发生[164]。另外，Yusuke 等比较了直径为 56 nm（CB56）和 95 nm（CB95）的炭黑颗粒对 RAW 264.7 和 A549 细胞核的损伤效应，发现两者均能诱导 8– 硝基胍的形成，而 8– 硝基胍是一种在炎症条件下形成的具有导致 DNA 损伤的物质。有报道显示在炎性疾病患者和相应的动物模型中，8– 硝基胍常累积在致癌部位，而此结果表明，8– 硝基胍主要位于 RAW264.7 和 A549 的细胞核中，且 CB95 较 CB56 对 8– 硝基胍的诱导作用更强[165]。作为牙科常用的纳米材料，Al$_2$O$_3$ 和 SiO$_2$ 纳米颗粒可以进入 RAW264.7 的细胞核中，使细胞核染色质发生固缩、变形，导致细胞核 DNA 断裂，诱导细胞凋亡发生[166]。

第四节　纳米材料的毒性机制及安全性评价

一、纳米材料的毒性机制

在纳米尺度上，材料的物理和化学性质会发生巨大的变化，因此，在纳米技术日益蓬勃发展的同时，也需要谨慎地评估其毒性及与生物体间的相互作用，根据毒性机制尽可能地消除其毒性，确保纳米材料在医学领域的生物安全性。

医学纳米材料 / 药物的尺寸从几百到几纳米不等，其不寻常的物理化学性质归因于它们的小尺寸（表面积和粒径分布）、化学成分（纯度、结晶度、电子特性等）、表面结构（表面反应性、表面基团、无机或有机修饰等）、溶解度、形状和聚集。尽管这些特性从物理化学角度来看是令人印象深刻的，但上述新特性也使人们担忧其对生物系统可能会造成不利影响。事实上，一些研究表明纳米材料本质上并不是无害的，它们会影响细胞、亚细胞和蛋白质水平的生物学行为[167-171]。此外，一些纳米颗粒易沉积在靶器官中，穿透细胞膜，停留在线粒体中，可能引发不良反应。

纳米材料的主要特征是它们的粒径落在了单个原子或分子与相应块状材料间的过渡区。这可以改变材料的物化性质，并可增加摄取、增强与生物组织的相互作用。这种效应的组合可能在活细胞中产生不良的生物学效应，而这种效应在粒径较大的相同材料中是不可能出现的。尽管纳米材料的特性可能需要一种新方法来评估其潜在风险，但事实上粒子毒理学已经是一门成熟的科学，它解决了可吸入粒子引发肺损伤的机制[170-172]。吸入或滴注环境超细颗粒（气体动力学粒径 < 100 nm 的颗粒物）可诱发肺部炎症、氧化应激和远端器官受损。暴露于石英、矿物粉尘颗粒（如煤和硅酸盐）和石棉纤维的职业会导致氧化损伤、炎症、纤维化、细胞毒性和肺靶细胞释放介质[170-174]。在动物肺部实验性滴注二氧化钛（TiO_2）和碳纳米颗粒也会造成上述损伤。组织和细胞培养也支持在动物模型中观察到的生理反应，氧化应激在炎性细胞因子和细胞毒性反应的产生中均显现出重要作用。总之，这些临床和动物实验研究表明，小粒径、大比表面积和产生活性氧（ROS）的能力在纳米粒子诱导肺损伤的过程中起显著的作用[170-174]。此外，纳米颗粒的包覆、表面修饰、紫外线（UV）辐射引发的表面激发以及颗粒聚集也均可改变纳米材料的尺寸效应。因此，一些纳米粒子可能会以聚集体的形式或通过释放有毒化学物质来发挥其毒性作用。

此外，随着纳米材料粒径的减小可能会产生不连续的晶面，从而增加结构缺陷并破坏材料的电子排布，从而导致其电子特性发生改变，这样就形成了可作为反应位点的特定表面基团（图 7-1）[170, 173]。这些变化的程度及其重要性在很大程度上取决于材料本身的化学成分。表面基团可使纳米材料具有亲水性或疏水性、亲油性或疏油性、催化活性或惰性（图 7-1）。这些表面特性导致毒性的一个例子是电子供体或受体的活性位点（化学或物理活化）与分子氧（O_2）的相互作用。电子捕获可导致超氧自由基（O_2^-）的形成，通过歧化或芬顿反应产生额外的 ROS。单组分材料以及表面上修饰的过渡金属可以参与这种活性位点的形成，例如含有过渡金属（如，铁和钒）或包覆氧化还原循环有机化学物质（如醌）的纳米材料，金属掺杂的碳纳米管等（图 7-1）。因此，纳米材料的以上特性都使得 ROS 的产生达到很高的程度[175]。基于现有临床及实验研究结果，表 7-2 归纳总结了纳米材料可能导致的生物学毒理效应。纳米材料的其他特性，如形状、聚集、表面包覆和溶解性，也可能影响其特定的物理化学特性，并可能抵消或放大尺寸效应（图 7-1）。

粒子诱导的氧化应激生物学是一种重要的典型毒性机制，可以此作为研究纳米材料/药物毒性预测模型的基础。纳米颗粒在肺中的表面积、产生 ROS 的能力与其促炎作用之间存在直接关系[170-174]。从机制的角度来看，ROS 的产生和氧化应激是可吸入纳米颗粒毒性作用最成熟的机制解释[169-175, 177]。在正常偶联状态下，线粒体中的 ROS 产生量很低，并且易被抗氧化防御系统，如谷胱甘肽（GSH）和抗氧化酶[178]等中和。然而，当肺部或循环系统暴露于纳米颗粒期间，很可能会产生过量的 ROS[174]，从而使天然的抗氧化防御系统不堪重负。氧化应激是指 GSH 被耗尽而氧化型谷胱甘肽（GSSG）累积的状态[178]。细胞则通过增加保护性或伤害性反应来应对 GSH/GSSG 比率的下降[174, 177-179]。现实生活中的环境和职业粒子暴露，以及 SiO_2、C 或 TiO_2 纳米颗粒导致的氧化应激，会导致呼吸道的炎症和间质纤维化[169-174]。

利用蛋白质组学和基因组学等工具，有助于证实氧化应激生物学的机制假设和开发新

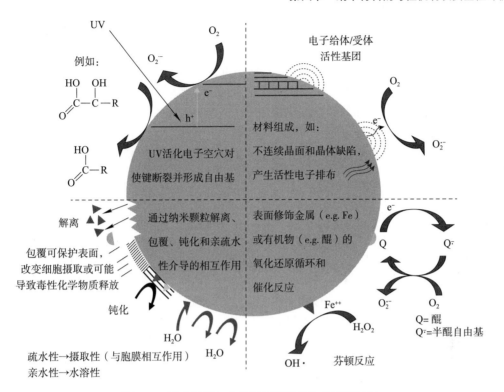

图 7-1　纳米材料与生物组织相互作用的可能机制

示例说明了材料组成、电子排布、表面键合物质（如金属掺杂）、表面包覆（主动或被动）和溶解度的重要性，包括表面物质、包覆层以及与其他环境因素的相互作用（如紫外线激活）（修改自参考文献［176］）

表 7-2　作为病理生理效应和毒性基础的纳米材料效应（修改自参考文献［176］）

序号	纳米材料效应	可能导致的病理生理效应
1	ROS 产生	蛋白质、DNA 和细胞膜损伤，氧化应激
2	氧化应激	第Ⅱ阶段酶素酶诱导，炎症，线粒体扰动
3	线粒体扰动	线粒体内膜损伤，通透性转换孔开放，能量代谢障碍，细胞凋亡，凋亡样坏死、细胞毒性
4	炎症	炎性细胞组织浸润†，纤维化†，肉芽肿†，动脉粥样硬化形成†，急性期蛋白表达（如 C 反应蛋白）
5	单核吞噬细胞系统摄取	无症状的肝滞留 / 储存 *，脾、淋巴结等器官的肿大和功能障碍†
6	蛋白质变性 / 降解	酶失活，抗原性
7	细胞核摄取	DNA 损伤，核蛋白聚集 *，自身抗原
8	神经元摄取	脑部和外周神经系统损伤
9	吞噬功能扰动 "粒子过载"，炎症介质释放	慢性炎症†，纤维化†，肉芽肿†，干扰病原体清除†
10	内皮功能紊乱，影响凝血功能	动脉粥样硬化 *，血栓形成 *，脑卒中，心肌梗死
11	新抗原产生，免疫耐受破坏	自身免疫，佐剂效应
12	细胞周期调节改变	增殖，细胞周期停滞，衰老
13	DNA 损伤	突变，化生，癌变

* 有限实验数据支持的效应；† 有限临床数据支持的效应。

的生物标志物。根据分级氧化应激假说，最低水平的氧化应激与抗氧化和解毒酶（第Ⅱ阶段酶素酶）的保护性反应途径有关[179]；编码第Ⅱ阶段酶素酶的基因受转录因子 Nrf2 调控，Nrf-2 通过抗氧化反应元件（ARE）激活第Ⅱ阶段酶素酶基因的启动子[179]。而在较高水平的氧化应激下，这种保护性反应被炎症反应和细胞毒性所取代。炎症反应是通过激活促炎信号级联引发的，如丝裂原活化蛋白激酶（MAPK）和核转录因子 κB（NF-κB）级联。而当氧化应激进一步加剧时，则会引起线粒体扰动和促凋亡因子的释放，最终导致细胞的程序性死亡。值得注意的是，某些类型的纳米颗粒，包括环境超细颗粒，可直接靶向线粒体[170, 179]。

越来越多的研究表明，纳米材料 / 药物可影响到机体的免疫系统[180-183]。尽管由肝、脾和淋巴结中吞噬细胞组成的网状内皮系统可以清除或隔离纳米颗粒，但自身蛋白与纳米颗粒的相互作用可能会改变它们的抗原性并引发自身免疫反应。纳米颗粒 – 蛋白质复合物也更具流动性，可以促进树突状细胞（DC）对抗原的摄取，从而通过改变 DC 的抗原提呈功能增强初级和次级免疫反应。例如，柴油尾气和其他环境颗粒通过对 DC 功能的影响，会导致机体对常见环境过敏原的过度免疫反应[184]。最后，免疫系统有可能直接识别纳米颗粒，例如注射白蛋白 – 富勒烯的小鼠对 C_{60} 的抗体反应[185]。

除了氧化应激、炎症机制和免疫反应性之外，也要考虑到图 7-1 中描述的纳米材料相互作用可能导致的其他形式的损伤，如蛋白质变性、膜损伤、DNA 损伤和异物肉芽肿的形成等（表 7-2）。也有可能出现新的纳米材料特性，从而导致新的毒性机制。

二、纳米材料 / 药物的安全性评价

（一）普通药物的安全性评价

普通药物的安全性评价主要分为临床前安全性评价和临床安全性评价两个阶段。其中临床前安全性评价是基于动物实验的药物毒理学研究，包括：①药物的安全剂量范围（剂量和毒性之间的关系）；②可能产生不良反应的靶器官、靶组织；③药物毒性是否可逆；④治疗的安全范围。

在我国"新药审批办法"中，新药的临床前毒理学研究分为[171]：①全身性给药毒性试验（单次给药毒性试验、LD_{50} 和反复给药毒性试验）；②局部给药毒性试验（刺激性实验、溶血性实验、过敏性实验、光敏性实验等）；③三致毒性试验（致突变试验、生殖毒性试验、遗传毒性试验）；④药物依赖性试验。其中，局部和全身性过敏性试验另设免疫原性试验。

（二）纳米材料 / 药物的安全性评价方法

纳米材料 / 药物作为利用纳米技术研究开发的一类新的医用制剂，在呈现诱人的纳米生物效应的同时，其安全性问题也不容忽视。表 7-2 中显示了与纳米材料相关的病理生理学和毒理学效应。因此在纳米材料 / 药物应用于临床之前，针对其特殊性深入系统地开展纳米药物安全性研究和评价是十分必要的。纳米材料 / 药物的安全性评价应在遵循普通药物毒理学研究的一般原则和方法基础之上，结合纳米粒的生物学特性，有针对性地增加相应研究内容，如纳米材料 / 药物与细胞及生物大分子的相互作用（分子毒理学层面的问题）；纳米药物对机体免疫系统的影响，纳米药物在体内特殊的毒物动力学变化过程等。

1. 纳米材料 / 药物在细胞和分子水平的安全性评价

纳米颗粒拥有与生物体系的细胞器、蛋白质和 DNA 相当的尺寸，且反应活性极强，

这使其比较容易侵入人体和其他物种的自然防御系统，进入细胞内与蛋白质或 DNA 发生相互作用并影响细胞功能。因此，纳米材料 / 药物与细胞、生物大分子以及免疫系统的相互作用规律是纳米材料 / 药物安全性评价需要关注的重要问题。

（1）纳米材料 / 药物的细胞水平安全性评价

细胞体外培养方法是药物活性筛选和细胞毒性评价的重要手段，可用于确定：①细胞毒性损伤部位；②毒性的浓度范围与量效关系；③暴露时间与强度的时效关系；④效应细胞类型；⑤毒性机制。

纳米材料 / 药物的细胞水平安全性评价可从形态学、细胞生物学、生物化学、分子生物学等多个方面进行观察。其中，形态学分为显微和超微结构两个层次，主要观察细胞完整性、细胞膜、细胞器、染色质和微绒毛的变化等；细胞生物学观察细胞的生长和增殖变化；生物化学指标则测定细胞代谢物或合成与分泌成分的变化；分子生物学研究特定基因的表达与变异。

（2）纳米材料 / 药物的分子水平安全性评价

体内和体外研究证明，不同化学组成的纳米颗粒都能够产生活性氧（reactive oxygen species，ROS），ROS 的产生所导致的氧化应激是纳米材料 / 药物引起炎症等毒理学效应的主要因素之一。因此氧化应激相关指标的检测在纳米材料 / 药物的安全性评价中就具有重要意义，这些指标包括：

1）ROS 的检测

ROS 是指超氧负离子（CT）、羟基自由基（·OH）和过氧化氢（H_2O_2）等氧的衍生物，应用最为广泛的检测方法为 DCFH-DA 探针法。

2）谷胱甘肽 GSH 的检测

谷胱甘肽作为体内一种重要的抗氧化剂，能够清除体内的自由基，如 ROS 等。GSH 最常用的检测方法为二硫代二硝基苯甲酸法。

3）丙二醛的检测

机体通过酶系统与非酶系统产生醛基（丙二醛 MDA）、羟基、酮基、羰基、氢过氧基以及新的氧自由基等，这些氧自由基能够攻击生物膜中的多不饱和脂肪酸，引发脂质过氧化作用，因而形成脂质过氧化物。脂质过氧化作用不仅可把 ROS 转化成活性化学剂及非自由基的脂类分解产物，而且能够通过链式或链式支链反应，放大 ROS 的作用引起细胞损伤。而丙二醛 MDA 的量往往可反映机体内脂质过氧化的程度，从而间接地反映出细胞损伤的程度。MDA 测量最常用的方法为硫代巴比妥酸法（TBA）。

2. 现代组学技术在纳米材料 / 药物安全性评价中的应用

随着人类及多种模式生物基因组测序的完成，新型药物的研发逐步进入"后基因组时代"，基因组学[186]、蛋白质组学和代谢物组学[187]等"组学（-omics）"技术已较为广泛地应用于药物毒理学研究，从而为阐明纳米材料 / 药物的毒性机制及安全性评价提供了崭新的研究手段和平台。运用组学技术对纳米材料 / 药物进行安全性研究的优势在于：在纳米材料 / 药物处理细胞或动物前后分析基因表达和代谢成分的差异，可以早期预测出纳米材料 / 药物的毒性机制和潜在的毒作用靶器官，还能弥补物种间的差异，更好地预测纳米材料 / 药物在人体上的毒性作用和作用机制；基于毒性机制设计相应的试验系统，可在临床前研究中选择更为合适的动物模型，设立理想的观察指标；代谢物组学技术可弥补体外试验的不足，在对机体无任何创伤的情况下（如体液测定）进行毒性机制的研究[188, 189]。

（1）毒理基因组学

毒理基因组学是分析纳米材料／药物处理细胞或动物前后全基因组的反应，有助于发现毒性机制、作用方式和特殊的作用靶点。

（2）毒理蛋白质组学

蛋白质组学（proteomics）是研究细胞内全部蛋白质的组成及规律的学科[171]。蛋白质组学在药物毒理上的应用被称为"毒理蛋白质组学"（toxicoproteomics）。毒理蛋白质组学在纳米材料／药物临床前、临床中的应用，可以在比传统方法（如组织病理和临床化学）剂量更低、时间更短的情况下，有助于发现毒性标志物（单一物质或表达谱），并预测或早期发现其毒性，阐明纳米材料／药物的毒性机制。

（3）代谢组学

代谢组学是通过分析与毒性作用靶位和作用机制密切相关的内源性小分子代谢产物浓度的特征性变化，从而确定纳米材料／药物的毒性靶组织、毒性作用过程以及生物标志物。因此，代谢组学可以反映毒理学效应的终点状况，并在其他"组学"（如基因组学、蛋白质组学）与组织学之间起到了"桥梁"作用。

3. 纳米材料／药物对免疫系统影响的评价

机体免疫系统对药物的反应是药物临床使用过程中遇到的主要问题之一，也是药物不能持续使用的主要原因，因此为药物临床前的安全评价提供了又一视角和检测方法。纳米材料／药物在细胞、分子细胞水平与免疫系统的相互作用如何，以及如何鉴定其对机体的免疫毒性，也是纳米材料／药物安全性评价应该重点关注的内容。

关于免疫毒性的检测方法主要包括：

（1）免疫系统的总体评价

包括器官质量检测（胸腺及脾在内的多种器官的绝对质量[190]、器官与脑的质量比[191]），血液学检测（单核细胞、淋巴细胞、中性粒细胞、嗜碱性粒细胞和嗜酸性粒细胞在外周血中的数量及比例变化），临床化学的检测（血浆蛋白的变化、免疫球蛋白的类型及其亚型的血清浓度、白蛋白与球蛋白的比例）。

（2）体液免疫检测

体液免疫检测是对外周血或者淋巴系统中的 B 细胞、T 细胞、巨噬细胞等进行体外试验，来检测体液的反应。

（3）细胞调节免疫检测

检测在特定抗原刺激下引起细胞免疫反应时，外周血或脾中的 T 细胞的增殖情况及混合淋巴细胞反应。

（4）非特异性免疫反应检测

在检测非特异性反应的时候，常对自然杀伤细胞（NK 细胞）的活性进行检测。

第五节　综述

由于纳米材料／药物本身特殊且复杂的物理化学性质及生物效应，国际上尚未形成统一的针对纳米材料／药物的毒理机制及相应的生物安全性评价标准和体系。此外，国内外的研究者们也在致力于纳米材料／药物潜在毒性消除的相关研究，现主要集中在通过改变亲疏水性、表面电荷和粒径、表面修饰，用以调控纳米材料／药物与生物体间的相互作用，从而降低甚至消除其潜在的生物毒性。同时，关于纳米材料/药物的毒理学机制研究也从未停止。纳米生物安全性的研究关系着人类的生存和健康，充满了机遇和挑战，一套系统的、全面的、有效的、切实可行的纳米材料/药物生物安全性评价标准和体系的建立势在必行。

（容　烁　孙　萌　杜宝洁　刘玉龙　毕炀辉　贾微微）

📖 数字课程学习

📖 参考文献　　　💻 教学 PPT　　　📄 复习题

第八章 纳米酶在医学中的应用

纳米酶是一类具有内在酶活性的功能纳米材料[1]。2007 年，中国科学院生物物理研究所阎锡蕴研究员课题组发现四氧化三铁纳米材料在酶联免疫吸附测定中可以像辣根过氧化物酶一样，催化显色底物 TMB 变蓝，即具有类似辣根过氧化物酶的催化特性[2]。自此，具有类酶活性的无机纳米材料逐渐受到了人们的广泛关注[3]。

随着纳米酶领域的蓬勃发展，不同形貌、尺寸和应用场景的纳米酶相继出现，改变了以往人们关于无机纳米材料是一种生物惰性物质的传统观念，同时大大拓展了纳米材料的应用范围[4]。鉴于纳米酶领域近年来的发展和其在医学、化工、食品、农业和环境等领域的应用前景，纳米酶的定义进一步细化，在生理相关条件下催化酶底物转化为产物并遵循酶动力学的纳米材料可以被归类为纳米酶。需要强调的是，虽然这一定义仅要求纳米酶在生理条件下进行工作，但实际上相较于天然酶，纳米酶可以耐受更加恶劣的工作条件[5, 6]，鉴于该领域正处于快速发展阶段，这一特性或许在未来会进一步拓宽和修正纳米酶的定义。

在纳米酶领域发展早期，研究工作主要集中在对其特性的描述和材料种类的探索，因此在宽泛的概念框架下，大多数报道的纳米酶尚未发展到满足结构和功能与天然酶相似标准的阶段。但可以肯定的是，"结构–活性"关系的探索将会一直是纳米酶领域研究的重点[7]。同时，酶学已经建立了一套研究方法，并且已经应用于多种类天然酶。这些方法已经并将继续为纳米酶的设计和开发提供信息。与任何人工酶一样，结构活性关系的研究也是纳米酶的关键。

近年来，随着实验数据的积累和不同设计方法的引入，纳米酶领域"结构–活性"关系探索得到了快速的发展，通过结合纳米科学、催化科学、酶和人工酶等学科，已有多种设计策略可以阐明纳米酶的催化机制[8]。这不仅极大地提升了纳米酶设计的可控性，更为纳米酶通过设计，进一步模拟天然酶结构、功能提供了思路，使纳米酶在体内、体外环境中代替天然酶成为可能[9]。

作为新一代人工模拟酶，纳米酶遵循天然酶的动力学规律，在生理条件下催化天然酶的底物。与天然酶相比，纳米酶具有良好的稳定性、较低的生产成本和简单的生产制备程序等优势，目前已经在多个领域展现出巨大的应用潜力。本章重点介绍了纳米酶在医学领域，特别是肿瘤诊断和治疗中的应用和最新进展，总结并展望了纳米酶在各种应用中的优越性和面临的挑战。

第一节 纳米酶在肿瘤诊断与治疗中的应用

一、基于纳米酶的肿瘤诊断策略

癌症是一类严重威胁人类健康的疾病。准确灵敏的肿瘤诊断在癌症治疗和预后中具有重要的临床意义[10]。经济稳定、可循环再生的优点和高效的类酶活性使纳米酶在肿瘤诊断中占据优势，独特的理化性质使基于纳米酶的多功能肿瘤诊断平台成为可能。目前，纳米酶已经成功应用于肿瘤生物标志物检测、肿瘤组织分析和活体肿瘤成像示踪等方向。

（一）肿瘤生物标志物检测

肿瘤生物标志物是在癌症患者的血液、尿液或身体组织中发现的物质，包括DNA、RNA、小分子化合物、蛋白质、外泌体等，它反映了肿瘤的存在，是由肿瘤自身或身体对肿瘤的反应产生的。肿瘤生物标志物的存在和变动提示了肿瘤的性质、组织发生、细胞分化、细胞功能等，对肿瘤的诊断、分类、分期、治疗和预后判断具有重要的指导意义[11, 12]。

酶联免疫吸附法（ELISA）是检测肿瘤标志物的常用方法，其原理是通过第一抗体来识别并结合目标分子，酶标记的第二抗体结合第一抗体，随后利用酶活性催化特定底物产生信号变化，通过比色法就可以测得目标分子的含量。辣根过氧化物酶是免疫检测中的常用工具酶，但其易失活，不利于储存和运输，生产纯化过程昂贵繁琐。利用过氧化物纳米酶代替天然酶应用于免疫检测可以有效避免上述问题，并且可以实现对多种肿瘤标志物的快速灵敏检测，包括核酸[13-15]、蛋白质[16-18]、小分子化合物[19-21]、外泌体[22, 23]、细胞[24, 25]等，在临床诊断方面具有巨大的应用前景。

纳米酶自身的物理化学性质也为肿瘤诊断提供了新的思路。例如，利用纳米酶对DNA的静电吸附作用，Wang等构建了一个基于过氧化物纳米酶的简单快速DNA检测方法。DNA探针通过静电吸附在过氧化物纳米酶表面，阻断其酶活性[26]。当存在互补的单链待测DNA时，探针与待测DNA互补结合并从纳米酶表面脱离，过氧化物酶活性得以恢复，催化比色底物3,3',5,5'-四甲基联苯胺（TMB）产生颜色反应。基于该系统成功鉴定出与乳腺癌BRCA1基因相关的单碱基突变。相比其他DNA检测方法，这种基于纳米酶的检测策略具有快捷灵敏，核酸探针无需额外标记，具有良好的单碱基对错配识别能力，具有潜在的临床转化价值。

利用超小金纳米颗粒可以通过肾排出的特性，Loynachan等设计了通过尿液诊断肿瘤的纳米酶检测平台[27]。超小金纳米颗粒通过一段可切割肽偶联到载体蛋白上，到达肿瘤部位时，肿瘤相关的特异性蛋白酶切割肽段，金纳米颗粒被释放并通过肾清除，最终进入尿液。向尿液中加入比色底物和H_2O_2，金纳米颗粒发挥过氧化物酶活性催化颜色反应。因此，尿液的颜色反映了金纳米酶的数量和肿瘤是否存在。该策略在1 h内成功分辨了结直肠癌小鼠和健康小鼠，实现了对肿瘤的快速准确诊断，且纳米酶最后通过肝和肾完全排除，确保了安全性。

利用磁性纳米酶可以用来分离、富集目标分子的特性，Li等开发了基于双功能磁性纳米酶的循环肿瘤细胞（CTC）的快速分离检测平台[28]。CTC是原发性肿瘤脱落到血液循环中的肿瘤细胞，对CTC的检测和分析能够提供肿瘤进展、转移和预后等相关信息[29]。

CTC 在血液中的含量非常低，每毫升血液中只有 1 ~ 10 个 CTC[30]，因此，对 CTC 的分离和富集是实现检测的关键。将特异性抗体偶联到磁性 Fe_3O_4 纳米酶上来识别并捕获黑色素瘤 CTC，通过外加磁场使黑色素瘤 CTC 能够在 5 min 内从血液中分离和富集。随后 Fe_3O_4 纳米酶的过氧化物酶活性催化无色 TMB 氧化成蓝色产物，从而实现 CTC 的磁分离和可视化检测。这种基于纳米酶的肿瘤细胞检测策略更快速、更具成本效益且更易于操作，目前已经用于诊断多种癌症，如乳腺癌细胞[31, 32]、肝癌细胞[33]、白血病细胞[34]和黑色素瘤细胞[35]等。

（二）肿瘤组织分析

免疫组织化学是国际公认的肿瘤诊断金标准，也是肿瘤病理诊断常用的技术手段[26]。辣根过氧化物酶是免疫组织化学方法中的常用酶，其基本原理是用第一抗体来识别并结合组织切片中的肿瘤相关抗原，酶标记的第二抗体识别第一抗体，随后加入酶的显色底物使肿瘤细胞着色。随着纳米酶的发展，具有高效类酶活性过氧化物纳米酶展示出替代天然辣根过氧化物酶的潜力。Gu 等在 Co_3O_4 过氧化物纳米酶上偶联贝伐珠单抗，成功靶向了食管癌细胞上过表达的血管内皮生长因子并使肿瘤细胞显色[36]。Fan 等通过仿生法合成了一种磁性铁蛋白纳米酶用来检测肿瘤组织。无需偶联其他抗体，铁蛋白形成的笼状蛋白外壳可以特异性识别肿瘤细胞上过表达的转铁蛋白受体 1，从而实现肿瘤的靶向。而其中包裹的氧化铁内核具有过氧化物酶活性，通过催化底物的颜色变化来实现肿瘤组织可视化[37]。经检验，这种铁蛋白纳米酶可以识别 9 种类型的肿瘤细胞，特异性超过 95%，灵敏度达到 98%，反应时间只需 1 h，展示出铁蛋白纳米酶在广谱肿瘤诊断中准确、灵敏和快速的优点。目前，已经开发出多种基于过氧化物酶纳米酶的免疫组织化学方法，用于诊断乳腺癌、结直肠癌、胃癌和胰腺癌[38]、肝癌[39, 40]、食管癌[41]等。相比常规的免疫组织化学方法，基于纳米酶的免疫组织化学简化了操作步骤，缩短了诊断时间，降低了成本，具有较高的灵敏度和特异性，对临床病理诊断具有重要意义。

此外，纳米酶独特的物理化学性质也有助于肿瘤组织的病理诊断。基于金纳米颗粒的自发荧光特性，Hu 等制备了一种叶酸功能化的金纳米团簇来靶向并可视化高表达叶酸受体的肿瘤细胞[39]。具有过氧化物酶活性和自发荧光特性的金纳米团簇既可以催化显色底物的氧化来给肿瘤细胞染色，又可以通过荧光显微成像来区分肿瘤细胞和正常细胞。对于同一张肿瘤组织切片，一步孵育可以同时获得纳米酶染色和荧光染色，两者的结果相辅相成，有效避免假阳性和假阴性，大大提高了肿瘤病理诊断的准确性、可靠性和可重复性。利用金纳米颗粒的过氧化物酶活性和增强暗场散射的特性，Lin 等开发了一种基于暗场成像的免疫组织方法，用于检测高表达人表皮生长因子受体 –2 的乳腺癌组织[42]。金纳米颗粒发挥过氧化物酶活性，催化 3,3'– 二氨基联苯胺（DAB）氧化，产生的氧化产物具有暗场成像的光学性质。同时，金纳米颗粒自身的暗场散射特性增强了暗场成像的效果。利用软件对暗视野图像的光学特性进行定量分析，可以将肿瘤组织的阳性程度分为 "–、+、++、+++" 4 个等级，利用这一系统检测乳腺癌组织的灵敏度和特异性分别达到 96.70% 和 95.65%。与传统的方法相比，金纳米颗粒增强的暗场成像提供了一种通过免疫组织化学定量分析肿瘤细胞的新方法，避免了主观判断带来的误差[43]。

（三）肿瘤体内成像

利用肿瘤体内成像技术可以直接观察到肿瘤的生长、转移和其他生物学行为。具有独特的物理化学性质和类酶催化活性的纳米酶，为体内监测肿瘤的发生和进展开辟了新途径。

纳米酶可以直接催化产生造影剂[44]或荧光基团前体[45]来实现肿瘤成像。例如，过氧化物纳米酶响应肿瘤微环境中的 H_2O_2，有效催化底物 2,2′-联氮双（3-乙基苯并噻唑啉-6-磺酸）二铵盐（ABTS）转变为氧化形式。氧化形式的 ABTS 表现出强烈的近红外吸收光，是光声成像（PA）的理想造影剂。基于此可以监测多种癌症发展和治疗的进程，如鼻咽癌[46]、乳腺癌[44, 47, 48]等。

此外，也可以凭借纳米酶独特的物理化学性质来实现肿瘤体内成像，例如纳米酶的铁磁成分有助于肿瘤的磁共振成像（MRI）[49]，自发荧光的特性有助于肿瘤的荧光成像[48]，光热转换的能力有助于肿瘤的光热成像[50]和光声成像（PA）[51]，吸收 X 线的特性有助于计算机断层扫描成像（CT）[52]。此外，纳米酶的类酶活性常常起到辅助成像的作用，例如超氧化物歧化酶纳米酶可以通过催化超氧阴离子的反应来增强磁共振成像的对比度[53, 54]，过氧化氢纳米酶可以通过催化 H_2O_2 产生氧气来增强超声成像[55, 56]、磁共振成像[54, 57]、光声成像[58, 59]。

更重要的是，纳米酶的多功能特性使实现多模态成像和成像指导下的精准肿瘤治疗成为可能[60-62]。典型例子是 Jiang 等通过生物矿化法制备的具有优良光催化活性、光热转换效率和高 X 线吸收系数的牛血清白蛋白-氧化铱纳米粒子（BSA-IrO$_2$ NPs），可以同时实现光疗以及肿瘤的光声/热成像和计算机断层扫描。其中，BSA-IrO$_2$ NPs 发挥过氧化氢酶活性催化 H_2O_2 产生氧气，起到增强光声成像、克服肿瘤缺氧并增强光疗效果、保护正常组织免受 H_2O_2 诱导的炎症影响的作用[63]。

二、基于纳米酶的肿瘤治疗策略

纳米酶在肿瘤治疗中发挥着多种作用。作为纳米材料，它们可以通过抗体功能化或增强渗透滞留效应（EPR）主动或被动把药物递送到肿瘤部位[64]。作为酶模拟物，它们也可以通过催化产生活性氧，消耗葡萄糖，激活前药等方式来杀伤肿瘤细胞。本节将介绍纳米酶的类酶活性在肿瘤治疗中发挥的作用以及纳米酶灵活的调控手段、多样的功能以及优良的物理化学性质在肿瘤治疗中所具有的优势。

（一）纳米酶促进氧化的肿瘤催化疗法

活性氧（reactive oxygen species，ROS）是一类含有氧自由基的高活性物质，包括超氧阴离子（O_2^{2-}）、单线态氧（$^1O_2$）、羟自由基（·OH）等，在细胞的信号传导和维持稳态中发挥着重要作用。ROS 具有很强的氧化能力，过高的 ROS 水平会破坏细胞内的氧化还原平衡，导致氧化损伤，引起细胞死亡。正常生理条件下，细胞内的抗氧化系统如谷胱甘肽（GSH）、超氧化物歧化酶（SOD）等会及时清除过多的 ROS 以维持细胞内的氧化还原平衡。

在催化治疗中，一些纳米酶可以通过催化产生大量 ROS 来打破肿瘤细胞内的氧化还原平衡，从而起到杀伤肿瘤细胞的作用。例如，过氧化物纳米酶催化肿瘤微环境中的 H_2O_2 产生 ·OH[65, 66]，氧化纳米酶催化溶解氧产生 O_2^{2-}[67]，或联合使用过氧化物纳米酶和氧化纳米酶来同时产生两种 ROS[68]。

然而，H_2O_2 有限、氧气缺乏的肿瘤微环境在一定程度上限制了这些纳米酶的发挥。为解决这些问题，研究者提出了以下解决方案。

提高纳米酶的酶活性是最直接的解决办法。除了对纳米酶合理设计来提高酶活性外[69, 70]，还可以通过光照[71]、超声[72]、微波[73]、交变磁场[74]和静电场[75]的作用来提高纳米酶的活性。

另一种提高过氧化物纳米酶肿瘤治疗效率的方法是提高过氧化物纳米酶对 H_2O_2 的亲和力。Meng 等设计合成了具有高 H_2O_2 亲和力的硫铁矿过氧化物纳米酶，其亲和力比经典的 Fe_3O_4 纳米酶和天然辣根过氧化物酶高了三个数量级，从而显著提升了 ·OH 的产生效率[76]。

此外，与提供 H_2O_2 的方法联用也可以提高过氧化物纳米酶催化产生 ·OH 的能力。Zhu 等利用喜树碱刺激细胞产生 H_2O_2 的能力，设计了共包载过氧化物纳米酶和喜树碱的自产 H_2O_2 水凝胶系统，提高了过氧化物纳米酶的催化性能[77]。基于纳米酶的级联催化疗法也是一种可行的方案[78]。将过氧化物纳米酶与可催化产生 H_2O_2 的天然酶或纳米酶联合，例如，Gao 等将 Fe_3O_4 过氧化物纳米酶和 Au 葡萄糖氧化纳米酶共包载[79]。葡萄糖氧化纳米酶在溶解氧存在的条件下催化葡萄糖氧化并产生 H_2O_2，生成的 H_2O_2 随后在过氧化物纳米酶的催化下产生 ·OH。又或者可以直接利用纳米酶的多酶活性，例如具有多酶活性的空心介孔普鲁士蓝纳米酶首先发挥 SOD 活性催化超氧阴离子产生 H_2O_2，随后发挥过氧化物酶活性催化 H_2O_2 产生 ·OH[80]。

对于氧化纳米酶，则通常与可以提供 O_2 的天然酶或纳米酶组合来实现级联催化治疗[81]。例如，过氧化氢纳米酶催化 H_2O_2 分解，为氧化纳米酶提供氧气[66, 82]。

另一方面，肿瘤细胞内部的抗氧化剂 GSH 具有清除 ROS 的效果，减弱了纳米酶介导的催化治疗效果。因此，具有 GSH 耗竭能力的纳米酶如 GSH 过氧化物纳米酶[83]和 GSH 氧化纳米酶[76]与产生 ROS 的纳米酶联用可以增强肿瘤催化疗法的效果。

（二）纳米酶催化的肿瘤饥饿疗法

肿瘤快速增殖和代谢的特点使其具有更大的能量需求，因此，消耗肿瘤的能量来源如葡萄糖等，可以抑制肿瘤生长。葡萄糖氧化纳米酶可以在氧气的存在下催化葡萄糖氧化，产生葡萄糖酸和 H_2O_2，因此可用于切断肿瘤能量供应的饥饿疗法[84]。为了克服肿瘤乏氧微环境的限制，常常使用提供 O_2 的天然酶或纳米酶来增强饥饿疗法的效果[85]，如过氧化氢纳米酶和葡萄糖氧化纳米酶的级联[86]。

（三）纳米酶激活的前药催化疗法

酶激活的前药疗法是一种安全有效的肿瘤治疗策略，其关键步骤是在需要的时间和空间催化无活性的前药转化为有活性的药物[87, 88]。传统的前药激活主要依赖于天然酶，然而，外源性天然酶面临不稳定、昂贵、操作复杂且难以功能化的缺点。纳米酶的出现为激活前药的肿瘤治疗方法带来了新的曙光，具有类似天然酶催化活性的纳米酶可以实现肿瘤原位催化从而激活前药。同时，纳米酶在复杂环境中更稳定，更容易储存，易于大规模制备，生产成本更低；此外，纳米酶可以通过调整结构、尺寸、成分和表面修饰等来增强其催化活性和靶向肿瘤细胞的能力，从而进一步增强治疗效果。基于这些特点，纳米酶激活前药的肿瘤治疗策略拥有巨大的应用前景。

常见的前药激活方式主要是由氧化还原酶类和水解酶类介导的。目前已经开发了多种基于纳米酶的前药激活策略。例如，过氧化物纳米酶和吲哚 -3- 乙酸[89]、羟基喜树碱[90]的组合，硝基还原纳米酶和硝基苯的组合[91]，氧化还原纳米酶和阿柔比星前药[92]、顺铂前药的组合[93]，脂肪纳米酶和贝诺酯的组合[94]，磷酸纳米酶和磷酸盐前药的组合[95]，糖苷纳米酶和葡萄糖苷酸前药的组合[96, 97]等。

（四）纳米酶辅助其他疗法

1. 纳米酶耗竭 GSH 来增强疗效

诱导产生 ROS 来杀伤肿瘤细胞是许多癌症疗法采用的策略，例如通过刺激细胞产生 ROS 的部分化疗药物，通过芬顿反应产生 ROS 的化学动力学疗法，通过激光激活光敏剂产生 ROS 的光动力疗法，通过超声激活声敏剂产生 ROS 的声动力疗法，通过电力辐射诱导产生 ROS 的放疗等，而肿瘤细胞内高浓度的 GSH 对 ROS 的清除导致了这些疗法治疗效果的减弱甚至耐受。因此，具有 GSH 耗竭能力的纳米酶如具有 GSH 过氧化物酶活性和 GSH 氧化酶活性的纳米酶可以辅助产生 ROS 的疗法，增强其肿瘤杀伤效果。Zhong 等制备了一种多功能 $PtCu_3$ 纳米笼，既可以作为声敏剂产生 ROS，又可以作为 GSH 过氧化物纳米酶耗竭 GSH。这一策略在乳腺癌小鼠模型上取得了显著的抗肿瘤效果[83, 98]。

2. 纳米酶提供氧气来增强疗效

氧气在不同的癌症治疗中都起着重要的作用，光动力疗法和声动力疗法中 ROS 的产生依赖于氧气；氧气可以提高肿瘤细胞对放疗的敏感性，乏氧形成免疫抑制微环境，不利于肿瘤细胞对免疫疗法的响应。过氧化氢纳米酶和 SOD 纳米酶可以催化氧气的产生，缓解肿瘤乏氧微环境，在光动力疗法[99-101]、声动力疗法[50, 102]、放疗[103-105]、免疫疗法[106]等中得到了广泛应用。

3. 基于纳米酶的其他辅助策略

纳米酶可以通过逆转耐药性来增强化疗效果。肿瘤内细菌会导致肿瘤对化疗药吉西他滨的耐药性，Xi 等设计合成了一种新型双功能氮掺杂碳纳米微球[107]，即可以作为胞苷脱氨酶抑制剂阻止瘤内细菌介导的吉西他滨代谢，同时也作为过氧化物纳米酶产生 ·OH 来杀伤肿瘤，从而克服了肿瘤内细菌诱导的肿瘤耐药性，实现了吉西他滨化疗与纳米酶介导的催化疗法的协同肿瘤治疗。

纳米酶可以通过破坏肿瘤细胞外基质来增强免疫治疗效果。基于嵌合抗原受体 T 细胞（CAR-T）的细胞过继疗法是一种新兴的治疗肿瘤的精准靶向免疫疗法。然而，实体瘤中肿瘤微环境的屏障成了 CAR-T 细胞到达肿瘤部位的障碍。利用纳米酶的多功能性可以促进 CAR-T 细胞在肿瘤部位的浸润，Zhu 等设计合成了一种多功能 $HA@Cu_{2-x}$ 纳米酶来辅助 CAR-T 细胞疗法[108]。$HA@Cu_{2-x}$ 纳米酶同时具有光热转换效应和催化 H_2O_2 产生 ·OH 的能力，可以有效破坏肿瘤细胞外基质并增加血液灌注，从而促进 CAR-T 细胞的浸润。与单独的 CAR-T 细胞疗法相比，该策略显著提高了抗肿瘤效果和延长了荷瘤小鼠的总生存期。

三、小结与展望

迄今为止，已经开发了多种基于纳米酶的肿瘤诊疗策略。类酶催化活性是纳米酶应用于肿瘤诊断和治疗的基础，而纳米酶的应用优势在于以下几个方面：稳定性高，易于储存和运输；制备流程简单，生产成本较低；可控性好，可以通过改变组成、大小、形态、晶面、缺陷等来灵活调节或优化纳米酶的性质；多功能性，其丰富的物理化学性质大大便利了肿瘤诊疗一体化平台的建立。纳米酶在肿瘤诊断和治疗中展现出巨大的潜力，有很大的进步空间。以下提出一些关于纳米酶未来研究的关键问题和可能方向，以增加纳米酶临床转化的可能性。

首先，纳米酶的类酶活性是永恒的研究目标，酶活性的提升有助于提高肿瘤诊断的灵敏度和肿瘤治疗效果，新酶活性的开发有助于新的诊疗策略的提出，例如 Chen 等开发具有核酸酶活性的纳米酶 DNase，可以催化基因组 DNA 的水解[109]，是否意味着未来有可能利用纳米酶从基因层面对肿瘤进行诊断和治疗。纳米酶的理性设计和酶活性开发要求对纳米酶结构和催化机制有充分的研究。

其次，选择性激活纳米酶的酶活性有助于肿瘤的精准治疗，减少毒副作用。此外，实际应用中，纳米酶的多酶活性可能会相互竞争，影响肿瘤诊疗效率。因此，可控的纳米酶活性是必要的。使纳米酶在合适的时间地点发挥合适的酶活性，避免脱靶效应。构建环境响应性纳米酶或对纳米酶进行表面修饰也许是赋予纳米酶时空特异性的有效策略。

最后，纳米酶的药代动力学和生物安全性仍然是重要的考虑因素。体内应用时，纳米酶必须满足相关监管机构严格的安全性和有效性要求。纳米酶的长期积累会导致毒性，而快速代谢则可能失去治疗或诊断的作用，需要在两者之间获得平衡，目前尚缺乏关于纳米酶应用于肿瘤治疗的毒理学和生物安全评价。应建立完备的纳米酶毒性评估平台，开发兼顾生物安全性和催化效率的纳米酶，应用于肿瘤诊断和治疗。

综上所述，开发高效、可控、安全的纳米酶是其未来应用于肿瘤诊疗领域的关键。相信随着纳米酶领域的不断发展，基于纳米酶的肿瘤诊疗策略将能真正用于临床中，为改善人类健康和生命质量做出贡献。

第二节　纳米酶在抗菌中的应用

随着对传统抗生素的滥用，多重耐药性"超级细菌"的出现已经逐渐对人类生活造成了严重威胁[110]。然而，能够抑制耐药菌的抗生素具有研发过程缓慢、研发成本高、周期长等劣势。与此同时，医药监管机构批准的新型抗生素种类和数量却在一直减少，细菌耐药性的出现与扩散威胁着全球公共卫生安全[111]。据预测，若不采取有效措施，至 2050 年细菌耐药性每年导致的死亡人数可能激增至 1 000 万人，并且治疗细菌感染的全球经济产出累计损失将达到 100 万亿美元。可见，细菌感染形势严峻且不容乐观，为有效应对细菌耐药性问题，亟需开发新型抗菌药物和抗菌疗法[112]。

具有不同拟酶催化活性的抗菌纳米酶的三种机制为：①产生高毒性活性氧的纳米酶的抗菌机制；②产生高毒性次氯/溴酸的纳米酶的抗菌机制；③清除细胞外基质的纳米酶抗生物膜机制。

随着纳米材料在抗菌领域的研究越来越深入，一些基于纳米材料的抗菌产品也逐步进入人们的生活。近年来，具有纳米酶活性的纳米材料和纳米技术的进步为新型抗菌药物的开发提供了契机[113]。与传统抗生素相比，纳米酶具有耐久性好、稳定性高、生物相容性好、可重复使用等优点[114]。重要的是，纳米酶具有调节 ROS 水平的能力，其通过破坏细菌的生物膜和生物大分子（磷脂、蛋白质、DNA 等）来产生抗菌性能[115]。纳米酶兼具纳米材料独特的理化性质与天然酶的催化功能，因此，越来越多的纳米酶被设计并用于微生物检测、抗菌以及治疗细菌感染引起的相关疾病[116]。

具有类氧化酶和类过氧化物酶性质的纳米酶可在生理环境中催化相应底物产生 ROS，从而在抗菌领域展现出广阔的应用前景[117]。由于 ROS 的反应活性较高，在环境中扩散的距离有限，纳米酶生成的 ROS 往往难以高效作用于细菌，从而影响其抗菌活性和生物安全性[118]。因此，类酶催化活性和细菌结合能力是实现纳米酶高效抗菌的关键。

　　近期，南京邮电大学汪联辉课题组[119]报道了一种具有细菌结合能力和催化抗菌能力的新型纳米酶（CWS NCs）。无论是在有光照还是无光照的情况下，低浓度的 CWS NCs（< 2 μg/mL）对革兰阴性菌（大肠埃希菌）和革兰阳性菌（金黄色葡萄球菌）的抑菌效率均可达 5 个数量级以上，显著高于常见的抗菌纳米材料（Ag、TiO_2 等）以及抗生素（万古霉素和达托霉素）。通过抗菌机制的研究发现，CWS NCs 不仅具有类氧化酶和类过氧化物酶的催化性质，能够产生多种 ROS，而且可以选择性结合在细菌表面，有效促进 ROS 对细菌的杀伤。动物实验进一步表明，CWS NCs 可以高效清除感染伤口中的耐甲氧西林金黄色葡萄球菌（MRSA），并能够促进伤口的愈合。该工作展示了一种基于 CWS 的新型纳米酶，其抗菌机制对于发展新型高效抗菌纳米酶具有借鉴意义。

　　随着纳米生物材料的发展，纳米抗菌剂的研究成为热点，特别是含铜纳米酶，它可以模拟天然酶的功能，通过催化作用产生 ROS，具有高效的杀菌作用[120]。铜因其优良的抗菌效果，在各医疗卫生机构中应用历史悠久。开发含铜抗菌素被认为是应对不断加剧的全球抗生素耐药性危机的一个潜在解决方案。含铜纳米酶具有优异的广谱抗菌性能和低耐药可能性，有望成为一种新型的抗菌纳米酶[121]。

　　青岛科技大学材料学院陈克正教授、王玮教授与中国医学科学院放射医学研究所刘鉴峰研究员合作[122]通过简易的水热法制备非晶可降解含铜抗菌纳米酶（Cu-PBG）。该纳米酶在体内和体外对革兰阳性菌和革兰阴性菌均有良好的抗菌效果。

　　研究表明，Cu-PBG 纳米酶的抗菌机制是基于 ROS 风暴的产生和铜离子的释放。在微酸性伤口组织中，Cu-PBG 纳米酶显现出过氧化物酶活性，通过催化 H_2O_2 分解为羟自由基，对细菌产生致命的氧化应激杀伤。而在中性的生理环境中，则显现出过氧化氢酶活性，避免了氧化应激对正常组织的损伤。与传统的纳米酶不同，Cu-PBG 纳米酶是可降解的。在微酸性和中性的生理环境中都可实现降解，并释放铜离子，进一步提高细菌杀伤效果，且避免了无机纳米粒子在体内的长期滞留，具有优秀的生物相容性。体内伤口愈合实验结果也证明了其优异的杀菌、消炎、促进伤口愈合性能。合成的含铜抗菌药物具有巨大的临床转化潜力，对探索新型含铜抗菌剂和开发新的抗菌策略具有重要意义。

　　H_2O_2 作为常见的活性氧物种之一，已被广泛用于防治病原性细菌感染。然而，高剂量的 H_2O_2 会对正常组织造成不必要的损伤，并延缓伤口愈合[124]。在这方面，类过氧化物酶纳米材料由于对 H_2O_2 的抗菌性能有积极的促进作用，同时避免了高浓度 H_2O_2 的毒性，因此是一种很有前途的纳米酶。

　　中国药科大学王琛教授团队[123]采用原位还原法在超薄的二维金属有机骨架（2D-MOF）上生长了超小的 Au 纳米颗粒（UsAuNP）。制备的 UsAuNP/MOF 杂化材料兼具 UsAuNP 和超薄 2D-MOF 的优点，表现出显著的过氧化物酶样活性，可促进 H_2O_2 分解成有毒的羟自由基。所制备的 UsAuNP/MOF 纳米酶在低剂量 H_2O_2 的辅助下，对革兰阴性菌（大肠埃希菌）和革兰阳性菌（金黄色葡萄球菌）均表现出良好的抗菌性能。动物实验表明，该杂化材料能有效促进创面愈合，具有良好的生物相容性。这项研究揭示了杂化纳米酶在抗菌治疗方面的潜力，并为未来的临床应用带来了巨大的希望。

　　对于抗菌材料设计，通常使用类过氧化物酶和类氧化酶纳米酶，它们可以分别催化 H_2O_2 和 O_2 产生大量 ROS，从而达到杀菌作用[125]。然而，过氧化物纳米酶不仅可以催化 H_2O_2 产生羟自由基，其还具有类氧化酶活性可将 H_2O_2 催化为水和氧。因此，类氧化酶纳米酶用于抗菌应用是简单且安全的。

最近，MOF 纳米材料被发现具有多种酶活性，尤其是普鲁士蓝（PB）。作为最简单的 MOF 纳米材料之一，PB 含有丰富且可调节的过渡金属离子。由于其易于团聚和不稳定性，使 PB 直接用作氧化酶模拟纳米酶的应用受到限制[126]。因此，利用 PB 或其类似物开发具有高抗菌活性的氧化酶模拟纳米酶依然有巨大的发展空间。

鉴于此，华东师范大学徐志爱教授和张文教授合作制备了一种具有高效氧化酶模拟活性的人工纳米酶[127]。通过高温热解氰化钴合成了包裹钴纳米颗粒的竹状氮掺杂碳纳米管（N–CNTs@Co）。N–CNTs@Co 的氧化酶模拟活性是已报道 CeO_2 纳米酶的 12.1 倍，其模拟活性不仅高于其前驱体珊瑚状氰化钴（CoHCF），而且高于相同条件下 PB 热解合成的铁氮掺杂碳。利用钴代替 PB 中的铁元素，更容易形成氮掺杂的碳纳米管。包裹在中空碳纳米管内的 Co 纳米颗粒是氧化酶模拟纳米酶的活性中心，竹状结构可以有效防止 Co 纳米颗粒泄漏并提高其分散性和稳定性。N–CNTs@Co 通过破坏细菌膜并引起脂质过氧化和 DNA 降解，对两种代表性细菌——革兰阳性菌（金黄色葡萄球菌）和革兰阴性菌（大肠埃希菌）具有杀灭作用，这种灭菌效果也通过体内伤口愈合实验进一步证实。

纳米水凝胶对于人体组织的亲和性以及良好的机械性能等优点使其成为未来可穿戴设备的一种潜在解决方案。但是目前研究中的水凝胶无法完全适应生物环境的多样性。另外，大部分水凝胶的应用往往需要外部辅助设备，容易造成与人体组织接触不稳定，导致信号失真的问题。

为了解决这个问题，西南交通大学的鲁雄教授团队[128]等受到天然贻贝类具有的生物黏性启发，使用银纳米颗粒（Ag NPs）和单宁酸螯合形成的极小纳米酶（TA–Ag）作为基底，开发出一种具有强黏附能力、良好的导电性以及催化抗菌活性的自成型水凝胶 TA–Ag–PAA。首先，纳米酶自身具有很高的过氧化物酶（POD）活性，仿贻贝纳米酶可在无外界刺激下，催化水凝胶自成型。其次，利用其过氧化物酶活性可催化产生 ROS，并结合 Ag 自身的抗菌活性，为水凝胶提供了优异的催化抗菌性能。后续的研究表明该材料可以促进伤口愈合。此外，该水凝胶可以高效传导生物电流，使水凝胶可在无外部辅助固定下稳定检测人体生理信号。这种新型多功能纳米酶水凝胶在生物传感、可穿戴设备和伤口治疗等方向具有广泛的应用前景，为未来植入型智能可穿戴设备提供了一种可行的解决思路。

纳米酶抗菌疗法作为一种新型的抗菌手段，在治疗耐药性细菌感染方面展示出巨大的潜力。纳米酶通过催化 H_2O_2 或 O_2 转化为高毒性的 ROS，与细菌细胞膜上的蛋白质、脂质和多糖等结合，导致细胞膜分解，进而引起死亡。然而，一般的纳米酶催化活性较低，细菌捕获能力差，而且材料合成设计复杂，极大地限制了纳米酶抗菌疗法的广泛应用[129, 130]。此外，纳米酶固有的毒性可能会损害正常的细胞组织[131]。因此，必须设计出具有高活性、低毒性和强细菌捕获能力的智能纳米酶用于抗菌治疗。

基于此，国家纳米科学中心的陈春英教授和西北大学刘晶教授合作[132]通过一步微波水热法成功合成了一种富含缺陷的黏附 MoS_2/rGO 垂直异质结构纳米材料。二硫化钼纳米材料是一种在边缘平面具有活性位点的过氧化物纳米酶，由于微波水热反应速度快，二硫化钼在快速生长过程中出现了许多 S 和 Mo 双空位的表面缺陷，这些缺陷会破坏基础表面的晶体结构，增加催化位点的面积，从而显著提高了纳米酶的性能。与原始结构相比，纳米材料在具有过氧化物酶活性，催化 H_2O_2 生成羟自由基的同时，还具有过氧化氢酶活性可以将过氧化氢催化形成氧气。并进一步通过 MoS_2/rGO 垂直异质结构材料的类氧化酶活性催化形成羟自由基，另外通过光照射可以进一步增强酶活性。微波水热法快速反应使材料具有丰富的缺陷，边缘平面活性位点充分暴露。因此 MoS_2/rGO 垂直异质结构材料具有增强的 POD、CAT、OXD 三重酶样活性。另外，粗糙表面与细菌表面发生局部拓扑相互作用，可提高细菌捕获能力，有效地将细菌困在损伤范围内。这种缺陷丰富的黏附纳米酶在体外和体内表现出卓越的抗菌能力。该研究不仅开发了一种新的方案来构建具有捕获能力的高效纳米酶，作为替代抗生素，而且通过改变化学结构、整合纳米拓扑结构和催化性能，为智能生物材料设计提供了新的视角。

纳米酶被认为是具有广阔应用前景的新型抗菌剂，然而 ROS 无法区分细菌和哺乳动物细胞，因此，纳米酶失去了理想抗菌剂所必备的选择性。另一方面，由于 ROS 的寿命很短并且有效作用半径有限，细菌在其细胞壁完好无损的情况下不能吞噬胞外的纳米颗粒，而哺乳动物细胞容易通过内吞作用内化纳米粒子，进而将粒子捕获到囊泡内[133]。内化的粒子可以大量存在于细胞质中，并且其破坏并不一定导致细胞死亡。可见，若纳米酶产生的是表面吸附态 ROS，则可能会优先杀死细菌而不是哺乳动物细胞。

基于此，中国科学技术大学合肥微尺度物质科学国家研究中心阳丽华课题组与熊宇杰团队合作[134]，提出了构建高效低毒抗菌纳米酶的新策略。由于金属和合金纳米酶的类氧化酶可以催化产生金属表面吸附态 ROS，并且与纯金属相比，合金具有更对称的独特吸附位点，因此可能具有很高的反应活性并允许更灵活的设计。通过以银纳米笼（AgNC）为模板，设计了一系列银钯合金（AgPd）纳米笼，并从中筛选出能高效原位催化生成表面吸附态 ROS 的 $AgPd_{0.38}$ 纳米笼作为模型纳米酶。$AgPd_{0.38}$ 具有广谱抗菌活性，杀死 99.9%的细菌所需浓度仅为 4~16 μg/mL，并且在 100 μg/mL 高浓度情况下也不影响哺乳动物细胞活性。因此，与哺乳动物细胞相比，$AgPd_{0.38}$ 能优先杀死细菌。该工作证实了利用纳米酶产生的表面吸附态 ROS 进行选择性杀死细菌而保护正常哺乳动物细胞的可行性。这种选择性归因于其生成表面吸附态 ROS 和细胞内吞的"解毒"作用，这项工作为生物相容性纳米酶的研发开辟了道路，也为对抗耐药细菌的基因编码提供了可能。

第三节　纳米酶在其他疾病中的应用

纳米酶是一类自身具有催化活性的纳米材料。由于具有比传统酶稳定性更好、制备过程简单、成本低廉等特点，纳米酶在生物检测和疾病治疗等领域得到了研究者们的广泛关注，也因此涌现出一系列基于纳米酶催化活性的疾病诊疗新策略。尽管如此，纳米酶对机体代谢稳态及其相关疾病影响的研究还鲜有报道。

糖尿病是一种以高血糖为特征的慢性非传染性代谢疾病，被视为 21 世纪面临的最大的全球卫生危机之一[135]。在众多糖尿病药物的研发策略中，改善胰岛素抗性细胞摄取葡萄糖的能力是研究者们的重点考虑方案之一。上海交通大学宋海云研究员、王慧教授和樊春海院士合作发现[136]，一种常见的纳米酶四氧化三铁纳米粒子（Fe_3O_4 NPs）在酸性细胞器（如溶酶体）中具有类似过氧化物酶的活性，可以局部调节能量传感器单磷酸腺苷活化蛋白激酶（AMPK），促进葡萄糖代谢和胰岛素响应，在 2 型糖尿病小鼠模型中注射 Fe_3O_4 NPs 可刺激代谢组织中的 AMPK 活性，降低血糖水平，提高小鼠的葡萄糖耐受性及胰岛素敏感性。该研究表明，Fe_3O_4 NPs 在 AMPK 活化、血糖控制和胰岛素抗性改善中具有内在的细胞器特异性，揭示了它在糖尿病治疗中的潜在疗效。

急性肾损伤是一种常见的肾疾病，具有高发病率和病死率的特点[137]。大量研究表明，急性肾损伤与细胞内过量的活性氧/氮密切相关[138]。虽然一些小分子抗氧化剂被用于急性肾损伤的治疗，但低的治疗效率和严重的毒副作用限制了其临床应用[139]。因此，开发一种能够肾富集并高效清除活性氧/氮的药物十分必要。

深圳大学医学部黄鹏教授团队[140]制备了一种聚乙烯吡咯烷酮包覆的超小铱纳米酶，通过清除细胞内多余的活性氧/氮，可以有效地缓解两种不同急性肾损伤小鼠模型（包括横溶肌溶解和顺铂药物诱导）的症状。所得的铱纳米颗粒具有多种类酶活性，在体内外均具有高效的广谱的活性氧/氮清除能力。一方面，由于其超小的尺寸，可以通过肾小管快速富集到小鼠肾脏，通过清除过剩的活性氧/氮，从而保护肾小管细胞，保留肾脏功能，缓解和治疗急性肾损伤，并且具有比小分子药物更好的治疗效果。另一方面，多余的纳米颗粒可以通过尿液排出体外，因此其具有良好的生物安全性。而且，借助计算机断层扫描成像和电感耦合等离子体质谱证实了纳米颗粒在小鼠肾脏的高效富集。综上所述，本研究开发了一种安全有效的纳米酶抗氧化剂，为急性肾损伤的治疗提供了一种新的思路和方案。

颅脑创伤是最严重的创伤之一，它不仅会造成组织损伤与缺氧，而且会在创伤处产生过量的活性自由基，进而触发脑部一系列的生化反应和神经免疫反应，诱发不可逆的神经组织损伤，严重危及伤者生命安全[141, 142]。然而，目前并没有科学全面治疗颅脑创伤的方法。长期以来，清除损伤部位的自由基被证实为治疗颅脑损伤的可行性方案，对于挽救伤者生命以及减轻损伤后遗症至关重要。无创的外用治疗是一种可以有效规避传统给药方式缺点的手段，但是传统的绷带，由于使用过程中电子转移能力的下降，会逐渐丧失抗氧化活性。而对于颅脑损伤而言，为保证绷带催化活性经常性地更换绷带是不现实的。故这种治疗方式无疑对药物的催化活性与稳定性提出了更高要求[143, 144]。

面对种种挑战，天津大学张晓东教授课题组[145]设计出可用于颅脑创伤治疗的高效且稳定的单原子纳米酶绷带。课题组利用单原子催化原理设计合成了 Pt/CeO_2 单原子纳米酶，单原子 Pt 的分布导致了 CeO_2 纳米酶的晶格膨胀，形成了新的稳定的活性位点与电子转移路径，导致其催化能力显著增加。在性能方面，Pt/CeO_2 单原子纳米酶的类酶活性比纯 CeO_2 纳米酶高出 3～10 倍，且其清除自由基能力比纯 CeO_2 纳米酶高出 2～10 倍。研究者进一步将 Pt/CeO_2 单原子纳米酶负载于柔性的碳纤维布上制作成为单原子纳米酶绷带，其催化活性在长达 1 个月的测试中几乎没有衰减。这种具有高催化效率与强稳定性的单原子纳米酶绷带在颅脑创伤小鼠的治疗中确实表现出良好的疗效，它不仅可以有效地促进伤口愈合，而且在降低神经炎症反应、缓解神经损伤方面卓有成效。

贫血是指人体外周血红细胞减少，低于正常范围下限的一种常见的临床症状。一般的慢性贫血可通过调整饮食补充营养物质改善，但仍有部分贫血症状不能通过营养物质改善，如肾病相关及骨髓异常所致的贫血[146]。这类贫血通常由骨髓造血干细胞的红系分化受阻所致。

红细胞的形成涉及多个严格调控的步骤，主要分为两个阶段[147]：第一阶段称为谱系选择，在这一阶段造血干细胞在红系分化相关细胞因子的作用下分化形成红系祖细胞，注射人红细胞生成素（EPO）可缓解这一阶段受阻引发的贫血；第二阶段称为终末分化，在这一阶段红系祖细胞形成成熟红细胞，这一阶段不受 EPO 调控，因此这一阶段受阻引发的贫血无法获益于 EPO 治疗，大多发展为难治性贫血，严重时需要通过输血来改善症状，目前尚无针对这一阶段的诱导剂，因此急需为这些患者提供新的药物治疗选择。

在终末分化的过程中，细胞需要大量合成血红蛋白，因此铁的补充对终末分化发挥至关重要的作用。此外，在正常终末分化的过程中，细胞内活性氧物种需要逐渐降低，ROS异常升高的细胞无法实现终末分化，因此ROS的清除也是完成终末分化的重要因素。普鲁士蓝纳米酶（PBNPs）具有类超氧化物歧化酶、类过氧化物酶、过氧化氢酶的性质，可以有效地清除细胞内的ROS。基于PBNPs的以上两种特性，中国医学科学院基础医学研究所许海燕教授课题组和张宇教授课题组合作[148]，研究了PBNPs对细胞分化的作用。研究表明，PBNPs可被红系分化模式细胞K562摄取，并定位在细胞质内。PBNPs在细胞内发挥抗氧化酶活性，有效降低了细胞内ROS；并且PBNPs中的铁元素可以以铁蛋白的形式被细胞储存，从而提供了终末分化所需的铁。因此，PBNPs对ROS的清除和铁的补充共同促进了K562细胞的终末分化进程：经PBNPs处理后，K562细胞的晚期分化标记物GYPA上调，早期分化标记物TFRC降低，同时细胞尺寸变小。这一研究工作有望为因终末分化受阻所致贫血无药可用的困境提供新的解决思路，为难治性贫血患者提供新的药物选择。

慢性髓系白血病（CML）是一种因融合蛋白BCR-ABL存在而导致的造血细胞分化迟缓、增殖失控的血液肿瘤[149]。尽管酪氨酸激酶抑制剂的出现使CML的治疗发生了革命性的变化，但由于耐药的发生，仍有近30%的CML患者不能从中获益[150]。铂纳米颗粒具有类氧化酶、过氧化物酶、过氧化氢酶和超氧化物歧化酶等多种类酶活性，并具有环境依赖性。

中国医学科学院基础医学研究所许海燕教授与北京协和医院血液科韩冰教授合作[151]，设计合成了一种超小铂颗粒并沉积在金纳米棒表面上的核壳结构材料（Au@Pt），这种结构有利于提高铂纳米颗粒的类酶催化活性。研究发现，Au@Pt可被K562细胞摄取进入溶酶体，通过发挥类过氧化物酶的活性引起ROS的升高。从溶酶体逃逸后，通过在中性细胞质环境中发挥类过氧化氢酶的活性使细胞活性氧水平降低，由此引起了时空依赖的ROS水平波动。ROS的波动触发细胞自噬，使自噬蛋白Beclin-1水平升高，导致延迟分化的关键融合蛋白BCR-ABL降解，进而引发PI3K和AKT磷酸化水平下调。这些作用形成正反馈，驱动CML细胞向成熟巨核细胞分化。上述效应在CML患者来源的骨髓单个核细胞上也得到了验证，证明Au@Pt具有临床应用潜力。

急性髓系白血病（AML）是一组造血干细胞克隆性增殖失调的高度异质性血液系统恶性肿瘤，以骨髓和外周血中原始未成熟的髓细胞异常增生为主要特征，是成人急性白血病中最常见的类型[152]。AML每年全球发病率约为3/10万，且呈现逐年递增趋势。AML传统治疗方案主要包括化疗和造血干细胞移植，虽然AML传统治疗方案取得了一定的治愈率和缓解率，但患者很难达到完全缓解和长期无病生存，其主要原因是AML细胞在体内的微量残留、浸润、转移、耐药和复发[153]。

为了克服AML复发和耐药问题，近日东南大学生物科学与医学工程学院顾宁教授团队[154]设计了一种Fe_3O_4@Pt复合纳米酶偶联CXCR4拮抗剂的多功能纳米平台，为协同治疗AML提供了新的策略，证明了复合纳米酶通过级联催化反应产生大量的ROS，诱导AML细胞凋亡，E5多肽作为CXCR4/CXCL12轴拮抗剂具有特异性靶向AML细胞的能力。该纳米平台在小鼠模型上展现出理想的AML治疗效果，具有较长的血液循环时间，减轻了肿瘤负担，防止AML细胞归巢到骨髓，抑制AML细胞转移或粘附，从而有效延长了

AML 小鼠的生存期，并缓解了对正常器官组织的毒副作用。因此，这种纳米平台在 AML 治疗中具有巨大潜力，并为 AML 预后提供了新的武器。

疟疾是一种由原生动物疟原虫引起的蚊媒传染病，全世界每年有 2 亿多病例，40 多万人死亡。在感染人类的 5 种疟原虫中，恶性疟原虫常常引起严重的症状，包括危及生命的神经并发症——脑型疟疾。尽管在开发抗疟疾药物和以青蒿素为基础的联合疗法方面取得了重大进展，但脑型疟疾的病死率仍然高达 30%，尤其是儿童。此外，10% ~ 24% 的脑型疟疾患者存在神经后遗症，因此需要寻找更有效和更具体的治疗方法[155, 156]。

利用恶性脑疟发病的特征，是设计治疗恶性脑疟新方法的关键。有研究表明，被寄生虫感染的红细胞破裂后释放的游离血红素产生过量的活性氧，会损害脑内皮细胞，进而造成血脑屏障破坏[157]。因此，活性氧可能是脑型疟疾发生过程中损害血脑屏障的重要中介物质。中国科学研究院纳米酶工程实验室阎锡蕴教授和范克龙教授课题组[158]针对脑内皮细胞中活性氧上升的特点，结合铁蛋白对脑内皮细胞靶向和胞内亚定位的特性，及铁基纳米酶在中性条件下的过氧化氢酶催化活性的特点，设计合成了铁蛋白纳米酶。在实验性恶性脑疟小鼠体内，铁蛋白纳米酶通过调控纳米酶发挥过氧化氢酶活性，保护血脑屏障内皮细胞免受活性氧损伤，显著提高了存活率。同时铁蛋白纳米酶和抗疟疾主流药物青蒿素衍生物（蒿甲醚）联合给药可以显著性减轻恶性脑疟存活小鼠的脑部炎症和记忆障碍。这些结果表明活性氧在脑型疟疾发生发展中的重要性，并提示铁蛋白纳米酶联合抗疟药是一种新的恶性脑疟治疗的有效策略。此外，铁蛋白使肝中的巨噬细胞极化为 M1 表型，促进血液中疟原虫的清除，突出了铁蛋白纳米酶作为脑型疟疾辅助治疗的潜力。

纳米酶这一概念可以提高研究者工作的方向性和目标性，即以应用为驱动，设计出催化条件温和、性能稳定、成本更低、活性更高的纳米材料，在超越传统化学催化剂功能的基础上实现多场景下天然酶的替代。具体来看，首先纳米酶本身具有纳米材料固有的理化性质，如磁性、光学、电学等，并且可以进行多样化的改造以完成天然酶无法实现的功能。其次，天然酶通常缺乏稳定性，无法在恶劣环境中应用，而纳米酶则在这种条件下表现出极好的稳定性。

可以预见的是，作为一个横跨材料科学、生物、化学等多学科的新领域，纳米酶方兴未艾，未来相当长的一段时间这一领域仍将处于动态发展中，而其定义也会在围绕"纳米"和"酶"这两大核心概念的基础上进行不断的迭代和更新，而模糊的边界则为纳米酶领域未来更进一步的多学科融合提供了充裕的创新空间。相信随着纳米酶研究的逐渐深入，其在纳米和酶两方面的优势将会得到更加紧密的结合，演变出区别于天然酶、其他人造酶和纳米材料的独特属性。

（范克龙　张晓东　孟　建　容　烁　刘　妍）

📡 数字课程学习

📖 参考文献　　　💻 教学 PPT　　　📝 复习题

第九章 单原子催化剂及其在生物医学中的应用

第一节 概述

由于存在固有的结构缺陷，常见的纳米催化剂往往表现出有限的催化活性和选择性，使它们在实际的生物学应用中难以取代天然酶。研究发现通过减小纳米催化剂的尺寸，可以大大提高其催化活性和选择性[1]。在这一理念的指导下，纳米催化剂的研究从纳米时代跨越到原子级精确控制的时代，即从纳米材料的研究转向单原子催化剂的研究。

以金属单原子分散的活性位点为特征的单原子催化剂（single atom catalysts，简称为SACs），作为非均相催化剂的新兴研究前沿，在化学转化、能量转换、生物应用等领域以其优异的催化性能得到了广泛应用。单原子催化剂具有最大的原子利用率、精确定位的金属中心、独特的金属 – 载体相互作用等优势，极大地提高了单个金属原子的比活性，从而具有卓越的催化活性和选择性，在某些生物医学应用中甚至优于天然酶。

随着表征技术的发展和突破，从原子角度对催化剂结构 – 功能关系的动态演化成为可能，为设计高效催化剂提供了关键指导作用。一般来说，单原子催化剂因其同时继承了均相催化剂（分离的催化活性位点）、异相催化剂（优异的稳定性和循环利用）和天然酶（优越的活性和选择性）的优势而得到了广泛的应用[2-5]。

在单原子催化剂中，固定在载体表面的单金属原子位点，即金属 – 氮配位中心（$M-N_x$、$M = Fe$、Cu、Zn 等），在化学、几何结构和电子结构上与天然酶的金属催化活性位点相似。因此，这些单金属原子位点，被视为载体表面的催化活性中心，表现出良好的催化活性和选择性，甚至在功能上优于天然酶。此外，均匀的活性位点和理想的稳定性都有助于确定其工作条件下的活性金属原子，这对单原子催化剂的临床应用以及在原子水平上深入阐明催化机制具有重要意义。

单原子催化剂不仅在结构和功能上能够模拟天然酶，还可以进行单原子活性位点的化学定制，因而具有巨大的生物医学应用潜力。凭借其催化性能和模块化灵活性的优点，单原子催化剂以高效和安全的方式彻底改变了传统纳米医学。临床前研究表明，普通纳米催化剂的复杂活性中心可能会对生化反应的催化选择性造成损害，且很难区分目标神经化学物质与复杂神经环境中的干扰物。近年来，单原子技术的创新和单原子电催化的发展，可有效解决上述普通纳米催化剂的弊端。例如，可以对中枢神经系统中的微透析液葡萄糖实现快速特异性监测。此外，从治疗效果角度来看，单原子催化剂具有多种催化治疗方式，推动了疾病干预和治疗方法的发展。例如，通过将单原子催化剂整合到3D支架中，开发出一种全新的用于骨肉瘤治疗、细菌抑制和组织再生全过程的治疗方法[6]。可见，单原子催化剂的研究具有光明的前景，促进了纳米医学在临床应用中的转化。

本章将重点介绍单原子催化剂在的生物学关键应用领域中的最新研究进展。首先，在第二、三节中将介绍单原子催化剂的合成方法，包括湿化学合成和空间限制方法以及催化活性位点的优化。第四节将介绍单原子催化剂在生物应用中的工作机制，以揭示原子配位结构与催化性能之间的关系。此外，在最后两节中将重点介绍单原子催化剂的最新研究进展，总结其在疾病治疗、抗菌、生物传感和氧化应激控制方面的多种应用，并基于此讨论了这项快速发展的单原子催化剂的研究前景以及未来所面临的挑战。

第二节　单原子催化剂的合成策略

目前，构建生物应用型单原子催化剂的合成策略主要包括湿化学法、空间约束法、牺牲模板辅助法和高温原子俘获法等。表9-1对以上四种合成方法进行了比较，分析了每种合成路线的优缺点。尽管单原子催化剂能够实现合理的原子经济性，但常见的单原子催化剂制备过程往往涉及高能量输入、复杂的工序以及大量副产物的形成，而且存在催化剂产率低、金属原子负载低和生物安全问题。因此，目前设计用于生物医学应用的单原子催化剂面临的一个技术挑战就是提出一种低成本的绿色合成方法，并实现金属的高负载和单原子分散的精确控制。

表 9-1　生物医学应用中 SACs 的代表性合成策略

合成策略	合成机理	载体	优点	缺点	例子
湿化学法	加强金属 - 载体相互作用，防止聚集	碳材料，金属氧化物，ZIF	合成工艺简单，易于操作；设备要求低	合成温度高，金属原子负载率低	Fe/GO-SACs[2]，Pt/CeO₂-SACs[7]，Fe/CNT-SACs[8]，Pt-SACs[9]，Cu-SACs[10]
空间约束法	空间限制单个金属原子迁移和聚集	ZIF-8，MOFs，共价有机骨架	金属原子分布均匀，原子负载率高，优异的稳定性	合成温度高，需筛选载体，使用有毒的蚀刻试剂	Fe/MOF-SACs[13]，Fe/MOF-SACs[11]，Fe/ZIF-SACs[12]，Fe-SACs[13]，Co-SACs[14]
牺牲模板辅助法	模板中封闭的空间防止单个原子聚集	SBA，SiO₂	稳定性高，金属原子负载率高	合成温度高	Fe/SBA-SACs[15]，Ni-SACs[16]，Fe-SACs[17]
高温原子捕获法	载体捕获单个金属原子防止聚集	含 N 的碳材料	潜在的批量生产	合成温度高	Fe-SACs[18]

一、湿化学法

通常，湿化学法需要一系列连续过程，即①通过浸渍、化学吸附、静电吸附、离子交换或共沉淀方法将金属前驱体均匀地引入载体表面；②通过干燥和煅烧消除不需要的配体；③还原或活化单个金属原子。目前，共沉淀和浸渍的湿化学方法已被用于制备生物应用型单原子催化剂中。一般而言，浸渍是通过吸附和离子交换将活性金属原子固定在载体表面上。例如，Cheng 等人[8]设计了一种单原子催化剂，具有固定在碳纳米管上的 Fe-N$_x$ 强原子活性位点（Fe/CNT-SACs）。首先，吡咯通过吡咯和碳平面之间的 $\pi-\pi$ 相互作用吸附在氧化的碳纳米管上，随着 Fe(NO$_3$)$_3$ 和 NaCl 的引入，金属阳离子在混合过程中进一步吸附，其中 NaCl 促进了 Fe 原子直接转化为 Fe-N$_x$-C 原子的过程。然后，在 N$_2$ 和 NH$_3$ 中依次对碳纳米管/聚吡咯进行高温热解处理，得到 Fe/CNT-SACs。共沉淀法一般是通过控制 pH 和温度，产生前驱体混合物的沉淀物。一个典型例子就是单原子铂/氧化铈（Pt/CeO$_2$-SACs）的合成，通过升温至 95℃，使氧化铈（CeO$_2$）与聚乙烯吡咯烷酮（PVP）和四氯铂酸钾（K$_2$PtCl$_4$）混合物共沉淀，随后在硼氢化钠（NaBH$_4$）的还原作用下形成单原子。

二、空间约束法

空间约束法是利用金属有机骨架（MOFs）、沸石-咪唑酯骨架（ZIF）等多孔材料，将金属前驱体分离成单分子金属并固定在多孔材料的孔隙中，抑制金属原子的迁移和聚集。随后采用适当的后处理方式，将金属前驱体转化为由支撑骨架稳定的金属单原子。这种合成方法的前提是金属前驱体具有不同分子大小和电荷状态配位位点和空间。由于 MOFs 具有可调节的多孔结构和有序排列的金属节点，故能够将目标金属前驱体分离并结合到其空腔中。金属离子和 MOFs 载体的配位相互作用确保其在原位产生一个稳定的孤立原子活性中心。Dong 团队[11]将铁酞菁封装进 MOFs 结构中，并在 N$_2$ 环境中升温至 900℃，使前体热解，合成了纳米框架约束的轴向 N 调控单原子铁催化剂（Fe/MOF-SACs）。在碳化过程中，锌离子蒸发，含氮有机连接体转化为吡啶氮碳框架。空间约束法在合成单原子 Co、Ni、Cu 和 Mn 时表现出优越的通用性。

另一种空间约束方法是在自组装结晶过程中将金属前体原位封装到沸石骨架中。例如，Huo 等人通过分离-热解方法合成单原子铁纳米催化剂（Fe/ZIF-SACs）。首先，在组装过程中，由于三乙酰丙酮分子尺寸正好在 ZIF-8 孔和笼的直径范围之间，因而原子分散的三乙酰丙酮铁分子可被封装在分子尺度的笼内。随后通过热解将锌和碳化的 ZIF-8 有机连接体挥发成氮掺杂的多孔非晶碳。同时，ZIF-8 空腔中的三乙酰丙酮铁被原位还原为孤立的铁单原子，并与 ZIF-8 载体中相邻的氮原子形成稳定配位。ZIF-8 载体的均匀空腔和有序支撑结构共同作用有助于改善金属材料的空间分布。此外，由功能化支撑材料固定的金属单原子可以整合材料自身优势，协同拓展单原子催化剂的应用前景。

此外，空间约束法可以通过调节热解温度来设计具有特定活性位点的单原子催化剂。不同的均相活性位点为精确设计具有优越类酶选择性的单原子催化剂提供了思路，例如在 800、900 和 1 000℃的热解温度下分别易制得 Mo-N$_3$、Mo-N$_4$ 和 Mo-N$_5$ 配位的单原子催化剂。

三、牺牲模板辅助法

牺牲模板辅助法是使用介孔材料负载金属前驱体，再通过热解处理，去除模板材料并产生大量的金属单原子。牺牲模板辅助法的一个优势是模板孔隙率能有效增加单原子催化剂的比表面积，从而达到所期望的金属原子负载量。Yin 等人[15]采用有序的介孔分子筛 SBA-15 作为牺牲模板，在纳米通道中制备出铁单原子催化剂（Fe/SBA-SACs）。具体方法是通过简单的固体研磨，将硝酸铁负载到 SBA-15 的裸眼孔中。随后通过煅烧去除模板，并促进 $Fe(NO_3)_3$ 前驱体向单原子活性位点（FeO_4）转化。铁原子位点的成功制备很大程度上归功于大量的 Si-OH 基团和 SBA-15 封闭空间结构，两者共同调节铁原子位点与二氧化硅壁的相互作用并避免了金属单原子的聚集。牺牲模板辅助法为制备具有高金属负载能力和生物相容性的单原子催化剂开辟了新途径。

四、高温原子捕获法

高温原子捕获法是将金属原子蒸发，然后将它们固定在氮掺杂载体的缺陷上，从而避免其迁移和聚集。近年来，利用这种合成方法开发出很多高效的单原子催化剂。典型的单原子催化剂，如氮掺杂碳材料上的类卟啉单铁位点[18]，就是通过将铁粉和 ZIF-8 在瓷舟中混合，置于氮气流中加热，锌在 1 200℃的高温下挥发，从而在原位合成的氮掺杂多孔碳上构建出大量缺陷。同时高温氮气流可以使铁原子附着在 ZIF-8 表面，进一步与碳氮碎片结合产生挥发性铁氰化物，而铁氰化物易被载体表面缺陷捕获，最终获得 Fe/ZIF-SACs。在这一制备方法中，高温辅助气流起着决定性作用，原则上，只要温度足够高，任何类型的块状金属都可轻松地转化为孤立的金属单原子。由此可见，高温原子捕获法具有合成不同类型催化活性单原子的巨大潜力。

五、其他合成方法

除了上述合成方法外，一锅法和盐模板法也被开发于制备生物应用型单原子催化剂。Jiao 团队[19]以二氰胺和葡萄糖为碳源，采用一锅高温煅烧法成功出制备铁单原子催化剂，其大量富氧基团和铁金属间的强烈相互作用，有效避免了铁单原子的聚集和酸性腐蚀。而氮孤对电子和铁原子之间的强化学耦合可以很大程度将螯合配合物捕获在碳氮碎片中，并通过热解得到铁单原子分散产物。此外，Wu 等[20]采用盐模板法，以氯化钾作为模板，将 Cu^{2+} 和 2- 甲基咪唑固定在氯化钾表面，在氩气流下退火合成了铜单原子催化剂。除了氯化钾，熔融氯化钠模板则被用于制造铁单原子催化剂[21]，将微孔 ZIF-8 和氯化钠混合物在氮气环境中加热到 1 000℃，在 800℃以上氯化钠熔融后可产生高度多孔的氮掺杂碳，并吸附 Fe^{3+}，在 900℃时在氮气中发生二次热解，形成表面积超过 1 900 m^2/g 的高度多孔的铁单原子催化剂。

在单原子催化剂的实际应用中，还需考虑其大规模生产的问题。一般来说，湿化学法、高温原子捕获法和牺牲模板辅助法产量较低，适用的金属类型也有限，并不适用于大规模生产。从热力学的角度来看，空间约束法则具有步骤简单、普遍适用的特点，在大批量生产中具有巨大的潜力。MOFs 作为空间约束法制备单原子催化剂的一种优良载体，可以固定 Cr、Mn、Fe、Co、Ni、Cu、Zn、Ru 和 Pt 等原子及其组合。目前，采用空间约束法可合成一系列高负载的铁、钴、镍和铜单原子催化剂，其产率可以达到 70% 左右[22]。此外，在一些以金属、金属氧化物、钙钛矿为支撑材料的单原子催化剂合成中，牺牲模板辅助法也已被验证可以实现克量级的生产[23]。

第三节 单原子催化剂的表征技术

随着高角环形暗场扫描透射电子显微镜（HAADF-STEM）、同步辐射 X 射线吸收精细结构谱（XAFS）、密度泛函理论计算等分析技术的快速发展，对单原子催化剂的局部配位结构的研究和阐述变得更为充分和深入。这些表征方法和分析结果相互补充，成为原子催化研究的有力工具。

一、高角环形暗场扫描透射电子显微镜（HAADF-STEM）技术

单原子催化剂的微观可视化对于理解其合成过程、配位环境和催化机制至关重要。普通的高分辨率透射电子显微镜只能在纳米或原子尺度上实现催化剂的超细结构表征。配备球面像差校正器的 HAADF-STEM，作为最直观的单原子催化剂分析和检测工具，可以清楚地监测载体上的金属单原子，尤其是那些轻元素原子，而直接表征金属单原子正是探索原子活性位点与催化机理关系的首选方法。通常，HAADF-STEM 图像中表示金属原子分布的斑点亮度与平均原子序数的平方成正比[24]，Au、Ag、Cd、Pd、Rh、Ru、Co、Cu、Mn 和 Ni 等各种金属单原子催化剂的特征 HAADF-STEM 图像，证实了原子序数与光斑亮度的相关性。

二、同步辐射 X 射线吸收精细结构谱（XAFS）

单原子催化剂的研究不仅需要对金属单原子进行直观表征，还需要研究包括电子和原子结构在内的配位信息。然而，由于超低的金属负载、非晶态结构以及轻量表面原子易与其他金属元素配位或共存而产生信号干扰，传统测量仪器很难获得有效的单原子催化剂配位信息[25]。同步辐射 X 射线吸收精细结构谱作为一种灵敏的无损技术，可通过记录 X 射线入射前后信号变化，来表征元素组成、电子价和局部配位结构。此外，具有高强度和高亮度的同步辐射 X 射线源可以在一个较宽的能量范围内连续调节，这是传统 X 射线管所不具备的。目前，同步辐射 X 射线吸收精细结构谱是用于说明局部配位和电子结构的最有效工具之一，其具有原子种类选择性，并不要求研究对象必须具有长程有序结构[26]，因此可以广泛用于各种短程有序结构，可以对晶体、玻璃态、液体甚至气体样品进行结构表征。这种与晶体结构无关的特性是 XAFS 所具备的固有优势，可以更准确地表征单原子催化剂中的短程/中程有序结构和电子结构（氧化态）。

根据信号处理方法的不同，同步辐射 X 射线吸收精细结构谱可分为 X 射线吸收近边缘光谱（XANES）和扩展 X 射线吸收精细结构光谱（EXAFS）。对于 XANES，被激发光电子的动能非常接近吸收边缘，相邻原子的电势对光电子散射有很大影响，由此产生的多重散射对精细结构的表征有巨大贡献。XANES 技术还可提供金属原子的氧化状态及化学配位，包括其四面体和八面体配位结构[27]。与 XANES 不同的是，在 EXAFS 中由于光电子的高动能，单散射过程起主要作用。EXAFS 可以提供与配位原子有关的配位数和键长。Zhou 等[16]利用 EXAFS 和 XANES 研究了镍原子的电子结构和局部配位构型。Ni K 边缘 XANES 光谱表明，镍价态介于 Ni（0）和 Ni（II）之间。傅里叶变换 EXAFS 无法观察到 Ni-Ni 峰，表明空心碳载体中的单核原子镍以孤立单原子位点的形式存在。使用最小二乘法对 EXAFS 光谱曲线进行拟合，Ni-N 的平均键长及配位数分别约为 1.9 Å 和 4，上述结

果证明每个孤立的 Ni 原子均由四个 N 原子支撑。

三、离散傅里叶变换（DFT）计算

理论计算分析是证实实验数据并预测催化剂构型和进一步探索催化机理的一种关键辅助方法。离散傅里叶变换（DFT）计算是一种即使在刺激和运动的条件下仍可解释协调结构发生变化原因的理论计算分析方法。DFT 分析阐明催化机制时，仅涉及金属单原子和配位原子[28]，从而排除了载体尺寸的干扰。用 DFT 分析得到最稳定的局部配位结构，如电子结构和能带结构，为构建单原子催化剂的结构－功能关系提供了新的角度。此外，催化过程中的电荷转移也可以基于微分电荷图进行评估[29]。

一般而言，DFT 计算可以通过三种方式预测金属原子的附着位点，即表面吸附、载流子空位置换和载流子嵌入。同时，通过模拟反应物吸附情况，比较不同反应途径的能势垒，DFT 计算也可以用于分析反应机理[30]。最近，Zhang 等人[31]采用 DFT 分析分别探索了 Cu_1/N_2-SACs 和 Cu_1/N_3-SACs 的氧活化性能，比较了 H_2O_2 在不同配位数的单原子催化剂上的吸附和解离能势，发现 Cu_1/N_2-SACs 具有更高的过氧化氢催化活性和氧自由基生成能力。

四、其他表征技术

此外，具有适当探针分子（如一氧化碳）的漫反射红外傅里叶变换光谱（DRIFTS）也是一种广泛用于表征单原子催化剂催化活性中心的技术。通过探针分子与许多金属位点间的强结合而产生的位点特异性振动信号，可记录金属原子的氧化态和局部配位情况。DRIFTS 不仅可以测定孤立金属原子的存在，还可以量化载体材料中金属单原子的百分比，检查催化剂的原位结构变化等[32]。

X 射线光电子能谱（XPS）是另一种常用的测试技术，能够提供样品金属原子氧化价态信息。然而，由于大多数载体上存在大量潜在结合位点且配位环境是动态变化的，因此需要对氧化价态的测量进行空间分辨。电子能量损失光谱（EELS）是一种可以提供具有高空间分辨率的元素信息技术，在配备电子显微镜（例如，HAADF-STEM）的情况下，EELS 的分辨率可达到纳米级。EELS 不仅可以进行元素映射[33]，研究单原子催化剂的电子和几何环境，还能提供与元素氧化价态及单一金属与载体结合特性相关的位点特异性化学信息[34]。

第四节 单原子催化剂的配位及催化机制

一、配位机制

单原子催化剂的配位基于金属与载体表面配位位点相互作用产生的两种效果：①抑制金属单原子在载体表面的自发迁移和聚集；②调节固定金属原子的电子特性，电荷转移通过影响金属 d 带中心，进而影响催化活性和稳定性[35]。目前，单原子催化剂典型的不饱和配位结构类似于金属蛋白酶，如 M–N_x（M = Fe、Zn、Cu、Ni 等）（x = ~2–5），其中配位氮原子一般来源于氮掺杂的碳材料。金属氧化物（如氧化铈）和二氧化硅也可用于固定金属单原子，从而产生多种类型的催化活性配位结构。

（一）金属－氮配位机制

M-N$_x$活性位点的配位数受中心金属原子的价态和电子结构影响，氮原子来源于与金属－氮 σ 键牢固结合的载体，可固定金属原子。目前已经合成了多种不同的金属－氮配位点，如 Fe-N$_5$、Fe-N$_4$、Fe-N$_3$、Zn-N$_4$、Ni-N$_4$ 和 Cu-N$_4$。Wang 等人[36]分别制备了具有 Fe-N$_3$、Co-N$_3$ 和 Ni-N$_3$ 活性中心的单原子催化剂，根据 M-N$_x$ 模型的不同构型（x = 0、3、4 和 5；M = Fe、Co 和 Ni）系统地研究了结构依赖性的酶活性机理。此外，Kim 等人[2]将 Fe-N$_4$ 活性位点封装于石墨烯中，设计出具有类似天然辣根过氧化物酶（HRP）的活性位点结构的 Fe/GO-SACs，从而具备类酶活性和选择催化特性。其中，Fe-N$_4$ 活性中心的构型包含 4 个氮原子，形成正平面结构，中心为铁原子和轴向氧配体。

同样，Jiao 等人[19]合成的 Fe-SACs 具有与天然 HRP 相似的原子 Fe-N$_x$ 活性位点。实验数据与 DFT 计算表明，与正平面 Fe-N$_4$ 活性中心相比，中心铁原子与轴向氮配位结构之间的协同作用不仅赋予了 Fe-N$_5$ 活性位点强大的给电子效应，而且进一步优化了每个过渡态的自由能。通过比较其催化性能，也可以确定氮配位数对 Fe-N$_x$ 活性位点（分别为 x = 3、4 和 5）的重要影响。

精确设计氮配位数是目前优化单原子催化剂催化性能的一个关键点。Li 及其同事发现[37]，随着 Co-N$_x$ 中心的氮配位数从 4 减少到 2，钴单原子催化剂可表现出更高的氧还原活性。而随着铂单原子催化剂[38]氮配位数从 5 减少到 3，其热催化脱溴动力学也随之增加。此外，在电催化 CO$_2$ 还原过程中，最低的氮配位数（Ni-N$_2$ 活性位点）的镍单原子催化剂，可以实现高 CO 法拉第效率和周转频率，远优于 Ni-N$_3$ 和 Ni-N$_4$ 活性位点[39]。

通过比较不同的 M-N$_x$（M = Co、Pt 和 Ni）活性位点，可以发现，在特定催化反应中，二氮配位单原子催化剂的表现始终优于三配位和四配位的单原子催化剂，但这并不能得出 M-N$_x$ 单原子催化剂的配位数越低，其催化活性越好的结论。铁单原子催化剂就是一个典型例子，在选择性氧化 -CH 键时，Fe-N$_5$ 的活性表现就优于 Fe-N$_4$ 和 Fe-N$_6$[40]。而在活性氧（ROS）的催化生成过程中，铜单原子催化剂中的 Cu-N$_5$ 中心表现出的芬顿催化效果，则明显优于 Cu-N$_4$[41]。鉴于上述单原子催化剂的催化特性各异，因此很难得出指导优化 M-N$_x$ 活性中心配位数的一般规则。

即使存在相同的配位原子（如 N）和配位数，金属单原子催化剂的催化活性也有显著不同。Wu 等人[20]发现铜单原子的 Cu-N$_4$ 活性中心可以促进其与底物的相互作用，因此赋予铜单原子催化剂独特的催化活性，可以模拟天然酶产生丰富的 ROS。而 Li 等人[13]发现铁单原子催化剂中的 Fe-N$_4$ 活性位点，则可以模拟抗氧化酶来清除 ROS。此外，由于镍单原子催化剂中 Ni-N$_4$ 活性中心的自由能显著降低，赋予了镍单原子催化剂优异的 NO 氧化催化性能[16]。这一系列的研究说明，单原子催化剂的性能会根据催化方法的不同会发生显著变化，影响催化性能的因素包括负载的金属原子以及对配位数有较大影响的载体结构缺陷。

（二）其他配位机制

目前也发现了多种具有不同配位结构的单原子催化剂，如铂单原子和钴单原子催化剂。与氮掺杂载体相比，金属氧化物可以通过简单的物理吸收均匀地固定金属单原子。例如，氧化铈（CeO$_2$）的（111）晶面可以为孤立金属单原子的固定提供优先位置。Ming 和同事[7]利用氧化铈捕获单个铂原子，制备出具有 Pt-O$_x$ 活性中心的 Pt/CeO$_2$-SACs，其催化性能较 CeO$_2$ 纳米团簇高出近一个数量级。此外，单原子催化剂上的杂配位原子（如 S、

O 和 P）不仅可以作为捕获位点紧密地固定金属单原子，还能够控制电荷密度和电子结构[42]。具有 Fe-N$_3$ 活性中心的 Fe-SACs 则通过 P 和 N 的精确配位来操纵电子配位结构，从而产生与天然酶相似的优异催化活性和动力学特性。此外，氧元素可以直接作为配位原子来固定、稳定和分离金属单原子。当负载铁盐时，SBA-15 表面上 Si-OH 中的 H 原子被取代，产生 Fe-O 键，EXAFS 和 DFT 分析表明，形成的结构为一个中心铁原子同时连接 4 个氧原子。

二、催化机制

（一）类芬顿反应

由于肿瘤细胞具有高浓度过氧化氢和羟基自由基的双重特性，因此类芬顿反应在肿瘤治疗中得到了大量的研究。过氧化氢是活性氧簇中最丰富最稳定的非自由基之一，并且容易通过生物膜扩散。而羟基自由基为剧毒物质，可以直接破坏肿瘤细胞使细胞凋亡，提升肿瘤治疗（如光动力疗法和光热疗法）的效果，另外化疗也与活性氧化学具有协同作用。从理论上讲，在肿瘤酸性微环境中，将过量内源性过氧化氢催化转化为羟基自由基，可成为抑制肿瘤生长的一种新型方式。

活性位点的高度不饱和配位结构赋予单原子催化剂以类芬顿的催化活性。例如最近一项研究[12]报道了生物相容性的 Fe/ZIF-SACs 可有效地在肿瘤环境中引发特异性局部异质芬顿反应。铁原子活性位点最大限度暴露于内源性过氧化氢中，从而催化异质芬顿反应形成羟基自由基。通过 DFT 计算得到合理的质子诱导催化反应原理，过氧化氢首先吸附在原子 Fe-N$_4$ 中心的顶部，这种过氧化氢吸附可以削弱过氧键（—O—O—）的结合能，促进羟基自由基的释放，保存铁氧键中的能量。随后，过氧化氢分子在活性铁位点（Fe$^{\delta+}$）处均匀裂解，从而诱导产生活性羟基吸附在铁位点上。在酸性环境下，质子化的氢原子通过氢键结合剩余的羟基，并在 Fe-SACs 的吸附状态下产生水，水的解吸又促进了 Fe-SACs 的完全再生，该过程大大降低了总吉布斯自由能，Fe-SACs 在下一个循环中可以激活另一个过氧化氢分子以产生羟基自由基。而在中性条件下，没有质子化的氢将阻碍整个催化过程的发生。

（二）类酶活性

目前，作为一个新兴且极具前瞻性的研究方向，单原子催化剂的 M-N$_x$ 活性位点与天然酶的活性中心相似，在生物学应用中备受关注。在这一背景下，单原子催化剂原则上可以模拟天然酶的结构和催化特性。例如，Fe-SACs 的原子 Fe-N$_x$ 活性位点类似于金属酶结构，可以模拟一些如辣根过氧化物酶的催化功能。以下主要讨论与典型天然酶类似的催化活性及相关催化机制。

类过氧化物酶活性：过氧化物酶（POD）可以催化过氧化物（例如过氧化氢）将底物氧化，但天然过氧化物酶在酸性条件下不稳定，因此其催化活性在肿瘤微环境中会有所限制。为了解决这个问题，许多具有类过氧化物酶催化活性的人工酶，如铁单原子催化剂和锌单原子催化剂等，以其优异的活性和选择性，成为温和水性条件下天然酶的重要替代品。单原子催化剂显示出优越的类过氧化物酶活性，在引入过氧化氢后可以显著促进无色底物（如邻苯二胺或 3,3',5,5'-四甲基联苯胺）氧化为有色产物。

值得注意的是，原子分散的 Fe-N$_4$ 中心固定在超薄氮掺杂碳纳米片（称为 Fe/CN-SACs）上，催化过氧化氢分解以产生羟基自由基，通过 DFT 计算，进一步分析 Fe/CN-

SACs 的类过氧化物酶催化机理。过氧化氢分解产生的羟基在从单个铁位点解吸后会进一步转化为羟基自由基。此外，Jiao 等人[19] 发现铁单原子催化剂的类过氧化物酶催化特性具有浓度和 pH 依赖性。作为活性中心，均质 Fe-N$_x$ 可以增强类过氧化物酶的活性，而不是类氧化酶活性。考虑其催化原理，类酶活性的催化机理可分为自由基产生或电子转移。对苯二甲酸（TPA）作为一种具有高特异性的荧光探针，广泛用于测定类过氧化物酶催化反应中活性中间体羟基自由基的生成。此外，羟基自由基具有很强的氧化能力，可以将无色的四甲基联苯胺氧化成蓝绿色产物。

Liu 及其同事[43] 设计并合成了一种单分散的 ZIF-8 衍生碳纳米球，该碳纳米球具有以锌为中心的类卟啉结构（Zn/ZIF-SACs），表现出良好的类过氧化物酶活性。研究发现 Zn/ZIF-SACs 中的不饱和配位 Zn-N$_4$ 中心可以催化过氧化氢分解成羟基自由基，这与辣根过氧化物酶的催化机理非常相似，整个过程的反应能量约 0.24 eV，在室温下也很容易实现。较低的结合能表明在 Zn/ZIF-SACs 中，锌原子周围的电子云密度比 ZIF-8 的更高，从而对 Zn/ZIF-SACs 和底物之间的界面电子转移产生积极影响。以上结果表明，单个锌位点的存在是决定 Zn/ZIF-SACs 高过类氧化物酶催化活性的重要因素。

类氧化酶活性：具有类氧化酶（OXD）活性的单原子催化剂在生物医学应用中具有巨大潜力。氧化酶可以在氧气或氧化剂的存在下催化氧化特定的底物，生成一系列氧化产物，如水、过氧化氢和超氧自由基（公式 1~ 公式 3）。尺寸依赖性的铁单原子催化剂表现出优异的类氧化酶活性，其吸附氧气作为电子受体，通过破坏氧双键提高氧还原能力[44]。在酸性条件下，四甲基联苯胺中的氨基基团可转化为铵离子，并迅速将电子转移到 Fe-SACs 表面的氧气上，氧气在获得电子后被还原为活性氧，而四甲基联苯胺被氧化生成蓝色产物。氧气可以从四甲基联苯胺中得到两个电子，并通过 [2+2]e 途径还原为过氧化氢，另外两个电子则进一步将过氧化氢转化为水。中间体过氧化氢的产生可以证明，铁单原子催化剂是通过 [2+2]e 途径进行类氧化酶反应的。

$$AH + O_2 \xrightarrow{OXD} A + H_2O \qquad （公式 1）$$
$$AH + O_2 + H_2O \xrightarrow{OXD} A + H_2O_2 \qquad （公式 2）$$
$$AH + O_2 \xrightarrow{OXD} A + O_2^{\cdot-} \qquad （公式 3）$$

以 Fe/CNT-SACs 为例，Cui 及其同事[36] 对结构依赖性催化活性的工作机理进行了深入的研究，四甲基联苯胺和氧化酶的明显变色现象反映了 Fe/CNT-SACs 优越的类氧化酶活性。与 Fe-N$_4$ 和 Fe-N$_5$ 活性位点相比，氧气倾向在 Fe-N$_3$ 中心并排吸附。此外，加入过氧化氢后，Fe/CNT-SACs 的吸光度几乎没有变化。结果表明，与 [2+2]e 途径不同，Fe/CNT-SACs 通过直接获得 4 个电子催化氧气，即 4e 途径。总而言之，整个催化过程包括氧气分解和电子质子对转移。

Huang 等人[11] 发现原子分散的 Fe-N$_5$ 中心可以显著增强 Fe/MOF-SACs 的类氧化酶功能，轴向配位氮原子的强电子推动效应可以激活吸附的氧气，促进了氧单键的断裂。此外，通过 DFT 计算证实了其独特的类氧化酶活性主要是由高度分散的原子活性中心和固有的空间配位结构引起的。总之，相较于其他单原子催化剂，电子传递效应和协同效应被认为是使 Fe/MOF-SACs 在其类氧化酶活性方面脱颖而出的两个关键因素。

其他类酶活性：除了出色的类过氧化物酶和类氧化酶催化活性外，单原子催化剂还可以在功能上模拟其他酶，例如过氧化氢酶（CAT）、谷胱甘肽过氧化物酶（GPx）、超氧化物歧化酶（SOD）等。过氧化氢酶引发过氧化氢催化分解为氧气和水（公式 4），为了克服实体肿瘤中存在的缺氧问题，Wang等人[13]最近提出了一种由单原子钌组成的多功能自组装纳米剂，作为MOFs中的活性催化位点，单个钌原子可作为类过氧化氢酶催化剂催化产生氧气。此外，不同类型的单原子催化剂，如钴和铁，也具有类似CAT的催化活性。值得注意的是，可以模拟过氧化氢酶抗氧化过程的单原子催化剂通常具有与超氧化物歧化酶相似的催化活性。超氧化物歧化酶可有效催化氧自由基反应生成过氧化氢和氧气的歧化反应（公式5），最近，具有原子分散的不饱和配位活性卟啉位点的钴单原子通过模拟谷胱甘肽过氧化物酶成功消除了过氧化氢，同时通过氧化还原循环有效地去除了羟基自由基[14]。公式6所示即为谷胱甘肽过氧化物酶催化谷胱甘肽（GSH）氧化生成氧化型谷胱甘肽（GSSG），即将有毒过氧化物还原为无毒化合物的过程。

$$2H_2O_2 \xrightarrow{CAT} O_2 + 2H_2O \qquad\qquad （公式4）$$

$$2O_2^- + 2H \xrightarrow{SOD} H_2O_2 + O_2 \qquad\qquad （公式5）$$

$$H_2O_2 + GSH \xrightarrow{GPx} GSSG + H_2O \qquad\qquad （公式6）$$

多酶活性：最值得注意的是，单原子催化剂可以同时在功能上模拟两种或多种酶，比具有单一类酶功能的纳米催化剂具有更高的催化效率。例如，铁单原子催化剂可同时具备过氧化物酶、氧化酶、过氧化氢酶和谷胱甘肽过氧化物酶活性，其中类过氧化物酶和类氧化酶活性分别通过四甲基联苯胺和邻苯二胺比色反应进行研究。$Fe-N_4$活性位点的过氧化氢分解产生氧气的过程在热力学上是有利的，代表了$Fe=O/O=Fe=O$中间体的生成和氧气的活化，这可以为利用单原子催化剂来增强类过氧化氢酶和类谷胱甘肽过氧化物酶性能提供可能性。在另一项研究中[13]双功能的$Fe-N_4$活性中心使铁单原子催化剂同时具备了类过氧化氢酶和类超氧化物歧化酶的特性。具有类多酶活性的单原子催化剂的发展不仅进一步促进了纳米酶库的快速增长，而且为将单原子催化剂扩展到生物医学应用提供了一个新的方向。

第五节 单原子催化剂的生物医学应用

一、单原子催化剂在疾病治疗中的应用

与化学疗法和放射疗法等传统治疗方法不同，单原子催化剂具有卓越的治疗效果，且不良反应极小，是目前肿瘤和其他疾病治疗领域的研究热点。

单原子催化剂催化内源性活性氧的转化可以抑制肿瘤细胞生长，甚至杀死肿瘤细胞。根据催化过程的不同，单原子催化剂的治疗方法大致分为两类：第一类是通过单原子催化剂促进内源性过氧化氢催化产生有毒性的羟基自由基，从而加速诱导肿瘤细胞凋亡[45]。另一种治疗类型是单原子催化剂作为光敏剂和纳米类过氧化氢酶，催化内源性过氧化氢产生大量氧气，以缓解肿瘤组织的缺氧微环境[46]。单原子催化剂与近红外光（NIR）和光动力疗法协同作用，可显著诱导肿瘤细胞凋亡，例如，Shi课题组报道[12]，生物相容性聚乙二醇化的铁单原子催化剂可以在酸性肿瘤环境中有效地激活局部芬顿反应，产生大量有毒性的羟基自由基，这些自由基不仅可以引起肿瘤细胞的凋亡，还可以引发脂质过氧化物的积累，导致肿瘤细胞铁死亡，两者协同作用可实现高达150%的肿瘤抑制率。更重要的是，注射后的铁单原子催化剂在温和的光热条件下可以加速芬顿反应的发生，实现完全生物降解，显示出单原子催化剂作为治疗肿瘤药物的微小不良反应。

最近有报道称[46]，铁单原子催化剂可以催化过氧化氢产生单线态氧 $^1O_2$，引发肿瘤细胞的凋亡。此外，类卟啉 Fe（Ⅲ）位点可与实体瘤中内源性过氧化氢反应产生氧气，从而调节肿瘤缺氧微环境。这种治疗系统可以实现催化活性中心 100% 的催化利用，从而激发出近红外激发和光动力疗法的最大治疗潜力。卟啉类 MOF 作为固定金属单原子的载体，被证实是肿瘤光声成像和光热疗法的多功能材料，例如钌单原子催化剂，作为一种类过氧化氢酶催化剂，可催化内源性过氧化氢原位产生氧气，调节实体瘤内的缺氧微环境，从而提高肿瘤光动力治疗的效果[5]。其增强效果归因于钌单原子催化剂的 6 个不饱和 Ru–C$_6$ 配位点，可将细胞内过氧化氢充分催化反应生成氧气。此外，钌单原子催化剂支撑骨架中的高自旋 Mn–N$_6$ 位点还赋予其 T$_1$ 加权磁共振成像功能，实现了治疗药物的体内实时追踪，因此钌单原子催化剂被视为一种可用于临床肿瘤治疗的有效光动力疗法药物。

脓毒症，是一种涉及器官多种功能障碍会危及生命的疾病，具有高发病率和死亡率。一旦局部感染脓毒症，细胞内会产生过量有害的活性氮氧物质（RONS），引起全身炎症反应。钴单原子催化剂作为一种类多抗氧化酶，具有清除 RONS 功能的钴–卟啉位点结构，可以用于脓毒症的治疗。其去除一氧化氮自由基的工作原理是，具有催化活性的钴位点可与一氧化氮自由基反应产生相对稳定的亚硝基金属配合物[14]。此外，值得注意的是，钴单原子催化剂是唯一一种可以同时清除羟基自由基、过氧化氢、氧气和一氧化氮自由基的催化剂，在败血症氧化还原循环中，可以有效减少促炎细胞因子，保护细胞免受氧化应激反应的侵害，表现出治疗脓毒症的潜力。

临床研究表明，脑创伤的发病机制与脓毒症相似。脑创伤会引发多种与 RONS 相关的生物化学过程，可能会暂时或永久性损害中枢神经系统。目前治疗脑创伤的方法倾向于使用含抗氧化剂的绷带来处理伤口。但由于受给电子能力的限制，传统的绷带暴露于室温下时很容易失去抗炎活性。研究团队[7]利用 Pt/CeO$_2$-SACs 设计了一种特殊绷带用于脑创伤的无创治疗，体内研究表明，Pt/CeO$_2$-SACs 绷带显著提高了脑创伤的伤口愈合速度并减少了神经炎症的发生，而体外分析表明，Pt/CeO$_2$-SACs 可能有利于修复受损的神经认知功能。此外，由于马尔斯–范克雷维伦过程增强了电子供体，Pt/CeO$_2$-SACs 可以保持长达 1 个月恒定的无明显衰减的催化活性。

虽然单原子催化剂的类酶活性已实现较好的治疗效果，但单一类酶的催化活性远不及多酶级联催化反应有效。目前已发现锰单原子催化剂具有较高的光热活性和明显类酶活性（如 CAT、OXD 和 POD 活性）[47]，它可以通过肿瘤微环境刺激产生的多种活性氧和光热活性来破坏氧化还原止血过程。值得注意的是，锰单原子催化剂的光热转换效率达到 23% 左右，高于先前报道的缺氧敏感单分子光热剂（约 20%）和作为光敏剂的商用吲哚菁绿（约 3.1%）。目前，金纳米框架是光热研究的热点，其在近红外光照射下的光热转换效率为 23.9%，根除实体瘤需要 16 天以上[48]，而锰单原子催化剂可以在 6 天内完全消除肿瘤。因此，锰单原子催化剂可能是一类具有多种治疗途径的新一代纳米药物。

传统的单原子催化剂作为纳米药物并不能同时催化过氧化氢和氧气产生活性氧，因而使其实际治疗效果受到限制，基于级联催化反应设计高效的肿瘤治疗药物仍有很大的空间。天然多铜氧化酶具有与氮和硫配位的多个铜活性中心，受其启发设计出了仿生铜单原子催化剂。研究表明，铜单原子催化剂可以直接同时催化氧气和过氧化氢生成两种活性氧的生物分子氧化反应[41]，且在肿瘤酸性微环境中，氧自由基和羟基自由基可以在没有外部能量输入的情况下催化和破坏目标生物分子，增强对肿瘤生长的抑制作用。即使在低金属浓度下，单原子催化剂也能取得极好的治疗效果，凸显了其广泛的临床应用潜力。此外，其他物质如水等，也可用作平行催化反应中的反应物，因此仿生单原子催化剂可以开创肿瘤平行催化疗法，并为纳米催化的医学应用提供可能。

为了彻底根除肿瘤细胞，在光热疗法中，往往需要将锰单原子催化剂的使用温度提高到60℃[47]，如此高的内部温度虽然可以消融肿瘤细胞，但过热的热量不可避免地会通过热扩散损害肿瘤病灶附近的正常组织。而轻度热疗（如38~43℃）对肿瘤细胞的损伤却很容易被应激诱导的热休克蛋白修复[49]，故温和条件下的光热治疗效果远未达到预期目标。为此，Pu及其同事[50]构建了用于光热辅助铁剂疗法的半导体多络合物纳米颗粒，在808 nm光照射下，通过局部加热（53℃，非常接近温和光热疗法的工作条件）即可以加速类芬顿反应。此外，也有研究表明，脂质过氧化物可以自发形成醛降解产物，从而使热休克蛋白等蛋白质交联，破坏其结构和功能[51]。而高化学反应性的脂质过氧化物可以进一步促进大量活性氧的产生，这些活性氧反过来与热休克蛋白发生交联反应，并使其功能退化。脂质过氧化物和活性氧的结合为破坏热休克蛋白提供了一种有效的方法，通过将高光热转换能力与沉默热休克蛋白结合，可以设计一种用于温和光热疗法的药物。

受这种方法的启发，研究者设计了基于钯单原子催化剂促进铁死亡过程的温和光热疗法[52]。钯单原子催化剂在低温下表现出温和热疗效果（38~43℃），可以保护肿瘤附近的正常组织。同时，在肿瘤微环境中，钯单原子催化剂可模拟谷胱甘肽氧化酶和过氧化物酶的活性以激活铁死亡途径，其原子经济性最大限度地提高了温和光热疗法的疗效。具体来说，在过氧化氢和谷胱甘肽高表达的肿瘤微环境中，钯单原子催化剂可在产生大量羟基自由基的同时消耗谷胱甘肽。谷胱甘肽的消耗会使谷胱甘肽过氧化物酶失活，最终诱导致死性脂质过氧化物累积，从而促进铁死亡过程[50]。大量过脂质氧化物和活性氧的产生抑制了热休克蛋白的表达，为钯单原子催化剂诱导的温和光热疗法提供了一个适宜的环境。更重要的是，在正常生理条件下，基于钯单原子催化剂的温和光热疗法会保持在"关闭"状态，由于热休克蛋白的保护作用，对病灶周围正常组织的热损伤可忽略不计。钯单原子催化剂首次创新性地引入了铁死亡促进温和光热疗法的治疗理念，为未来的肿瘤治疗提供了一个极具前景的方向。

单原子催化剂在治疗骨肉瘤方面也具有非常良好的治疗效果。骨肉瘤在人群中发病率高，尤其多发于青少年，临床上一般是通过宽切缘手术切除来治疗骨肉瘤，但保留肢体的手术切除并非总是适用的。基于临床面临的困难，有效的骨肉瘤治疗需要突出的抗肿瘤方法以及有效的成骨技术。为此，研究团队[4]运用"支架工程"技术将高活性铁单原子催化剂整合到3D打印的生物活性玻璃支架中，同时实现了骨肉瘤的显著光热消融和抗菌作用。此外，在骨缺损中引入该3D打印生物活性玻璃可以加速骨髓间充质干细胞的分化，表现出更好的成骨水平。

由于慢性骨髓炎在骨修复过程中可能引起潜在感染，骨髓炎的治疗对于保证骨肉瘤的低复发率显得尤为重要。骨髓炎，即发生在开放性骨折中骨或骨髓的细菌性感染，一直是骨科临床的主要挑战之一。耐甲氧西林金黄色葡萄球菌是骨髓炎最常见的病原体，会诱导成骨细胞凋亡，并激活破骨细胞的生成和毒素分泌，造成感染部位的骨质破坏。在临床试验中，骨髓炎患者需要经历长期和高剂量抗生素给药以及手术清创[53]，但其临床治疗的失败率仍高达30%，而且不可避免地导致组织畸形、耐药性和器官毒性[54]。虽然纳米颗粒或水凝胶可以提高抗生素的治疗效率并减少使用剂量，但这种干预方法并不适用于超级细菌。近年来，作为单原子催化剂的一个研究方向，光热辅助酶促疗法显示出优良的肿瘤治疗效果。然而，当骨髓炎发生在骨髓腔内时，光线穿透深度较差，无法达到深部骨髓，会明显限制光疗效果。由超声触发的超声动力治疗具有卓越的组织穿透性，显示出深层感染部位的治疗潜力。Yu 等人[55]将铂单原子催化剂与典型的超声波响应驱动型金纳米棒相结合，可动态中和细菌分泌的毒素。铂单原子催化剂可通过提高超声空化和电子转移效率来增强声催化性能，与金纳米棒结合后可实现超声引导下的动态运动能力。这项工作不仅为原位骨髓炎的治疗和快速干预提供了可行的策略，而且促进了利用单原子催化剂开发超声增敏剂的进一步研究。

但从生物安全的角度来看，使用金纳米棒可能会引起肝肾损伤，为此需要开发一种用于治疗骨髓炎的优质单原子声敏催化剂。为此，Feng 等人[56]研究发现一种锌单原子双功能声敏催化剂，通过超声动力疗法和锌离子的骨诱导能力来治疗骨髓炎。锌单原子催化剂可以显著促进超声产生的电子转移过程。在超声处理下，氧的活化能降低，产生更多的 $^1O_2$，保证了锌单原子催化剂出色的声动力学抗菌能力。同时，锌单原子催化剂安全浓度内锌离子的持续输送也促进了成骨细胞的成骨分化。用锌单原子催化剂和超声处理后的创口恢复正常，无任何炎症反应，如肿胀和溃烂等。以上治疗数据表明，单原子催化剂的超声界面工程为超声动力离子疗法治疗骨髓炎提供了一种新的方法。

除骨肉瘤外，临床治疗的另一个难点是治疗恶性黑色素瘤。由于恶性黑色素瘤的多样性、复杂性和异质性，单一治疗模型（例如，手术、放疗和化疗）效果有限，其总体生存率较低，而多模式治疗策略可以取得较为显著的抗肿瘤效果[57]。单原子催化剂经过裁剪后能够同时执行多种治疗功能，如化学/声/光三模式抗肿瘤方法。由于具有类过氧化物酶的催化活性，钯单原子催化剂产生的大量羟基自由基可用于化学动力学治疗。同时，超声处理和激光激发显著促进了卟啉基声敏/光敏剂催化生成 $^1O_2$，从而实现声动力治疗和光动力治疗。与其他典型的多模式治疗剂相比，这种三模式肿瘤治疗的铂单原子催化剂即使在较低的给药剂量下也能根除黑色素瘤[58]。这一研究是开发多模式无创抗肿瘤治疗单原子催化剂的重要一步，为单原子催化剂相关生物医学应用的探索提供了更多的可能性。

二、单原子催化剂在生物传感中的应用

单原子催化剂在生物传感中的应用非常广泛。表 9-2 简要总结了 SACs 在生物传感器中的应用。

比色传感，即通过肉眼和便携式设备（例如智能手机）观察分析化学反应引起的颜色变化。由于操作简便且成本低廉，比色传感方法已被用于检测各种分析物，如乙酰胆碱酯酶（AChE）、抗坏血酸（AA）、过氧化氢（H_2O_2）、碱性磷酸酶（ALP）、乙酰胆碱（Ach）和有机磷化合物（Ops）。基于类过氧化物酶活性，Fe/CNT-SACs 可以放大检测过氧化氢、葡萄糖和抗坏血酸时的输出信号[8]。过氧化氢和葡萄糖的主要根据四甲基联苯胺氧化反应引起从无色到蓝色的颜色变化进行检测，而 AA 的检测则依赖于其还原能力，可以将蓝色 oxTMB 还原为无色。Fe/MOF-SACs 通过智能手机装载纸张生物识别技术，可以实时检测丁酰胆碱酯酶（BChE）的活性[3]。在 0.1～10 U·L^{-1} 的范围内，集成体系的吸光度随着 BChE 活性的增加呈线性下降趋势。此外，铁单原子催化剂成功实现了过氧化氢的原位检测，显示出非常高的灵敏度和特异性[19]。佛波醇 12-十四酸酯 13-乙酸酯（PMA）是一种过氧化氢诱导剂，可以刺激海拉细胞产生大量的过氧化氢，生成的过氧化氢被催化

表 9-2　SACs 在生物传感中的应用

SACs 种类	合成方法	负载量	活性中心	类酶活性	目标分析物	线性范围	检测极限
Fe/GO–SACs	比色传感	1.8 wt%	$Fe–N_4$	POD	乙酰胆碱	$50 \sim 1\,000$ nM	10 nM
			$Fe–N_x$	POD	H_2O_2	$50 \sim 1\,000$ nM	20 nM
Fe/MOF–SACs		1.85 at%	$Fe–N_x$	POD	丁酰胆碱酯酶	$0.1 \sim 10$ U·L^{-1}	0.05 U·L^{-1}
Fe/CNT–SACs		0.2 at%	$Fe–N_x$	POD	抗坏血酸	$0.1 \sim 10$ μM	0.03 μM
					葡萄糖	$0.1 \sim 10$ mM	0.02 mM
					H_2O_2	$0.1 \sim 100$ μM	0.03 μM
Fe–SACs		4.45 wt%	$Fe–N_x$	OXD	碱性磷酸酶	$0.05 \sim 100$ U·L^{-1}	0.02 U·L^{-1}
Fe/MOF–SACs		1.2 wt%	$Fe–N_5$	OXD	抗坏血酸	$0.1 \sim 10$ μM	0.07 μM
Fe–SACs		1.3 wt%	$Fe–N_x$	POD	H_2O_2	$0.5 \sim 100$ mM	(a)
Fe–SACs		1.3 wt%	$Fe–N_4$	OXD	乙酰胆碱酯酶活性	$0.1 \sim 25$ mU·mL^{-1}	14 μU·mL^{-1}
					有机磷酸化合物	$0.1 \sim 10$ mg·mL^{-1}	0.97 ng·mL^{-1}
Cu–SACs		5.1 wt%	$Cu–N_4$	POD	乙酰胆碱	$10 \sim 8\,000$ μM	1.24 μM
Fe–SACs	荧光传感	\	$Fe–N_5$	POD	对氧磷	$1 \sim 300$ ng·mL^{-1}	0.60 ng·mL^{-1}
Fe–SACs		\	$Fe–N_4$	POD	癌胚抗原	$1 \sim 1\,000$ pg·mL^{-1}	0.55 pg·mL^{-1}
Fe–SACs	电化学传感	0.38 at%	$Fe–N_x$	POD，电催化	乙酰胆碱酯酶活性	$2 \sim 70$ U·L^{-1}	0.56 U·L^{-1}
Ni–SACs	电化学传感	0.1 wt%	$Ni–N_4$	电催化	H_2O_2	$1 \sim 6\,000$ μM	0.26 μM
Co–SACs		\	$Co–N_4$	电催化	NO	\	1.8 nM
Co–SACs		0.96 at%	$Co–N_x$	电催化	葡萄糖	5 μM ~ 1 mM	1.02 nA·$μM^{-1}$
					H_2O_2	$0.3 \sim 10\,000$ μM	0.13 μM
Fe–SACs	电化学发光荧光	1.3 wt%	$Fe–N_4$	OXD	多巴胺	$0.06 \sim 1\,200$ μM	0.04 μM
					羧酸	0.8 μM ~ 1 mM	0.8 μM
Ni–SACs	光传感	0.35 at%	$Ni–N_4$	电催化	抗坏血酸	350 nM ~ 70 μM	90 nM
Pt–SACs	光电化学传感	0.4 at%	$Pt–S_x$	光催化	前列腺特异性抗原	5 pg·$mL^{-1} \sim 10$ ng·mL^{-1}	0.92 pg·mL^{-1}

产生羟基自由基，表现出显色反应。为了进一步缩小单原子催化剂和天然酶之间的差距，Wei 等人[59]研究了金属 – 载体相互作用的调控，并制备了与碳封装的碳化铁晶体耦合的单原子铁中心。与传统的铁单原子催化剂相比，该类单原子催化剂表现出优异的过氧化氢电化学传感活性，灵敏度为 1 225 $\mu A \cdot mM^{-1} \cdot cm^{-2}$、响应时间在 2 s 内、最低检测限度为 0.26 mM，优于大多数电化学传感平台。同时该催化剂还可以实时监测活细胞释放的过氧化氢。

更重要的是，单原子催化剂有望在体内传感方面实现突破。研究普遍认为任何催化剂都很难将神经化学物质与中枢神经系统中的其他化学物质区分开来。多种研究结果发现，电子转移动力学和离子迁移调节是活体脑化学电化学监测的有效方法[60]。

钴单原子催化剂在氧化过氧化氢时表现出良好的电催化活性，该特性被用于设计在线电化学系统（OECS），可以跟踪脑葡萄糖的动态变化。OECS 在 5 $\mu M^{-1} \cdot mM$ 的葡萄糖浓度范围内线性传输电流信号，灵敏度为 35 $nA \cdot mM^{-1}$，与钯基和铂基的过氧化氢氧化传感器相当，且无需在高电位下运行[61]。这项工作为高精度检测脑神经化学物质提供了一种新方法。此外，以聚二甲基硅氧烷（PDMS）作为柔性基板的镍单原子催化剂可以实时监测拉伸刺激下活细胞释放的一氧化氮，为设计可拉伸电化学传感器开辟了一个范例，拓宽了单原子催化剂在医疗保健监测方面的应用。

研究者为了评估乙酰胆碱酯酶的活性，结合铁单原子和铜纳米簇构建了一个比例荧光检测平台[62]。制备的铁单原子催化剂催化非荧光邻苯二胺（OPD）氧化成荧光 2,6-二氨基吩嗪（DAP），其发射波长约为 566 nm。而乙酰胆碱酯酶可将底物乙酰硫代胆碱（ATCh）水解为硫代胆碱（TCh）。硫代胆碱作为一种巯基分子，会降低了铁单原子催化剂的类过氧化物酶活性并抑制邻苯二胺氧化，从而使铜纳米簇在 438 nm 处的荧光恢复。因此，通过 566 nm 和 438 nm 峰之间的荧光强度比值变化可以定量计算乙酰胆碱酯酶的活性。

理论上，多酶催化级联反应可以促进单原子催化剂的生物医学应用。传统的乙酰胆碱的联酶检测系统是由乙酰胆碱酯酶（AChE）和胆碱氧化酶（ChOx）组成。然而，该催化级联反应的催化效率并不理想，其检测值远低于乙酰胆碱的实际浓度。为了解决这一问题，科学家设计了一种新的 AChE、ChOx 和 Cu-SACs 三酶级联系统[20]，用于乙酰胆碱浓度的比色传感。由于单原子铜纳米团簇具有优异的稳定性和活性，三酶级联系统显示出异常灵敏的乙酰胆碱检测能力。乙酰胆碱的线性浓度范围确定为 10 ~ 8 000 mM，检测极限约为 1.24 mM，优于传统的检测系统。

如上所述，基于单原子催化剂类酶活性的传感为检测各类目标分析物提供了一种简单、低成本的方法。然而，大多数传感系统只能检测一种或两种类型的分析物。受味觉和嗅觉响应的启发，研究设计了一种交叉响应传感器，可以通过独特的识别模式同时识别多种抗氧化剂。具有氧化酶模拟活性的铁单原子催化剂被用于制造三通道比色传感器阵列[63]，可催化氧化四甲基联苯胺（TMB）、2,2- 联氮 – 二（3- 乙基 – 苯并噻唑 -6- 磺酸）二铵盐（ABTS）、邻苯二胺（OPD）三种底物，生成蓝色氧化物 TMB（oxTMB）、绿色氧化物 ABTS（oxABTS）和黄色氧化物 OPD（oxOPD）。将 oxTMB、oxABTS 和 oxOPD 作为三个监测通道，构建了一个比色传感器阵列，可以同时检测褪黑激素（MT）、L- 半胱氨酸（L–Cys）、尿酸（UA）、抗坏血酸（AA）和谷胱甘肽（GSH），并量化其浓度。该传感器阵列可正确识别缓冲溶液和标准人血清中含有的 GSH、L–Cys、AA、UA 和 MT 盲样本，在生物医学诊断中具有潜在的应用前景。

除比色传感和电传感外，光电化学生物传感作为一种新兴的传感技术，已被公认是检测痕量分析物的优异方法。光感应电流作为光电化学传感平台中的传感信号起着关键作用。新型金属纳米颗粒可以沉积在半导体表面，使光生电子能够转移和分离，被广泛用于设计光电化学传感系统。根据这一原理，研究发现单原子光敏剂具有独特的配位结构，可以促进界面氧化还原反应，减少载流子的聚集，进而抑制半导体与电解质之间的复合过程，从而提高了光电化学传感系统的性能。研究人员[64]制造了由硫化镉纳米棒（Pt-SACs-CdS）支撑的铂单原子，以构建超灵敏的光电化学生物传感系统。选择前列腺特异性抗原作为目标分析物，显示出优越的线性浓度范围为 $5 \sim 10^4$ pg·mL^{-1}，检测限约为 0.92 pg·mL^{-1}。此外，Zhou 等人[65]研究设计了一种用于微流体芯片的即时视觉生物标志物定量检测柱形图，检测限为 2.1 ng·mL^{-1}，线性浓度范围为 $1 \sim 64$ ng·mL^{-1}。研究证实 Pt-SACs-CdS 可以更简便、更准确地检测前列腺特异性抗原，即使在其他干扰物（包括雌激素受体、葡萄糖和孕激素受体）浓度比前列腺特异性抗原高 100 倍的情况下，对光电流的干扰作用仍可以忽略不计，显示出传感系统的优良选择性。为了验证单原子催化剂光电化学传感工具的实际可用性和可靠性，在人血清样本中进行前列腺特异性抗原检测实验，证实 Pt-SACs-CdS 的检测效果优于目前在医院广泛采用的化学发光方法。综上所述，单原子催化剂，尤其是那些具有光敏特性的单原子催化剂，为扩展 SACs 生物医学应用提供了新的成功案例。

随着单原子化学和技术的发展，单原子催化剂相关工具的传感模式已从比色法、荧光法和电化学法发展为光电化学法（表 9-2）。最近，荧光共振能量转移、数字微流体和集成电子学等领域的研究进展显著推动了单原子催化剂在生物传感方面的应用[66]。卓越的单原子性能和传感模式功能的集成使得单原子催化剂在快速响应、良好选择性、高精度和多通道检测方面明显优于其他各种尺度的探针。此外，单原子催化剂在改性后对一些生物实体，特别是大分子蛋白（如前列腺特异性抗原）等具有精确的敏感性，这使得其在真实样本的检测中具有特异性和实用性。此外，制造便携式、廉价和小型化的设备用于即时检测，也促进了单原子催化剂在生物传感中的应用。

三、单原子催化剂在抗菌方面的应用

细菌感染已成为目前全球面临的主要健康问题之一。抗生素作为抗菌剂具有积极作用，但抗生素的滥用会引起很多棘手的健康问题和公共卫生问题，而抗生素耐药性也是一个不可避免的问题[67]。活性氧相关抗菌方法可以避免细菌耐药性带来的负面影响，因此，基于活性氧抗菌机制的研究是非常有效且具有前景的。值得注意的是，单原子催化剂的类多酶特性使其成为比其他纳米催化剂更加有效的潜在选择性抗菌药物。最近一项典型的研究发现[68]，铁单原子催化剂可以催化生成有害的羟基自由基，从而产生抗菌性能。由于铁单原子催化剂的物理接触损伤和强相互作用（即带正电荷的铁原子位点和带负电荷的金黄色葡萄球菌细胞壁），可以特异性地消除了革兰氏阴性和革兰氏阳性细菌。此外，铁单原子催化剂和细菌固有光热特性的协同组合，是一种有效而简便消除细菌的方法，可以完全破坏细菌胞膜，甚至降解细菌细胞。研究还发现[11]，Fe/MOF-SACs 可以破坏大肠杆菌和金黄色葡萄球菌的细胞膜，导致细胞塌陷，且由于良好的类酶活性。Fe/MOF-SACs（约为 4 天）的伤口修复速度远快于主流抗菌剂，如银团簇（>14 天），证实了铁单原子催化剂在体外／体内具有广谱杀菌和促进伤口愈合的功效。锌单原子催化剂的研究[43]也说明了单原子催化剂在伤口抗菌方面的巨大前景，在体感染伤口模型中，锌单原子催化剂能够显著促进伤口愈合，且对各组织器官无明显毒性。以上探索为单原子催化剂在抗菌应用中优越的治疗效果和生物安全性提供了新的思路。

在单原子催化剂作为抗菌剂应用的研究中，还应关注感染部位微环境的变化。由于无氧糖酵解，在感染部位的微环境中通常会出现异常高浓度的谷胱甘肽。谷胱甘肽与羟基自由基发生反应会显著降低单原子催化剂的催化治疗效果[69]。根据 Arrhenius 方程，提高细菌感染部位的温度可以提高催化效率，促进活性氧（ROS）的产生。但在受感染部位，尤其是位于人体内部的感染部位，这一方法显然是不可行的[70]。为了解决这一问题，研究人员设计出用于光热催化抗菌治疗的人造纳米酶[71]。光热抗菌疗法是采用光热试剂诱导局部高温以抑制细菌感染，但由于传统纳米酶的催化活性较弱，光热催化抗菌疗法的治疗效果不尽如人意。此外，尽管光热疗法的可控性强，侵入性小，但长期暴露于相对高功率激光照射也会对健康组织产生危害。

基于以上研究，一种最佳的抗菌治疗策略应该包括：①提高纳米催化剂的催化活性；②增强谷胱甘肽的消耗活性；③改善光热疗法介导的活性氧产生[71]。因此，Wang 等人[72]在光热催化抗菌治疗中赋予铜单原子催化剂以高催化和谷胱甘肽消耗性能。与其他典型的纳米酶一样，铜单原子催化剂可以模拟过氧化物酶，催化过氧化氢生成有毒的羟基自由基，同时消耗感染部位的谷胱甘肽，避免其与具有抗菌作用的羟基自由基反应。此外，铜单原子催化剂的光热转换效率明显高于其他类型的铜相关光热剂，如铜掺杂的近红外发射碳点等[73]。铜单原子催化剂良好的近红外吸收能力增强了自身类过氧化物酶的催化活性，从而实现了优越的体外抗菌效果。而体内实验发现，铜单原子催化剂可以有效抑制细菌感染在伤口内部的传播，从而在更短的治疗周期（约 5 天）内实现伤口愈合。其他的铜相关光热剂的光热辅助治疗则需要大约 14 天才能消灭所有细菌。结合上述结果，可以进一步推测类酶单原子催化剂催化活性和光热疗法的协同作用确实可以达到"1+1＞2"的效果。

四、单原子催化剂在抗氧化中的应用

活性氧，指的是一系列以非自由基（即过氧化氢）和自由基形式存在的高活性产物，如氧自由基和羟基自由基[74]。活性氧会氧化蛋白质和不饱和脂肪酸，体内过量的活性氧是糖尿病、肿瘤、肾病、心肌梗死、全身炎症和动脉粥样硬化等疾病的重要诱因。体内清除活性氧主要依赖于由过氧化物酶（POD）、过氧化氢酶（CAT）、谷胱甘肽过氧化物酶（GPx）和超氧化物歧化酶（SOD）等组成的抗氧化酶系统，从而使活性氧处于动态平衡状态[75]。研究发现[76]，一些单原子催化剂在保护细胞免受氧化应激方面表现突出，如具有多种类酶（POD、SOD、CAT 和 GPx）活性的铁单原子催化剂可有效清除过量的活性氧，保护细胞免受氧化损伤。在生理环境中，CAT 始终和 GPx 共同作用，保持细胞过氧化氢水平的平衡。显然，具有多酶活性的单原子催化剂比单一抗氧化酶活性催化剂的效果更佳。

线粒体氧化还原稳态在肿瘤发展中起着关键作用，可将其作为肿瘤治疗的潜在研究方向。线粒体中的氧化还原稳态，一般是指过氧化氢和谷胱甘肽之间的平衡。谷胱甘肽的消耗会引起活性氧增加，加速肿瘤细胞的凋亡。然而，在线粒体中很难产生致毒剂量的活性氧，因为生成的活性氧很快会被肿瘤细胞中大量的谷胱甘肽中和。因此需要设计一种治疗策略，在增加活性氧含量的同时消耗谷胱甘肽，以此靶向线粒体中的氧化还原稳态。研究人员合成了一种金单原子催化剂，通过催化产生活性氧和消耗谷胱甘肽实现特异性放大线粒体的氧化应激[6]。可观察到细胞中活性氧探针的荧光（绿色）信号增强，其线粒体活性氧信号也随时间的推移明显增强。实验数据表明，金单原子催化剂首先消耗谷胱甘肽，随后诱导线粒体和细胞质产生活性氧。氧化应激的放大大大降低了线粒体膜电位，减少了氧气的吸收，从而诱导细胞的凋亡[77]。由此可见，单原子催化剂是一类有前景的调节氧化应激的药物，在许多生物过程中如生物合成、信号传导和细胞凋亡等，发挥着至关重要的作用。

综上所述，不同的单原子催化剂可在各种生物医学应用中发挥作用，包括疾病治疗、生物传感、抗菌和氧化应激控制等。单原子催化剂具有单一或多种催化治疗方式（表9-3），其催化特性与多酶模拟、类芬顿、声催化和光催化性能密切相关。从治疗效果来看，大多数单原子催化剂的催化性能优于常见的纳米催化剂。例如，铁单原子催化剂的光热转换效率约为52.3%，优于大多数已报道的纳米材料[78]。此外，由于处于原子水平的单原子催化剂，很容易结合到生命系统和人造材料的界面处，与其他纳米材料相比，单原子催化剂可以整合更多治疗方法来进行临床应用。针对糖尿病溃疡等慢性疾病或伤口治疗，有必要引入不同的治疗干预措施，例如原位喷雾和近红外响应镇痛凝胶[79]，而单原子催化剂的口服给药方法也已被开发用于治疗慢性肠道疾病[80]。鉴于肿瘤细胞具有缺氧特征，磁共振成像引导的非氧依赖性协同治疗可以实现单原子催化剂的靶向抗肿瘤治疗[81]。此外，系统治疗方式（包括免疫疗法和光动力离子疗法）也具有很大的潜力，可以引入到单原子催化剂的治疗中，以更安全和有效的方式治愈疾病[82]。免疫疗法的目标是利用宿主免疫系统对肿瘤进行被动或主动免疫，从而减轻传统肿瘤干预引起的副作用。对纳米材料抗肿瘤特性的研究表明，免疫疗法与化疗、光热疗法和其他治疗方式相结合可以抑制免疫逃逸来激活免疫系统并完全根除肿瘤细胞[83]。与近红外二区发射相结合（1 000～1 500 nm）的光热疗法对组织的穿透深度更高，是对传统光热疗法的一次突破[84]。此外，近红外二区光热疗法和免疫疗法的结合可以完全根除约8 mm深部组织中的原发性肿瘤，有效预防远端肿瘤和肺转移[85]。单原子化学和以上治疗方法的结合，使得单原子催化剂在诊断治疗、双锁定治疗和快速可清除的光学成像等新兴研究领域能够取代一些常见的纳米材料，有助于解决一些重大医疗需求。

对于一些疑难杂症如恶性黑色素瘤、骨髓炎，单原子催化剂相较于放疗、化疗、手术等传统临床方法具有治疗简便、创面小、治愈率高、复发率低等诸多优点[86]。但单原子催化剂存在一定程度的安全风险，是将其扩展到临床治疗必须解决的一个问题。在结构上，化学成分的不稳定性、催化失活和贵金属对健康组织的损害是限制单原子催化剂进一步应用于生物医学的关键因素。从研究进展来看，体内催化机制不明确以及无法靶向病理组织也减缓了单原子催化剂的进一步生物医学应用。鉴于上述不足，提高单原子催化剂的催化性能和选择性仍然是其满足临床医学基本要求的关键瓶颈。

局部高浓度的光敏剂/声敏剂、强激发能量以及严格的反应环境是实现足够活性氧爆发必不可少的条件，但这反过来又会对正常组织产生不利影响[87]。因此，提高催化性能，减少注射剂量可以从根本上改善单原子催化剂的临床应用前景。从单原子催化剂的结构来看，单原子和载体的优化是提高催化性能的两个研究方向。例如，砷的纳米结构可作为载

表 9-3 SACs 在疾病治疗、抗菌和氧化应激控制中的应用

应用	SACs 种类	活性中心	负载量	催化活性	治疗方式
疾病治疗	Fe-SACs	Fe-N$_x$	1.85 at%	POD-, CAT-like catalysis	光热治疗协同酶催化治疗
	Zn-SACs	Zn-N$_x$	27.3 wt%	POD-like catalysis	化疗
	Fe/ZIF-SACs	Fe-N$_x$	1.54 wt%	类芬顿反应	纳米催化辅助铁死亡治疗
	Ru-SACs	Ru-N$_6$	2.23 wt%	CAT-like catalysis	光热治疗协同催化治疗
	Cu-SACs	Cu-N$_4$	0.18 wt%	OXD-like catalysis, 芬顿反应	平行催化治疗
	Pd-SACs	Pd-N$_4$	0.18 wt%	POD-, GSH oxidase-like catalysis	铁死亡增强光热治疗
	Mn-SACs	Mn-N$_3$	\	POD-, OXD-, CAT-like catalysis	光热治疗协同酶催化治疗
	Cu-SACs	Cu-N$_6$	21.4 wt%	GSH oxidase- and POD-like catalysis	联级酶催化治疗
	Fe-SACs	Fe-N$_x$	0.71 wt%	脱氢催化	酶催化治疗
	Fe-SACs	Fe-N$_4$	1.22 at%	热疗强化芬顿反应	光热治疗协同化疗
	Pd-SACs	Pd-N$_2$Cl$_2$	2.3 at%	POD-like, sono-, and photo-catalysis	化/声/光 三重治疗
	Fe-SACs	Fe-N$_3$P	0.84 at%	POD-like catalysis	酶催化治疗
	Fe-SACs	Fe-N(O)$_x$	\	POD-like catalysis	光热治疗协同酶催化治疗
	Pt-SACs	Pt-N$_4$	0.04 at%	声催化	声动力治疗
	Zn-SACs	Zn-N$_4$	5.73 at%	声催化	声动力治疗
	Pt/CeO$_2$-SACs	Pt-O$_x$	15 wt%	POD-, CAT- and SOD-like catalysis	酶催化治疗
	Co-SACs	Co-N$_4$	2.02 wt%	SOD-, CAT- and GPx-catalysis, · NO scavenging	酶催化治疗
抗菌	Zn/ZIF-SACs	Zn-N$_4$	3.12 wt%	POD-like catalysis	酶催化治疗
	Fe-SACs	Fe-N$_x$	1.36 wt%	POD-like catalysis	光热治疗协同酶催化治疗
	Cu-SACs	Cu-N$_4$	2.3 wt%	\	催化治疗
	Fe-SACs	Fe-N$_4$	2.17 wt%	Fenton-Like reaction	酶催化治疗
	Cu-SACs	Cu-N$_x$	1.15 wt%	POD- and GSH peroxidase-like catalysis	光热治疗协同酶催化治疗
氧化应激	Au-SACs	Au-S$_x$	15.3 wt%	\	酶催化治疗

体，提高金属单原子的肿瘤治疗效果[87]。或者，可以通过改变吡啶氮和吡咯氮位点，从而增加单个原子的负载量，提高单原子催化剂的催化性能[88]。出于对体内药物安全性的考虑，对单原子催化剂的代谢、降解、药代动力学、剂量依赖性毒理学和长期生物相容性

研究是临床应用的必要前提。此外，开发具有生物活性单原子催化剂的主要研究方向是阐明单原子催化剂与血脑屏障、免疫系统、主要器官清除能力和肿瘤微环境等生物实体之间的关系。时至今日，单原子催化剂的生物医学应用仍是一个具有高挑战性和高回报的研究领域。

第六节　单原子催化剂的未来发展

近年来，随着单原子催化剂合成方法和表征技术的快速发展，对原子配位结构与生物催化性能之间的关系展开了更为深入的研究。在第五节中，介绍了具有多酶模拟活性的单原子催化剂在生物医学应用中的重要作用，还讲述了单原子催化剂的催化选择性高度依赖于催化活性中心的特定结构，以及活性中心与反应底物之间的相互作用。不可否认的是，单原子催化剂目前在生物医学中应用十分广泛，是极具前景的生物材料。单原子催化剂的研究已经取得了许多重大进展，但距离临床应用仍需克服一些挑战，如动态表征、智能响应、生物安全性和稳定性等。

一、表征

确定载体上的原子活性位点需要高分辨率的 X 射线吸收精细结构谱（XAFS），为此需要开发具有更高通量、更强相干性以及高时间和空间分辨率的同步辐射 X 射线源[89]。最近，高亮度同步辐射 X 射线吸收光谱已得到较为广泛的应用，这使 XAFS 成为研究单原子催化剂结构的测量工具。目前，XAFS 已经作为一种常规测试方法用于识别所制备产品是否属于单原子类别。而原位 XAFS 技术，可以在催化过程中提供活性位点的动态演化，因而更具有应用前景。然而，关于 XAFS 是否能在以及如何在复杂的催化过程中使用的问题仍然存在争议，例如催化途径以及中间体的产生都会影响 XAFS 信号。催化反应的多因素性质（尤其是那些用于生物催化的反应）及其随时间变化的特点，使产品分析变得复杂化。未来，以理论模型（如量子化学计算）为指导的原位 XAFS 分析有望成为深入了解催化反应中活性中心动态信息的一个切入点。

鉴于生物应用的特殊性，低温透射电子显微镜（Cryo-TEM）和其他先进的表征技术对于检测不稳定单原子样品时防止载体坍塌和原始单金属原子聚集是至关重要的[90]。此外，研究目标单原子催化剂的瞬时变化也需要更高性能的探针以及更快的检测速度。而高角环形暗场扫描透射（HAADF-STEM）与光电发射电子显微镜相结合的表征方法恰好满足了这一检测要求[91]。根据平行成像原理，这一表征方法可以获得表面行为的实时成像，从而创建"工作中的催化剂分子电影"。

单原子催化剂的另一研究领域是建立更现实和动态的模型，这也是研究催化活性和反应机理必不可少的步骤。然而非常遗憾的是，通过理论计算和 XAFS 拟合建立的模型和反应过程仅涉及主要的中间反应物和重要的反应途径，但忽略了其他可能的副反应。因此，有必要整合各种物理和化学途径，如微观动力学模型和约束热力学，用于进一步开发单原子催化剂的动态多尺度模型[92]。需要注意的一点是，由于单原子催化剂大分子结构的限制，计算模拟和吸附形式很难通过离散傅里叶变换分析准确模拟。而 XAFS 技术可以与XPS、STEM、拉曼光谱和红外光谱等分析方法相结合，协同工作以提供单原子催化剂更完整的电子特性[93]，或许可以更加接近真实动态的反应过程。整合不同表征工具的分析结果对于阐明单原子催化剂的催化过程和机制至关重要。

二、稳定性

单原子催化剂的几何结构和电子结构，使其有望成为贵金属相关催化剂的一种替代品。但是单原子催化剂的稳定性却阻碍了其作为治疗剂在生物体内的应用。例如，各种离子和普遍存在的生物分子等复杂生理触发因素可能会引起金属单原子的聚集或浸出，从而改变催化活性中心的配位结构，这种结构变化可能会降低甚至逆转单原子催化剂的催化活性。更重要的是，与传统催化剂不同，如果中间体或副产物与单原子催化剂牢固结合，SACs 将完全失活。因此，影响 SACs 再利用效率的催化剂中毒现象是不可忽略的。在反应性 SACs 再生期间和之后如何保护孤立的金属活性位点有待进一步的研究。

三、长期生物安全性

在进行生物相关应用之前，单原子催化剂的长期生物安全性是必须解决的难题之一。大多数单原子催化剂涉及的催化过程是通过体外异位光谱、电子显微镜等方法确定的[94]。光学成像的实时检测功能可以从体外水平（如细胞内化、排泄和细胞毒性）到体内水平（如器官分布和全身毒性）直接探索人造材料的生物安全性。因此，利用光学成像，如化学发光、第二近红外光和光声成像[95]，可能为更好地研究单原子催化剂的长期生物安全性铺平道路。需要注意的是，对于 SACs 的生物应用，考虑载体的生物降解性和排泄能力具有十分重要的意义，因为有效的生物降解能力和清除途径能够保证 SACs 的高生物安全性。然而，现用于固定金属单原子的支撑材料（如 CeO_2 和 SiO_2）通常是无机材料，其在正常生理条件下难以生物降解或生物降解率低，可能会导致排泄问题而对人体健康造成风险。

迄今为止，由于单原子催化剂设计方法和合成技术发展的不足，在有限的纳米尺度空间内尚未实现载体材料的可生物降解性和可排泄性。最新研究指出[93]，用大量合适的基团修饰单原子催化剂后可以提高其生物相容性，这对单原子催化剂的临床应用具有指导意义。

四、批量生产

2021 年，世界上首次实现了利用单原子催化剂量产正丙醇，成功解决了近八十年的催化难题，为单原子催化剂的规模化提供了一个典型的实际案例，有助于进一步推动其生物医学应用。然而，具有高负载催化活性位点单原子催化剂的批量合成极具挑战性，因为单原子催化剂的两个相互排斥的特征，即高负载和单原子分散，是单原子催化剂材料设计所面临的经典困境[21]。此外，单原子催化剂的催化活性与载体上单个金属原子的负载量直接相关。但单原子催化剂总是受到低负载原子的影响，如铁单原子催化剂的负载量通常少于 5%。由于单个金属原子本身具有很大的比表面能，在合成初期和催化后期容易发生迁移和团聚，从而会降低单原子催化剂的整体催化活性。

单原子催化剂实现批量生产所面临的另一个技术障碍是如何开发一种具有成本效益的绿色合成方法。到目前为止，大多数单原子催化剂仍需通过高温（700～1 000 ℃）热解处理合成。这种高温处理需要大量的能量输入，无疑阻碍了单原子催化剂的大规模生产及进一步应用。

五、具有优异活性和选择性的智能催化技术

开发对刺激敏感的单原子催化剂，即在功能上与天然酶相似，具有出色的催化活性和对不同刺激的选择性反应，是一项具有挑战性但回报丰厚的工作，可能促进智能生物材料在纳米催化医学中的进一步发展。在未来的研究中希望合成具有催化活性的智能单原子催化剂，对一系列化学、物理、生物、双重、三重或多种刺激具有敏锐和精准的响应。总而言之，内源性刺激特别有利于自适应生物材料在临床试验中的应用，而通过打开或关闭温度、光、超声波和磁场等外部刺激可以时间、空间协作的方式精确地模拟自然过程。利用各种刺激的优点，智能 SACs 可能会在生物医学应用中展现出更加令人兴奋的潜力。

鉴于生理环境的多样化和复杂性，目前发现的一些单原子催化剂可同时模拟各种天然酶的活性，能够最大限度地实现整体催化功能。然而，具有多酶模拟活性的单原子催化剂在特定的生物过程中缺乏选择性催化的功能。为了设计具有高选择性能力的 SACs，应系统地探索催化活性中心（如空间和电子结构）。研究发现，杂原子掺杂、缺陷/空位裁剪及集成分子印迹等合成技术可用于优化单原子催化剂活性位点的设计，使其具有类酶选择性催化功能。

事实上，由于金属-载体相互作用和载体的多样化及复杂性，催化反应中活性位点的实际组成尚不能完全确定。催化原理在很大程度上受到局部几何结构和电子配位结构的影响。目前已经有许多有效的尝试用于调整配位环境和配位结构，但是对于单原子催化剂催化机理的探究却主要停留在理论计算层面[96]。对常见 $M-N_x$ 活性中心催化机制假设和证明方面的研究已经相对成熟，但由于反应内部环境的复杂性和可变性，在一个特定的化学过程中，活性中心的配位结构会发生很大的变化，因而阻碍了进一步的研究。

考虑到以上基础问题以及有待解决的技术障碍，单原子催化剂已经成为化学、物理、催化、材料科学和生物学的跨学科研究课题[1]。总的来说，作为一个新兴且极具前瞻性的研究前沿，单原子催化剂有望应用于更多、更令人兴奋的领域，不局限于本书描述的生物医学方向。

（常柏松　鲍家晟　陈　锶　孙涛垒　卜丽红　冯彩霞　容　烁）

🌐 数字课程学习

　📖 参考文献　　💻 教学 PPT　　📑 复习题

郑重声明

高等教育出版社依法对本书享有专有出版权。任何未经许可的复制、销售行为均违反《中华人民共和国著作权法》,其行为人将承担相应的民事责任和行政责任;构成犯罪的,将被依法追究刑事责任。为了维护市场秩序,保护读者的合法权益,避免读者误用盗版书造成不良后果,我社将配合行政执法部门和司法机关对违法犯罪的单位和个人进行严厉打击。社会各界人士如发现上述侵权行为,希望及时举报,我社将奖励举报有功人员。

反盗版举报电话　　(010) 58581999　58582371
反盗版举报邮箱　　dd@hep.com.cn
通信地址　北京市西城区德外大街4号　高等教育出版社法律事务部
邮政编码　100120

读者意见反馈

为收集对教材的意见建议,进一步完善教材编写并做好服务工作,读者可将对本教材的意见建议通过如下渠道反馈至我社。

咨询电话　400-810-0598
反馈邮箱　gjdzfwb@pub.hep.cn
通信地址　北京市朝阳区惠新东街4号富盛大厦1座　高等教育出版社总编辑办公室
邮政编码　100029

防伪查询说明

用户购书后刮开封底防伪涂层,使用手机微信等软件扫描二维码,会跳转至防伪查询网页,获得所购图书详细信息。

防伪客服电话　　(010) 58582300